康复治疗师临床工作指南

——物理因子治疗技术

主　编　沈　滢　张志强

副主编　刘朝晖　谭同才　张伟明

主　审　励建安

顾　问　周士枋　华桂茹　燕铁斌　王　彤　顾　新
　　　　陈丽霞　单春雷

人民卫生出版社

图书在版编目（CIP）数据

康复治疗师临床工作指南 . 物理因子治疗技术 / 沈滢，张志强主编 . —北京：人民卫生出版社，2019
ISBN 978-7-117-27481-4

Ⅰ. ①康… Ⅱ. ①沈… ②张… Ⅲ. ①康复训练 – 物理疗法 Ⅳ. ①R49②R454

中国版本图书馆 CIP 数据核字（2019）第 099863 号

人卫智网	www.ipmph.com	医学教育、学术、考试、健康，购书智慧智能综合服务平台
人卫官网	www.pmph.com	人卫官方资讯发布平台

康复治疗师临床工作指南——物理因子治疗技术

主　　编：沈　滢　张志强
出版发行：人民卫生出版社（中继线 010-59780011）
地　　址：北京市朝阳区潘家园南里 19 号
邮　　编：100021
E - mail：pmph @ pmph.com
购书热线：010-59787592　010-59787584　010-65264830
印　　刷：三河市宏达印刷有限公司
经　　销：新华书店
开　　本：787 × 1092　1/16　印张：22
字　　数：549 千字
版　　次：2019 年 10 月第 1 版　2024 年 9 月第 1 版第 4 次印刷
标准书号：ISBN 978-7-117-27481-4
定　　价：129.00 元

打击盗版举报电话：010-59787491　E-mail：WQ @ pmph.com
（凡属印装质量问题请与本社市场营销中心联系退换）

编者（以姓氏笔画为序）

王雪强（上海体育学院）

丛　芳（中国康复研究中心北京博爱医院）

朱　琳（首都医科大学宣武医院）

乔鸿飞（西安交通大学第二附属医院）

刘朝晖（空军军医大学唐都医院）

刘蓓蓓（东部战区总医院）

李晓芳（新乡医学院第三附属医院）

吴玉玲（解放军杭州疗养院）

沈　滢（南京医科大学第一附属医院）

张文通（南京医科大学附属江苏盛泽医院）

张立新（中国医科大学附属盛京医院）

张伟明（上海交通大学医学院附属瑞金医院）

张志强（中国医科大学附属盛京医院）

尚翠侠（西安交通大学第一附属医院）

周　阳（浙江省人民医院）

周贤丽（陆军军医大学第一附属医院）

殷稚飞（南京医科大学第一附属医院）

詹玉明（南京医科大学第一附属医院）

谭同才（浙江省人民医院）

薛晶晶（中山大学孙逸仙纪念医院）

主编简介

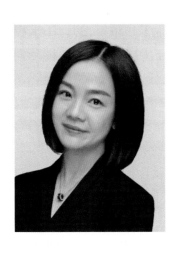

沈滢，医学博士、副教授，南京医科大学第一附属医院康复医学中心副主任治疗师。中国康复医学会脑功能检测与调控康复专业委员会常务委员、吞咽康复专业委员会委员；国家卫生计生委脑卒中防治工程专家委员会脑卒中康复专业委员会委员；江苏省康复医学会康复治疗专业委员会副主任委员、口腔康复专业委员会常务委员、呼吸康复专业委员会委员；江苏省冲击波医学教育与培训专家委员会委员。《中国康复医学杂志》审稿人，*Neurorehabilitation and Neural Repair* 中文版编委，国际物理医学与康复医学学会(ISPRM)冲击波认证课程培训讲师。

从事物理因子治疗的临床、教学和科研工作十余年。擅长神经科、骨科、外科等疾病的物理因子治疗。主要研究方向为经颅磁刺激治疗神经系统及成瘾性疾病。以第一作者发表SCI论文8篇(其中3篇IF>10分)，累计IF 50分。以第一或通讯作者在国内核心期刊发表论文12篇。主持国家自然科学基金青年科学基金1项，参与国家重点研发计划项目2项、江苏省重点研发计划项目1项。主编、副主编著作3部，参编3部，主译1部。获国家发明专利1项、实用新型专利3项，作为主要完成人两次获"中国康复医学会科学技术奖"一等奖(2017、2018年度)，获"南京市第十二届自然科学优秀学术论文"优秀奖(2018年度)，被评为2018年度中国康复医学会"优秀青年康复治疗师"。

主编简介

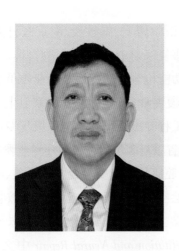

张志强,生于1956年12月,江苏无锡人。教授、主任医师、博士生导师。中国医科大学附属盛京医院康复中心主任,中国医科大学康复治疗学教研室主任。现任中华医学会物理医学与康复学分会副主任委员、中国医师协会康复医师分会副会长、辽宁省康复医学会理事长、中国老年医学学会康复分会副会长、国家卫生计生委能力建设和继续教育康复医学专家委员会物理治疗学组组长。

先后承担省部级课题2项,主编和参编著作10余部,发表论文50余篇,其中SCI论文5篇。

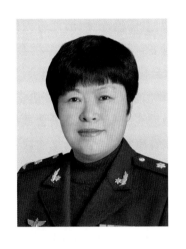

刘朝晖，医学博士、副教授、硕士研究生导师，现任空军军医大学唐都医院康复科主任，中国医师协会整合医学分会整合康复治疗专业委员会主任委员，中国康复医学会康复评定专业委员会常务委员，陕西省康复医学会常务理事。《中国康复医学杂志》*Journal of Rehabilitation Medicine* 审稿人。

擅长神经系统疾病等疾病的物理治疗和功能康复。承担空军军医大学八年制、五年制学生及陕西中医药大学实习生教学工作；参与省高教项目2项。主持及参与国家自然科学基金6项，主持军队重点课题1项、卫生部课题2项、省重点项目2项、省临床试验项目6项。获军队科技进步三等奖。发表国内外论文70余篇。副主编、参编著作5部。获发明专利2项、实用新型专利5项。获非洲加蓬国防部银质勋章，参与纪念抗战胜利70周年阅兵陆航卫勤保障任务，获先进个人称号。

副主编简介

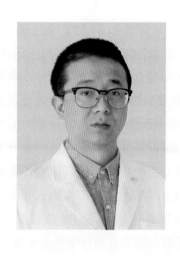

谭同才,副主任治疗师,浙江省人民医院康复医学科治疗师长。浙江省康复医学会青年理事。中国康复医学会物理治疗专业委员会、重症康复专业委员会、康复治疗专业委员会言语学组委员,中国康复医学会重症康复专业委员会重症治疗学组副组长。浙江省康复医学会康复治疗专业委员会常务副主任委员、物理治疗学组主任委员、辅具学组副主任委员,浙江省康复医学会康复教育专业委员会委员。浙江省科技专家库成员,杭州医学院讲师,《中国老年保健医学》杂志编委。

擅长骨科、神经科伤病及职业病的康复治疗。曾获"浙江省康复医学会优秀青年科技工作者"称号,参编书籍5部,主持参与省部级课题3项,发表学术论文10余篇。

副主编简介

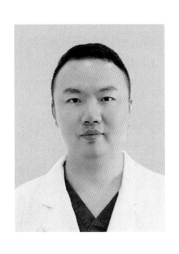

张伟明，副主任治疗师，上海交通大学医学院附属瑞金医院康复医学科治疗师长，上海市瑞金康复医院（筹）康复医学科治疗部主任。中国康复医学会康复治疗专业委员会及物理治疗学组委员；中国康复医学会康复医学教育专业委员会物理治疗教育学组委员。上海市康复医学会物理治疗专业委员会副主任委员、上海市医学会物理医学与康复学专科分会康复治疗技术学组副组长。

擅长骨科、神经科疾病的康复临床、教学、科研工作。参与完成上海市科学技术委员会、原上海市卫生局、医工交叉等多项科研项目，以第一作者发表论文数篇，参编"十二五"高职高专康复治疗技术专业规划教材 1 部。2013 年被评为"上海市医学会物理医学与康复学专科分会十佳治疗师"，2017 年被评为"中国康复医学会优秀康复治疗师"。

出版说明

2016 年 10 月发布的《"健康中国 2030"规划纲要》将"强化早诊断、早治疗、早康复"作为实现全面健康的路径，在康复相关领域提出了"加强康复医疗机构建设、健全治疗—康复—长期护理服务链"等一系列举措。

康复医疗水平的提升离不开高素质的康复团队，其中，康复治疗师在整个康复环节起着十分关键的作用，而我国康复治疗的专业化教育起步晚，从业人员普遍年轻、缺少经验，水平参差不齐。为了规范、提升康复治疗师的临床工作水平，进而助推康复医疗学科发展，人民卫生出版社与中国康复医学会康复治疗专业委员会及康复专科医院联盟的主要专家一起，在全面调研、深入论证的基础上，组织国内顶尖的康复治疗师、康复医师编写了这套康复治疗师临床工作指南。

该套丛书包括 16 个分册，在编写委员会的统一部署下，由相关领域的 300 多位国内权威康复治疗师与康复医师执笔完成，为了进一步保障内容的权威性，在编写过程中还特邀了一大批业界资深专家担任主审及顾问。

该套丛书强调理论与实践相结合，注重吸纳最新的康复实用技术，突出实践操作以解决临床实际问题。具体编写过程中以临床工作为核心，对操作要点、临床常见问题、治疗注意事项进行重点讲述，特别是对治疗中容易发生的错误进行了详细的阐述，同时通过案例分析，给出相应科学的、安全的治疗方案，以促进康复治疗师对康复治疗技术有更好的认识和临床运用的能力。

本套丛书有助于满足康复治疗师、康复医师的需求，对康复相关从业人员也有重要的指导意义。

康复治疗师临床工作指南编委会

主任委员

燕铁斌　席家宁

委　员（以姓氏笔画为序）

万　勤	万桂芳	卫冬洁	王于领	公维军	朱　毅	朱利月	刘巧云
刘晓丹	刘惠林	米立新	闫彦宁	江钟立	肖　农	沈　滢	张庆苏
张志强	陈文华	武继祥	赵正全	胡昔权	姜志梅	贾　杰	候　梅
徐　文	徐开寿	高晓平	席艳玲	黄　杰	黄昭鸣	黄俊民	梁　崎

编委会秘书

吴　伟　郄淑燕

特邀审稿专家及顾问（以姓氏笔画为序）

丁绍青	丁荣晶	于　萍	万　萍	马　明	马丙祥	王　刚	王　彤
王　琳	王　磊	王人卫	王乐民	王宁华	王丽萍	王伯忠	王国祥
王惠芳	卞卫国	亢世勇	方　新	叶红华	丘卫红	冯　珍	冯晓东
朱　庆	朱登纳	任爱华	华桂茹	刘　浩	刘　慧	闫　燕	闫彦宁
关雄熹	许光旭	孙启良	孙喜斌	麦坚凝	严　静	杜　青	杜晓新
李　奎	李奎成	李胜利	李晓捷	杨亚丽	励建安	吴　毅	吴卫红
何成奇	何兆邦	沈玉芹	宋为群	宋宗帅	张　通	张　婧	张　锐
张长杰	张玉梅	张晓玉	陆　晓	陈　翔	陈丽霞	陈卓铭	陈艳妮
陈福建	林　坚	林国徽	欧阳财金	岳寿伟	周　涛	周士枋	周贤丽
周惠嫦	郑宏良	单春雷	赵　澍	赵振彪	郝会芳	胡大一	胡继红
姜志梅	敖丽娟	贾　杰	贾子善	顾　新	徐　静	徐洁洁	高　颖
郭　兰	郭凤宜	郭红生	郭险峰	唐久来	黄昭鸣	黄晓琳	黄锦文
常冬梅	梁　兵	梁兆麟	韩在柱	韩丽艳	韩德民	喻传兵	喻洪流
谢　青	谢欲晓	窦祖林	褚立希	蔡永裕	燕铁斌	魏　全	魏国荣

康复治疗师临床工作指南目录

1	运动治疗技术	主 编	黄 杰　公维军
		副主编	南海鸥　杨 霖　张志杰　常有军
2	手法治疗技术	主 编	王于领　高晓平
		副主编	万 里　叶祥明　马全胜
3	物理因子治疗技术	主 编	沈 滢　张志强
		副主编	刘朝晖　谭同才　张伟明
4	贴扎治疗技术	主 编	黄俊民　陈文华
		副主编	高 强　王 刚　卞 荣
5	矫形器与假肢治疗技术	主 编	赵正全　武继祥
		副主编	何建华　刘夕东
6	作业治疗技术	主 编	闫彦宁　贾 杰
		副主编	陈作兵　李奎成　胡 军　尹 昱
7	神经疾患康复治疗技术	主 编	刘惠林　胡昔权
		副主编	朱玉连　姜永梅　陈慧娟
8	肌骨疾患康复治疗技术	主 编	朱 毅　米立新
		副主编	马 超　胡文清
9	心肺疾患康复治疗技术	主 编	朱利月　梁 崎
		副主编	王 俊　王 翔
10	构音障碍康复治疗技术	主 编	席艳玲　黄昭鸣
		副主编	尹 恒　万 萍
11	嗓音障碍康复治疗技术	主 编	万 勤　徐 文
12	吞咽障碍康复治疗技术	主 编	万桂芳　张庆苏
		副主编	张 健　杨海芳　周惠嫦
13	儿童疾患物理治疗技术	主 编	徐开寿　肖 农
		副主编	黄 真　范艳萍　林秋兰
14	儿童语言康复治疗技术	主 编	刘巧云　候 梅
		副主编	王丽燕　马冬梅
15	儿童发育障碍作业治疗技术	主 编	刘晓丹　姜志梅
		副主编	曹建国　许梦雅
16	失语症康复治疗技术	主 编	卫冬洁　江钟立
		副主编	董继革　常静玲

前 言

　　曾经看过这样一个故事,感触颇深。一位父亲请他年幼的儿子将院子里一颗枯死的树移走,于是这个心急的小男孩从车库里拿了一把小斧头,开始疯狂地砍树枝。虽然小男孩工作很努力,但是进展缓慢。这时,父亲带着一把电锯出现了,迅速切断了树枝和树根,他说:"儿子,努力工作很重要,但是聪明地工作更重要。我们可以用小斧头没日没夜地砍树枝,但也可以用合适的工具几分钟'解决战斗'。"我们的康复治疗工作不也是如此吗?康复是一个复杂的过程,涉及许多功能的恢复与重建,每一个阶段的康复目标都有可能不同,我们要针对不同的目标,选择"聪明的治疗方法",以最短的时间促进患者功能的康复。

　　物理因子治疗的历史悠久,种类繁多,适应证广泛,其在康复治疗中的作用不容忽视。它是康复治疗的一部分,虽然多数情况下,并非单独使用,需要合并其他的治疗方法,但它是康复治疗不可或缺的重要组成部分。物理治疗师、作业治疗师、言语治疗师在工作过程中都会使用不同类型的物理因子,医生也需要开立相应的治疗处方。那么大家在面对物理因子时最大的困惑是什么?最大的困惑就是无法选择,对于同一个病症,不同的治疗师或医生可能会选择不同的物理因子。这主要是由于每种物理因子的治疗作用都很广泛,几乎都具有镇痛、改善血液循环、消炎、消肿的作用。所以,我们在选择的时候会无从下手,可能你的选择没有错,但是不一定是最适合的。

　　面对物理因子,怎样才能够让大家的选择"有的放矢"?这就是我们编写此书的初衷,我们期望这本书能够将物理因子的理论知识和临床应用紧密结合,以通俗易懂、图文并茂的方式实际指导临床工作。本书在临床应用及适应证的编写上做了较大的革新,我们根据循证医学的证据,具体列出每种物理因子最适合治疗的疾病,以及适合的参数。当然,有些物理因子相关的研究较少,我们会参照经典的书籍和临床经验给予一定的推荐。在禁忌证的编写上,我们增加了详细的说明，让大家了解为什么不能做某种物理因子治疗的原因。为了跟上康复治疗最新的研究和发展步伐，我们还增加了一些在临床上已证明具有明确疗效的比较新的物理因子治疗方法，比如经颅磁刺激、经颅直流电刺激、功能性电刺激、体外冲击波、高能量激光、振动治疗等。

　　本书在编写过程中，所有的编者都付出了辛勤的汗水，更有一些未署名的专家给予了无私的支持和帮助，在此向大家表示最崇高的敬意！当然，更要感谢我们的读者，感谢您选择了这本书。虽然我们已竭尽全力，但是书中难免有错误和不当之处，我们衷心地恳请您提出宝贵的意见，您的批评指正会让我们找到前进的方向。

沈滢　张志强

2019 年 4 月

目 录

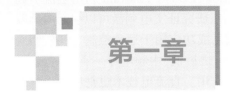

第一章

物理因子治疗概论

第一节 物理因子治疗的基本知识

一、物理因子治疗的定义

物理因子治疗是将天然或人工的物理因子作用于人体,通过神经、体液、内分泌等生理调节机制,来达到保健、预防、治疗和康复目的的治疗方法,简称理疗。物理因子治疗提供个体需要的现代医学的全方位服务,符合生物 - 心理 - 社会医学模式,解决人体结构 - 病理改变(治疗疾病)及恢复功能。

物理因子治疗是临床治疗不可或缺的一部分,对于某些病症,物理因子治疗可以成为主要的治疗手段,比如高频电疗、光疗治疗炎症、感染及组织不愈合,体外冲击波治疗足底筋膜炎等。物理因子治疗是整合于康复治疗过程中的,选择正确的物理因子,可以加速整个康复进程。比如中枢神经系统损伤患者在软瘫期给予神经肌肉电刺激可以预防肌肉萎缩,维持关节活动度,改善神经肌肉的控制能力;采用改善足下垂的功能性电刺激在适当的时机刺激偏瘫侧腓总神经,使患者在迈步期产生踝背屈,可以纠正步态;进行软组织牵伸前,使用热疗增加软组织的延展性,可以提高牵伸效果并减少组织撕裂的风险等。因此,在多数疾病的康复过程中,物理因子治疗都可有效地介入,在调节人体生理机制、促进功能康复和增强适应能力方面,具有不可估量的意义。

二、物理因子治疗的发展史

物理因子治疗在国内外有着悠久的历史,公元前 4 世纪,古希腊希波克拉底倡导应用冷水和热水疗法治疗多种疾病;到 19 世纪末,浸泡热水和水中运动在欧洲天然温泉水疗地区受到欢迎。而我国在公元 2 世纪以前,《黄帝内经》一书也有用水治病的记载。最初的水疗主要是通过浸泡给予皮肤温度、压力及化学刺激。而水疗发展至今,已成为运动训练的有效手段,利用水的浮力、阻力可以让患者在水中进行肌力、耐力、平衡、步行训练等。

公元前 400 年,古希腊渔民们发现用一种电鱼放的电可以治疗关节痛。17 世纪人们发现摩擦生电,开始用电疗治病;而后工程师在实验过程中,发现静电会对人的精神状态产生影响,后来开始用静电治疗神经功能失调和失眠症。1971 年,Galvani 利用电流引起蛙肌收缩,1874 年 Robert Bartholow 医生进一步通过临床研究证实电刺激可以引起肌肉收缩,开创了功能性电刺激的先河。现在,功能性电刺激已成功应用于运动控制、呼吸、膀胱及直肠功能障碍的治疗。1831 年,Faraday 发现感应电,之后低、中频电疗一直沿用至今,在缓解疼痛、兴奋神经肌肉、松解粘连等方面发挥治疗作用。直流电技术也是应用最早的电疗之一,虽然操作相对烦琐,但其某些功效仍不可替代,例如直流电氯化钙导入是治疗手部或足部小范围氢氟酸烧伤的有效方法。现今,经过改良的经颅直流电刺激还可以直接作用于头部,调控大脑皮质的兴奋性。1908 年 Zeynck 用中波透热疗法治病,虽然现已不再使用,但 20 世纪 20 年代发展起来的短波、超短波、微波治疗一直沿用至今,主要用于消炎、镇痛。

光疗的历史始于日光浴,公元 2 世纪就有记载,在治疗肺结核、皮肤病和佝偻病等方面均有记载。公元前 4 世纪年我国《墨经》一书,就有光学的叙述。公元前 5 世纪,希腊医生希波克拉底提出应用太阳光治病。而关于光疗的研究到现在都没有停止,2018 年 5 月 18 日,中国科学技术大学生命科学学院熊伟教授研究组与化学学院黄光明教授研究组合作在 *Cell* 杂志上发表了题为"Moderate UV Exposure Enhances Learning and Memory by Promoting a Novel Glutamate Biosynthetic Pathway in the Brain"的研究成果,认为适度的紫外线照射可通过促进大脑中新的谷氨酸生物合成途径来提高学习和记忆能力。人工光源的光疗始于 18 世纪末至 19 世纪中,被认为是丹麦的诺贝尔生理学或医学奖得主 Niels Finsen 医生开创的,他将蓝紫光和紫外线用于治疗红斑狼疮。1960 年,Theodore Maiman 发明了第一台红宝石激光器,而后激光技术又经历了飞速发展,人们利用不同介质产生了不同颜色、不同波长、不同功率的激光。到 2000 年,采用特殊发散技术的高能量激光用于治疗,大大提高了激光疗法的疗效和效率。

我国是发现和应用磁疗最早的国家,用磁治病在东汉时代《神农本草经》中就有记载,磁石可以治疗"周痹风湿,肢节肿痛","除大热烦满及耳聋"。公元 129 年古希腊医生 C.H.Galen 用磁石治疗腹泻。公元 502 年古罗马医生 Aetus 发现手握磁石可以减轻手足疼痛、痉挛、惊厥。16 世纪,瑞士医学家 J.E.Paracelsus 用磁石治疗脱肛、水肿、黄疸等疾病。20 世纪 50 年代末期,我国生产出"磁性降压带";20 世纪 60 年代初研制出低频交变磁场磁疗机,在 1974 年研制出旋转磁疗机。国外在 19 世纪末发明了磁椅、磁床、磁帽等磁疗用品。20 世纪 70 年代,日本、罗马尼亚、苏联、美国均开始生产磁疗设备。随着科技的进步,近 30 年来磁疗有了突破性的进展:1985 年,英国的 Barker 教授发明了经颅磁刺激;2009 年,我国也研发出了经颅磁刺激设备。不同于传统磁疗,经颅磁刺激这种高强度的磁场能够直接作用于中枢神经系统,调节脑内代谢和神经电生理活动。

物理因子治疗之所以仍旧保持旺盛的生命力,是因为它在临床被广泛应用的历史以及很多研究结果的支持。而且,随着科技的进步,体外冲击波、经颅磁刺激、经颅直流电刺激、高能量激光、功能性电刺激、振动疗法等新技术不断涌现,扩大了物理因子的适用范围,提高了疗效,进一步明确了物理因子的重要性。当然也有一些物理因子的应用尚缺乏一定的疗效证据,其中一个重要的原因就是缺少大样本高质量的随机对照研究。因此,物理因子尚有许多需要深入研究的领域,值得广大临床、科研工作者的进一步探索。

三、物理因子治疗的分类

物理因子是通过不同形式的能量作用于人体的。能量被视为一个物理系统对其他物理系统做功的能力,它以各种形式存在,包括电磁能、机械能、热能、声能等。能量会从一种形式转变为另一种形式,或从一个地方转移到另一个地方。使用物理因子治疗时,每一种治疗方式都是将能量以某种形式转移到人体组织中,或将能量从人体组织中转移出来。

不同形式的能量在人体组织中可能会产生类似的效果。例如,热疗可以产生热效应,而其他物理因子也可以产生热效应。通过组织的电流会产生热量,因为组织对电流通过有一定的阻力;光波这类电磁能量会加热任何吸收它的组织;超声波也会使声波传递的组织温度升高。但是这些物理因子产热的机制及热传递的形式不同,电磁能通常由高能量源产生,并由光子的运动传递;热能可以通过传导传递,这涉及相互接触的物体之间热能的流动;电能储存在电场中,由带电粒子的运动传递;超声波的机械振动能量可转变为热能,并通过介质传递。每一种形式的能量及其转移的机制在本书后面的章节将会被详细地讨论,为更好地理解治疗模式提供科学依据。

因为物理因子治疗的种类繁多,而且有一些物理因子的特性可能横跨多种类型,例如水疗同时兼有冷疗或热疗的作用,超声波兼有机械效应和热效应,因此很难有用一种分类方法明确划分各种物理因子。国外的分类方法是基于不同的能量形式:将电刺激、直流电、生物反馈等归于电能治疗;将短波、微波、红外线、可见光、紫外线、激光归于电磁能治疗;将热疗和冷疗归于热能治疗;将超声波、体外冲击波归于声能治疗;将间歇性气压、牵引、按摩、振动归于机械能治疗。而国内的分类方法稍有不同,相对更加细化,具体分类见表1-1。虽然有些物理因子现在使用较少,本书在后面的章节中没有介绍,但在也全部列出,以便大家理解。

表 1-1　物理因子治疗的分类

分类		疗法名称	
电疗	低频电疗法	直流电疗法	神经肌肉电刺激疗法
		直流电药物离子导入疗法	功能性电刺激疗法
		经颅直流电刺激疗法	经皮神经电刺激疗法
		感应电疗法	超刺激电疗法
		间动电疗法	高压脉冲电疗法
		电兴奋疗法	电水浴疗法
		痉挛肌电刺激疗法	
	中频电疗法	等幅正弦中频电疗法	
		调制中频电疗法	
		干扰电疗法	
		音乐电疗法	
	高频电疗法	达松伐电疗法	
		中波疗法(中波透热疗法)	
		短波疗法(短波透热疗法)	
		超短波疗法	
		微波疗法(分米波、厘米波、毫米波)	
	静电疗法	高压静电疗法	
		低压静电疗法	

分类		疗法名称
光疗	红外线疗法	红外线疗法（近红外线、远红外线）
	可见光疗法	红光、蓝光、蓝紫光疗法
	紫外线疗法	长波、中波、短波紫外线疗法
	激光疗法	低能量、高能量激光疗法
声疗	超声波疗法	
	超声药物透入疗法	
	体外冲击波疗法	
磁疗	静磁场疗法	
	脉动磁场疗法	
	低频交变磁场疗法	
	高频交变磁场疗法	
	经颅磁刺激疗法	
热疗	石蜡疗法	
	湿热敷疗法	
	中药熏蒸疗法	
	热气流疗法	
	黏土疗法	
	泥疗法	
	沙疗法	
冷疗	冰块按摩疗法	
	化学冷敷袋或冰敷袋疗法	
	控制型冷压缩仪	
	冷喷雾疗法	
	冷空气疗法	
	高压二氧化碳冷冻疗法	
水疗	浴疗法	
	水中运动疗法	
机械疗	间歇性气压疗法	
	振动疗法	
其他疗法	生物反馈疗法	

四、物理因子治疗的特点

（一）无创性

物理因子治疗都是非侵入性的，而且能够作用到不同深度的组织。关于不同物理因子的作用深度，大多是在模型中得出的，但是仍有一定的参考价值。一般认为作用在表皮的物理因子有紫外线、长波红外线、低频电、直流电、毫米波；能作用到肌肉层的有中频电、红光、冷疗、热疗、短波、分米波、厘米波，其中中频电、红光、冷疗、热疗主要作用在皮下及浅层肌肉；能作用到骨组织、内脏及颅内的有超短波、磁疗、体外冲击波、超声波。激光根据能量和波长的不同，可以到达不同的深度，高能量激光可能到达骨组织。经颅磁刺激可以无创性地穿透颅骨，使用常规的线圈作用深度在 3cm 左右，可以刺激到大脑皮层；如果使用深部刺激线圈，作用深度可以达到 6cm，实现深部脑刺激。

（二）无痛性

大多数物理因子治疗都是无痛性的，患者能很好地耐受，而且治疗过程中患者感觉非常舒适。光疗、磁疗、高频电、超声波、水疗、热疗、冷疗在治疗过程中，一般都不会有不适感。低、中频电疗有一种电刺激的麻木、震颤感，多数患者会感觉比较舒适，但是也有人对电刺激比较敏感。进行体外冲击波疗法时，可能会感觉到疼痛，但基本可以耐受。当然无痛性是建立在严格遵守操作规范基础上的，如果违反操作规范，比如进行低、中频电疗时，电极贴在皮肤破损处或电流的强度过大；进行冷、热疗时没有控制好温度；大剂量的超声波作用于骨突处；使用高强度、高频率的经颅磁刺激等，不但可能引起疼痛，还会引起一系列不良反应。因此，要严格遵守《安全指南》，且在治疗之前和治疗过程中和患者充分沟通，及时询问患者的感觉。

（三）副作用少

物理因子治疗的副作用少，只要严格规范操作，排除禁忌证，一般很少有不适、过敏反应等副作用。当然，紫外线照射会引起红斑、色素沉着；磁疗可能会引起头晕、乏力；经颅磁刺激可能会出现头痛；反复的电刺激可能引起皮肤粗糙、刺痒感等，这些都属于正常反应，一般停止治疗后就能缓解，对患者并无危害。而且物理因子一般不会对环境造成污染，对操作者也基本没有伤害。

（四）收效快

虽然物理因子治疗需要一定的疗程，但是对于很多病症，物理因子的即时效应还是非常明显的。例如急性扭挫伤可以采用冷疗消炎、消肿、镇痛；经皮神经电刺激（transcutaneous electrical nerve stimulation，TENS）疗法可以用在急性扭挫伤、术后伤口的镇痛；热疗可以立即缓解痉挛；热水浴发汗、冷水浴降温。这些方法常能立刻见效，缓解症状。

（五）疗效持久

物理因子治疗的作用机制包括神经调节机制、体液调节机制、神经 - 体液共同作用等。不同的作用机制引起的后效应维持的时间不同。一般来说，神经调节作用相对迅速、短暂；但也有些神经调节作用，如经过中枢神经元的环状联系或发生突触可塑性的改变，可以产生较持久的效应。体液调节作用相对缓慢、持久。多数物理因子治疗可以将神经调节和体液调节都调动起来，从而更利于产生长时程效应，而且经过反复多次的治疗，能产生多次叠加和积累效应。因此，一般来说，治疗的次数越多，治疗效果越好，疗效越持久。当然治疗的次数也不是无限的，而是有一定疗程，疗程结束后，一般还有一定的后作用。疗程的制定要结合疾病本身的情况及每种物理因子的特性。

第二节　物理因子治疗的主要作用机制

人体具有较完备的调节系统，能对各系统、器官、组织和细胞的生理功能进行有效的调节,来维持机体内环境乃至各种生理活动的相对稳定。当人体的外环境发生变化,人体也能适时地做出一些适应性和协调性的反应。人体能够对环境变化起反应的能力称为兴奋性,而这种引起反应的环境变化称为刺激。物理因子治疗属于外界条件刺激,通过改变机体的外环境,引起机体内环境的变化。物理因子作用于人体时,能量被人体吸收或转换成其他形式的能量,引起一系列物理化学变化。这种变化有两个特点:第一,人体内部的功能活动变化与外界环境的变化相适应;第二,人体的功能活动作为一个整体进行,各器官、各系统的功能活动相互协调、相互配合。这说明人体的调节方式是多样化的,现将人体主要调节方式作一阐述。

一、神经调节机制

神经调节是人体生理功能调节中最主要的形式,是通过反射而影响生理功能的一种调节方式。反射是指机体在中枢神经系统的参与下,对内、外环境刺激所做出的规律性应答。比如将神经肌肉电刺激作用于运动神经或肌肉,会引起运动神经元去极化,产生动作电位,引起肌肉收缩;将冰块作用于人体,会引起皮肤血管立即收缩,局部血流降低。这些都是机体通过反射对环境刺激做出的规律性应答。

(一) 反射

反射的结构基础是反射弧,由感受器、传入神经、神经中枢、传出神经、效应器五部分组成(图 1-1)。感受器接受刺激,并将刺激信号转变为神经冲动信息。传入神经是感受器到中枢的神经通路,将感受器的神经冲动信息传给中枢神经系统。神经中枢简称中枢,是位于脑和脊髓灰质内调节某一特定功能的神经元群。传出神经是从中枢到效应器的神经通路,将整合加工后的神经冲动从中枢传到效应器。效应器是执行指令或发生应答反应的器官。反射弧的任何一个环节发生破坏,反射都不能完成,反射需在反射弧的结构和功能都完整的基础上才能正常进行。

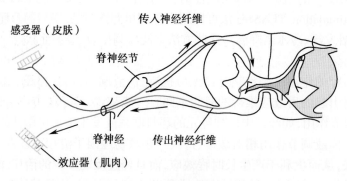

图 1-1　神经反射弧

反射活动分为非条件反射和条件反射。非条件反射是生来就有的、数量有限、相对固定和形式低级的反射活动,它的建立无需大脑皮层的参与,通过皮层下各级中枢就能形成,比如防御反射、食物反射、性反射等。条件反射是指通过后天学习和训练而形成的反射,是反射活动的高级形式,是在非条件反射的基础上不断建立起来的,特点是数量多、可以建立、也可以消退。它的主要中枢部位在大脑皮层,可以使人对环境的变化具有更完善的适应性。物理因子引起的反射大多属于非条件反射,比如热刺激使血管扩张、冷刺激使血管收缩、电刺激使肌肉收缩等。而生物反馈疗法是通过再学习或训练来控制生理反应,因此利用的是条件反射原理。

（二）感受器

物理因子作用于人体时,首先作用于不同的感受器,然后被转换成神经冲动,传到中枢神经系统。感受器有多种分类方法,按感受器在身体上分布的部位可分为内感受器和外感受器,分别感受机体内、外环境的变化。分布在皮肤、黏膜的温度觉、触觉、痛觉感受器为外感受器;分布在肌肉、血管、内脏的机械、化学、温度等感受器为内感受器。也可以根据接受刺激的性质来划分,比如光感受器、机械感受器、温度感受器、化学感受器等。目前使用较为普遍的分类方法是综合考虑刺激物和所引起的感觉或效应,比如温度觉、痛觉、视觉、听觉、触 - 压觉、平衡觉、动脉压力感受器等。

感受器具有一定的生理特性,在做物理因子治疗时需要注意:

首先,一种感受器通常只对某种特定形式的刺激最敏感,那么这种形式的刺激就称为适宜刺激。例如:所有紫外线都有色素沉着作用,但黑色素细胞对254nm的紫外线最为敏感。进行神经肌肉电刺激时,0.3ms的波宽是最舒适的;如果波宽小于0.1ms,需要较强的电流强度才能引起肌肉收缩,而高强度的电流会兴奋细纤维神经,引起痛觉的传入;如果波宽大于1ms,电流在引起肌肉收缩的同时,也会兴奋痛觉神经。当然对于一种感受器来说,非适宜刺激也能引起一定的反应,只是非适宜刺激要想达到相同效果所需要的刺激强度会更大。

其次,感受器接受刺激后,会有适应现象。在做物理因子治疗时,经常会有这样的情况:比如每天给予相同温度的热水浴,经过一段时间,患者会感觉温度的刺激没有一开始强烈;在做音频电疗时,治疗几分钟或十几分钟后,虽然电流强度没有下降,但患者感受到的强度会较一开始有所下降;做紫外线照射时,如果始终用一个剂量照射,引起的红斑反应会减弱。这都是因为人体产生了适应现象,如果一个强度恒定的刺激持续作用于某一感受器,感觉神经纤维上的动作电位频率将随着刺激时间的延长而降低。因此,在做物理因子治疗时,为了避免适应现象,需要让刺激有一些变化来提高机体的敏感性,具体可以通过调整刺激参数和间断治疗来实现。在调整刺激参数方面,如果某种物理因子只有一个刺激参数可供选择,比如热疗或冷疗,可以逐步升高温度或降低温度。而有些物理因子的刺激参数很多,比如进行低、中频电疗时,可以通过调整波形、频率、强度、通断比中任何一个参数来避免人体的适应。当然,当刺激参数已经不能再调整,或者即使调整了也不能达到预期效果,就需要通过间断治疗来避免适应,可以选择暂时停止治疗或者更换其他形式的治疗,这就是临床上规定疗程的意义。

二、体液调节机制

体液调节是指体内某些特殊的化学物质通过体液途径而影响生理功能的一种调节方式。人体的内分泌腺和内分泌细胞分泌多种激素,可以通过血液循环抵达全身各处的靶细胞,产生一定的调节作用。当然有些细胞产生的生物活性物质可不经血液运输,而是在组织中扩散,作用于邻旁细胞。一些神经元也能将其合成的某些化学物质（神经激素）释放入血,然后经血液运行至远处,作用于靶细胞。人体内多数内分泌腺或内分泌细胞都接受神经的支配,那么体液调节将会成为神经调节反射弧的传出部分,这种调节也可称为神经 - 体液调节。

物理因子除了引起神经反射之外,也通过体液调节机制产生作用,如紫外线照射形成组胺及维生素 D;低、中频电疗促使体内产生内源性吗啡样物质;经颅磁刺激作用在相应的脑区会增加多巴胺的释放;短波、超短波作用于肾上腺皮质,会使促肾上腺皮质激素及肾上腺皮质激素分泌增多等。因此,物理因子会引起体内离子比例、新陈代谢、酶活性、神经介质、激素、维生素、免疫因子等体液的变化,从而产生生物学效应。

三、神经 - 体液共同作用

物理因子治疗的作用大多情况下是靠神经 - 体液共同参与实现的(图 1-2),它们之间是相互作用、相互联系的,因为很多内分泌腺和内分泌细胞都受神经支配,在引起神经反射的同时,也会引起体液的变化。一般来说,物理因子治疗引起神经系统的反应起主导作用,如引起的兴奋和抑制、非条件反射和条件反射、神经对各系统器官的支配调节、自主神经节段反射、皮肤内脏反射等。体液因子的变化,既是引起反应的物质基础,又在一定程度上决定反应性质。

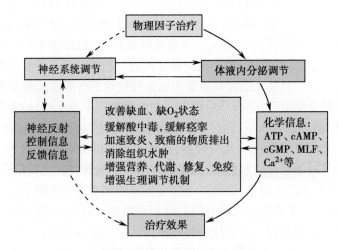

图 1-2　物理因子治疗作用机制

神经调节需要通过突触释放递质,作用迅速、精确、短暂;体液调节需要通过释放生物活性物质作用于特定的靶细胞,作用缓慢、弥散,但持久性相对较好。比如同样是 TENS,高频型 TENS 主要是通过闸门控制理论调控疼痛,故镇痛作用快,持续时间短;而低频型 TENS 主要是通过刺激体内产生脑啡肽和内啡肽而达到镇痛效果,所以镇痛作用慢,但是脑啡肽和内啡肽产生后在体内可以维持较长时间的镇痛效应。

四、疼痛调控的神经和体液机制

疼痛是一种与组织损伤有关的不愉快感觉和情感性体验,而引起痛觉的组织损伤可为实际存在的或潜在的。疼痛的传递和感知是可以被调控和抑制的,比如冷疗、TENS 都可以缓解急性损伤引起的疼痛。目前,疼痛控制最经典的神经机制是闸门控制理论,最经典的体液机制是内源性阿片理论,目前认为很多物理因子的镇痛效应都是基于这两种机制。

(一) 闸门控制理论

闸门控制理论是在 1965 年首先被 Melzack 和 Wall 所提出的,该理论认为疼痛的程度是由传入脊髓后角中间神经元(T 细胞)的兴奋性和抑制性信息平衡的结果来确定,也就是说疼痛在脊髓层级可以被调控。兴奋性的信息是指来自 C 类纤维和 A-δ 纤维传入的信息，这两类纤维是主要的传导疼痛的纤维，它们在伤害感受器被激活后将产生的伤害信息传递到中枢神经系统(图 1-3)。C 类纤维是直径小的无髓鞘神经纤维，是疼痛传导纤维中传导速度最慢的纤维，传导稳定、缓慢、持续的钝痛，能使疼痛持续一段时间，定位差。A-δ 纤维是直径小的有髓鞘神经纤维，直径较 C 类纤维稍大，是疼痛传导纤维中传导速度最快的纤维，传导快速、明确的疼痛，比如锐痛、刺痛或剧痛，定位精确。而抑制性信息是指来自 A-β 纤维传入的信息，A-β 纤维是直径大的有髓鞘神经纤维，传导速度快，传递触觉和本体感觉。

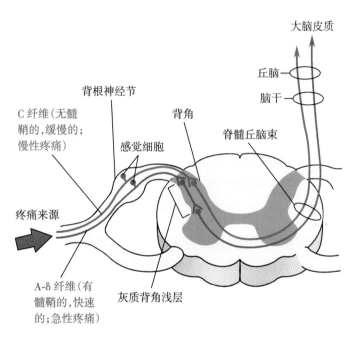

图 1-3　经由 C 纤维和 A-δ 纤维传递的疼痛上传神经路径

疼痛的闸门控制理论认为(图 1-4)：脊髓后角的上行传递细胞(T 细胞)接受来自 C 类纤维和 A-δ 纤维传入的兴奋性信息，以及 A-β 纤维传入的抑制性信息。这些纤维的传入都能激活 T 细胞，同时与脊髓后角Ⅱ层细胞(SG 细胞)形成突触联系。当粗纤维(A-β 纤维)兴奋，即非伤害感受的传入信息活动增加时，会兴奋 SG 细胞，使该细胞释放多种抑制性递质，以突触前方式抑制 T 细胞的传导，从而有效地关闭了脊髓到大脑皮质的闸门，阻止细纤维(C 类纤维和 A-δ 纤维)的疼痛信息向 T 细胞的传递，疼痛信息上传的数量减少可起到镇痛的作用。而当细纤维(C 类纤维和 A-δ 纤维)兴奋时，即伤害感受的传入信息活动增加时，会抑制 SG 细胞，使其失去对 T 细胞的突触前抑制，导致脊髓到大脑皮质的闸门开放，使得向中枢上传的疼痛信息数量增加，出现疼痛。

闸门控制理论的核心是突触前抑制，其为很多物理因子的镇痛机制提供了理论基础。TENS 就是在闸门控制理论的基础上发展起来的，冷疗、热疗也是在脊髓层级即可控制疼痛的传递。然而到目前为止，关于疼痛机制的假说还存在争议，也没有任何形态学和电生理学证据的支持，闸门控制理论不足以概括疼痛传递和调控系统的复杂性。Melzack 等也

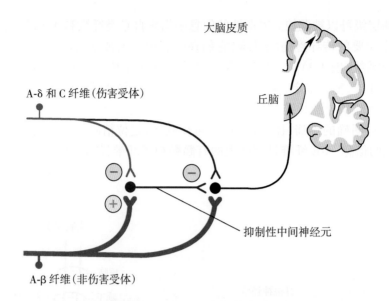

大脑皮质

A-δ 和 C 纤维(伤害受体)

丘脑

抑制性中间神经元

A-β 纤维(非伤害受体)

图 1-4 疼痛的闸门控制理论简图

对这一理论做了修正,认为高级中枢通过下行控制系统也可以对闸门系统起到关闭效应。因此,"闸门"的开放和关闭,除受粗、细纤维的影响之外,还受到更高位中枢控制系统的影响。

(二)内源性阿片理论

人体内有一些能够调控疼痛的神经肽及其受体,为疼痛的调控提供了另一种解释。内源性阿片理论(endogenous opiate theory)认为疼痛也受到内源性阿片肽,也称为脑内啡或内啡肽(endorphins)所调控,它们通过在神经系统内连接特殊的阿片受体而控制疼痛。脑内啡是体内自己产生的一类内源性的具有类似吗啡作用的肽类物质,具有镇痛作用,还可以调节体温、心血管、呼吸功能。主要的阿片肽有内啡肽、脑啡肽和强啡肽三大类,而已确定的阿片受体有 μ、δ 和 κ 受体,对多种阿片肽均有亲和力。这些阿片肽和阿片受体在一些周围神经末梢和神经系统的神经元内被发现,在脑内及全身均有分布。内啡肽主要是 β- 内啡肽,主要分布在腺垂体、下丘脑、杏仁核、丘脑、脑干、脊髓等处。脑啡肽有甲硫氨酸脑啡肽和亮脑啡肽,分布广泛,在纹状体、下丘脑、苍白球、杏仁核、延髓和脊髓中浓度较高。强啡肽在脑内的分布与脑啡肽类似,浓度较脑啡肽低。

阿片受体均为 G 蛋白偶联受体,是通过降低环磷酸腺苷(cyclic adenosine monophosphate,cAMP)而发挥作用的。激活 μ 受体可增加 K^+ 电导,使 K^+ 外流增加,造成突触后抑制,引起中枢神经元和初级传入纤维超极化,产生镇痛作用。激活 κ 或 δ 受体可引起钙通道的关闭,阻碍 Ca^{2+} 向内移动,造成突触前抑制,产生镇痛的效应。此外,阿片肽可以通过抑制中脑导水管周围灰质和脑干中缝核释放 γ- 氨基丁酸(γ-aminobutyric acid,GABA)来间接抑制疼痛的传导。GABA 在疼痛控制方面的作用不容忽视,是脑内主要的抑制性递质,在大脑皮层的浅层和小脑皮层浦肯野细胞层含量较高。

内源性阿片理论认为在阿片肽聚集的部位(特别是大脑)或其他部位给予电刺激或磁刺激,可以激活内源性阿片类物质相关的广泛大脑网络系统,促进阿片肽的释放,通过突触前或突触后抑制来抑制脊髓后角神经元疼痛信息的传递,产生镇痛的效果。人或动物在压力状态下,阿片肽的释放在调控疼痛中起重要的作用,阿片肽会释放到血流中,通过血流产生全身性的影响,起到明显的镇痛效果。而一些作用于外周的物理因子,比如电刺激、冷刺激等对疼痛的缓解也可以用内源性阿片理论去解释。低频电流作用于人体可产生可忍受的疼痛刺激,刺激的局部或其他部位的疼痛会有所缓解,这个效应或许是因为这种痛觉刺激造成大脑内神经元释放阿片肽所致。

第三节　物理因子治疗的作用

一、物理因子治疗作用的概括

物理因子的治疗作用都很广泛,且很多作用非常相似,可概括为改善血液循环、消炎、消肿、镇痛、抗菌、镇静、兴奋神经肌肉、缓解肌肉痉挛、软化瘢痕、松解粘连、促进伤口愈合、加速骨痂形成、增强免疫力、脱敏等。治疗作用广泛有一定的优势,当一个患者同时存在两个或两个以上问题时,可能用一种物理因子就能解决。比如关节骨折部位有瘢痕挛缩、活动受限和疼痛的问题,可以选择超声波疗法,因为它兼具松解粘连和止痛的作用。

但是,当面对这么多作用广泛且相似的物理因子时,在做临床决策时常常会遇到困难,感觉无法选择。比如对于疼痛、炎症、伤口不愈合等问题,多数物理因子似乎都可以治疗,但是怎样给患者选择最有效的方法? 只了解物理因子的治疗作用是不够的,还要深入了解不同物理因子在作用机制、作用深度等方面的区别,再结合疾病的性质、病程、部位、面积等具体情况,选择个性化的治疗方案。

本书后面的章节会详细阐述各种物理因子的治疗作用,下面将介绍物理因子在炎症和组织愈合、疼痛控制方面的一些共性及特性作用,为临床治疗提供一些推荐。

二、物理因子对炎症和组织愈合的作用

(一)炎症和组织愈合的基础知识

炎症俗称发炎,指生物组织受到外伤、出血、或病原感染等刺激,激发的生理反应,这种立即的保护性反应有利于消减、稀释或隔离有缺陷的细胞或因子,是组织愈合所必须经历的过程。组织愈合的过程包括三个阶段:炎症期、增生期和成熟期,各个阶段会有所重叠(图 1-5)。

炎症期主要表现为红、肿、热、痛和功能丧失。发热、发红主要是由于局部血流量增加的结果,急性期表现最为明显。肿胀是由于组胺造成局部血管扩张和小静脉血管通透性增加,受伤区域的液体渗透到组织间隙。受伤细胞会释放致痛的化学物质、肿胀会引起张力性疼痛。炎症引起的疼痛和肿胀会引起功能丧失。

关于急性炎症的持续时间,文献中并不一致,有学者认为持续时间很短,急性创伤引起的炎症通常在受伤后 48~72h 内缓解,一般不超过 4 天,也有人认为可能长达 6 天。炎症期不好明确界定,因为其和增生期、成熟期是有所重叠的;而且如果因为严重创伤、长期重复性受伤引起的急性炎症,以及一些炎症性疾病,比如类风湿关节炎,都有可能延长炎症时间。正常的急性炎症持续不超过 2 周,持续 4 周以上,称为亚急性炎症。如急性炎症持续存在、组织破坏和愈合同时存在,就会进展成慢性炎症。当然,慢性炎症也可能因为免疫反应的结

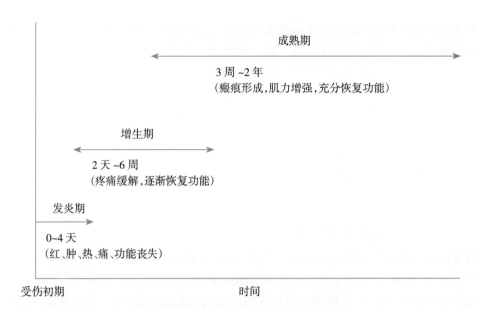

图 1-5　组织愈合过程的三阶段是重叠的

果,如由于宿主组织产生变化、对外来物质(植入物或缝线)起反应或自身免疫疾病(比如类风湿关节炎)引起,慢性炎症可能持续数月至数年。

(二) 影响组织愈合的因素

很多物理因子都有消炎和促进组织愈合的作用,为了提高疗效,首先应该了解影响组织愈合的因素,根据不同伤口的情况,选择合适的物理因子。影响组织愈合的因素可概括为局部因素和全身因素。

1. 局部因素　影响组织愈合的局部因素包括水肿、出血、血液循环情况、伤口深度及面积、组织分离、肌肉痉挛、肌肉萎缩、瘢痕疙瘩及肥厚性瘢痕、感染、湿润度及氧含量等。

(1) 水肿:由于肿胀引起的压力增加会影响组织愈合过程,导致组织分离,抑制神经肌肉控制,引起反射性的神经变化,阻碍受伤部位的营养。因此在受伤的初期,水肿的控制非常重要。

(2) 出血:即使是对毛细血管的最小损伤也会引发出血。它对组织愈合产生的负面影响和水肿一样,而且它的存在会产生额外的组织损伤,从而加剧伤害。因此,在受伤的初期,要尽快减少出血。

(3) 血液循环:血液循环会影响组织愈合,血液循环较好的组织受伤,比如头皮、面部,愈合速度相对较快;血液循环不佳的部位受伤,比如小腿前外侧、骨骼上的软组织,愈合速度相对较慢。这可能与最初的吞噬细胞及形成瘢痕所需的成纤维细胞向受损伤部位的迁移失败有关。

(4) 伤口深度及面积:伤口的深度和大小对愈合速度有很大的影响。伤口深度越深、面积越大,受到感染、发炎的概率越高,愈合越慢。

(5) 组织分离:组织的机械分离会显著影响愈合过程。伤口边缘光滑,或经黏合或缝合后对合严密,如手术切割的伤口,倾向于通过一期愈合痊愈,瘢痕较小。相反,一个有锯齿状边缘的伤口必须通过二期愈合,由肉芽组织填补缺陷会造成过度的瘢痕。

(6) 肌肉痉挛:肌肉痉挛会引起对撕裂组织的牵引力,分离两端,并阻止靠近。局部和全身缺血都有可能是痉挛引起的。

(7) 肌肉萎缩：损伤后肌肉组织会发生萎缩，肌肉萎缩会影响组织愈合，加强和早期活动受伤的结构可阻碍萎缩。急性损伤的部位以前强调绝对的制动，因为早期活动可能延迟愈合。而现在并不强调绝对制动，绝对制动会引起粘连和僵硬、肌肉萎缩，这些都不利于组织的愈合，可以根据具体情况给予适当的运动负荷。

(8) 瘢痕疙瘩和肥厚性瘢痕：在组织愈合的成熟期，胶原蛋白的产量如果超过了胶原蛋白的分解率，会导致瘢痕组织的过度增生。尤其是在伤口周围，这与正常的瘢痕形成不成比例，会形成凸起的、结实的、增厚的、红色的瘢痕。

(9) 感染：伤口上的细菌会延迟愈合，导致过多的肉芽组织增生，并经常造成巨大的畸形瘢痕。

(10) 湿润度和氧含量：湿润度对上皮的形成过程有重要影响。保持伤口湿润，有利于坏死物移向表面并脱落。氧含量与伤口的新生血管形成有关，充分的氧气供给对于正常的伤口愈合是必需的，氧气供应会受到局部缺血、静脉淤血、血肿和血管损伤的影响。

2. 全身因素　影响组织愈合的全身因素包括年龄、服用的药物、合并的疾病以及营养情况等。

(1) 年龄：皮肤的弹性会随着年龄的增长而减少，因此伤口的愈合速度随着年龄的增长而逐渐减慢。

(2) 服用药物：使用皮质类固醇如可的松治疗炎症是有争议的。在愈合的早期阶段使用类固醇可以抑制纤维、毛细血管增生及胶原合成，并增加愈合瘢痕的抗拉强度。但在慢性炎症的愈合后期类固醇的使用是有争议的。

(3) 合并疾病：某些疾病会直接或间接影响组织愈合，比如糖尿病、周围血管神经病变、免疫缺陷性疾病，以及动脉硬化、高血压等与循环有关的疾病。

(4) 营养情况：营养状况对伤口愈合很重要，特别是维生素 C、维生素 K、维生素 A、维生素 E、锌和氨基酸等在愈合过程中起着至关重要的作用。

(三) 物理因子对炎症和组织愈合的效应

实际应用中需要结合各种物理因子的特性、炎症和组织愈合的阶段，影响组织愈合的因素，来综合制定物理因子的应用原则。几乎所有物理因子都有消炎的作用，下面分别对几种重要物理因子的消炎机制进行简单的阐述，具体内容详见各个章节。

1. 炎症和组织愈合阶段

(1) 急性炎症期

1) 治疗目标：控制出血、水肿，减少炎性介质的释放，缓解疼痛。

2) 禁忌的物理因子：有热效应和动作效应的物理因子是禁用的，比如热疗、有热效应的高频电疗、超声波、光疗；治疗过程中会产生肌肉收缩的低、中频电疗等。因为热效应会加快急性炎症期化学反应的速度，使血管扩张、血流加速、血管通透性增加，不利于控制急性损伤期的发热和肿胀。如果使用低、中频电疗，刺激的强度不能太大，不能引起肌肉收缩，因为电刺激引起的肌肉收缩会增加损伤组织的渗出，加重炎症反应。如有开放性伤口不能用水疗。

3) 有效的物理因子：急性炎症期可选择的物理因子有冷疗、紫外线、红光、红光波长范围内的激光、无热量的高频电、磁疗。冷疗消炎主要用于急性炎症期，其机制可以从血流动力学效应和代谢效应去解释。冷疗通过使血管收缩、增加血液黏滞性来降低血流；通过使血管的通透性下降,减少血管内液体渗透到组织间隙;温度的下降还可以降低炎症期的化学反应速度。当然,使用水疗中的冷水浸浴等,也能达到冷疗的效果。如果是急性外伤的开放性伤口处,一般的冷疗不能直接应用在伤口上,因为容易并发感染。

对于比较表浅的急性炎症,紫外线是一种非常好的方法。紫外线的杀菌作用较强,大剂量紫外线可以破坏 DNA 和 RNA 的结构、改善病灶处的血液循环、破坏酶的功能,这些都会影响细胞的功能。但紫外线的作用较表浅,主要集中在浅层组织中。浅层组织有开放性感染时,紫外线可以直接作用于细菌,对于有窦道的伤口,可以用紫外线导子照射。当然,浅层组织的细菌感染,应用对该细菌比较敏感的药物进行直流电药物离子导入也是非常有效的。

对于病症较深的急性炎症,应该选择红光、红光波长范围内的激光、高频电、磁疗等作用较深的物理因子。红光、红光波长范围内的激光热效应不明显,急性炎症期可以介入,其作用深度可以到达皮下深层组织。它们可以使前列腺素 $F_{2\alpha}$、白介素 -8 增加,使前列腺素 E_2 减少,活化 T 淋巴细胞与 B 淋巴细胞,促进肥大细胞的去颗粒化,促进与组织愈合相关的细胞增生。无热量的高频主要通过增加吞噬细胞的吞噬功能来抑制急性炎症。磁疗对部分细菌性炎症有一定的治疗作用,主要是通过改善血液循环、提高免疫功能及对部分细菌的直接杀菌作用产生的。

低、中频电疗尽管有一定的消炎作用,但是作用不明显,它们主要是通过改善局部血液循环而达到消炎目的,可用于一些非特异性炎症。

(2) 增生期

1) 治疗目标:控制瘢痕组织的生成、保证适当的血液循环、维持肌力和柔软度、加快进展到成熟期。

2) 禁忌的物理因子:保证适当的血液循环有利于为新生组织提供所需要的营养和氧气,因此此阶段不宜用冷疗。如果有开放性伤口不能用水疗。另外,新鲜的瘢痕不建议选择蜡疗、湿热敷等热效应明显的治疗,因为新鲜的瘢痕血液循环不好,容易烫伤。

3) 有效的物理因子:有热效应的物理因子和电疗都可以选择。如果有瘢痕选择超声波、直流电碘离子导入、音频电疗,可以控制瘢痕的增生、软化瘢痕。维持肌力及柔软度优先选择主动运动,当然有运动效应的电刺激和水中运动也可以提供益处。水疗可以减少负重组织受到伤害,降低再次发炎的风险,且水疗的减重作用可以帮助肌力较弱的患者进行运动训练。水中训练如果结合热疗还有利于增加血液循环、维持柔软度。

(3) 成熟期

1) 治疗目标:控制瘢痕组织的增生、恢复肌力及柔软度。

2) 禁忌的物理因子:一般无禁忌,此阶段主要需避免制动引起的肌力下降及柔软度缺失。

3) 有效的物理因子:控制瘢痕组织的增生可以使用压力衣,这个阶段肌力训练(可以进行水中训练)和牵伸训练最为有效,在牵伸训练之前进行冷疗或热疗,可以加强牵伸效果。超声波、音频、蜡疗、直流电碘离子导入等物理因子也有一定的辅助治疗作用。

2. 慢性炎症

(1) 治疗目标:增加血液循环、减轻疼痛、预防及减少关节僵硬,加速进展到增生期。

(2) 禁忌的物理因子:通常不建议使用冷疗,因为冷疗会减缓愈合后期的化学反应或损害循环,且冷疗会增加关节僵硬的程度。

(3) 有效的物理因子:局部组织温度升高对消散慢性炎症更为有利,所以应尽量选择有热效应的物理因子。慢性炎症期使用有热效应的高频作用非常明显,当人体组织温度升高时,吞噬细胞的吞噬功能会明显加强。其他有热效应的物理因子也可以选择,比如作用于浅层组织的蜡疗、湿热敷、热水浸浴;作用于深层组织的超声波、磁疗。

三、物理因子对疼痛控制的作用

(一) 疼痛的基础知识

疼痛是与实际或潜在的组织损伤有关的不愉快感觉和情感性经历。伤害或病理变化刺激神经末梢的痛觉感受器后,神经冲动传到大脑皮层,引起痛觉。疼痛的分类方法很多,可以按疼痛的组织器官、系统、性质、原因、持续时间进行分类。

1. 根据疼痛的组织器官、系统分类

(1) 躯体痛:分为浅表躯体痛和深部躯体痛。浅表躯体痛是由位于皮肤、皮下组织、黏膜的疼痛感受器受到伤害性刺激所引起的;深部躯体痛是由位于肌肉、肌腱、筋膜、关节、骨骼的疼痛感受器受到伤害性刺激所引起的。这类疼痛范围较局限,疼痛较剧烈,定位清楚。

(2) 内脏痛:是指内脏受到机械性牵拉、压迫、扭转、痉挛、缺血、炎症等刺激引起的疼痛。定位不精确,可呈隐痛、胀痛、牵拉痛和绞痛,有时还存在牵涉痛。一般发生缓慢,持续时间长,疼痛呈渐进性增强,也可迅速转为剧烈疼痛。

(3) 中枢痛:是中枢神经系统的病变或功能失调所引起的疼痛,脑卒中、脑损伤、脊髓损伤、脊髓空洞症、多发性硬化等都有可能引起中枢性疼痛。特点是定位不精确,疼痛持续存在,性质不固定,个体差异大,可表现为烧灼样痛、刺痛、麻痛等。病变后可立即出现或延迟几年出现。

2. 根据疼痛的持续时间分类 目前对于急、慢性疼痛还没有确切的时间分类标准,有将持续时间在6个月以内的定为急性疼痛,也有将3个月作为时间分界点。另一种观点认为,只要疼痛的时间超过正常持续时间即为慢性疼痛。

(二) 物理因子对疼痛的效应

几乎所有的物理因子都具有镇痛作用,镇痛治疗是物理因子最常涉及的领域。临床中应该根据不同类型的疼痛选择不同的治疗方法,然而很难完全概括所有疼痛的物理因子治疗,下面将综合以上两种分类方法作一简单的介绍。

1. 急性疼痛

(1) 治疗目标:控制疼痛、控制疼痛相关的炎症症状、防止引发疼痛的病症恶化。

(2) 禁忌的物理因子:急性疼痛如伴随着急性炎症症状,则需参考急性炎症的禁忌证,即有热效应和动作效应的物理因子都不能使用。

(3) 有效的物理因子:如果急性疼痛伴随着急性炎症,优先选择兼具消炎和镇痛的物理因子,比如冷疗、红光、红光波长范围内的激光、无热量的高频电、磁疗以及用细菌比较敏感的药物进行直流电药物离子导入。这些物理因子本身可以通过闸门控制学说、内源性阿片理论、改善局部血液循环等来控制疼痛,同时也可以通过控制炎症来缓解炎性疼痛。当然,感觉效应的电刺激如 TENS,虽然消炎作用不明显,但镇痛效果较强,也是很好的选择。感觉效应的电刺激即在治疗过程中不引起肌肉收缩的低、中频电刺激,在急性疼痛期一般应避免过度的运动或肌肉收缩,所以在做电刺激的过程中,要注意参数的设定,避免造成过度的肌肉收缩。如果急性疼痛不伴有急性炎症,则没有太多禁忌,使用有微热效应的物理因子还可通过改善组织的血液循环来控制疼痛。

疼痛治疗的物理因子选择需要考虑不同的病理情况。对于浅表躯体痛,可以选择作用较表浅的物理因子,主要作用于皮肤表面的有长波红外线、直流电、热疗、冷疗、低频电、毫米波;主要作用于皮下组织的有短波红外线、红光。对于深部躯体痛,则需要选择作用较深的物理因子,主要作用于肌肉的有中频电、短波、超短波、分米波、厘米波、低能量激光;可以作用到骨组织的有超短波、超声波、高能量激光、冲击波。超声波在骨和骨膜的交界面会发生强烈的反射,故如果希望作用于骨膜,则可以选用超声波。需注意的是对于浅表躯体痛,如果选择作用较深的物理因子当然是可以的;但对于深部躯体痛,如果选择作用较浅的物理因子,则有可能达不到良好的治疗效果。

2. 慢性疼痛

(1) 治疗目标:解决疼痛的病因、控制疼痛、增进功能。

(2) 禁忌的物理因子:慢性疼痛一般无特殊的禁忌,但对于退行性骨关节炎,一般避免使用冷疗,因为寒冷是这种疾病的诱因。对于类风湿关节炎,不能使用在组织深层产热(比如超声波、高频)的治疗,因为关节内温度升高会增加胶原蛋白酵素的活性,加速关节软骨的破坏。

(3) 有效的物理因子:基本同急性疼痛,在使用有热效应的物理因子时,温度可以适当地提高,达到温热量。当然,冷疗也适用于一些慢性疼痛,还有体外冲击波疗法。慢性疼痛更加强调综合治疗,需要关注疼痛的病因,去除病因,同时治疗疼痛。比如腰椎间盘突出症,治疗目标是缓解病灶处的无菌性炎症,减轻局部的水肿、充血,解除突出物对神经根的压迫,缓解疼痛。除使用消炎镇痛的物理因子外,还可以使用腰椎牵引治疗,当然必要时需进行手术治疗。

3. 中枢痛   中枢痛因为症状常常会持续数月甚至数年,所以基本都是慢性疼痛。因为存在中枢的感觉通路受损,受损部位的神经元及纤维会发生生理及形态学的变化;且中枢痛的定位不精确,分布广泛,所以常规物理因子只能是对症治疗,疗效较差。随着对疼痛中枢机制研究的深入,经颅磁刺激已成为治疗中枢痛的一种有效手段,经颅磁刺激主要是通过调节参与疼痛调控的皮质区的兴奋性来减轻中枢性疼痛。

第四节   物理因子治疗应用的基本原则

一、物理因子治疗的流程

(一) 明确诊断

疾病的诊断是选择正确治疗方法的前提。医生首先要对患者做详细的检查,明确诊断,弄清发病机制、疾病所处阶段及主要表现,并检查有无禁忌证。以腰腿痛为例,首先要进行鉴别诊断,因为腰腿痛的原因很多,脊柱、软组织、椎管、内脏的疾病都有可能造成腰腿痛。不同原因造成的腰腿痛选择的物理因子是不同的,当然也有一些疾病造成的腰腿疼痛不能靠物理因子来解决。因此只有明确病因之后,才能选择合适的物理因子,保证疗效。

(二) 选择物理因子

在第一步明确诊断的基础上,根据患者的病情和病理改变确定治疗目标,然后根据各种物理因子的特性,基于一些循证医学依据和临床证据,优先选择效果最佳的治疗方法和最优的治疗参数。如果患者有一种以上的问题或多种治疗目标,首先应该重点解决最主要的问题。例如腰椎间盘突出症急性发作期,治疗计划首先是缓解局部无菌性炎症,减轻水肿和充血,解除突出物对神经根的压迫,当然理想的治疗是同时能够缓解疼痛,这时可以考虑在椎间盘突出的节段进行短波或超短波治疗,既能够消炎,又能够缓解疼痛。如果对于一个病症,多数物理因子治疗都是有效的,则可以从治疗的便利性和花费成本进行考虑。

当然,在物理因子的选择过程中,为了提高疗效、避免一些风险,还应该考虑到患者的个体因素。患者的个体因素包括:年龄、性别、职业、耐受度等。

1. 年龄　不同年龄的人由于自身身体功能的差异,对物理因子的反应会不同,年龄大或年龄小的人对温度的感觉调控会有障碍,进行冷热疗时有可能达不到预期的效果,且容易发生冻伤或烫伤。有些物理因子不适合用于儿童,比如超声波、冲击波疗法不能用于儿童的骨骺部。有些治疗如生物反馈、功能性电刺激需要患者的主动配合,所以如果患者由于年龄原因不能理解则不宜使用。

2. 性别　月经期妇女的腰腹部不宜进行高频治疗,也不宜进行半身或全身浸浴;月经期和妊娠期不能进行经阴道的电刺激治疗。月经前期、妊娠期对紫外线的红斑反应会增强;月经后期、产后对紫外线的红斑反应会减弱。妊娠期的妇女不能进行高频电、冲击波治疗,且妊娠期妇女腰腹部不能进行磁疗、超声波、低频电疗法、中频电疗法等。更年期的妇女可能比较敏感,有些治疗宜用小剂量。

3. 职业　室内工作者对紫外线的红斑反应要强于室外工作者,室外工作者对冷、热的敏感性相对较差、耐受性强,治疗时可以用稍大剂量。有些物理因子,如 TENS 是可以在工作场所或居家使用,如果患者是进行一些体力活动较多的工作,那么在工作时则不宜使用TENS 治疗,以免电极或导线脱落造成损伤。有些职业需要精神集中,比如司机、飞行员等,如果当天治疗之后还需继续工作,则不宜进行有镇静或催眠作用的物理因子治疗,比如全身热疗、热水浴、头部磁疗等。

4. 耐受度　大多数物理因子治疗都是比较舒适、无痛性的。但是每个患者对物理因子的耐受度都不同,有的患者对电刺激非常敏感,甚至有恐惧心理;有的患者对冷刺激敏感等。对于这些患者,在做治疗之前要充分沟通,消除心理障碍,但如果做治疗时仍有较强的不适感或无法耐受,则应选择其他类型有相似作用的物理因子。

(三) 疗程确定

大多数物理因子治疗很难一次达到理想效果,需要多次治疗的积累或叠加以产生长时程效应。因此,对患者的依从性要求较高。一般需要每日或隔日一次进行连续的治疗,称为疗程,而且每个疗程之间或几个疗程之间需要有间隔。当然疗程的制定很难一概而论,需要综合考虑疾病的类型、病程、治疗目标、物理因子的类型、循证医学证据、长期治疗的副作用、人体的适应性等因素。一般情况下,如果已经达到治疗目标,就应该及时停止治疗;急性病疗程短(5~10 天)、慢性病疗程长(10~20 天);累积作用强者疗程短、累积作用弱者疗程长。对于某些慢性病,如果需要进行多个疗程的治疗,为了避免人体的适应及不良反应,应当在疗程之间有一个间歇期,以利于患者机体重新调整恢复。疗程间歇期一般为2~4 周,长者可达到 1~2 个月。应用同一种物理因子治疗时,在一年之中一般不宜超过3~4 个疗程。

二、物理因子的综合治疗

（一）物理因子的综合使用

通常要达到一个治疗目标，仅使用一种物理因子可能疗效不明显，为了提高疗效、缩短病程，经常将两种或两种以上的物理因子综合应用。综合应用可以加速疾病恢复的进程，但如果选择了有拮抗作用的物理因子，则会影响治疗效果。

1. 物理因子综合应用的方式　两种或两种以上物理因子结合的应用方法有三种：同时应用、先后应用、交替应用。同时应用是将两种物理因子同时作用在治疗部位，比如电水浴疗法，是将电流和水的作用相结合，通过水的温热作用可以降低皮肤阻力，使皮肤血管扩张、充血、血流加速、新陈代谢加快，可以增加导入药物离子的数量。使用干扰电等低、中频电疗时，可以同时使用热疗或磁疗，有利于降低皮肤的电阻。

当然，多数情况下是采用先后应用的方法，比如对于软组织的粘连，可以在牵伸前选择超声波或热疗，牵伸结束后进行冷疗。腰椎间盘突出症的患者可以进行腰椎牵引，之后在病变的腰椎节段进行高频治疗，在其他痛点进行低、中频电疗。

很多物理因子治疗是有疗程限制的，在1个疗程结束后，可以用其他有相似作用的物理因子继续治疗，比如对于瘢痕的治疗，使用超声波疗法疗程结束后，可以用音频电疗、直流电碘离子导入等，这几种方法可以交替应用。

2. 物理因子综合应用的注意事项

（1）治疗作用和作用机制相同的物理因子不宜同日综合应用，以免造成人体的适应、剂量过大，甚至产生副作用。比如高频中的短波、超短波、微波；两种不同形式的全身水疗；全身日光浴和全身紫外线照射；中频中的调制中频电、音频、干扰电；低频中的TENS和间动电疗法等都不宜同日使用。

（2）有拮抗作用的物理因子不能综合应用，例如紫外线照射之后，在红斑反应出现之前，不能进行任何有热效应的治疗，因为热效应会通过改善血液循环将引起红斑反应的代谢产物带走，而使红斑反应减弱。因此，如需使用有热效应的物理因子，必须在紫外线疗法之前做，但在紫外线照射之前应用有热效应的治疗，会使血管扩张而加强红斑反应，所以紫外线的照射剂量需适当减小。紫外线照射之后也不能使用冷疗，红斑反应表现为局部的血管扩张、充血，而冷疗会使血管收缩，使引起红斑反应的代谢产物生成减少，从而减弱紫外线的红斑反应。在紫外线照射之前，也不能做普鲁卡因等麻醉药的离子导入，会减弱紫外线的红斑反应。全身静电疗法与针状浴或直喷浴不能综合应用，因为会使各自的作用减弱。

（3）综合治疗时应避免给患者造成过多的负荷，以免引起疲劳，因为负荷过大不利于机体激发生理调节机制。

（二）物理因子和药物的综合使用

1. 直流电、超声波、音频疗法可以和药物同时综合应用。皮肤和黏膜给药的同时进行物理因子治疗，可以增强物理因子的疗效、促进局部组织对药物的吸收、加速药物进入人体的速度，也能避免疼痛、创伤以及与注射相关的感染风险。当然，不同物理因子促进药物导入的原理不同，做药物导入时选择的药物也有所不同，所以很难比较各种物理因子提高药物导入的程度。

2. 在皮下和肌内注射药物之后，使用一些有热效应的物理因子，可以通过增加局部的血液循环等效应使药物进入体内速度加快1.5~1.8倍。当然有动作效应的电刺激也可以使用,局部肌肉的收缩也有助于加快药物进入人体的速度。

3. 某些药物会提高机体对紫外线的敏感性,比如碘制剂、磺胺制剂、四环素、多西环素、灰黄霉素、保泰松、水杨酸、奎宁、荧光素、铋制剂等。而某些麻醉剂、钙制剂、溴制剂、胰岛素、硫代硫酸钠等药物会降低皮肤对紫外线的敏感性。在使用紫外线照射时需要询问患者的药物史。光敏疗法是将紫外线和光敏剂补骨脂素联合使用,可用于治疗银屑病。

4. 应用尼亚拉胺(烟肼酰胺)和某些麻醉剂,可以促进 TENS 的疗效;椎旁普鲁卡因封闭,则会减弱 TENS 等理疗的效果。如果应用静脉封闭疗法,或在理疗作用部位进行封闭治疗,会减弱理疗的效果,不宜同日综合应用。

5. 对于支气管炎、肺炎、盆腔炎、中耳炎、咽炎、鼻炎等炎症,在应用抗生素治疗的同时,可以在炎症部位配合使用短波或超短波治疗,有助于增强局部组织的血液循环、改善气体代谢、提高炎症部位的抗生素浓度、加速炎症吸收、减轻症状、缩短病程。

6. 对于肢体痉挛,在应用肌肉松弛剂之后,综合应用本身有降低肌张力效应的物理因子,可以增加增强肌肉松弛剂的疗效。比如热疗、热水浴、冷疗、冷水浴、高频电、磁疗、冲击波、电刺激痉挛肌的拮抗肌、放松性肌电生物反馈等。

(沈 滢)

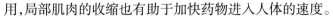

参 考 文 献

[1] 乔志恒,范维铭. 物理治疗学全书[M]. 北京:科学技术文献出版社,2001.

[2] 乔志恒,华桂茹. 理疗学[M]. 2版. 北京:华夏出版社,2015.

[3] 李玉林. 病理学[M]. 8版. 北京:人民卫生出版社,2017.

[4] 刘延青,崔健君. 实用疼痛学[M]. 北京:人民卫生出版社,2016.

[5] 朱大连,王庭槐. 生理学[M]. 8版. 北京:人民卫生出版社,2017.

[6] Michelle Cameron. 物理因子治疗学[M]. 曹昭懿,杨雅如,徐璋励,译. 台北:台湾爱思唯尔,2009.

[7] Prentice WE,Quillen WS,Underwood F. Therapeutic Modalities in Rehabilitation [M]. 4th ed. New York:McGraw-Hill Companies,2011.

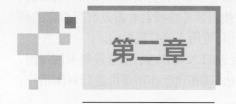

第二章

直流电疗法

第一节　直流电疗法

一、概述

直流电疗法(galvanization,direct current therapy)是指应用小强度、低电压的平稳直流电作用于人体一定部位以治疗疾病的方法,是最早应用的电疗法之一。目前,单纯应用直流电疗法较少,但它是离子导入疗法和低频电疗法的基础,而且对静脉血栓、慢性炎症、溃疡、骨折的愈合等疾病有比较明确的疗效,这种疗法又重新引起人们的重视。

二、直流电的生理学作用

直流电是一种方向固定、强度不随时间而改变的电流。人体内各种体液是组织细胞进行各种代谢和功能活动的内在环境,体液中含有各种电解质,在直流电作用下,体内发生一系列生物化学变化,从而引起机体相应的生理反应。通过所产生的生理反应,改善病理生理过程,以达到治疗疾病的作用。人体体液中的阳离子主要有 K^+、Na^+、Ca^{2+}、Mg^{2+} 等,而阴离子有 Cl^-、HCO_3^-、HPO_4^{2-}、SO_4^{2-}、有机酸离子和蛋白质等,体液中的电解质对维持细胞内外液的容量和渗透、酸碱平衡、神经肌肉兴奋性等具有重要作用。人体体液是电解质溶液,人体组织是电解质导体,能够导电,在直流电场的影响下,由于同性相斥、异性相吸的关系,带正电的向阴极迁移,带负电的向阳极迁移,体内进行着电解、电泳、电渗。K^+、Na^+ 的迁移绝对速度比 Ca^{2+}、Mg^{2+} 快,通电一定时间后,阴极下 K^+、Na^+ 相对增加,阳极下 Ca^{2+}、Mg^{2+} 相对增加,体内的离子浓度、蛋白质、细胞膜通透性、胆碱酯酶、pH 等从而产生变化,见表 2-1。这些变化可以扩张血管,促进局部血液循环,改善局部的营养和代谢,加快骨折愈合,调整神经系统功能等。

表 2-1　通直流电时阴阳极下组织生理学作用

作用	阳极	阴极
电极下 pH	酸	碱
含水量	↓	↑
对组织细胞影响	使其致密	使其疏松
对蛋白质影响	凝固	分解
细胞膜通透性	↓	↑
离子浓度	Ca^{2+}、Mg^{2+} 相对↑	Na^+、K^+↑
对神经影响	镇静	兴奋
胆碱酯酶的活性	↑	↓
组织兴奋性	↓	↑

(一) 对血管和血液循环的影响

直流电治疗后,可看到电极下皮肤充血潮红,局部血液循环量可增加 140% 左右,效果可持续 30~40min 以上,这种作用在阴极下更为明显。由于局部小血管扩张,血液循环改善,这种作用可改善局部的供氧,改善营养和代谢,提高细胞的活力,加速代谢产物的排除,因而直流电有促进炎症消散、提高组织功能、促进再生过程等作用。血管舒缩反应是机体对外界刺激最普遍的生理反应之一。直流电引起局部组织内理化性质的变化,对神经末梢产生刺激,通过轴索反射和节段反射而引起小血管扩张。此外,直流电的作用影响蛋白质的稳定性,有微量蛋白质变性分解而产生一些分解产物,也有扩张血管的作用。另外,研究发现弱直流电(电流强度 $0.001mA/cm^2$)作用于心区治疗冠状动脉粥样硬化性心脏病有一定疗效。弱直流电阳极有改善心肌缺氧缺血、促进心肌兴奋性、传导性正常化、消除心律不齐及恢复心室收缩功能等作用。

(二) 对组织水分的影响

由于电渗的原因,直流电疗时水分向阴极移动,阴极下含水量增多,而阳极下组织有不同程度的脱水。利用阴极的作用,可使水分向瘢痕、干燥的组织集中,促进伤口肉芽生长,软化瘢痕、松解粘连和促进消散;相反,阳极可使局部组织脱水,皮肤干燥,可治疗局部水肿、多汗症和减少渗出。

(三) 对静脉血栓的影响

电流强度较大的直流电对静脉血栓有促进溶解退缩的作用。在犬身上进行的实验证明:血栓在直流电的作用下,先从阳极侧松脱,然后向阴极侧退缩,当血栓退缩到一定程度后,血管重新开放。因此临床上可用于血栓性静脉炎的治疗。

(四) 对细胞代谢的影响

人体内许多物质总是溶解或悬浮在水中,在直流电作用下,水在两极下可离解为 H^+ 和 OH^-,氯化钠在体液中离解为 Na^+ 和 Cl^-,通电后,阴极的 Na^+ 和 OH^- 结合生成强碱——氢氧化钠,而阳极下 Cl^- 和 H^+ 结合生成强酸——盐酸。人体蛋白的等电点偏酸,酸能使组织蛋白接近等电点而沉聚凝结,而碱能使蛋白分离溶解,细胞膜系由蛋白和类脂等物质构成,因此在阳极下蛋白聚集,膜组织致密,物质经膜交换困难,代谢降低;而阴极下蛋白分散,膜组织疏松,物质经膜交换增快,代谢加强,可用于慢性炎症和长期不愈合的溃疡的治疗。

（五）对骨折愈合的影响

微弱直流电阴极促进骨折愈合。经动物实验和临床实践证明，10~20μA 直流电阴极有促进骨折愈合的作用。这种治疗需要将阴极电极（不锈钢丝或克氏针，外套硅胶管，露出金属顶端 0.5~1cm）直接插入骨不连接处，阳极铅片置于附近皮肤上。微弱直流电阴极使骨形成的机制还不完全明了。Friedenberg 等提出骨生成（或修复）活跃的区域呈负电位，而不甚活跃区呈正电位，这一电位的产生取决于细胞的活力。有研究认为微电流可以改变细胞的微环境而对细胞发生作用。已知阴极下氧的消耗增加并产生氢氧根，从而使局部组织中的氧分压降低并提高阴极周围的 pH。有研究证明，组织中氧张力降低和碱性环境有利于骨的形成。有的还认为直流电阴极能通过激活环腺苷酸系统而作用于骨和软骨细胞，且直流电场中胶原纤维的排列趋向整齐也有利于骨折的愈合。

（六）对神经系统和骨骼肌的影响

直流电对神经系统功能有明显的影响，这是直流电作用的特点之一。当通过弱或中等强度的直流电时，阳极下 Ca^{2+}、Mg^{2+} 增加，Ca^{2+} 作用于神经组织时，轴突髓鞘致密，轴突紧缩，水分减少，由于膜变致密，妨碍了离子经膜的转移，不利于除极，神经兴奋性降低；而阴极下 Na^+、K^+ 增加，K^+ 增加可以使膜疏松，通透性增大，离子转移较前容易，膜除极兴奋，神经兴奋性升高。当通过的电流强度较大或通电时间较长时，阴极下会由兴奋性升高转向降低；如果电流强度进一步增大或者通电时间很长，阴极下兴奋性甚至可能完全消失，称为阴极抑制。这是因为 K^+ 的浓度进一步增高时，膜结构更加疏松，通透性过度增高，完全失去了对离子的选择性阻挡作用，不能维持正常的膜电位，而失去了产生兴奋的基本条件。

1. 对皮肤感觉神经的影响　直流电作用于人体皮肤时，可刺激感觉神经末梢引起针刺样感觉，在电流增减过快时，还可引起灼痛感觉，但上述感觉可随通电时间的延长而减弱以致消失，出现轻微的温热感，因此在做治疗之前要向患者解释清楚，以达到充分配合。

2. 对运动神经和骨骼肌的影响　1871 年 DuBois-Reymond 发现缓慢增加直流电的电流强度并不能引起肌肉收缩，只有迅速增加电流或迅速减弱电流，才能产生一次兴奋。因此用断续直流电刺激神经干或骨骼肌时，在直流电通断瞬间引起神经肌肉的兴奋而出现肌肉收缩反应。之后有学者发现肌肉能否收缩以及收缩力量的大小与电流的通、断、强、弱和电流的方向有密切关系，用以观察神经有无损伤及损伤的程度。

3. 对中枢神经的影响　直流电对中枢神经系统的兴奋和抑制过程有调整作用，即在兴奋与抑制过程失调情况下，直流电有使之正常化的作用。当头部通直流电时，可出现高级自主神经中枢方面的反应，例如通过血管运动中枢，可使脉搏减慢、周围血管扩张。动物实验证明，把阴极置于前额，阳极置于后颈部，可引起大脑软脑膜血管扩张；把阳极置于前额，阴极置于后颈部，则出现血管收缩反应。在脊髓部位通直流电时，依阴阳极位置的不同会出现不同的效果。当把阴极置于上端而阳极置于下端，即所谓的上行电流；相反如阳极置于上端，阴极置于下端，即所谓的下行电流。上、下行直流电可引起相反的全身反应，见表 2-2。

4. 对周围神经的影响　直流电有改变周围神经的兴奋性、改善组织营养、促进神经纤维再生和消除炎症等作用。实验证明，在直流电作用下，神经纤维的再生加速，这种作用在蛙的坐骨神经上可明显看出，Zanakis 提出了在促进周围神经再生方面，1.4μA 为最佳刺激电流。直流电的这种作用对周围神经损伤有治疗作用。

5. 对脑神经和感觉器官的影响　直流电对前庭器官、味觉器官和听神经、嗅神经、视神经等均有兴奋作用而引起相应的反应。如电极置于双侧乳突部或耳廓前，可引起眩晕和恶

表 2-2　上行及下行电流引起的全身反应

全身反应	上行电流	下行电流
血压	↓	↑
肌张力	↑	↓
血沉	↓	↑
静脉回流	加速静脉由下肢和门脉系向心回流	加速静脉由上肢和肺的向心回流
动脉血流	加速动脉血流入肺和上肢	加速动脉血流入下肢和门脉系器官
静脉血	由心向肺排出	自小循环回心
镇静和兴奋作用	兴奋作用	镇静作用

心感;电极置于舌上,阳极处有微弱的酸味感;电极置于口腔黏膜、面颊及颞部等区域时,也常引起口内有金属味;主电极分别置于外耳道、鼻腔、眼睑,可以刺激相应的听神经、嗅神经、视神经,引起相应的听觉、嗅觉和视觉感觉。

三、直流电疗法的治疗作用

(一) 镇静和兴奋作用

利用直流电下行电流的镇静作用,上行电流的兴奋作用,可用于临床一些疾病的治疗。在通常应用中,以下行电流或以阳极为主电极,可产生催眠、镇痛和缓解痉挛的治疗效果。如用前额部阳极、后颈部阴极治疗神经衰弱和失眠,用脊柱下行电流法治疗脑出血后痉挛性麻痹等。以上行电流或阴极为主电极时,可治疗器官功能低下、神经麻痹、知觉障碍等疾病。对于各种神经痛、肌痛,可用阳极疗法或大剂量阴极抑制法。对神经营养性血管痉挛和炎症引起的神经痛,阴极、阳极都可收效,因此时充血作用是主要的治疗因素。

(二) 对自主神经和内脏功能的调节作用

在直流电的影响下,特别是在有关反射区通电时,可改善自主神经失调及张力不足等情况,对内分泌腺的功能也具有调节作用。例如上行电流可增强肝脏的解毒功能;乳腺区通电能治疗功能失调性子宫出血;在其他有关反射区放置电极,可分别治疗胃溃疡或调整脾脏、甲状腺、肾上腺的功能以及治疗心、肾、胃、肠等疾病。

(三) 消炎镇痛、促进伤口愈合、软化瘢痕

由于直流电能改变细胞膜的渗透性,从而引起充血,增强血液循环。阳极可以减少水肿和渗出,促进病理炎症产物的排除,起到消炎、镇痛作用。阴极可以改善局部组织营养,促进伤口、溃疡愈合,可用于慢性炎症和久不愈合的溃疡等治疗。临床上常用于治疗关节、肌肉、神经、脉管和五官科炎症,以及周围神经损伤、末梢血液循环不良等病症。

(四) 其他作用

在脊柱部位作下行电流通电法,可使血压升高、肌张力降低;上行电流通电法则能降低血压、增高肌肉张力。阴极还有促进骨痂生长、骨折愈合的作用。阳极可使血栓退缩,促进静脉血栓溶解;阳极下局部皮肤干燥,用于治疗多汗症。利用直流电的电解作用,可进行电解拔毛和除去皮肤赘生物等。微弱直流电很接近生物电的电流强度,可刺激心血管反射区的皮肤感受器,改善心肌缺氧缺血状况、促进心肌兴奋性、传导性正常化,用于消除心律不齐和恢复心室收缩功能。

四、直流电疗法的治疗技术

（一）直流电的应用参数

1. 设备

（1）直流电疗机：电压在 100V 以下，能输出经整流滤波的 50~100mA 直流电，输出插口应标明（+）、（−）极性。直流电疗法既可全身治疗，也可局部治疗，还可将电极放入体腔内进行治疗，以及进行电水浴疗法等。

（2）附件：①导线：有 2 条长至少 1.8m 的导线，以不同颜色区分（+）极和（−）极。导线应有柔韧性，外表绝缘良好。②电极板：多采用 0.2~0.5mm 厚的铅板，或 0.3cm 厚的导电橡胶板，制成不同大小的矩形或圆形电极，或用于面神经、乳房、肩颈区的特殊形状电极。眼杯电极为底部插有炭棒或白金丝电极的玻璃杯。宫颈电极为中央有炭棒电极的玻璃管。阴道、直肠电极为外缠 1cm 厚纱布、棉花的炭棒电极。③导线夹：连接导线与电极板，应能咬合紧、形状小巧、绝缘良好。如导线与铅板电极直接焊接，或导线插头直接插入导电橡胶电极的插口，则无需导线夹。④衬垫：常用无染色、吸水性好的棉织品，一般用 10 层白绒布叠成厚 1cm 左右缝制而成，四角剪成圆形。铅板电极的衬垫应厚 1cm，导电橡胶电极的衬垫应厚 0.3~0.4cm。衬垫的形状应与其电极相应，但其面积应大于电极，其各周边应大出电极各周边约 1cm。衬垫角应有鲜明的（+）、（−）极性标志。也可以在衬垫的一面缝一层单布，使之成为可以插入电极板的布套，使电极不易从衬垫上滑下。⑤其他用品：煮锅 2 个（分别用于阴、阳极衬垫煮沸消毒）、长夹（夹取煮锅内衬垫用）、绝缘布（覆盖电极、垫导线夹用）、沙袋（压迫固定电极用）、固定带（捆绑固定电极用）。

2. 电极放置及尺寸　电极放置方法分为对置法和并置法两种。

（1）对置法：适于局部或较深的病灶，两个电极分别放置在身体某部位的内外两侧或者前后面，对置法多用以治疗头部、躯干、关节及内脏器官等部位的疾病。

（2）并置法：适于浅表、长度大的病灶，两个电极放在躯体的同一侧面，例如左下肢前面的并置。并置法多沿着神经血管走行方向，治疗周围神经和血管疾病。

此外，还有斜对置法，用于肋间神经痛、带状疱疹的治疗等。总之，电极的不同放置方法，是为了让电力线更好地通过病变部位或需要作用的部位。

电极的大小一般依据治疗部位的大小设置成几种常见的面积，如面部或其他较小的部位可选用直径为 2cm、4cm 的圆形电极或 2cm×3cm、3cm×4cm、5cm×7cm、6cm×9cm 矩形电极。治疗四肢、躯干及颈部等大的部位可选用直径为 6cm、8cm、10cm 的圆形电极或 7cm×11cm、9cm×14cm、11cm×16cm、13cm×17cm、13cm×21cm、14cm×23cm 的矩形电极。特殊的如面神经炎的半面具电极大小为 200cm^2。衬垫规格应稍大于相应的电极。

3. 电极的极性选择　根据要产生的治疗作用选择阴极或阳极，如要改善局部血液循环阴阳极皆可；如要软化瘢痕、促进骨折愈合选择阴极为主电极；而消炎镇痛、减轻水肿、皮肤多汗、血栓性静脉炎等选择阳极为主电极等。

4. 电流强度和治疗时间

（1）直流电的治疗剂量：用电流密度计算，为单位衬垫面积的毫安数，表示为 mA/cm^2。为加强阳极或阴极的治疗作用，有时使用两个大小不同的电极，这时电极小的电极电流密度大，作用强，为主电极，放置于主要治疗部位；而相对较大的电极为副电极，一般计算电流剂量时以主电极的面积计算。一般成人为 0.05~0.10mA/cm^2，儿童为 0.02~0.08mA/cm^2。作反射治疗时,电流密度为 0.02~0.03mA/cm²,治疗冠状动脉粥样硬化性心脏病时用 0.001mA/cm²。电流密度可根据具体情况调节。

(2) 治疗时间:一次的时间多为 15~25min,每日或隔日一次,10~20 次为 1 个疗程。

（二）直流电的操作方法

1. 操作步骤

(1) 选妥所需电极及衬垫,衬垫应较金属电极边缘宽出 1~2cm,厚度至少 1cm,用时浸湿,拧至适当湿度。将电极板与治疗机输出导线相接。

(2) 患者取舒适体位,暴露治疗部位,治疗者检查局部皮肤有无破损,如有抓伤或擦伤,宜贴以橡皮布或塑料布绝缘,如破损严重则停止治疗。如毛发过多,宜剃去或用温水浸湿。如有感觉丧失,则不宜进行治疗。

(3) 将衬垫紧密接触治疗部位皮肤,其上依次置以金属极板、胶布或塑料布,并酌情用沙袋、尼龙搭扣、绷带固定电极或由患者以自身体重将电极固定妥当。

(4) 检查电疗机毫安表指针是否在零位,极性转换开关是否指向正常位置,电流分流器所指强度应合乎治疗要求,导线连接的极性须正确无误。然后打开电源,使治疗机预热。

(5) 治疗前,向患者交代治疗时应有的感觉(治疗部位应有均匀的针刺感或轻微的紧束感、蚁走感等;眼部或眼周治疗时可出现闪光感、色感;口周及鼻周治疗时可出现金属味和嗅觉;耳周治疗时可引起听觉反应,可听到"噼啪声"或"呜呜"响声;双侧乳突治疗时可出现眩晕和恶心感等)。

(6) 电疗机一切正常时,接通电源,缓慢调节输出机钮,并根据患者的感觉,经 1~2 次间隔逐渐增加电流至所需强度。电流强度以衬垫面积计算,并应结合患者耐受量而定。

(7) 在治疗中如患者感觉电极下有局限性刺痛或烧灼时,应立即停止治疗,并检查原因,经妥善处理后再继续治疗。

(8) 治疗结束,缓慢将电流调回零位,先取下衬垫与电极,再关闭电源开关,检查治疗部位的皮肤有无异常。

2. 常用方法举例

(1) 眼枕法:取两个直径为 3~4cm 的圆形电极置于闭合的双眼上,用分叉导线连于输出端的 1 个电极;另取 1 个 6cm×10cm 电极置于枕部。极性视需要而定。电流量为 2~5mA,每次治疗 20min,每日或隔日一次,共 15~20 次为 1 个疗程。

(2) 面部治疗法:半面具形衬垫电极置于患侧面部,使各叶分别贴在前额、颊部及下颌部;另一面积为 200~300cm² 衬垫电极置于肩胛间或对侧上臂处,极性视需要而定。电流量为 8~15mA,每次治疗 20min,每日或隔日一次,共 15~20 次为 1 个疗程。

(3) 咽喉部治疗法:主电极用 6cm×10cm 置于颈前部,副电极 8cm×10cm 置于后颈部。电流量为 3~6mA,每次治疗 20min,每日或隔日一次,共 10~15 次为 1 个疗程。

(4) 下颌关节治疗法:取两个 5cm×10cm 或 5cm×6cm 的电极对置于下颌关节,电流量为 3~5mA,每次治疗 20min,每日或隔日一次,共 10~15 次为 1 个疗程。

(5) 心前区治疗法:将面积为 10cm×15cm 两衬垫电极分别置于心前区及左肩胛部或左上臂外侧,极性视需要而定。电流量为 6~12mA,每次治疗 10~20min,每日或隔日一次,共 10~15 次为 1 个疗程。

(6) 领区治疗法:一个披肩形衬垫电极置于脊柱及肩的上部和锁骨上区（C_6~T_4）;另一个面积 400~600cm² 衬垫电极放在腰骶部。单纯直流电疗时领区电极通常接阳极,腰骶部接阴极。首次治疗时电流强度宜小,以后每次或隔次增加 1~2mA,直到所需电流强度。治疗时间开始 6min,每次增加 2min,至 16min 为止。

(7) 腰部治疗法:取两个 15cm×20cm 的衬垫电极分别置于腰部及腹部,极性视需要而定。电流量为 15~25mA,每次治疗 10~20min,每日或隔日一次,共 15~20 次为 1 个疗程。

(8) 坐骨神经治疗法:取两个 10cm×15cm 的衬垫电极分别置于腰部及一侧小腿后部,极性视需要而定。电流量为 10~18mA,每次治疗 10~20min,每日或隔日一次,共 15~20 次为 1 个疗程。

(三)直流电的注意事项

1. 输出导线宜用不同颜色,如阳极为红色,阴极为其他颜色,以示区别。如用夹子连接导线与金属电极,宜在其下垫以胶皮等绝缘物。作用电极一般应小于辅助电极。

2. 导线夹下必须垫以绝缘布,电极插头必须紧紧插入电极的导线插口,切勿使导线夹和导线的金属裸露部分直接接触皮肤。

3. 治疗前去除治疗部位及其附近的金属物,在皮肤小破损处贴以胶布或垫上绝缘布,以防止烧伤。

4. 衬垫有电极套时,应注意检查衬垫部分是否紧贴皮肤,严防放反,而使电极与患者皮肤之间只隔一层单布。电极与衬垫必须平整,尤其在治疗体表弯曲不平的部位时,必须使衬垫均匀接触皮肤,通电时电流得以均匀作用于皮肤,以防电流集中于某点。

5. 患者在疲劳或饥饿时不宜进行治疗。

6. 头部治疗时,应注意防止电流时通时断对头部的强烈刺激。

7. 每次用过的衬垫要洗净、煮沸,金属电极应刷洗干净,保持平整。

8. 治疗中不得拨动极性转换开关,电流强度没有降到零时,不得拨动分流器。如需调换电极极性或电流分流挡时,必须先将电流输出调至零位,再行调节。

9. 治疗中,操作者应经常检查电流表的指针是否平稳,是否在所调节的电流强度读数上,注意观察患者表情,询问患者电极下的感觉。如超过规定量,或患者感觉不能耐受时,均应及时降低。对有局部感觉障碍、血液循环障碍的患者尤应注意巡视观察,防止烧伤。

10. 治疗中嘱患者不得触摸治疗仪或接地的金属物,不得任意挪动体位,以免电极衬垫位置移动、电极脱落直接接触皮肤而发生烧伤。如患者感觉电极下有局限性疼痛或烧灼感,应即调节电流至零位,中断治疗,检查电极衬垫是否有滑脱、导线夹有否裸露直接接触皮肤、局部皮肤有否烧伤。对不符合要求的情况予以纠正或处理。如有皮肤烧伤,则应停止治疗,一般不需要特殊处理,注意预防感染即可。如烧伤较明显,于局部涂抹 0.5% 高锰酸钾,也可以用红斑量紫外线照射和(或)无热量超短波治疗。如无明显异常或错误,则可继续治疗。

11. 治疗结束时应先调节电流至零位,关闭电源,才能从患者身上取下电极和衬垫。

12. 治疗结束后嘱患者治疗局部如出现瘙痒,不可搔抓,注意保护皮肤,必要时可使用护肤剂。

13. 治疗使用过的衬垫,必须彻底冲洗干净,煮沸消毒,整平后在阴凉处晾干备用。破旧的衬垫应予修补或更新。

14. 电极用于治疗后,必须用肥皂水刷洗,去除电极表面的污垢与电解产物。铅板电极应予碾平。破裂电极应予更新。

五、直流电疗法的临床应用及适应证

1. 用于各种亚急性及慢性炎症和久不愈合的溃疡等的治疗,如关节炎、肌炎、神经炎、慢性胃炎、慢性结肠炎、血栓性静脉炎、慢性盆腔炎、咽炎、颞颌关节功能紊乱、慢性溃疡等。因为直流电能改变细胞膜的渗透性,从而引起充血,增强血液循环,阳极可减少水肿和渗出,促进病理炎症产物的排除,起到消炎、镇痛作用。阴极有改善局部组织营养,促进伤口、溃疡愈合的作用。

2. 瘢痕、粘连和水肿、多汗症。由于电渗的原因,直流电疗时水分向阴极移动,阴极下含水量增多,而阳极下组织有不同程度的脱水。利用阴极的作用,可使水分向瘢痕、干燥的组织集中,可以软化瘢痕、松解粘连和促进消散;相反,阳极可使局部组织脱水,皮肤干燥,可治疗局部水肿、减少渗出和多汗症。

3. 神经衰弱、周围神经损伤、神经痛、自主神经失调、神经性头痛、高血压等。直流电可通过改变周围神经的兴奋性,改善组织营养,促进神经纤维再生和消除炎症等作用来治疗周围神经损伤。利用直流电下行电流的镇静作用,可产生催眠、镇痛和缓解痉挛的治疗效果,如前额部阳极、后颈部阴极治疗神经衰弱和失眠;对神经营养性血管痉挛和炎症引起的神经痛,阴、阳极都可收效,因此时充血作用是主要的治疗因素。在直流电的影响下,特别是在有关反射区通电时,可促进失调的自主神经达到平衡,改善张力的不足。在脊柱部位作下行电流通电法,可使血压升高、肌张力降低,可缓解痉挛;上行电流通电法则能降低血压,增高肌肉张力,可用于治疗轻、中度高血压。

六、直流电疗法的禁忌证及慎用范围

(一) 禁忌证

1. 高热 患者体温超过 38.5℃时,全身的血液流速加快,此时局部给予任何治疗都会加快血液回心,增加心脏负荷,因此高热以及严重心脏病、心力衰竭者不适合。

2. 恶性肿瘤(电化学疗法除外) 虽然没有研究探讨电刺激对恶性肿瘤的影响,但由于直流电疗法阴阳极下均可以扩张血管,改善局部血液循环,促进组织生长,有可能加速恶性肿瘤的生长及转移。因此电流不应作用于恶性肿瘤患者的任何区域。治疗前应询问患者是否有恶性肿瘤疾病。

3. 出血倾向 直流电疗法有改善血液循环的作用,当患者有出血倾向性疾病时,不适合直流电治疗。如血友病,因凝血因子Ⅷ、Ⅸ、Ⅺ缺乏,凝血时间延长,终身具有轻微创伤后出血倾向,重症患者没有明显外伤也可发生"自发性"出血;当患者血小板数量过低如小于 $50 \times 10^9/L$ 时,机体亦有出血倾向;急性扭伤的局部小血管破裂,直流电治疗会加重其肿胀及出血,因此治疗前需询问患者是否有相关疾病。

4. 孕妇腰腹骶部 电流对胎儿发育和怀孕子宫的影响尚未明确,因此建议治疗电极不能放在任何电流可能到达胎儿的部位,电极不应放置于下背部、腹部或髋部,这些都是电流可能穿透子宫的位置。所以在治疗前要询问患者是否怀孕及可能怀孕。

5. 心脏起搏器局部及其邻近部位 因为电刺激会干扰心脏起搏器的功能,而改变心跳速率,造成患者心脏不适或发生危险。

其他不适合的疾病有急性化脓性炎症、急性湿疹、传染病、局部有广泛或严重皮损、局部金属异物、对直流电过敏者等。

（二）慎用范围

昏迷或皮肤感觉障碍者:患者的感觉和疼痛反应通常是电流强度安全范围的指标,昏迷或皮肤感觉障碍患者不能向治疗者反馈电流的大小,如控制不好电流强度,很可能在治疗过程中发生风险,因此应慎用,以免引起烧伤。

七、案例分析

病史:患者王某,女性,30 岁。右膝疼痛 2 个月余,上下楼梯时加重,否认外伤史。

诊断:右膝骨关节炎。

评估:右膝无明显肿胀。数字化 X 线摄影(DR)片示右膝退行性改变。

目前主要康复问题:关节疼痛。

康复目标:①缓解疼痛;②改善关节活动度;③增强股四头肌肌力;④提高日常生活活动能力。

治疗方案:该患者目前以疼痛为主且时间较长,属于慢性期治疗,可以进行直流电、中频电、超声、蜡疗等治疗缓解疼痛。其中直流电的治疗方法如下(图 2-1、ER2-1):①方式:对置法;②部位:右膝前后;③电极:主电极阳极:200cm^2 右膝前部;副电极阴极:200cm^2 右膝后部;④电流强度:10~20mA;⑤时间:每次治疗 20min,每日 1 次,连续 5~10 天,20 次 1 个疗程。

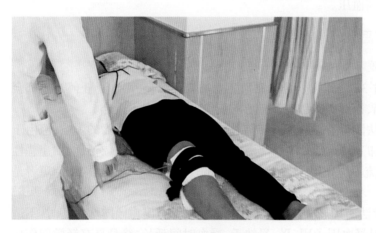

ER2-1　膝关节炎直流电治疗

图 2-1　膝关节炎直流电治疗

（张立新）

第二节　直流电药物离子导入疗法

一、概述

使用直流电将药物离子通过皮肤、黏膜或伤口导入体内进行治疗的方法,称为直流电药物离子导入疗法。

二、直流电药物离子导入的原理

在药物溶液中,一部分药物离解成离子,在直流电的作用下,阴离子和阳离子进行定向移动。如果阴极衬垫中含有带负电荷的药物离子或者阳极衬垫中含有带正电荷的药物离子,就会因为电荷同性相斥的原理向人体方向移动而进入体内(图 2-2)。

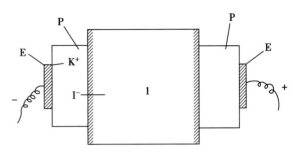

图 2-2 直流电药物导入原理图
E:金属电极板;P:衬垫;1:人体

(一)肾上腺素组胺导入试验

两个小电极和一个大电极放置在左侧前臂上,一个电极(a)衬垫用 0.01% 盐酸肾上腺素液浸湿,而另一个电极(b)用 0.01% 磷酸组胺液浸湿,都连阳极。左臂伸侧电极(c)衬垫约 100cm^2 用肾上腺素或组胺液浸湿,连阴极,按 0.1mA/cm^2 通电流,15~20min 后,取下电极观察局部皮肤(图 2-3)。a 电极下皮肤出现苍白斑点,提示肾上腺素已进入体内并引起反应;b 电极下皮肤明显充血、水肿,出现荨麻疹,证明组胺已进入人体,右臂伸侧 c 电极下皮肤则无上述反应,表示药物没有进入皮肤。表明盐酸肾上腺素和磷酸组胺均带有正电荷,由阳极导入。以上试验说明:根据同性电荷相斥、异性电荷相吸原

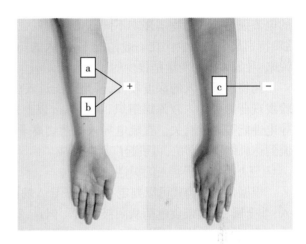

图 2-3 肾上腺素(a)组胺(b)导入试验

理,利用直流电能将药物离子经完整皮肤导入体内;由直流电导入体内的药物保持原有的药理性质;阳离子只能从阳极导入,阴离子只能从阴极导入。但用简单的无机化合物所做的实验还说明,电渗和扩散作用也使药物进入机体,即导入离子总量中约 90%~92% 是由电离或电泳原理进入机体的,由电渗作用进入机体的约占 1%~3%,由扩散作用进入机体的约占 6%~9%。

(二)药物导入人体的途径、分布、数量及深度

已经证明,药物离子主要经过皮肤汗腺管口和毛孔进入皮内或经过黏膜上皮细胞间隙进入黏膜组织。这可以用染色的离子加以证实。例如用高锰酸钾、亚甲蓝等作离子导入后,在皮肤上可见到点状染色,这些点和皮肤汗腺管口的位置一致。汗腺导管内径 15~80μm,所以蛋白质(1~100μm)等大分子物质离子也能经过汗孔导入体内。在电场中离子移动速度很慢。实验证明,谷氨酸在生理溶液内(pH 7.45,电压 180V,电流强度 3mA)每小时移动 13mm,而在人体组织内每小时只有数毫米。直流电直接导入离子只达皮内,主要堆积在表皮内形成"离子堆",以后通过渗透作用逐渐进入淋巴和血液。进入血液循环后,有的药物选择性地停留在某器官组织内,如碘主要停留在甲状腺;磷蓄积在中枢神经系统和骨骼中等。药物离子导入在皮肤内存留时间的长短与药物的理化学和药理学特性有关,并且大致与所用药液浓度、电流的大小、通电的时间成正比。另外,机体内部及其他因素对药物的存留时

间也有影响。在进行离子导入前、后或同时，如配合其他物理因子，也有影响。

药物离子导入的数量与很多因素有关：在一定范围内，溶液浓度越大，导入数量越多，如肝素在 0.25%~5% 的范围内，浓度越大，导入体内的数量越多；目前临床应用的药液浓度一般为 1%~10%。复杂的溶剂寄生离子增多，药物导入量减少，药物在电场中最大的转移是在蒸馏水中；向溶液加酒精是一种增加有效导入的办法，但酒精对那些易导致沉淀变性的药物并不适用。药液的酸碱度对离子导入的数量也有一定影响，有些药物在一定酸碱性的溶液中导入量最大，如透明质酸酶在 pH 5.2 的水溶液中导入量最大；纤维蛋白溶酶在 pH 8.6 的水溶液中导入量最大；各种蛋白质的药物因其在溶液中是两性大离子，所以在酸性或碱性溶液中导入量最大。一般情况下，正离子在碱性溶液中导入量多，溶液 pH 越高，导入量越多；负离子在酸性溶液中导入量多，溶液 pH 越小，导入量越多。不溶解的药物不能导入皮肤，如乳状的氢化可的松不能导入皮肤，只有溶解的作静脉注射用的才能导入。根据法拉第一定律，离子导入的数量与所使用的电流量成正比，在一般情况下，通电时间长导入量多，大的电流强度导入药物增多。不同部位导入的数量也有差别，以躯干导入最多，上肢次之，下肢，特别是小腿最少。在一般情况下，导入的药物为衬垫中药物总量的 2%~10%，所以总的说来，导入体内的药量是很少的。

药物离子导入的深度较浅，药物只能进入皮肤层，而且主要在皮肤浅层，但也有少数实验发现药物可进入较深层组织(深达 1cm 以上)，这可能与实验条件、方法、动物种类和组织导电性能等因素有关。直流电导入的药物离子虽然较浅，但部分离子可以进入血液和淋巴流到达机体较远部位，可引起广泛的反应。

(三) 药物离子导入的极性

根据化学结构式可以判定有效离子导入的极性。通常，金属、生物碱带正电荷从阳极导入；非金属、酸根带负电荷从阴极导入。但是，氨基酸、肽及酶类蛋白质是两性电解质，其极性与溶剂的 pH 有密切关系。不同的两性电解质有不同的等电点，当溶液接近或相当于等电点时，物质在电场中的移动实际上等于弥散，即直流电不起作用。这是因为在等电点时溶质是电中性，而只有当溶剂的 pH 远离等电点时，才能使药物带正电荷或负电荷。每一种氨基酸各有最适宜的 pH，此时移动度最大。

(四) 选择离子导入药物的原则

选择直流电导入的药物离子要遵循以下原则，才能发挥更好的治疗作用。

1. 药物在水溶液中可离解为带电部分，或能成为胶体微粒带电状态。但有些药物在水中溶解度小，而在乙醇中溶剂度大，可以使用乙醇溶解配制的药液来进行导入。

2. 药物离子或胶体微粒的直径必须明显小于汗腺和皮脂腺排泄孔径。

3. 由于导入的药量小，必须选择用量较小即能生效的药物，如常用量为几毫克至 100mg 左右的药物。

4. 药物在局部应用时也有效。

5. 药物导入极性必须明确。

6. 药物成分应是提纯的，不含其他杂质，否则寄生离子会干扰药物的导入。

7. 药物制剂(水溶液)的性质，在室温下应是稳定不易变化的。有特殊疗效或特殊需要的药物，其溶液在室温下易变质的，可每天临时配制或保存在冰箱中。

8. 药物水溶液的 pH 应合适，如正极导入的药物 pH 不宜太小，负极导入的药物 pH 不宜太高，以免加剧对皮肤的刺激或导致酸碱烧伤。

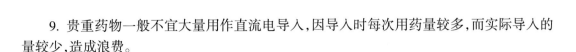

9. 贵重药物一般不宜大量用作直流电导入,因导入时每次用药量较多,而实际导入的量较少,造成浪费。

三、直流电药物离子导入疗法的特点

1. 可以把药物直接导入病灶局部,并在局部保持较高的浓度,因而特别适用于较表浅的病灶。直流电导入的药量是很少的,就全身来说,浓度是很低的;但是就局部表浅组织来说,比其他用药方法的浓度高。例如,青霉素直流电阴极导入,局部皮肤内的药物浓度比肌内注射的要高出几十倍。链霉素眼部直流电导入,在前房及玻璃体中的浓度比其他用药方法要高出许多倍。

2. 药物离子经直流电导入在皮肤内形成"离子堆",不像其他用药方法很快经血液循环排泄,所以导入的药物在体内贮存时间长,疗效持久。例如,实验表明静脉注入氢化可的松15~20min 后,血中含量不及注射量的 15%~20%,而离子导入后 15min,血液 17- 氧皮质醇比原来增加 2 倍多。一次肝素离子导入可在皮内存留 24h 以上,血液凝固能力降低的时间随肝素导入次数而增加,这在静脉或皮下注射时未能发现。1 个疗程(12~15 次)肝素导入治疗疗效可保持 2 个月。肝素、肾上腺素、组胺和氟尿嘧啶等药物经直流电导入,既可保持较持久作用,又无过量危险,无副作用。

3. 导入体内的是有治疗作用的药物成分,大量没有治疗价值的溶剂和基质不进入体内。

4. 除药物作用外,同时有直流电的作用,两者互相加强,其疗效比单纯的药物或直流电的疗效好。目前很少单用直流电疗法,多用直流电药物离子导入疗法。

5. 不损伤皮肤,无疼痛或胃肠道的刺激症状。

6. 兼有神经反射的治疗作用。直流电药物导入治疗时,将一定面积的电极放置在身体某些部位,由于直流电引起组织内理化性质变化和药物在表层组织内存留,构成了对内外感受器的特殊刺激因子,通过反射途径引起机体的一定反应。特别是电极放置在某些神经末梢分布丰富的部位,通过感觉 - 自主神经节段反射机制而影响相应节段的内脏器官和血管的功能。例如,0.5% 普鲁卡因直流电鼻黏膜反射疗法治疗血管性头痛,5% 普鲁卡因直流电导入节段反射疗法治疗放射疗法后的反应等。

以上是直流电药物离子导入疗法的特点,也是优点。但仍有一些不足之处:导入的药量少,又无精确的计算方法,它还不能代替口服或注射用药。另外,还有作用表浅、电流强度小和缺乏深部的热作用等不足。

四、直流电药物离子导入疗法的治疗技术

直流电药物离子导入的操作方法、注意事项与单纯直流电疗法基本相同,如机器的使用、电极的放置等。与直流电疗法操作不同之处及注意事项如下:

(一) 操作方法

1. 衬垫法

(1) 与作用电极面积相同的滤纸或纱布用药液浸湿后,放在治疗部位的皮肤上,其上面再放衬垫和铅片;非作用电极下的滤纸或纱布用普通温水浸湿即可。导入的药物离子极性要正确,带正电荷的药物离子从正极导入,反之则从负极导入。

(2) 药物溶剂一般用蒸馏水、酒精或葡萄糖溶液;每个衬垫(包括纱布)最好只供一种药

物使用,以免溶液内有寄生离子。

(3)为避免寄生离子的干扰,每种药物导入的绒布、衬垫必须专用,消毒时亦按药物的种类和极性分别煮沸,以免不同药物衬垫上的离子互相沾染,成为寄生离子,影响疗效。

(4)有的药物为防止被电解产物所破坏,需采用非极化电极,即在用药液浸湿的纱布上面依次放置衬垫、缓冲液浸湿的滤纸、衬垫和铝片。青霉素导入前要做皮肤敏感试验。

(5)在直流电药物离子导入时,由于电极下酸、碱性产物的刺激,使皮肤发痒、干燥以致皲裂,导入某些刺激性大的药物时这种刺激症状更明显,因此常使治疗中断。可加强皮肤保护,局部涂抹护肤霜或其他止痒剂。

2.电水浴疗法　将药液放在水槽内,一般用炭质电极,治疗部位浸入槽内;非作用极用衬垫电极置于身体相应部位。也可将四肢远端分别浸入四个水槽内,根据导入药液性质分别连阴极或阳极,称为四槽浴直流电药物导入法(图 2-4)。治疗眼部疾病可采用眼杯法。眼杯固定于眼部,盛满药液,插入白金电极,非作用极用 60cm² 衬垫电极置于背部,电流强度每只眼 1~2mA。

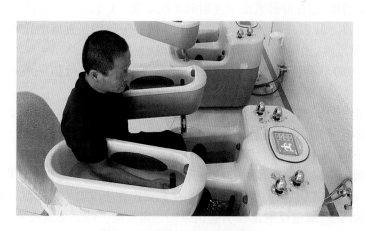

图 2-4　四槽浴直流电药物导入法

3.体腔法　将药浸湿的棉花塞入(耳道、鼻腔等)或将特制的体腔电极插入治疗部位(阴道、直肠等),向电极内灌注药液,非作用电极置邻近部位的皮肤上。常用的体腔法如下:

(1)耳道药物离子导入法:用药液将棉条浸湿后塞入外耳道,若有鼓膜穿孔,可先滴入1ml 药液。然后再塞入浸药液的棉条,棉条另一端露在外耳道口外,同金属电极连接。非作用极置于侧颞部。电流强度 1~2mA。

(2)鼻黏膜疗法:将药液浸湿的棉条塞入鼻腔,使其紧贴鼻黏膜,在鼻唇沟处放一小块绝缘布,将露出鼻腔外的棉条置于其上面,再放一个 1.5cm×3cm 的铅片,亦可用棉条包绕导线末端,非作用极 60cm² 置于枕部。反射治疗时,电流强度从 0.5mA 开始,逐渐增加至 2~3mA。

(3)直肠前列腺离子导入法:用有机玻璃或硬橡胶制成的前列腺体腔电极,插入直肠内约 10cm,非作用极 150cm² 置下腹部,电流强度 6~10mA。

(4)阴道离子导入法:用特制的阴道电极插入阴道,注入药液,另一极 200cm² 置于下腹部或腰骶部。

4.创面离子导入法　创面离子导入法可使药物在伤口内的浓度增高,有时到达较深层组织,且有直流电的协同作用,疗效比其他投药法好。治疗时,先将创面分泌物除去,然后用抗生素或其他药物浸湿的无菌纱布敷于创面或填入窦道内,再放置电极。非作用极置于创口对侧。例如用庆大霉素治疗铜绿假单胞菌感染的创面。用锌离子导入法治疗营养不良性溃疡等。

5. 穴位导入法 这是我国理疗工作者创造的治疗方法。即在经络穴位上进行直流电药物导入,可循经取穴,也可局部取穴。将直径 1~1.5cm 的圆形电极放在穴位上,非作用极放在颈部或腰部。

(二)注意事项

1. 禁用对导入药物过敏者,开处方前询问拟导入药物过敏史,对可能发生过敏的药物做皮肤敏感试验。

2. 配制导入药液的溶剂一般多采用蒸馏水、无离子水、乙醇、葡萄糖溶液等。

3. 配制的药液应放在玻璃瓶内保存,避光的药液应放在棕色瓶内,瓶盖要盖严,导入的常用药液保存一般不超过 1 周。

五、直流电药物离子导入疗法的临床应用及适应证

适应证同直流电疗法,因兼具直流电及药物离子的作用,适用范围更广,作用更强。依据疾病选择有意义的药物离子,会加大单纯直流电的疗效,因此单纯直流电疗法已较少应用。

1. 碘离子可软化瘢痕,松解粘连,促进慢性炎症吸收,临床可应用直流电碘离子导入治疗瘢痕增生、术后粘连、神经根炎、蛛网膜炎、角膜浑浊、视网膜炎、慢性咽炎、鼻窦炎、关节炎、颞下颌关节功能紊乱等。

2. 维生素 B_1 参加体内糖代谢过程,维持神经、消化系统正常功能,临床可应用直流电维生素 B_1 导入治疗多发性神经炎、周围神经损伤、溃疡病等。

3. 小檗碱对革兰阳性菌及某些阴性杆菌有抑制作用,临床可应用直流电小檗碱导入治疗慢性前列腺炎、盆腔炎及附件炎等。

4. 其他常用药物离子见表 2-3,治疗相应的疾病。

六、直流电药物离子导入疗法的禁忌证及慎用范围

对拟导入的药物过敏者,其余与直流电疗法相同。

附:处方举例

1. 10% 碘化钾直流电阴极导入咽部,项部(+)8cm×6cm 与前胸(−)10cm×8cm 斜对置,剂量 0.05mA/cm²,每日一次,每次 20min,15~20 次。

适应证:慢性咽喉炎

2. 2% 维生素 B_1 直流电腰部(+)与两侧腓肠肌部位(−)并置。每日一次,每次 20~25min,共 20 次。

适应证:腰骶神经根炎

3. 50~100 单位透明质酸酶直流电阳极导入。每日一次,每次 20min,共 20 次。

适应证:烧伤或手术后新鲜瘢痕,手掌挛缩,外伤肿胀、血肿,硬皮症,婴幼儿肌性斜颈。

注:透明质酸酶药液不稳定,应临用前配制,溶剂用缓冲液(0.1mol/L 醋酸钠 11.42g,冰醋酸 0.932ml,蒸馏水加至 100ml),每安瓿药物 150 单位,加缓冲液 250ml。

表 2-3　直流电药物离子导入常用药物表

导入药物	极性	药物名称	浓度	主要作用	主要适应证
钙	+	氯化钙	3%~5%	保持神经、肌肉的正常反应性，降低细胞膜通透性，消炎收敛	神经炎，神经根炎，局限性血管神经性水肿，神经官能症，功能性子宫出血，过敏性结肠炎，肝炎，胆囊炎，氢氟酸烧伤
镁	+	硫酸镁	3%~5%	降低平滑肌痉挛，舒张血管降低血压，利胆	高血压，冠状动脉粥样硬化性心脏病
锌	+	硫酸锌	0.25%~2%	降低交感神经兴奋性，收敛杀菌，改善组织营养，促进肉芽生长	溃疡病，慢性胃炎，创面，过敏性鼻炎
钾	+	氯化钾	3%~5%	提高神经、肌肉组织兴奋性	周围神经炎，周期性麻痹
碘	−	碘化钾	1%~5%	软化瘢痕，松解粘连，促进慢性炎症吸收	瘢痕增生，术后粘连，神经根炎，嗓网膜炎，角膜斑浊，视网膜炎
氯	−	氯化钠	3%~5%	软化瘢痕，促进慢性炎症吸收	瘢痕增生，慢性炎症，退行性骨关节病
铜	+	硫酸铜	0.5%~2%	抑制浅部真菌，抑制病毒	疱疹性结膜炎，浅层结膜炎，手足癣
氟	−	氟化钠	1%~3%	加强牙质，减弱牙齿对冷热的传导	牙质过敏
锂	+	氯化锂	2%~5%	加强尿酸盐的溶解	痛风性关节炎，神经炎，神经痛，肌炎
银	+	硝酸银	1%~3%	杀菌，消炎，收敛腐蚀组织	溃疡，伤口，子宫颈糜烂，真菌性炎症
水杨酸	−	水杨酸钠	3%~5%	镇痛，抗风湿	风湿性关节炎，神经痛，巩膜炎，虹膜炎
枸橼酸	−	枸橼酸钠	1%~5%	抗凝剂	类风湿关节炎之关节肿胀
阿司匹林	−	阿司匹林	2%~10%	解热，镇痛，抗风湿	风湿性关节炎，神经痛，肌炎，肌痛
氨茶碱	+	氨茶碱	1%~2%	松弛支气管平滑肌，扩张冠状血管	支气管哮喘，冠状动脉粥样硬化性心脏病
组胺	+	盐酸组胺	0.01%~0.02%	使微循环舒张，通透性增高	静脉炎，血栓闭塞性脉管炎，扭伤
苯海拉明	+	盐酸苯海拉明	1%~2%	抗组胺，抗过敏	过敏性鼻炎，局限性血管神经性水肿，皮肤瘙痒症
普鲁卡因	+	盐酸普鲁卡因	1%~5%	局部麻醉，降低组织兴奋性	各种疼痛（用于镇痛时加入适量肾上腺素）溃疡病，高血压，脑血肿，脑外伤后遗症
氯丙嗪	+	盐酸氯丙嗪	1%~2%	地西泮，降血压	神经官能症，高血压，皮肤瘙痒症
新斯的明（普罗色林）	+	溴化新斯的明	0.02%~0.1%	缩瞳，加强胃肠道，膀胱平滑肌张力和蠕动	青光眼，尿潴留，肠麻痹，重症肌无力，面神经麻痹

续表

导入药物	极性	药物名称	浓度	主要作用	主要适应证
毛果芸香碱(匹罗卡品)	+	硝酸毛果芸香碱	0.02%~0.1%	缩瞳,加强肠蠕动,膀胱平滑肌紧张度	青光眼,尿潴留,肠麻痹
阿托品	+	硫酸阿托品	0.02%~0.1%	散瞳,缓解平滑肌及微血管痉挛,抑制汗腺,唾液腺分泌	虹膜炎,虹膜睫状体炎,胃肠道痉挛,多汗症
肾上腺素	+	盐酸肾上腺素	0.01%~0.02%	使皮肤,腹腔内脏血管收缩,骨骼肌,心肌血管舒张,支气管平滑肌松弛,抗过敏	支气管哮喘,过敏性鼻炎
麻黄碱	+	盐酸麻黄碱	1%~2%	使皮肤,腹腔内脏血管收缩,支气管平滑肌松弛	支气管哮喘,过敏性鼻炎
青霉素	−	青霉素钠盐	1万~2万单位/ml	对革兰阳性菌,阴性球菌有抑制杀菌作用	浅部组织感染
链霉素	+	硫酸链霉素	0.02~0.5g/ml	对革兰阴性球菌,结核菌有抑制作用	结核性感染
金霉素	+	盐酸金霉素	0.5%~1%	抑制多数革兰阳性,阴性菌	浅部组织感染
氯霉素	+	氯霉素	0.5%~1%	抑制革兰阳性和阴性菌,尤其对阴性菌作用较强	眼,耳,浅部组织感染
红霉素	+	红霉素	2%	对革兰阳性菌和阴性菌有抑制和杀菌作用	对青霉素,四环素有抗药性感染
维生素 B₁	+	盐酸硫胺	1%~2%	参加体内糖代谢过程,维持神经,消化系统正常功能	多发性神经炎,周围神经损伤,溃疡病
维生素 B₁₂	+	维生素 B₁₂	50~100μg	抗恶性贫血,神经炎,肝炎	神经炎,神经痛
维生素 C	−	抗坏血酸	2%~5%	与结缔组织形成有关,促进伤口愈合,增强抵抗力	角膜炎,冠状动脉粥样硬化性心脏病,伤口
烟酸	−	烟酸	0.5%~1%	促进细胞新陈代谢,扩张血管	神经炎,脑血管痉挛,冠状动脉粥样硬化性心脏病,血栓闭塞性脉管炎
肝素	−	肝素	5 000单位	抗血凝	冠状动脉粥样硬化性心脏病,浅血栓静脉炎
胰蛋白酶	−	胰蛋白酶	0.05%~0.1%	加速伤口净化,促进肉芽生长	感染伤口,肉芽生长不良,血栓性脉管炎
透明质酸酶	+	透明质酸酶	50~100单位	提高组织通透性,促进渗出液吸收	局部外伤肿胀,血肿,注射后吸收不良,瘢痕,硬皮症
氢化可的松	+	氢化可的松	10~20mg/次	抗炎,脱敏	类风湿关节炎,变态反应性疾患
小檗碱	+	硫酸小檗碱	0.5%~1%	对革兰阴性菌及某些阴性杆菌有抑制作用	浅部组织感染

七、案例分析

病史：患者李某，女性，35岁。自诉1周前感冒后出现左侧耳后疼痛，2天后晨起自觉左侧面部板滞，出现左侧口角向右侧歪斜、左眼睑闭合不全，说话漏风、喝水漏水、进食后食物留置于左侧齿颊之间。

诊断：急性面神经炎（左侧）。

评估：左侧乳突区压痛，左侧额纹消失，左眼睑闭合不全，左侧鼻唇沟变浅，口角歪向右侧，鼓腮试验（+），示齿试验（+），抬眉试验（+）。

目前主要康复问题：左侧面部感觉、运动功能障碍。

康复目标：改善营养，恢复肌力及感觉。

治疗方案：该患者属于面神经炎急性期，除常规的药物治疗以外，可进行超短波、微波、直流电药物离子导入等治疗改善神经营养功能。其中直流电药物离子导入方法如下（图2-5、ER2-2）：①方式：对置法；②部位：左面部；③电极：主电极阳极：$200cm^2$ 面具电极置于左面部；副电极阴极：$200cm^2$ 置于颈后；④药物：维生素 B_1 注射液 200mg，阳极下导入；⑤电流强度：10~15mA；⑥时间：20min，每日1次，连续5~10天，20次1个疗程。

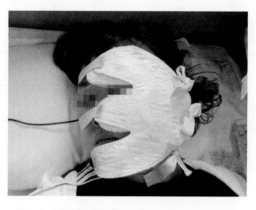

ER2-2　面神经炎直流电药物离子导入治疗

图 2-5　面神经炎直流电维生素 B_1 导入治疗

（张立新）

第三节　经颅直流电刺激疗法

一、概述

经颅直流电刺激（transcranial direct current stimulation，tDCS）技术是一种非侵入性的，利用恒定、低强度直流电（1~2mA）调节大脑皮层神经元活动的技术。tDCS 主要由两个不同极性的电极、供电电池设备，以及可设置刺激类型的控制软件构成。刺激方式包括阳极经颅直流电刺激（anode tDCS，atDCS）、阴极经颅直流电刺激（cathode tDCS，ctDCS）和伪刺激。atDCS 通常能增强刺激部位神经元的兴奋性，ctDCS 则降低刺激部位神经元的兴奋性，伪刺激可作为一种对照刺激。目前 tDCS 已应用于脑卒中后偏瘫、认知障碍、言语、吞咽障碍、阿尔茨海默病、帕金森病、脊髓损伤、疼痛、癫痫、抑郁症等疾病的治疗中。tDCS 作为一种非侵入性的脑刺激技术,具有方便、副作用小、耐受性好等优点。

二、经颅直流电刺激疗法的作用原理

(一) 对静息膜电位的改变

现阶段认为,tDCS 的主要机制之一是它可以改变神经元的静息电位。tDCS 不是通过阈上刺激引起神经元放电,而是通过调节神经网络的活性而发挥作用。在神经元水平,tDCS 对皮质兴奋性调节的基本机制是利用不同极性的刺激引起静息膜电位超极化或者去极化的改变。研究发现,atDCS 作用于初级运动皮质(primary motor cortex,M1)区可增加运动诱发电位的幅度,而 ctDCS 作用于 M1 区则降低运动诱发电位的幅度。这说明 atDCS 可提高皮层的兴奋性,ctDCS 可降低皮层的兴奋性。当 tDCS 的阴极靠近神经细胞胞体或树突时,静息电位会升高,神经元放电减弱,产生超极化,从而抑制细胞的活性;当 tDCS 的阳极作用于神经细胞的胞体或树突时,神经元放电增强,产生去极化,从而增强细胞的活性。

膜的极化是 tDCS 刺激后即时效应的主要机制。即时效应也可能是神经元细胞膜功能的某些基本理化机制共同作用的结果。有研究报道 tDCS 的恒定电场改变了局部 pH(依赖于电解相关氢离子浓度变化)及离子浓度(如细胞内 Ca^{2+} 浓度),这是 tDCS 非突触作用的基础。

(二) 对局部脑血流的改变

多项研究报道 tDCS 可调节局部脑血流(regional cerebral blood flow,rCBF)量。atDCS 可增加作用于背外侧前额叶皮质(dorsolateral prefrontal cortex,DLPFC)相应区域电极下的脑血流灌注,ctDCS 可减少作用于 M1 区相应区域电极下的 rCBF。ctDCS 在动物实验中亦可诱导长达 90min 的可逆性 rCBF 降低,并且血流减低区域并不局限于刺激部位。

(三) 对局部皮质和脑网络联系的调节

tDCS 同样可以调节远隔皮及皮质下区域的兴奋性。例如:atDCS 作用于 M1 区可影响有连接的远隔皮质区域的兴奋性变化,即刺激一侧半球 M1 区不仅影响皮质脊髓环路,而且可以通过抑制性中间神经元调节对侧半球的经胼胝体抑制。

正电子发射计算机断层扫描(positron emission computerized tomography,PET)以及功能性磁共振成像(functional magnetic resonance imaging,fMRI)等脑成像技术的发展将大脑研究推进到了功能性连接网络的领域。大脑是一个复杂的网络体系,因此现在越来越多的研究开始着眼于 tDCS 对皮质内及不同皮质间网络联系的调节作用。利用 fMRI 发现 tDCS 对 M1 区的刺激可增强皮质 - 皮质间、皮质 - 皮质下(包括运动前皮质、顶叶、丘脑、尾状核)运动神经网络成分的连接活性。另一项脑电图(electroencephalogram,EEG)研究也得到类似的结论:atDCS 作用于 M1 区,可明显增加刺激侧运动前区、运动区以及感觉运动区的功能性连接,tDCS 引起了明显的半球内及半球间的功能连接变化,进一步说明 tDCS 可诱发脑功能的同步及功能性解剖重构作用。除了运动皮质,前额叶的 tDCS 也会影响其他网络的活性,atDCS 作用于 DLPFC 可增加 DLPFC 区域的血流灌注,同时伴有双侧丘脑血流减低,提示 tDCS 可能参与调节了 DLPFC 和丘脑间的功能性连接。

(四) 后续效应

tDCS 除了即时效应以外,与其功能相关的另一主要效应是后续效应,即在刺激停止之后,刺激作用依然持续一段时间。后续效应的持续时间与电流强度、刺激时间以及刺激次数有关。如果刺激时间持续足够长,刺激结束后皮质兴奋性的改变可持续长达 1h。有研究表

明 tDCS 作用 20~30min 产生的行为效应可持续约 90min，5 次 tDCS 产生的行为效应在 3 个月后依然可检测到。tDCS 的后续效应与其影响神经元之间的突触连接功能、改变突触可塑性有关。近些年来发现多种神经递质都参与 tDCS 诱导的后续效应，其中谷氨酸系统最为突出，当介导突触可塑性变化的 N- 甲基 -D- 天冬氨酸（N-methyl-D-aspartic acid，NMDA）受体被拮抗剂阻断后，tDCS 的后续效应消失。多巴胺系统也参与 tDCS 介导的可塑性变化，特别是与 D1/D5 比例和 D2/D3/D4 比例相关。最近还发现，激活 5- 羟色胺系统可以延长 atDCS 作用的后续效应，并逆转 ctDCS 的抑制作用，而转变成兴奋性作用。

（五）调节突触微环境

皮层内突触的活动是产生 tDCS 的后续效应之一，如 NMDA 受体在突触水平对长时程增强（long-term potentiation，LTP）过程的介导。LTP 是学习、记忆过程中最重要的神经生理学机制，对突触间连接起着持久的功能性促进作用。而有研究也表明 tDCS 在突触水平的参与不只涉及 NMDA 这种谷氨酰能蛋白，可能还有 γ- 氨基丁酸（γ-aminobutyric acid，GABA）。atDCS 的调节作用能够降低抑制性递质 GABA 的局部水平，GABA 的浓度与学习能力有关，因此 tDCS 提高学习和认知能力的作用可能与其调节 GABA 的浓度有关。

tDCS 通过调节神经递质浓度，改变皮质兴奋 / 抑制（excitation/inhibition，E/I）性递质比值，从而诱导出可介导皮质重组的 LTP 过程的发生。这里的神经递质主要指兴奋性递质谷氨酸及抑制性递质 GABA，磁共振波谱研究显示，atDCS 可减少 GABA 的局部浓度，而 ctDCS 则可降低谷氨酸水平。在精神分裂症、孤独症等神经精神疾患中已发现其局部 GABA 浓度的异常。

综上所述，tDCS 的作用机制涉及多种神经递质和各种不同维度的神经活动。然而，是否有特异性的作用机制解释 tDCS 的作用，具体哪些是主导的、关键的机制，而哪些又是随从变化的、次要的机制，这些问题还有待进一步探讨。

三、经颅直流电刺激疗法的治疗技术

（一）经颅直流电的应用参数

tDCS 的安全参数：电流强度 1.0~2.0mA，电流密度 $\leq 0.05mA/cm^2$，电极面积 $35cm^2$ 以内，刺激时间 30min 以内。

刺激电流强度不变的情况下，增大或减小电极片面积，可相应地减小或增大电流密度。tDCS 常用刺激电极的面积为 $20~35cm^2$，较大的电极片有利于减小电流密度、增加安全性、刺激较多的大脑皮质，但是聚焦性和精确性也相对较差，因此限制其作为科学研究的手段。对于电极片大小的选择，有研究认为减小电极面积为常用电极片面积的 1/3 可增强刺激效果，其原因可能是大电极对作用中心区周边部位的刺激可能对作用中心产生了抑制效果。

1. 常见疾病的电极放置   治疗时作用电极放在刺激的皮质区域的颅骨上方，参考电极放在对侧的眶上缘、肩上或颅外的其他部位，以保证两个电极之间相互干扰最小。也有治疗是将阳极和阴极电极同时作为作用电极。

tDCS 的电极放置可参考国际脑电图 10-20 标准定位系统进行定位。下面罗列几种常见疾病的电极放置，当然关于这些疾病的最佳刺激靶点还有待进一步研究。

（1）神经病理性疼痛：作用电极（阳极）放置于疼痛侧对侧 M1 区。

（2）帕金森病：对于运动功能障碍，作用电极（阳极）放置于 M1 区；对于认知功能障碍，作用电极（阳极）放置在左侧 DLPFC。

（3）脑卒中后运动功能障碍：阳极电极放置于损伤侧 M1 区，阴极电极放置于对侧眶上或非损伤侧 M1 区。

（4）非流利性失语：作用电极（阳极）放置在左侧额下回/Broca 区。

（5）吞咽障碍：作用电极（阳极）放置于患侧吞咽皮质，阴极电极放置于对侧肩部。

（6）癫痫：阴极电极放置在癫痫灶上。

（7）微小意识状态和植物状态：阳极电极放置在左侧 DLPFC，阴极电极放置在右侧 DLPFC 或右侧眶额皮层。

（8）阿尔茨海默病：作用电极（阳极）放置在左侧 DLPFC 或颞叶。

（9）耳鸣：作用电极（阳极）放置在颞顶皮层。

（10）抑郁症：作用电极（阳极）放置在左侧 DLPFC；也有将阳极电极放置在左侧 DLPFC，而阴极电极放置在右侧 DLPFC。

（11）精神分裂症（听觉言语幻觉和不同的阴性症状）：阳极电极放置在左侧 DLPFC，阴极电极放置在左侧颞顶叶交叉处。

2. 电流强度　目前推荐的电流强度安全范围是 1~2mA，临床应用以 2mA 居多。当然还要考虑电流密度的问题，电流密度的安全范围是 ≤0.05mA/cm²。治疗时要根据患者的感觉调整电流大小，当患者不能耐受时，先下调治疗强度，待患者适应后，再往上调。一般认为，电流强度较低（<1mA），效果不明显；而强度过大，也可能产生相反的效果。

电流强度不变的情况下，增大或减小电极片面积，可相应地减小或增大电流密度。常用的电极面积为 20~35cm²，较大的电极片有利于减小电流密度，增加安全性，刺激较多的大脑皮质，但是聚焦性和精确性也相对较差。

3. 治疗时间　一般认为，作用时间越长，后效应越长。Monte-Silva 等发现对健康人进行 9min ctDCS 能降低皮质的兴奋性，后效应达 60min；进行 18min ctDCS，后效应则长达 90min。也有研究发现延长治疗时间反而会产生相反的效果，对健康人进行 13min atDCS 可增加皮质的兴奋性，但将时间延长至 26min 时，却起到了降低皮质兴奋性的作用。刺激时间过长可能引起神经适应，导致神经兴奋水平降低。延长刺激时间的安全性和耐受性问题仍需要进一步的探索，目前常用的治疗时间是 10~20min。

（二）经颅直流电刺激的操作方法

1. 制订治疗方案，根据患者的病情，确定疗程、治疗部位。

2. 检查设备连接情况、开机示意（图 2-6）。

3. 制定刺激参数，确定治疗时间、刺激电流、缓升缓降时间等（图 2-7）。

4. 治疗前清洁治疗部位，嘱咐患者洗澡、洗头，如果治疗部位有油脂，应用医用酒精进行脱脂和清洁（图 2-8）。

5. 安放电极前的准备

（1）制备饱和盐水：为了更好地降低电极的接触阻抗，推荐使用饱和盐水浸泡衬垫。饱和盐水制备方法：在洁净的盆中盛入适量的温开水后，缓慢倒入食盐，边倒边搅

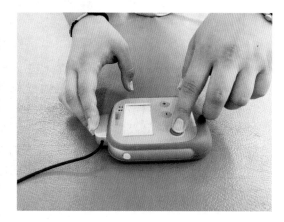

图 2-6　检查设备连接情况、开机示意图

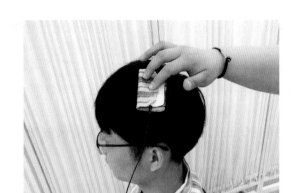
图 2-7　制定刺激参数、安放电极示意图

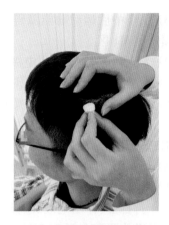
图 2-8　治疗部位脱脂示意图

拌,直至盆底有少量食盐不能再被溶化为止。

（2）湿润衬垫(图 2-9)：将衬垫用饱和盐水浸泡后拧干(不要拧太干：用手稍用力捏紧衬垫,以不再滴水为宜)。厚度适宜、充分湿润后的电极衬垫,可有效避免电极下的刺痛感、热灼伤等现象。衬垫越厚、吸附液体的效果越好,防护效果也越好。

6. 安放电极(图 2-10)

（1）根据治疗目的将参考电极放置在对侧肩部、眶上缘或对侧脑区等部位。

（2）需要在患者头部留发处安放电极时,由于头发不利于导电,应尽量拨开安放电极部位的头发,尽量多露出皮肤,以利于降低电极的接触阻抗。

（3）在治疗部位先放置湿润后的衬垫,再将电极片的导电面(黑色面)放置在衬垫上,使电极片导电面的四个边缘均处于衬垫之内。如果电极片放在布套内,应确认电极的导电面朝向患者。

（4）电极片和衬垫放好后,应进行固定,使电极和患者皮肤之间保持良好的接触,防止在治疗过程中电极发生移位。可使用绑带进行固定,固定时,绑带应完全覆盖电极片和衬垫,在患者可承受的范围内,绑带应尽量压紧电极。不建议使用胶布固定电极。

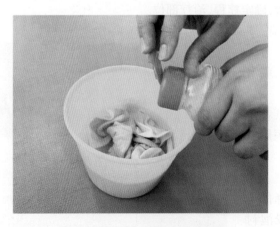
图 2-9　饱和盐水浸泡衬垫示意图

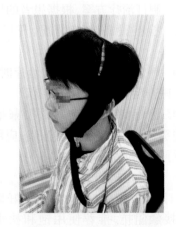
图 2-10　安放电极示意图

7. 开启输出按钮,实施治疗(图 2-11)。根据患者耐受程度调节电流大小,当患者不能耐受时,先下调治疗强度,待患者适应后,再往上调,一次刺激时间建议为 10~20min。

8. 治疗完成后,检查患者皮肤情况,询问患者是否存在不良反应。

9. 用清水冲洗电极片、衬垫,以去除前次治疗后的残余物。如需消毒,可用"84 消毒液"清洗,最后再用清水清洗掉"84 消毒液";或者将其浸泡在 2% 的戊二醛溶液或 10% 的次氯酸钠水溶液中,之后用清水冲洗、晒干。

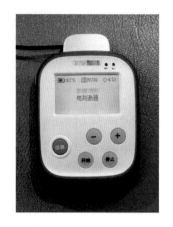

图 2-11 启动治疗示意图

(三) 注意事项

1. 整个治疗过程,操作人员不应离开,患者如有不适(强烈刺痛或出现电击反应等)、接触电阻变大或接触不良时,应立即停止治疗,请专业人员对电极片、电极线和刺激仪进行检测。

2. 在治疗的过程中应尽量保证电极不发生移位,避免造成灼伤。

3. 为防止灼伤患者,要根据电流强度和电极面积测算电流密度,确保不超过电流密度的安全范围。较大面积的电极通常能使患者治疗更舒适。使用带导电黏胶片的导电电极,在电极片下使用饱和盐水浸泡的衬垫,均有助于避免电灼伤。

4. 电池电量不足时应及时充电。

5. 治疗前应与患者充分沟通,告知治疗时的反应,可能发生一些轻微的皮肤反应(如皮肤发痒、刺痛、被叮感等)、疲劳感、头痛、恶心等,如治疗结束后不缓解可以降低治疗强度、减少治疗时间或停止治疗。

6. 平时应做好对电极片、电极线和刺激仪、衬垫、绑带的维护,治疗前要再次检查。

7. tDCS 设备不能和高频设备在同一个房间同时使用,以免受到高频电磁波的干扰发生危险或损坏设备。

四、经颅直流电刺激疗法的临床应用及适应证

tDCS 的临床应用包括脑卒中后运动、认知、言语、吞咽障碍、阿尔茨海默病、帕金森病、脊髓损伤、疼痛、癫痫、抑郁症、失眠、焦虑症、孤独症、耳鸣等。下面罗列几种目前临床使用 tDCS 治疗的疾病。

(一) 脑卒中后运动障碍

近十年来,国内外对 tDCS 的研究表明,其可能有利于脑卒中患者的运动功能恢复。脑卒中后患者的双侧大脑半球的神经网络失衡,两侧大脑半球间的相互抑制状态也遭到破坏。为了达到新的平衡状态,可利用 atDCS 提高损伤侧大脑半球的神经活性,或利用 ctDCS 则降低未损伤侧半球的神经活性,从而促进运动功能的恢复。

meta 分析显示,atDCS 作用于脑卒中患者损伤侧上肢 M1 区,虽然对患手握力、捏力以及日常生活活动(ADL)能力的改善无显著性意义,但却能在一定程度上提高患手灵活性。ctDCS 作用于未损伤侧半球的 M1 区可以促进患侧手功能的恢复。可能的机制是 ctDCS 作用于未损伤侧的大脑半球,可抑制局部大脑皮质的活性,使受损半球从过度抑制中解放出来,从而促进手功能的恢复。

ctDCS 作用于损伤侧 M1 区对肢体痉挛有缓解作用,可能的机制是在脑卒中恢复期,损

伤侧大脑半球存在过度激活,使中枢抑制系统和易化系统出现失衡,而 ctDCS 可抑制损伤侧 M1 区的过度激活,从而改变这种失衡状态,抑制损伤侧肢体痉挛。但是否单纯依靠这种刺激方式能达到长久的效应,还需进一步研究。

（二）脑卒中后失语症

近年来,通过 atDCS 或 ctDCS 作用于不同语言区,可以对失语症的图命名、听理解、阅读及书写产生不同的影响。

Broca 区在语言加工中起到重要作用,研究结果显示,atDCS 作用于左额颞区、病灶周围能够提高图命名能力。atDCS 作用于结构完整的左额叶结合言语治疗能显著改善失语症患者的命名准确性。为了确保作用电极放置在结构完整的左额叶,可结合 fMRI 检查,找到正确命名时左额叶最高激活的区域。此外,左侧 Broca 区的 atDCS 与右侧 Broca 镜像区的 ctDCS 均可改善患者的图命名能力。尽管一些研究显示 tDCS 可以促进失语症患者的命名能力,但对听理解作用的研究较少。有研究表明,ctDCS 作用于右侧 Broca 镜像区比 atDCS 作用于左侧 Broca 区可以更好地促进听理解恢复。也有研究表明卒中后 2~3 个月,ctDCS 抑制右侧颞上区较 atDCS 兴奋左侧颞上区可以更好地促进听理解恢复。另外,应用 atDCS 提高左颞后部皮质兴奋性可以提高失读症患者的朗读能力。

（三）认知功能障碍

阿尔茨海默病主要是以进行性认知功能障碍和行为损害为特征的中枢神经系统退行性病变,临床上主要以记忆认知障碍、失语、性格改变为主要表现。近年研究报道:应用 atDCS 作用于左侧 DLPFC 可以改善阿尔茨海默病患者的认知记忆功能;应用 atDCS 作用于左侧 DLPFC 也可提高脑卒中患者的认知功能。可能和 atDCS 提高 DLPFC 的兴奋性及 rCBF 有关。

（四）癫痫

癫痫是由于多种原因导致的脑部神经元异常放电的疾病,临床主要表现为发作性、重复性、短暂性等特点。研究显示,对因皮层发育不良引起的局灶性癫痫而又对癫痫药物有抗药性的患者,采用 ctDCS 作用于疑似癫痫区域能降低癫痫样活动。此外,ctDCS 作用于感觉运动皮层也可抑制癫痫发作,改善其引起的认知功能障碍。长期的小剂量 ctDCS 可减少癫痫持续状态,也可治疗癫痫持续状态的认知功能损伤,起到神经保护作用。tDCS 作为一种降低局灶性癫痫惊厥的手段是有效的,但至今还未有人研究刺激方案是否会对癫痫发作频率有影响。

（五）抑郁症

抑郁症是以情绪低落、思维迟缓以及言语减少等为症状的一种神经症。研究发现 tDCS 可以作为一种治疗抑郁症的辅助方法,atDCS 作用于左侧 DLPFC 同时 ctDCS 作用于右侧 DLPFC,可以明显改善抑郁症患者的情绪。前额叶 tDCS 增强了对鉴别积极情绪视觉材料的准确性,这为前额叶 tDCS 可能改善由警觉性产生的抑郁症状提供了证据。

五、经颅直流电刺激疗法的禁忌证及慎用范围

（一）禁忌证

1. 颅内有金属仪器或植入心脏起搏器者 tDCS 的电流可能会干扰仪器的工作,造成危险。

2. 颅内有金属 tDCS 的电流有可能会造成金属局部的温度升高。

其他禁忌证基本同直流电刺激:高热、出血倾向、颅内高压等生命体征不稳、电极安放处

有恶性肿瘤、急性化脓性炎症、急性湿疹、广泛或严重皮损、对直流电过敏者等。

（二）慎用范围

1. 儿童。

2. 癫痫患者及服用抗癫痫药物者（进行癫痫的 tDCS 治疗除外）。

3. 刺激区域有痛觉过敏的患者。

（三）不良反应

tDCS 对患者心率、血压、呼吸、脑电和脑组织一般无近期和远期的影响，但因患者健康状况、人体差异及某些不可预见的因素，在治疗过程中极少数患者可能会出现以下不良反应：

1. 刺激局部皮肤轻微的疼痛或灼热、发麻感；头晕，疲劳感。

2. 刺激局部皮肤灼伤、接触性皮炎。

3. 轻度躁狂。

六、案例分析

病史：患者李某，女性，74 岁。因“车祸后外伤意识不清 4 个月余”收入院，头颅 MRI 示多发弥漫性轴索损害。

诊断：脑外伤。

评估：患者有睡眠觉醒周期、听觉追踪和痛觉定位，但是没有视觉追踪和高级情感反应，昏迷恢复量表（CRS-R）评分：9 分。

目前康复主要问题：意识障碍，长期卧床并发症。

康复目标：促醒，预防长期卧床并发症。

治疗方案：应用阳极 tDCS 放置于左侧 DLPFC，阴极放置于右侧眶上，电极片面积是 $35cm^2$，电流强度是 2mA，20min/ 次，2 次 /d，共治疗 2 周。整个治疗过程，操作人员不应离开，患者如有刺痛感明显难以耐受可以降低刺激强度或停止治疗。

（朱　琳）

参 考 文 献

［1］缪鸿石 . 电疗与光疗［M］. 2 版 . 上海：上海科学技术出版社，1987.

［2］郭万学 . 理疗学［M］. 北京：人民卫生出版社，1984.

［3］燕铁斌 . 物理治疗学［M］. 2 版 . 北京：人民卫生出版社，2013.

［4］陈景藻 . 现代物理治疗学［M］. 北京：人民军医出版社，2001.

［5］Michelle Cameron. 物理因子治疗学［M］. 曹昭懿，杨雅如，徐璋励，译 . 台北：台湾爱思唯尔，2009.

［6］Mielke D，Wrede A，Schulz-Schaeffer W，et al. Cathodal transcranial direct current stimulation induces regional，long-lasting reductions of cortical blood flow in rats［J］. Neurol Res，2013，35（10）：1029-1037.

［7］van Beek AH，Lagro J，Olde-Rikkert MG，et al. Oscillations in cerebral blood flow and cortical oxygenation in Alzheimer's disease［J］. Neurobiol Aging，2012，33（2）：428. e21-31.

［8］O'Connell NE，Cossar J，Marston L，et al. Rethinking clinical trials of transcranial direct current stimulation：participant and assessor blinding is inadequate at intensities of 2 mA［J］. PLoS One，2012，7（10）：e47514.

［9］Bastani A，Jaberzadeh S. a-tDCS differential modulation of corticospinal excitability：the effects of electrode size［J］. Brain Stimul，2013，6（6）：932-937.

［10］Batsikadze G, Moliadze V, Paulus W, et al. Partially non-linear stimulation intensity-dependent effects of direct current stimulation on motor cortex excitability in humans［J］. J Physiol, 2013, 591 (7): 1987-2000.

［11］Yang EJ, Baek SR, Shin J, et al. Effects of transcranial direct current stimulation (tDCS) on post-stroke dysphagia［J］. Restor Neurol Neurosci, 2012, 30 (4): 303-311.

［12］de Aguiar V, Paolazzi CL, Miceli G. tDCS in post-stroke aphasia: the role of stimulation parameters, behavioral treatment and patient characteristics［J］. Cortex, 2014, (63): 296-316.

［13］Feng WW, Bowden MG, Kautz S. Review of transcranial direct current stimulation in poststroke recovery［J］. Top Stroke Rehabil, 2013, 20 (1): 68-77.

［14］Monte-Silva K, Kuo M, Hessenthaler S, et al. Induction of late LTP-like plasticity in the human motor cortex by repeated noninvasive brain stimulation［J］. Brain Stimul, 2013, 6 (3): 424-432.

［15］Kuo MF, Paulus W, Nitsche MA. Therapeutic effects of noninvasive brain stimulation with direct currents (tDCS) in neuropsychiatric diseases［J］. Neuroimage, 2014, 85 (Pt 3): 948-960.

［16］Batsikadze G, Paulus W, Kuo MF, et al. Effect of serotonin on paired associative stimulation-induced plasticity in the human motor cortex［J］. Neuropsychopharmacology, 2013, 38 (11): 2260-2267.

［17］Monte-Silva K, Liebetanz D, Grundey J, et al. Dosage-dependent non-linear effect of L-dopa on human motor cortex plasticity［J］. J Physiol, 2010, 588 (Pt 18): 3415-3424.

［18］Krause B, Marquez-Ruiz J, Kadosh RC. The effect of transcranial direct current stimulation: a role for cortical excitation/inhibition balance［J］. Front Hum Neurosci, 2013, 7: 602.

［19］Clark VP, Coffman BA, Trumbo MC, et al. Transcranial direct current stimulation (tDCS) produces localized and specificalterations in neurochemistry: a ^{1}H magnetic resonance spectroscopy study［J］. Neurosci Lett, 2011, 500 (1): 67-71.

［20］Rowland LM, Kontson K, West J, et al. In vivo measurements of glutamate, GABA, and NAAG in schizophrenia［J］. Schizophr Bull, 2013, 39 (5): 1096-1104.

［21］Rojas DC, Singel D, Steinmetz S, et al. Decreased left perisylvian GABA concentration in children with autism and unaffected siblings［J］. Neuroimage, 2014, 86: 28-34.

［22］Stagg CJ, Lin RL, Mezue M, et al. Widespread modulation ofcerebral perfusion induced during and after transcranialdirect current stimulation applied to the left dorsolateral prefrontal cortex［J］. J Neurosci, 2013, 33 (28): 11425-11431.

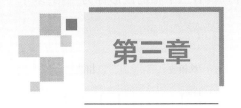

第三章

低频电疗法

第一节 概述及理论基础

一、概述

将频率小于 1 000Hz 的脉冲电流作用于人体以治疗疾病的方法称为低频电疗法。低频电疗法的频率定为 1 000Hz 以下,是由神经肌肉组织的电生理学特征决定的。一般而言,哺乳类动物较粗大神经纤维的绝对不应期约为 1ms,骨骼肌细胞的绝对不应期约为 2ms,为了使每次脉冲均可以引起神经纤维兴奋,则两次刺激的间隔应大于 1ms。因此,理论上频率小于 1 000Hz 脉冲电流的每个脉冲均能使神经纤维兴奋。

低频电疗法在医学领域的应用已有 100 多年的历史,20 世纪 80 年代以来,随着集成电路和计算机技术的应用,治疗仪器也从早期的手动控制的大型设备发展为电脑控制、对侧控制、可随身携带的便携式设备。随着电疗学的发展,有些治疗方法逐渐消失或被替代,而神经肌肉电刺激、功能性电刺激、经皮神经电刺激等的临床应用已有明确的理论基础和实验证据支持,成为康复治疗中较常用的物理治疗方法。

二、低频脉冲电流的参数及其意义

由于机体各组织对不同参数设置的低频脉冲电流(波形、频率、强度、持续时间)反应不尽相同,因此低频脉冲电流的参数设置对治疗作用和治疗效果有重要影响。以下将详述各参数的定义及其意义。

(一)波形

波形指随时间而变化的单一脉冲形态。临床上常使用的有方波、三角波、正弦波等。不同波形的有效作用面积不同(图 3-1),对组织和细胞的作用也不尽相同。在脉宽和电流强度相同的情况下,方波的有效作用面积最大。

（二）相位

相位指零电位基线之上或之下单一方向的电流。单方向偏离零电位的脉冲为单相脉冲；先单向偏离基线又反向偏离基线的脉冲称为双相脉冲。具有三个相的波形称为三相，多于三个相的波形称为多相（图 3-2）。

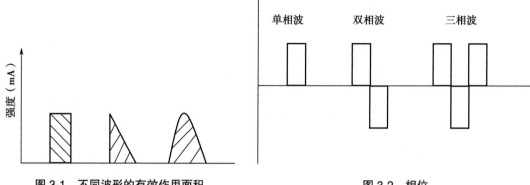

图 3-1　不同波形的有效作用面积　　　　　　　图 3-2　相位

双相波的对称性：在双相波中，两个相位的波形、强度 - 时间变化曲线完全相同，只是方向相反，即第一相是第二相的镜像，则为对称性双相波。反之为不对称性双相波。

双相波的平衡性：脉冲电流中，每个相位的电荷量约为电流强度对单位时间的积分；简单来说就是相位所涵盖的面积。在双相波中，若两个相位所涵盖的面积相同，则为平衡性双相波。一般来说，对称性双相波是平衡性双相波，但平衡性双相波不一定是对称性双相波。平衡性双相波两个输出电极的正负离子均等，可避免电刺激导致的化学作用，因此大肌肉刺激一般使用平衡性双相波。在使用单相波时，脉宽应较短，避免离子堆积引起的化学性伤害。

（三）极性

当使用的波形为单相波或不平衡双相波时，需要区分电极的极性。负极有较高的负离子浓度，容易造成去极化产生动作电位，引起较大的肌肉收缩。因此负极多为作用电极，正极为辅助电极。

（四）频率

频率指每秒出现脉冲刺激的数量，单位为 Hz。频率影响低频电疗的作用和肌肉收缩力量的大小，也与肌肉产生疲劳的快慢有关。当刺激频率小于 10Hz 时，肌肉只能产生单收缩；随着频率的加快，肌纤维相邻的两次收缩开始重叠。当刺激频率大于 35Hz 时，开始强直收缩；当频率增加超过 50Hz 时，可能会产生更大的肌肉力量，但也会加快肌肉疲劳的速度。

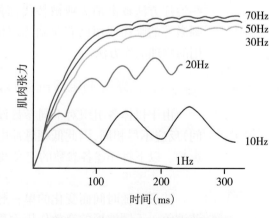

图 3-3　刺激频率对肌肉收缩的影响

（五）电流强度

电流强度指电流相对于零电位上下振动的幅度，单位为毫安（mA）。电流强度影响被募集的肌肉组织的数量，从而影响肌肉收缩力量的大小。增加电流强度可以使刺激部位部分阈值较高的运动神经元兴奋,也可以刺激较深层的具有相同阈值的肌纤维产生兴奋,因此增加电流强度可以诱发更多的肌纤维去极化,产生更强的肌肉收缩。由于电刺激首先募集靠近电极的大肌肉,而大肌肉多为Ⅱ型肌纤维,容易产生疲劳,因此,随着治疗时间的延长,同样的电流强度诱发的肌肉收缩强度越来越小。

(六) 脉宽

脉宽指每个脉冲电流持续的时间,包括波升时间、波降时间(图 3-4),单位多为微秒(μs)或毫秒(ms)。根据强度 - 时间曲线可知,引起组织兴奋除了需要足够的电流强度外,还需要达到一定的脉冲宽度。当脉宽小于 40μs 时,电流强度要非常大才可以兴奋神经纤维产生肌肉收缩;脉宽较大时,较小的电流强度就可以引起神经纤维的动作电位,产生肌肉收缩,但是也容易兴奋痛觉神经。因此,脉宽对电刺激是否能引起肌肉收缩、电刺激的舒适度有重要影响。

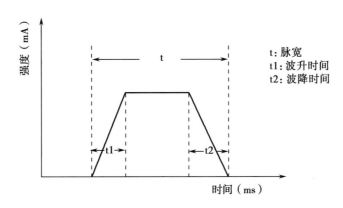

图 3-4　脉宽、波升和波降时间

(七) 通断比

通断比指一系列脉冲电流输出的持续时间和休息时间的比值。

在电刺激治疗时,休息时间越长,肌肉越不容易疲劳,但达到同样的治疗效果所需的治疗时间越长。临床上一般以 1∶3~1∶5 开始,然后逐渐增加刺激时间,缩短间歇时间。在确定通断比时,还应考虑频率,因为频率越高越容易引起肌肉疲劳,需要的休息时间越长。

(八) 电流密度

电流密度指单位面积内通过的电流量的多少。电流密度的大小受组织深度和电极大小的影响。一般而言,组织深度越深,电流密度越小;同样的电流强度下,面积小的电极片电流密度较大。因此,治疗时面积小的电极片可用作主动电极,置于神经肌肉的运动点上;面积较大的电极片用作辅助电极,放在远离治疗部位的区域。

(九) 电极片的选择

临床上常使用的电极片包括导电性金属电极片和橡胶电极片。金属电极片在使用时,用浸泡过自来水的海绵垫来减小皮肤和电极接触界面的电阻抗,增加导电性,操作较麻烦。橡胶电极片的表面往往会加上导电胶,形成自黏式电极,使用方便;但使用一段时间后,此类电极的导电性逐渐降低,整个电极表面不能形成均匀的电流,可能会导致局部高强度刺激,使患者有灼痛感。因此橡胶电极片需要定期更换。

无论使用金属电极片或是橡胶电极片,在选择电极片时均应遵循以下原则:①电流分布均匀;②与皮肤均匀、完全接触;③不会引起皮肤的过敏反应;④不妨碍电刺激所诱发动作的产生。

电极片尺寸的选择取决于被刺激组织的面积大小。同样的电流强度下,电极片越小,电流密度越大,越容易产生动作电位,但治疗时疼痛感较强。电极片越大,可刺激到的肌肉范围越广,产生的肌肉收缩强度越强,比较容易在无痛的情况下产生最大的肌肉收缩。但电极片太大或者形状不适可能会导致电流蔓延到治疗部位周围的易兴奋组织。

（十）电极片的放置

在电压固定的情况下,电流强度和电阻成反比。因此在放置电极片前,应使用清水或酒精清洗电极片放置的部位,并用砂纸去除皮肤表面的角质以降低皮肤电阻。在人体中,肌肉水分含量最高,导电性最好;皮肤、骨骼、脂肪含水量低,导电性差,因此电极片放置时应避开脂肪堆积或骨突的部位。同一对电极跨肌肉时电流需通过肌腱、关节等组织,电阻明显增大,因此同一对电极最好不要跨肌肉放置。研究表明,电流方向平行于肌纤维时导电性是垂直于肌纤维的 4 倍,因此两个电极片通常平行于肌纤维方向放置。

在低频电疗中,电极的放置常采用单极法和双极法。单极法是将一个电极放置在靶区域或期望产生最强治疗作用的组织上方,此电极称为刺激电极或主动电极;为了构成完整的刺激回路,另一个电极放置在远离靶区域的部位,此电极称为参考电极或辅助电极。使用单极法时,刺激电极通常小于参考电极,使刺激电极下的电流密度较大,容易产生组织兴奋,并且可以避免电流扩散到不欲刺激的肌肉。双极法是指将来自同一个刺激通道的两个电极均放置在靶区域,此时使用的两片电极通常尺寸相同,每个电极激活神经或肌肉的能力相同;但临床实际应用时,为了达到特定的治疗效果也可以使用两个不同大小的电极。

电极片的放置还需要考虑刺激部位的深浅,两电极间距离越近,电流刺激深度越表浅;距离越远,刺激深度越深;因此在治疗中,要确定适当的电极间距离,以达到刺激神经肌肉的效果。

三、低频电刺激的生理学基础

外界刺激是否能产生动作电位,是否能引起组织兴奋,一方面取决于外界刺激的强度、持续时间和强度 - 时间变化率,另一方面取决于组织细胞的自身功能状态。组织或细胞对刺激产生反应的能力称为兴奋性。神经细胞、肌肉细胞的兴奋性较高,称为可兴奋组织。可兴奋组织和细胞受到刺激后可以产生动作电位,并以此触发细胞活动的改变。因此,兴奋性可看作细胞和组织受到刺激后产生动作电位的能力。以下将从静息电位、动作电位的产生和传递、肌肉收缩生理学几方面阐述低频电刺激的生理学基础。

（一）静息电位

细胞膜是选择性半透膜,对不同粒子的通透性不同。正常情况下,细胞外钠离子浓度高,细胞内钾离子浓度高;在静息状态下,细胞膜对钾离子通透性相对较高,对钠离子通透性相对较低,因此大量的钾离子从细胞内流出细胞外。而带负电的大分子蛋白质基本不能通过细胞膜,从而使膜内呈负电位、膜外呈正电位。细胞在受到刺激之前,细胞膜内负外正的跨膜电位即为静息电位。细胞膜跨膜电位内负外正的状态称为极化状态。正常情况下,神经细胞的静息电位约为 $-70\sim-75\text{mV}$,骨骼肌细胞的静息电位约为 $-80\sim-90\text{mV}$。

（二）动作电位的产生和传递

1. 动作电位的产生　细胞受到刺激后，膜电位的迅速倒转和恢复即为动作电位。动作电位包括去极化、复极化和超极化的过程（图3-5）。

当细胞受到电刺激后，细胞膜对钠离子的通透性提高，钠离子沿着浓度差从细胞外进入细胞内，使细胞膜的负电位减小。当负电位减小达到阈值时，细胞膜对钠离子的通透性再次提高，大量的钠离子进入细胞内使膜内的负电位转变为正电位，最高可达到正25~35mV，此过程即为去极化。

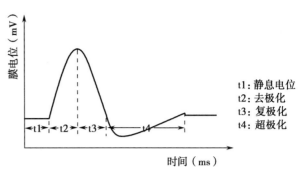

t1：静息电位
t2：去极化
t3：复极化
t4：超极化

图 3-5　动作电位变化曲线

当细胞膜内电位达到正25~35mV时，细胞膜对钠离子的通透性恢复正常状态，对钾离子的通透性增大，钾离子大量流出细胞外，使细胞膜的跨膜电位降低，恢复负电位，此过程为复极化。

复极化的过程在膜电位达到静息电位时仍将继续进行，直到低于静息电位10~20mV，再缓缓回到静息电位，此过程为超极化。在超极化状态下，细胞的兴奋性降低。

2. 动作电位的传递　当细胞受到刺激，局部的细胞膜产生动作电位后，邻近的细胞膜受到影响开始去极化产生下一个动作电位，如此重复产生使动作电位传递出去，即为动作电位的传递。动作电位的传递速度受细胞直径大小和有无髓鞘的影响。细胞直径越大，动作电位传递速度越快。就神经细胞而言，运动神经、传递触觉和本体感觉的神经纤维直径较大，对电刺激较敏感；传递痛觉的神经和自主神经的神经纤维直径较小，对电刺激反应较不敏感。在无髓鞘的神经纤维和肌肉细胞中，细胞膜的局部受到刺激产生动作电位后，已兴奋部位和未兴奋部位之间的电位差引起电荷移动，形成局部电流，使邻近细胞膜去极化产生动作电位，这样的过程在细胞膜上顺序进行，直到整个细胞兴奋一次。而有髓鞘的神经纤维，髓鞘具有绝缘性，因此动作电位只能在髓鞘和髓鞘之间无被膜包覆的相邻郎飞结之间形成局部电流，所以有髓鞘细胞的动作电位是跳跃式传递，传递速度较快。此外，动作电位的传递速度还受温度、压力和药物等因素的影响。

（三）肌纤维类型和肌肉收缩的电生理过程

1. 肌纤维的类型　哺乳类动物的肌纤维有两大类型（表3-1），慢肌纤维（Ⅰ型肌纤维）和快肌纤维（Ⅱ型肌纤维）。快肌纤维又可分为Ⅱa型（快肌纤维）和Ⅱb型（极快速肌纤维）。Ⅰ型肌纤维由较小的神经元支配，单个肌纤维收缩时间约为100ms，高度抗疲劳，耐力最好。Ⅱ型肌纤维由较大的神经元支配，单个肌纤维收缩时间约为30ms，主要产生爆发力（图3-6）。每个人肌纤维收缩的持续时间略有差异。

表 3-1　不同类型肌纤维的收缩特点

肌纤维类型	Ⅰ	Ⅱa	Ⅱb
收缩速度	慢	快	快
收缩时间	长	短	短
抗疲劳性	很高	高	低
募集次序	最先	中间	最后

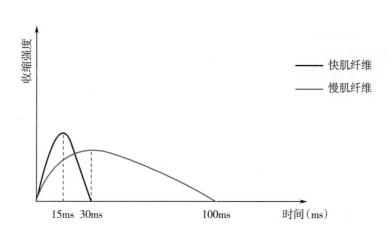

图 3-6 肌纤维收缩的特点

2. 肌肉收缩的电生理过程 20 世纪 50 年代，Huxley 等提出了肌丝滑行理论。该理论认为当肌肉收缩时肌细胞内并无肌丝或其所包含分子结构的缩短，而是细肌丝在粗肌丝中滑动，粗细肌丝的重叠度增加，从而使肌小节缩短。

支配骨骼肌的运动神经纤维直径较粗，并且有髓鞘；神经纤维到达骨骼肌纤维后，运动神经纤维末梢失去髓鞘，陷入肌细胞膜的凹陷处，形成神经肌肉接头。当神经纤维兴奋产生动作电位后，动作电位在髓鞘间跳跃式传递传导至神经肌肉接头处，再通过释放乙酰胆碱促使接头处的肌细胞膜产生局部兴奋。该局部兴奋再以电紧张扩布的形式影响邻近的肌细胞膜，使之去极化达到阈电位，肌细胞产生一次动作电位并传至整个肌细胞膜。

在静息状态下，肌纤维内所含的 Ca^{2+} 浓度较低。当肌纤维兴奋时，动作电位促使肌浆网中的 Ca^{2+} 释放，导致肌浆内的 Ca^{2+} 浓度迅速增高，使细肌丝滑动，产生肌细胞收缩。上述电活动和肌肉收缩的机械活动联系的过程叫做兴奋 - 收缩偶联。

（薛晶晶）

第二节 神经肌肉电刺激疗法

一、概述

神经肌肉电刺激（neuromuscular electrical stimulation，NMES）通常指采用低频脉冲电流刺激运动神经或肌肉，使骨骼肌或平滑肌收缩以恢复其运动功能的一种电刺激治疗方法。大量的临床研究证实 NMES 能显著改善患者的肢体功能，提高患者的行走功能和日常生活自理能力，明显降低致残率。在肢体瘫痪的康复治疗中，NMES 是一种广泛应用的治疗方法。

二、正常神经支配肌肉的电刺激疗法

正常神经支配肌肉是指神经支配完好的肌肉、神经失用的肌肉及失用性萎缩肌肉，即脊髓前角到目标肌肉的神经肌肉接头之间的下运动神经元通路必须完整。

（一）治疗作用及原理

1. 维持及增加关节活动度 早在 20 世纪 70 年代，许多研究者就尝试利用 NMES 维持和改善患者的关节活动度。随着研究的进展,已有大量证据证实 NMES 可以有效改善主动和被动关节活动度,且改善被动关节活动度的效果和关节被动活动相当。电刺激的使用可以减少治疗师的工作量,便于长时间治疗,提高治疗的效率。无论是改善主动关节活动度还是被动关节活动度,电刺激的强度应使关节能抗重力达到最大范围活动。但刺激强度不能过大,以免引起不必要的反射。

2. 增强肌肉力量、预防肌肉萎缩　大量的研究证实,使用参数设置恰当的 NMES 可强化健康人、骨关节疾病患者、脑卒中患者的肌肉力量,且效果和主动运动训练相当。关节损伤患者的肌力下降和反射性抑制有关,而单纯的运动训练对反射性抑制的疗效并不明显,NMES 可有效改善反射性抑制引起的肌力下降。

肌肉收缩力量的大小取决于募集运动单元的多少和其放电频率的快慢。当肌力较弱时,肌肉力量的大小主要取决于募集运动单元数目的多少;当肌力较强时,肌肉力量的大小则主要取决于运动神经元放电频率的快慢。NMES 增强肌肉力量的作用机制包括增加肌肉体积和改善运动单位募集两个方面。在上运动神经元损伤患者的治疗早期,力量的增加主要和神经肌肉的控制能力改善有关。

3. 缓解肌肉痉挛　肌肉痉挛一直是中枢神经系统损伤患者康复中的一大难题。早在1871 年已有电刺激拮抗肌以降低痉挛的报道。之后大量的研究证实拮抗肌电刺激可以改善大多数患者的肌肉痉挛,其机制可能与对侧抑制有关。但也有研究者认为对侧抑制的效果只能维持数秒,而电刺激拮抗肌所引起的长期降低痉挛与多连接的脊髓通路或者强直收缩后的电位降低有关。

另有部分研究直接刺激痉挛肌肉,结果显示也有较好的缓解痉挛效果。其机制可能与动作电位反向传导至脊髓造成较长时间的肌张力调整,或电刺激痉挛肌肉导致周围神经疲劳有关。

此外,还有研究认为拮抗肌与痉挛肌交替电刺激也能够缓解肌肉痉挛。但由于各研究所采用的刺激参数、痉挛评定标准等有较大差异,目前仍无法确定 NMES 改善肌肉痉挛的最佳参数设置。因此在临床使用电刺激控制痉挛时,应谨慎选择刺激参数,并对治疗效果进行定期评估。

4. 肌肉再教育　研究发现 NMES 导致肌肉力量的增加与神经肌肉的控制能力改善有较大的关系。Martin 等人研究发现电刺激治疗后受试者的肌力增加,但肌肉的横截面积并未增加,提示 NMES 可改善神经肌肉的控制能力。Fleury 和 LeDoux 等人的研究也证实进行NMES 治疗后,受试者的运动控制能力增强,反应时间缩短,提供了肌肉再教育的最直接证据。其机制可能与大量的感觉输入对中枢神经系统的刺激、运动觉和本体感觉的输入、对运动神经元的直接刺激有关。

(二) 治疗技术

1. 电流应用参数

(1) 波形:波形本身对肌肉力量增加的效果并无影响,但影响患者的主观感受和舒适度。若患者因疼痛无法达到适当的刺激强度,则无法达到最佳的治疗效果。因此临床治疗中应选择患者较能适应、不易产生疼痛的波形,以达到最佳治疗效果。正常神经支配的肌肉多使用对称性或不对称性双相方波,对称性方波多用于大肌肉的电刺激;不对称性方波多用于小肌肉的电刺激,将负极作为刺激电极置于运动点。

(2) 脉宽:脉宽太短需要较强的电流强度方能引起肌肉收缩,高强度的电流会兴奋细纤维神经,而脉宽太长也容易兴奋细纤维神经,引起疼痛。多数研究建议使用200~400μs的脉宽。

(3) 频率:为达到最大的肌肉收缩,电刺激时应产生强直收缩,因此频率设置在35~100Hz。刺激频率的增加会加快肌肉疲劳的产生,临床使用时应综合考虑电刺激产生的肌力大小和肌肉疲劳的产生,一般推荐使用的频率为35~50Hz。

(4) 电流强度:以运动阈为准,无痛范围内,患者可耐受的最大刺激强度。

(5) 电极片的大小和放置方式:应选择能适当覆盖所刺激肌肉的电极片。电极片过小会增加电流密度,引起疼痛,且无法募集靶肌肉内的所有肌纤维;电极片过大,容易造成短路或刺激到拮抗肌。电极片应放置在神经或肌肉的运动点上,运动点是指刺激神经或肌肉时刺激阈值最低的一点。周围神经全长的兴奋性基本相同,所以各处的刺激阈值也基本相同,但是周围神经走行表浅处电流容易到达,因此周围神经可以有多个运动点,均在其走行最表浅处。而每块肌肉都有一个或多个皮肤表面区域对电流高度敏感,这些点即为肌肉的运动点,是运动神经进入肌肉组织位置上方的一些独立的区域。由于运动点的电阻低,所以与周围其他组织相比,刺激运动点所需的电流强度较小,但引起的肌肉收缩较明显。虽然运动点的位置有一定程度的一致性,但个体之间存在一定差异,而且由于病理学的影响,即使同一个体的运动点也会随时间发生改变。对于梭形肌来说,运动点位于肌腹中央;但有些肌肉有多个肌腹,例如肱二头肌、肱三头肌、股四头肌、腘绳肌、腓肠肌等,则运动点有多个。失神经支配的肌肉是直接刺激肌肉产生肌肉收缩,而肌纤维全长的兴奋性相同,为了刺激更多的肌纤维,可将电极置于肌腹的两端,使电流更加集中,刺激效果更佳。

(6) 通断比:电流通电时间与断电时间的比值。电刺激肌肉产生收缩时,必须设定有电流输出的持续时间和无电流输出的休息时间。这是为了让肌肉在治疗期间得以有效地收缩和放松,避免肌肉疲劳。对电刺激治疗耐受力差、肌力较弱的患者,断电时间需相应延长。之后随着患者的肌力增强,可逐渐增加电流通电时间,缩短断电时间。

(7) 治疗剂量:15~30min/次,1~2次/d,20~30次为1个疗程。

2. 操作方法   在治疗前向患者解释治疗过程中可能出现的麻颤感和明显的肌肉收缩。打开治疗仪的电源,患者取舒适的体位,然后将电极固定于相应的部位上,选择适当的刺激参数(频率、脉宽、治疗时间等),调节电流强度。治疗结束后应先将输出强度调零,取下电极,然后再关闭电源。

3. 注意事项

(1) 为避免电灼伤,电流密度不能过大,且治疗时应注意电极片和皮肤紧密接触。

(2) 所选择的电极片应避免患者过敏。

(3) 电刺激前应剃除治疗部位的毛发,以降低皮肤阻抗。

(4) 长时间的电刺激或高强度电刺激都可能造成电灼伤。因此治疗前、治疗中和治疗后应及时检查皮肤的状况。

(5) 使用中应避免引起患者的焦虑及恐惧。

(6) 对关节损伤引起反射性抑制的患者应用NMES时,电流强度应控制在无痛范围,电刺激引起的肌肉收缩不应该加重疼痛。

(7) 治疗后痉挛加重的患者不适合进行NMES治疗。

(三)临床应用及适应证

正常神经支配肌肉电刺激治疗仪适用于各种中枢神经系统损伤引起的肌肉萎缩、肌力下降、肌肉痉挛、关节活动度受限的患者。以下将依据具体的部位阐述 NMES 的应用。

1. 足下垂　通过刺激腓总神经、胫前肌和腓骨长短肌可以产生踝关节背屈的动作。电极的放置有两种常用方法(图 3-7),第一种是刺激电极选用面积较小的电极片置于胫前肌和腓骨长短肌的肌腹上,辅助电极使用面积较大的电极片置于腓骨长短肌的肌腱处;第二种放置方法是刺激电极置于腓骨小头下方以刺激腓总神经,辅助电极置于胫前肌和腓骨长短肌的肌腹上。若两个电极片面积相同,则无需区分正负极。

2. 股四头肌肌力下降　膝关节术后、膝关节骨性关节炎、脑卒中后偏瘫患者常伴有股四头肌肌力下降,可以使用 NMES 增加股四头肌肌肉力量。治疗时一般将刺激电极置于股外侧肌的肌腹上,辅助电极置于髌骨上方(图 3-8)。若需要同时刺激股四头肌的四条肌肉,可以同时使用两组电极,两个刺激电极分别置于股内侧肌和股外侧肌的肌腹,辅助电极置于髌骨上方。伴有屈髋肌群挛缩的患者进行股四头肌电刺激时应避免刺激股直肌。

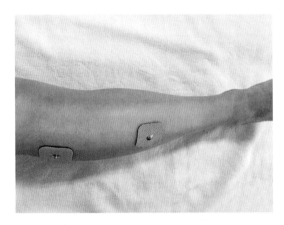

图 3-7　足下垂 NMES 的电极放置

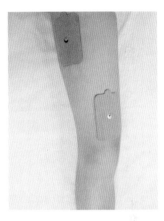

图 3-8　股四头肌 NMES 的电极放置

3. 髋外展肌群肌力下降　主要用于脊髓损伤患者和中枢神经系统损伤后伴有剪刀步态的患者。治疗时刺激电极置于髂嵴的下方,辅助电极置于股骨大转子上方,两电极片间至少间隔 1cm 的距离(图 3-9)。

4. 肩关节半脱位　中枢神经损伤和高位脊髓损伤的患者常伴有肩关节半脱位,加强冈上肌、三角肌后部的力量有助于预防和改善肩关节半脱位。治疗时刺激电极置于三角肌后部约 1/3 的位置,辅助电极置于冈上肌(图 3-10)。

5. 肱三头肌肌力下降　肱三头肌 NMES 可以增强肱三头肌力量,提高患者肘关节伸直的控制能力,降低肱二头肌的痉挛,常用于中枢神经系统疾患的患者。治疗时刺激电极置于三角肌后部的下方,辅助电极置于鹰嘴突上方,避免刺激到肱桡肌引起肘关节屈曲(图 3-11)。

6. 伸腕和伸指肌群肌力下降　由于前臂肌肉体积较小,伸腕和伸指肌群的 NMES 通常使用面积较小的电极片。刺激伸腕肌群时刺激电极置于肱骨外上髁的下方,辅助电极置于远端近腕关节处(图 3-12A);刺激伸指肌群时刺激电极应偏向远端置于前臂中央,辅助电极置于远端近腕关节处(图 3-12B)。

7. 特发性脊柱侧凸　NMES 对不明原因的特发性脊柱侧凸有良好疗效,尤其适用于侧凸角度 20°~40° 的患者。在使用时,电极置于凸侧最高点的上下方,通过刺激凸侧肌肉的收

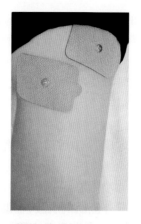

图 3-9　髋外展肌群 NMES
的电极放置

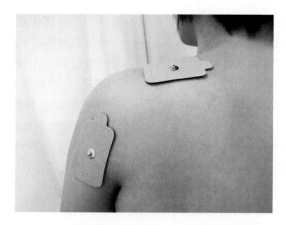

图 3-10　肩关节半脱位 NMES 的电极放置

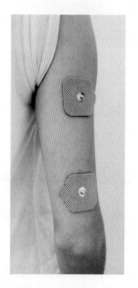

图 3-11　肱三头肌 NMES
的电极放置

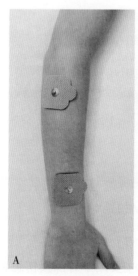
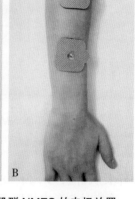

图 3-12　伸腕、伸指肌群 NMES 的电极放置
A:伸腕肌群神经肌肉电刺激的电极放置;B:伸指肌
群神经肌肉电刺激的电极放置

缩,逐步减小侧凸的角度。矫正脊柱侧凸的 NMES 频率多为 25~35Hz,脉宽 0.2ms,刺激 6s,
休息 4~25s,强度以引起肌肉强直收缩而不引起疲劳为限。治疗由睡觉时间开始,每晚治疗
8~10h,连续治疗 6~42 个月或直到患者的骨骼发育成熟为止。但近年来,有部分研究证明,
电刺激并不能中止或逆转脊柱侧凸的发展;与脊柱矫正治疗相比,全天矫正和部分时间矫正
的效果均优于电刺激治疗。

　　8. 尿潴留　NMES 可以通过刺激膀胱逼尿肌收缩,克服尿道括约肌的压力,使尿液排
出。典型的刺激参数为频率 20Hz,脉宽 1ms。刺激的部位有四种:直接刺激逼尿肌、刺激脊
髓排尿中枢、刺激单侧骶神经根或刺激骶神经根的部分分支。

　　9. 尿失禁　NMES 通过刺激尿道括约肌和盆底肌,增强其肌肉力量,以对抗腹压和逼尿
肌的收缩。尿失禁治疗多使用单相或双相方波,频率 20~50Hz,脉宽 0.2~0.5ms。男性患者可使

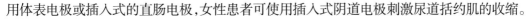

用体表电极或插入式的直肠电极,女性患者可使用插入式阴道电极刺激尿道括约肌的收缩。

（四）案例分析

病史:患者王某,男,65 岁,"左侧肢体乏力 1 个月余"入院,头颅 MR 示右侧基底节区脑梗死,双侧额顶叶皮层下多发缺血、梗死灶。

诊断:脑梗死。

评估:左侧 Fugl-Meyer 上肢运动功能评分 12 分 /66 分,下肢运动功能评分 17 分 /34 分;左侧 Brunnstrom 评分(上肢 - 手 - 下肢):Ⅱ-Ⅰ-Ⅲ级;改良 Barthel 评分 55 分,左侧肱骨头下移约 2 横指。

目前主要康复问题:①左侧肢体偏瘫;②左侧肩关节半脱位;③日常生活活动不能自理。

康复目标:①改善左侧肢体运动功能,诱发左侧肢体分离运动;②改善左侧肩关节半脱位。

治疗方案:盂肱关节的稳定有赖于肌肉的支持,大量研究证实冈上肌、三角肌后部可提供主动支持,防止盂肱关节半脱位。因此该患者在常规康复训练的基础上可以采用 NMES 治疗,诱发冈上肌、三角肌后部的主动收缩,预防和纠正盂肱关节半脱位。治疗时刺激电极置于三角肌后部约 1/3 的位置,辅助电极置于冈上肌。脉冲频率 15~50Hz,脉宽 200~300μs,通断比从 1:3 开始,然后逐渐增加通电时间缩短断电时间;参数设置和刺激强度以引起肌肉强直收缩为度。治疗时间从 20~30min/ 次开始,可逐渐延长。

三、失神经支配肌肉的电刺激疗法

失神经支配肌肉是指下运动神经元损伤的肌肉,即脊髓前角到目标肌肉的神经肌肉接头之间的下运动神经元通路不完整。

（一）失神经支配肌肉的特点

下运动神经元损伤后肌肉缺少神经电位的刺激,最明显的变化是肌肉萎缩,肌肉的重量、围度、收缩蛋白和肌纤维数目减少,肌肉逐渐被纤维结缔组织和脂肪组织取代。以上变化在损伤后前 3 个月最明显,肌肉一旦被结缔组织和脂肪组织取代则损伤不可逆。

（二）失神经支配肌肉对电刺激的反应

下运动神经元损伤后,肌肉的兴奋性和对电刺激的反应会发生一系列变化,见表 3-2。首先,失神经肌肉的膜电位较不稳定,呈现自主放电,导致肌肉颤动;其次,失神经肌肉的时值和静息电位上升,使肌肉难以兴奋,需要较大的刺激强度和较长的脉宽才能诱发肌肉收缩;再次,失神经肌肉的收缩和放松速度较慢,不易引起强直收缩。

表 3-2　失神经肌肉对电刺激的反应

失神经肌肉	
时值	大于 1ms 的电流才可以引起肌肉收缩,通常要达到几十毫秒
静息电位	较正常神经支配的肌肉增大
动作电位的传导	沿肌细胞膜传导,传导速度较正常神经支配的肌肉慢
肌肉收缩状态	收缩和放松速度较慢,无法同步收缩
肌肉收缩张力	肌张力较低,不易达到强直收缩

（三）失神经支配肌肉电刺激的治疗作用及原理

1. 延缓肌肉萎缩   对失神经肌肉电刺激的研究最早开始于 1841 年，早期的研究多侧重于电刺激对减少肌肉萎缩的效果。Cole 与 Gardiner 通过失神经肌肉电刺激诱发肌肉的强直、等长收缩，8 周治疗后发现电刺激组肌肉萎缩减少，强直收缩能力增强，且电刺激的前 4 周效果最佳。Nix 与 Dahm 的研究发现失神经肌肉电刺激可以防止失神经肌肉收缩与放松速度下降，且频率 1Hz 的电刺激能够减少肌肉萎缩和疲劳的发生。Carraro 等研究发现低频电刺激能增加失神经肌肉中慢肌的比例，减少萎缩。此外，仍有大量研究证实失神经肌肉电刺激可以延缓肌肉萎缩，减少纤维化的产生，且不影响神经的再生。

2. 预防氧化酶的消失、提高肌肉使用碳水化合物的能力   Nemeth 发现对失神经的比目鱼肌进行电刺激可以防止肌肉中氧化酶的消失。David 等人在犬的研究中发现，失神经肌肉电刺激可以重建肌肉使用碳水化合物的能力，提高氧化作用。

3. 促进神经再生   Pachter 等人在大鼠的研究中发现，接受电刺激的失神经肌肉中神经再生活动较为旺盛。此外，多项研究均表明失神经肌肉电刺激能减少肌肉萎缩，促进神经再生。

综上所述，大部分研究均证实周围神经损伤后的电刺激治疗可以减少肌肉萎缩和肌肉纤维化、防止肌肉中氧化酶的消失、重建肌肉使用碳水化合物的能力、维持失神经肌肉的正常活动和正常肌肉性质、防止失神经肌肉收缩和放松的速度下降，使失神经肌肉的活动趋近于正常肌肉，对肌肉的形态和功能均有正面作用。但也有研究认为周围神经损伤急性期，进行 NMES 治疗是有益的，而长期的 NMES 对神经再生部位是否有帮助存在争议。

（四）治疗技术

失神经肌肉的电刺激并不是通过兴奋神经纤维引起肌肉收缩，而是直接刺激肌肉产生兴奋，因此并不是严格意义的 NMES。失神经支配肌肉电刺激的波形、频率、脉宽等参数设置与正常神经支配肌肉的电刺激有较大差别。

1. 电流应用参数   失神经支配肌肉的电刺激可用于部分失神经或完全失神经的肌肉。在脉冲电流中，三角波有选择性刺激作用，能选择性刺激失神经肌肉，而不引起正常神经支配肌肉的收缩和疼痛；因此在失神经肌肉的电刺激治疗多使用三角波（图 3-13）。而具体的参数设置应根据电诊断结果选择，以达到失神经支配肌肉充分收缩，又不引起疼痛和肌肉疲劳的效果，失神经肌肉电刺激的参数选择见表 3-3、表 3-4。

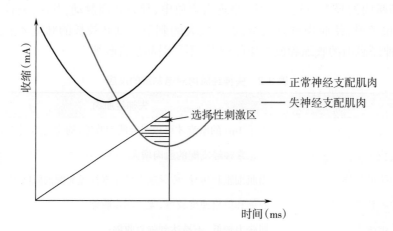

图 3-13   三角波的选择性刺激作用

表 3-3　失神经肌肉电刺激的参数选择

参数	推荐数值
波形	三角波
波长	大于 10ms，或 300~500ms
频率	35~100Hz，以引起强直收缩为度
强度	患者可耐受的最大强度
电极放置	以双极法为佳
通断比	1∶3~1∶5，电流持续时间应尽可能短
收缩次数	10~20 次

表 3-4　失神经支配肌肉电刺激的通断比

	完全失神经肌肉	部分失神经肌肉
持续时间	150~600ms	50~150ms
间歇时间	3 000~6 000ms	1 000~2 000ms

治疗时间：每次治疗 15~30min，每天 1~2 次，20~30 次为 1 个疗程。

2. 操作方法　同正常神经支配肌肉电刺激。

3. 注意事项

(1) 神经损伤后尽早开始治疗，越早治疗效果越好。

(2) 脉宽应大于失神经肌肉的时值，以引起肌肉收缩。

(3) 治疗强度应能够引起肌肉的强直收缩，但需在患者耐受范围内。

(4) 电极片的放置以能引起最大的肌肉收缩为准。

(五) 临床应用及适应证

失神经支配肌肉电刺激治疗适用于周围神经损伤引起的肌肉萎缩、肌力下降的患者。

(六) 案例分析

病史：患者范某，女，42 岁，因"刀砍伤致左腕及左手乏力、麻木 2 周余"入院。入院复查肌电图、神经传导速度提示：①左侧正中神经运动传导波幅未见肯定波形，左侧桡神经运动传导波幅降低；②左侧正中神经、桡神经感觉传导波幅降低、速度减慢。

诊断：周围神经损伤。

评估：①左侧腕关节前屈肌、背伸肌肌力Ⅱ级，左手示指、中指前屈肌肌力Ⅰ级；②左侧腕部以下麻木、疼痛，视觉模拟评分（VAS）为 5 分。

目前主要康复问题：①左手肌力下降；②感觉障碍伴疼痛。

康复目标：①改善左侧腕关节前屈肌、背伸肌肌力；②改善左手示指、中指前屈肌肌力；③缓解左侧腕部以下的疼痛。

治疗方案：该患者左侧正中神经、桡神经损伤 2 周余。失神经后第 1 个月肌肉萎缩发展最快，应尽早进行失神经支配肌肉电刺激治疗。治疗中考虑患者周围神经损伤，电流直接刺激肌肉兴奋产生肌肉收缩，因此参数设置和正常神经支配肌肉的电刺激有较大区别。首先波形应选择三角波，可以避免刺激正常运动神经和肌肉，而只刺激失神经肌肉。根据电诊断结果确定恰当的波升时间、脉宽、频率，以确保只兴奋失神经的肌肉而不刺激正常神经支配的肌肉。每次治疗 15~30min，每天 1~2 次，20~30 次为 1 个疗程。若患者起初收缩较强，但数次治疗后收缩减弱，收缩时伴明显的颤抖；或者每次治疗后数小时仍有僵硬感，则说明刺激过强。应降低电流强度或减少收缩次数，甚至暂时中断治疗。

四、神经肌肉电刺激疗法的禁忌证及慎用范围

（一）禁忌证

1. 患者的心前区　胸部的 NMES 可能干扰内脏器官的活动，包括心脏。

2. 安装心脏起搏器的患者　NMES 的电流可能干扰起搏器的活动，导致心脏停搏或心室颤动。

3. 膈神经或膀胱刺激器附近　NMES 的电流会干扰膈神经和膀胱刺激器的正常运行。

4. 患者的颈动脉窦区域　颈动脉窦区域的 NMES 可能会干扰患者的血压调节和心脏收缩特性，导致心动过缓或心律失常。

5. 外周血管存在血栓的部位　NMES 可能导致栓子脱落。

6. 有赘生物或感染的部位　NMES 加速血液和淋巴循环，诱发肌肉收缩，可能使感染加重。

7. 孕妇的躯干部位　孕妇躯干部位的 NMES 有导致宫缩的风险，也可能影响胎儿的正常发育，所以孕妇的躯干部位不能使用 NMES 治疗。

8. 患者的眼部　眼部皮肤较薄、结构复杂，禁止进行 NMES 治疗。

（二）慎用范围

1. 皮肤破损的部位　局部皮肤破损的区域因为电阻较小，会导致电流聚集，产生刺痛感。

2. 出血部位　电刺激所造成的肌肉收缩和血管扩张会影响血管凝血，不利于出血部位止血。

3. 高血压或低血压患者　NMES 可能会引起自主神经系统反应，对高血压和低血压患者的血压控制产生影响。所以在治疗期间应仔细监控患者的血压。若患者的血压控制不良或治疗期间不能监测血压，则不应该使用 NMES 治疗。

4. 脂肪组织过多的区域　脂肪组织导电性差、电阻大，引起肌肉激活所需的电刺激强度较大，可能导致不良的自主神经反应。所以在治疗过程中需要密切监测患者的情况。

（薛晶晶）

第三节　功能性电刺激疗法

一、概述

功能性电刺激（functional electrical stimulation，FES）是利用一定强度的低频脉冲电流，通过预先设定的程序刺激目标肌肉的支配神经，诱发肌肉收缩，以替代或矫正器官及肢体已丧失功能的电刺激疗法，属于 NMES 的一种。NMES 可分为治疗性 NMES 和功能性 NMES 两种，完全被动的 NMES 属于治疗性的电刺激，而 FES 属于功能性的电刺激，其应用的前提条件之一是脊髓前角到目标肌肉神经肌肉接头之间的下运动神经元通路保持完整，即主要

应用于上运动神经元损伤所致的运动功能障碍，因为刺激后可以产生即刻的功能性活动，如抓握动作、功能性行走等，因此 FES 也被称为"神经假体"。

20 世纪 60 年代，美国医生 Liberson 利用 FES 刺激腓总神经以矫正偏瘫患者的足下垂，从此 FES 在脑卒中患者的运动和感觉功能恢复中得到广泛应用。现在 FES 的应用范围日益增大，其研究与应用不仅局限于肢体运动功能的替代与纠正，还广泛涉及临床各个领域。例如人工心脏起搏器已广泛应用于各类心脏病的心律失常；膈肌起搏器用于治疗呼吸中枢麻痹、调整呼吸；膀胱刺激器用于改善排尿功能等。

二、功能性电刺激疗法的作用原理

因为 FES 属于 NMES，所以其基本作用原理和 NMES 相同。中枢神经系统具有可塑性，脑和脊髓损伤后，中枢神经系统功能重组是患者功能恢复的基础。FES 在兴奋运动神经元轴突的同时，通过 Ia 纤维产生传入冲动，在脊髓层面调节主动肌、协同肌和拮抗肌之间的活动，从而保持伸肌群与屈肌群之间张力的平衡；其在脑水平通过反复的传入刺激，可产生使用依赖性可塑性（use-dependent plasticity），诱导脑功能重组。FES 改善肢体活动能力的神经机制包括增强关节和肌肉本体感觉传入、提供更好的运动视觉反馈和对神经元直接刺激后肌肉收缩能力的提高。且 FES 能够更好地促进运动再学习，在刺激神经肌肉的同时，刺激传入神经，加上不断重复的运动模式信息传入中枢神经系统，在皮层形成兴奋痕迹，促进运动功能的代偿性"恢复"或功能重建。

运动再学习的定义是中枢神经系统损伤后重新获得运动技能。对于中枢神经系统的可塑性研究巩固了目标导向性训练的重要地位。中枢神经系统损伤后运动功能的恢复是一种再学习、再训练的过程，但一些不要求获得技能的、简单的、重复性运动训练不会引起运动皮质兴奋性的明显改变。而如果将主动重复性训练和任务结合起来，会有效地促进病灶周围未受累运动皮质的功能重组。根据运动再学习理念，NMES 如果能有效介导运动再学习，必须满足以下几个条件：动作的重复性、新颖性、高度功能性及个体的主观努力。因此，在运动再学习方面，FES 要优于完全被动的 NMES，因为它是在患者完成功能性任务的过程中给予电刺激，首先满足了重复运动的要求；FES 需要患者主动参与，且能在训练过程中设计不同任务，也满足了动作新颖性和高度功能性的要求。

三、功能性电刺激疗法的治疗技术

FES 属于 NMES，其电流应用参数的设置原则，包括波形、脉宽、频率、电流强度、电极片大小和放置方式、通断比基本同 NMES，本节不再介绍。

（一）功能性电刺激系统

FES 系统由三部分组成：刺激电极、刺激器及控制器。电极用来传递刺激电流到可兴奋组织，引起肌肉收缩；刺激器用来对电极产生电流；控制器根据患者指令和感知等信息调节电刺激（图 3-14）。控制器可以只是一个开关，由患者自己或治疗师控制；也可以包含记录患者运动信息的传感器（压力传感器、角度传感器、加速度传感器、陀螺仪等），设备可根据传感器提供的信息来调节电刺激参数。

根据 FES 系统三个组成部分放置位置的不同，又分为表面 FES 系统、植入式 FES 系统。

1. 表面 FES 系统　刺激电极、刺激器及控制器都置于体外。将表面电极置于皮肤上，电极通过导线和刺激器相连，由于刺激器一般是佩戴在患者身上，比如手臂、腿部、腰部等，

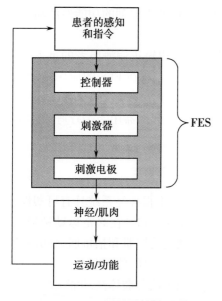

图 3-14 FES 系统工作示意图

所以这类 FES 也被称为神经假体。电极放置方法同 NMES，放在神经或肌肉的运动点上。优点是操作简单、方便、是非侵入性治疗，刺激器和表面电极相对较便宜。表面 FES 系统是目前应用最广泛的 FES 技术，已成功应用于站立、步行、手部的抓握和释放。多通道 FES 也是采用此系统，其刺激器一般不佩戴在患者身上。然而，表面 FES 系统也有一些缺点，因为电极较大且置于皮肤表面，所以很难使小块或深部肌肉独立收缩；且每天都要摘取电极，电极定位有可能不同。

2. 植入式 FES 系统 刺激电极和刺激器都植入体内，但多数控制器都置于体外。刺激器和控制器之间的通讯通过射频传输实现，因此没有导线经过皮肤。植入式电极和植入式刺激器通过快插式接头相连，这样可以在不移除刺激器的情况下移除或替换电极。植入式电极的导线需要长期使用，不能轻易断裂，所以比较粗和牢固。刺激器封装在钛合金外壳内，一般是植入在上胸部或腹腔内。刺激器通过射频遥测技术接收来自外部控制器的能量和控制指令。射频技术使得刺激器无需电池供电，减少了由于电池问题导致的系统更换需要。射频技术只需用胶带将与控制器相连的圆形线圈固定在刺激器上方的皮肤上。控制器可以穿戴在患者身上，也可以放置在患者轮椅上。植入性 FES 系统的优点是方便、美观、可靠、可重复性好。但是是一种侵入性的治疗，价格也相对较高。

(二) 电极类型

1. 表面电极 与 NMES 所用电极一样，至少需要两个电极(图 3-15)，一个为刺激电极，即阴极，放置在待刺激的周围神经或肌肉的运动点上；另一个为参考电极，即阳极，放置在离刺激电极较远、较难兴奋的组织上(肌腱或筋膜等)，或放置在刺激电极的周围，以便将电场限制在局部区域以实现更高的刺激选择度。多通道 FES 系统需同时刺激多块肌肉，可使用双极或单极的电极放置。双极电极放置即对每块需要刺激的肌肉或神经都用一对电极实现(包括阴极和阳极)，每个刺激电极都有单独的返回电路，刺激的选择度更

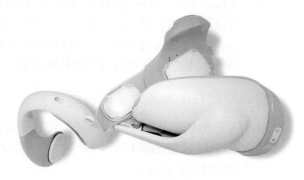

图 3-15 表面电极

大，但电极和导线较多。单极电极放置是在每块需要刺激的肌肉或神经放置一个刺激电极，所有刺激电极共用一个返回电路，电极和导线较少。

2. 植入式电极 植入式电极的种类很多，可以根据不同需要进行选择。肌外膜电极直接缝合在肌肉表面的肌外膜上，在上肢和下肢刺激中应用较多，尤其适合刺激面积较大、扁薄、位于浅层的肌肉。肌内电极则直接插入肌体内，适用于刺激深部或更小的肌肉，比如手内部肌肉。当很难直接刺激目标肌肉或当刺激神经会募集更多肌肉时，可选用基于神经的电极：神

经束表电极缝合在运动神经的结缔组织上；套电极置放于神经束的周围。

四、功能性电刺激疗法的临床应用及适应证

(一)上肢功能

1. 手部控制功能性电刺激　手部控制 FES 也称为上肢"神经假体"，其本身是一种手腕 - 前臂矫形器，将手腕固定在功能位，可以将腕的稳定性与电刺激相结合(图 3-16)。设备内的表面电极可以对伸指肌群、屈指肌群和鱼际肌进行模式化刺激，产生手伸展、抓握、侧捏等动作，以帮助完成功能性活动(图 3-17)。手部运动相对较复杂，很难完全实现自动化的程序控制，在某些情况下需要患者或治疗师自己触发控制器的开关，发出刺激指令。

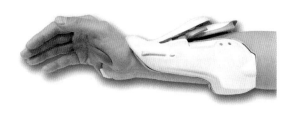

图 3-16　手部控制 FES

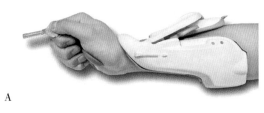

A

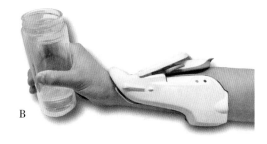

B

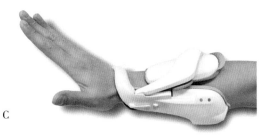

C

图 3-17　利用手部控制 FES 完成功能性动作
A：利用手部控制 FES 产生侧捏动作；B：利用手部控制 FES 产生抓握动作；C：利用手部控制 FES 产生伸指动作

　　手部控制 FES 适用于脑卒中后偏瘫和 C_5 以下脊髓损伤患者，辅助患者完成上肢及手部功能性任务，如抓握、进食和饮水等。

　　2. 对侧控制型功能性电刺激　对侧控制型功能性电刺激(contralateral controlled functional electrical stimulation，CCFES)最早是由 Knutson 等于 2007 年提出的，它是在患手完成功能性任务的过程中，通过健侧肢体的运动触发连接于患侧肢体的电刺激装置，诱发患手完成伸展、抓握等动作。如果单纯用健侧肢体的运动触发电刺激装置，引起患侧肢体被动收缩，不完成功能性任务，则称为对侧控制型神经肌肉电刺激(contralateral controlled neuromuscular electrical stimulation，CCNMES)(图 3-18)。相比传统 NMES，CCNMES 调动了训练的主动性，而且强调了双侧运动。

　　CCFES 的控制器里有角度传感器或肌电传感器。角度传感器可以装在手套里，用来感应健侧手活动时的角度。肌电传感器使用表面电极来感应健侧运动时肌肉的收缩信号。治

疗时,在双侧肢体相同部位贴上表面电极,贴于健侧肢体的表面电极用来感应健侧肌肉收缩时的肌电信号,贴于患侧的表面电极为刺激电极。当健侧肢体运动时,传感器将接收到健侧肌电变化信号,调节模拟电压输入刺激器,通过置于患侧的表面电极,刺激患侧肌肉收缩,其电流刺激强度与健侧肢体活动强度成正比,即健侧肢体的活动会反馈性地引导电刺激装置刺激患侧肢体做相似动作。

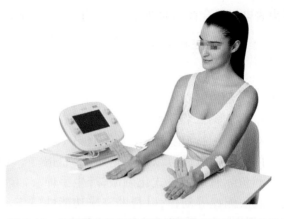

图 3-18　健侧肢体触发患侧肢体完成相似的腕背伸动作

CCFES 适用于脑卒中后偏瘫和 C_5 以下脊髓损伤患者,辅助患者完成上肢和手部功能性任务,如抓握、进食和饮水等。

3. 手部植入式神经假体　$C_5 \sim C_6$ 脊髓损伤的患者具有一定的肩关节、肘关节屈曲和腕关节背伸(C_6 损伤者)功能,但不能自主控制手指活动。植入式神经假体可以提高颈脊髓损伤患者手部精细功能。

植入式神经假体由体外控制系统、电磁发射线圈、皮下接收器、连接器和刺激电极组成(图 3-19)。包含 12 导联植入电极(刺激电极)和两个肌电信号采集电极(EMG 电极)。因为刺激电极数量多,所以能精细控制手功能,而且可以进行前臂旋前和肘关节伸展控制。EMG 电极用于采集肌电信号,启动神经假体的电刺激,产生运动。一个 EMG 电极置于桡侧腕长伸肌或肱桡肌,另一个 EMG 电极置于斜方肌或颈阔肌附近。患者可以通过伸腕、屈肘动作或颈肩部运动启动运动控制系统,且可通过肩关节的运动控制不同抓握方式,并对抓握的位置和力量进行调整。研究表明,此种设备可以明显改善颈脊髓损伤患者手功能(包括侧捏及握力)及日常生活活动能力(包括进食、刷牙、翻书等)。但植入式神经假体本身的价格及前期手术费用较高,在临床上未普遍使用。

(二)下肢功能

1. 足下垂功能性电刺激　早期临床上使用较多的 FES 就是足下垂 FES,用于改善中枢

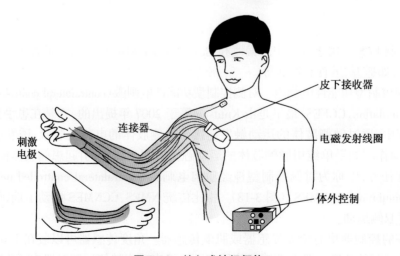

图 3-19　植入式神经假体

神经系统损伤引起的足下垂。许多脑卒中患者都有踝关节背屈、膝关节屈曲、髋关节弯曲不足问题，使得他们在步行时无法将脚趾提离地面。足下垂 FES 的原理是在患侧摆动相开始时，触发电刺激开关，刺激患侧腓总神经，使患者在迈步期产生踝背屈（图 3-20）。进入患侧站立相后，患侧足跟着地，电刺激停止。刺激电极放置在腓骨小头下方的腓总神经上。8 项荟萃分析结果表明，使用足下垂 FES 后，患者的步行速度提高，且步态改善。但足下垂 FES 对腓总神经的刺激只能提供有限的膝关节控制，因此，需要用踝 - 足矫形器来阻止膝关节屈曲不足或者有严重膝过伸的患者，都不适合使用。

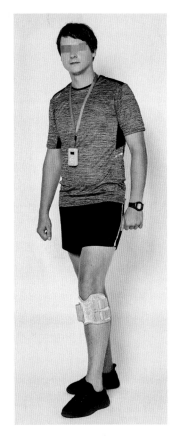

图 3-20　足下垂 FES

　　目前触发电刺激开关的方式有几种：足跟触发器触发、压力触发、角度触发。①足跟触发器触发是当脚离开地面时，刺激开始，当足跟落地时，停止刺激。②压力触发在足底有个压力传感器，患者在不同地面（水泥地、草地、沙地等）上行走时足底受到的压力不同，且不同步行速度，向前、向后迈步，上下楼梯时压力也不同。压力传感器能够精确探测到压力的变化，提供准确的电刺激。③角度触发是通过角度传感器探测胫骨角度的变化范围，所以优势是不受穿鞋的影响，可赤足。角度传感器对下肢前后移动较敏感，对侧方移动不敏感。尤其对脑卒中患者来说，胫骨角度变化小，进行侧方步行训练时有可能感受不到胫骨角度的变化而不能给予准确的刺激。另外，上下楼梯时胫骨角度的变化也不明显，可能不能给予准确刺激。如果在草地或沙地上行走，角度传感器就不如压力传感器敏感。

　　2. 多通道功能性电刺激　传统的单通道或双通道 FES 只能刺激一组或两组肌群收缩，产生单方向、单关节的活动，所以其应用大多局限于在手部运动时刺激指伸肌、指屈肌及在步行中刺激腓总神经。但是人体的多数运动都是极其复杂的协调运动，需要多肌群、多关节的协调参与，多通道 FES 的出现将 FES 的应用范围进一步扩大，其可以刺激多组肌群、产生多关节的活动。多通道 FES 更加符合功能性活动的要求，能更好地诱导脑功能重组，有利于恢复肌群之间的运动协调性及运动控制能力。

　　多通道 FES 通过预先设置的程序实现对各输出通道的控制，在运动过程中，对各输出通道独立控制，各通道的刺激参数（频率、强度、时间等）各自可调，通道之间相互独立，可以根据具体刺激肌肉的肌力和肌张力情况设置电流的大小。治疗时，各通道按照功能性活动中肌群收缩时序刺激肌肉收缩，肢体产生正常的运动，达到功能性活动的目的。更智能的 FES 设备还能根据患者运动输出情况动态调整刺激参数，以达到最佳治疗效果。

　　目前多通道 FES 主要有两种：多通道辅助步行 FES、FES 踏车系统。

　　（1）多通道辅助步行 FES：多通道辅助步行 FES 是基于正常人体行走时序的智能化、多通道 FES 治疗仪（图 3-21），该类治疗仪采用多通道、非同步的刺激方式按正常行走的时序依次刺激股四头肌产生伸膝、刺激腘绳肌产生屈膝、刺激胫前肌产生踝背屈、刺激小腿三头肌产生踝跖屈（图 3-22），使瘫痪下肢产生行走动作，辅助患者站立和行走。其采用足底触发开关启动刺激，以足跟离地启动刺激周期，足跟着地结束刺激，从而使刺激周期和患者的步

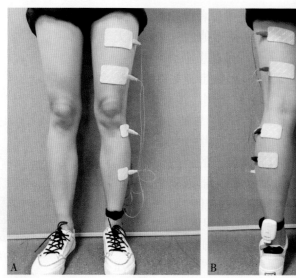
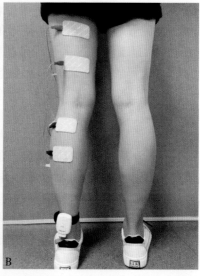

图 3-21 多通道辅助步行 FES

A:多通道辅助步行 FES 股四头肌、胫前肌电极放置;B:多通道辅助步行 FES 腘绳肌、小腿三头肌电极放置

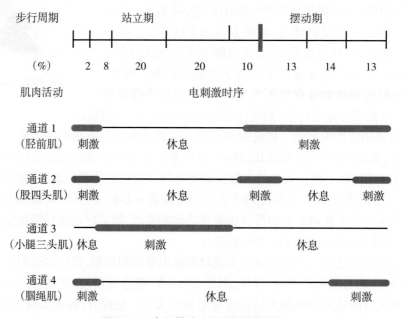

图 3-22 步行模式 FES 的刺激时序

行周期保持一致。其在行走的功能位上调控治疗仪的起始时相,使治疗仪适用于不同个体。而脊髓损伤患者根据实际的功能状况,还可增加臀中肌、腰背肌电刺激,以辅助患者保持躯干稳定和完成髋关节活动。多通道辅助步行 FES 适用于脑卒中和 T_4~T_{12} 脊髓损伤患者。

(2) FES 踏车系统:FES 踏车系统的机制和多通道辅助步行 FES 类似,不同点在于它是在双下肢完成圆周踏车运动的过程中,按肌群收缩的时序程序化刺激股四头肌、臀肌、腘绳肌、胫前肌、小腿三头肌等肌肉,以辅助双下肢完成正常的踏车圆周运动,实现下肢的周期性运动(图3-23)。此外,FES踏车系统还包括上肢FES踏车系统(图3-24)。

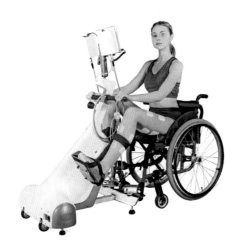
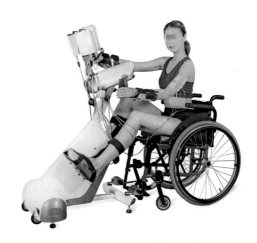

图 3-23 下肢 FES 踏车系统　　　　　　　图 3-24 上肢 FES 踏车系统

　　FES踏车系统由刺激器、机械装置、控制器、表面电极等几部分组成。机械装置多为功率车形式,也有在室外使用的三轮车,有效帮助患者舒适轻松地实现类似蹬车运动的腿部屈伸动作。控制器是系统的核心部分,可根据患者的动态输出情况,调整电刺激强度以及各组肌群刺激的顺序,使患者的多个肌群能够协调地实现有力的蹬踏运动。控制器里的信号采集设备主要用来获取系统的输出(如速度、功率等),以及用于控制器参数的设定与调整。

五、功能性电刺激疗法的禁忌证及慎用范围

同NMES疗法。

六、案例分析

病史:患者王某,男,65岁,"左侧肢体活动不利3个月余"入院,头颅CT示右侧额顶叶多发散在脑梗死灶。

诊断:脑梗死。

评估:左侧下肢Brunnstrom Ⅳ期,Fugl-Meyer下肢运动功能评分15分/34分;左侧伸膝肌群肌张力1级,左侧小腿三头肌肌张力1+级;站位平衡Ⅲ级,但站立时左侧下肢负重减小,重心偏向健侧。行走时,左侧下肢支撑相缩短,摆动相时膝关节不能屈曲,且伴有足下垂。

目前主要康复问题:①左侧偏瘫;②左侧下肢肌张力增高;③左侧足下垂;④步态异常。

康复目标:①改善左侧足下垂;②纠正步态。

治疗方案:该患者除足下垂外,在步行中还伴有摆动相膝关节屈曲不足、患侧支撑相缩短等问题,因此在常规康复训练的基础上可以考虑进行基于正常人体行走时序的智能化、多通道FES治疗仪辅助患者改善步态。治疗时四对电极分别置于胫前肌、股四头肌、腘绳肌和小腿三头肌的运动点上,按照正常行走时各肌肉的收缩时序进行电刺激,辅助患者完成行走

过程中患侧膝关节和踝关节的活动。治疗时为了诱发充分的肌肉收缩,刺激的波形可使用方波,刺激参数设置为频率为 30~50Hz,脉宽 200μs,通电/断电比 5s/5s,强度 0~90mA 可调。治疗每天进行 1~2 次,30min/次。随着治疗次数的增多和患者耐受程度的提高可逐渐延长治疗时间至 60min/次。

（沈滢　薛晶晶）

第四节　经皮神经电刺激疗法

一、概述

经皮神经电刺激(transcutaneous electrical nerve stimulation,TENS)疗法是通过皮肤将特定的低频脉冲电流输入人体刺激神经达到镇痛、治疗疾病的方法。TENS 是 20 世纪 70 年代根据疼痛闸门控制学说发展起来以治疗疼痛为主的无损伤性治疗方法。

二、经皮神经电刺激疗法的治疗作用及原理

(一)止痛

TENS 可以降低疼痛强度和疼痛所引起的不适感,其降低疼痛强度的效果比较明显,是有效的止痛手段。TENS 通过选择性刺激 A 类纤维,激活粗纤维等途径达到止痛的效果,其原理可简单概括为:①低频电流→兴奋粗(Aβ)纤维→脊髓背角胶质区(SG)细胞兴奋→闸门关闭→痛觉传入减弱或受阻→镇痛。②低频电流→SG 细胞兴奋→γ-氨基丁酸(GABA)能神经元→释放 GABA→C 纤维末梢 Ca^{2+} 通道受阻→抑制痛觉的传入→镇痛。③低频电流→脑高级中枢内源性痛觉调制系统→释放 5-羟色胺(5-HT)、阿片肽、GABA、去甲肾上腺素(NA)等递质→脊髓背外侧束→抑制脊髓背角神经元→镇痛。④低频电流→神经冲动→脊髓→皮层感觉区→干扰痛觉→镇痛。⑤低频电流→产生震颤感和肌肉颤动→兴奋粗纤维→疼痛的传导受干扰和受阻→镇痛。

(二)止呕

使用 TENS 刺激内关穴可有效缓解术后患者因使用吗啡类止痛药所产生的呕吐反应。

(三)微血管扩张

TENS 可以促进组胺的释放,导致微血管扩张。

(四)消除水肿

TENS 可刺激肌肉收缩,产生机械性压迫促进静脉和淋巴回流,消除水肿。此外,TENS 还可以增加蛋白的活动,加速淋巴和组织液回流;降低血管的通透性,减少组织液渗出,从而达到消除水肿的效果。

三、经皮神经电刺激疗法的治疗技术

(一)电流应用参数

1. 频率及脉宽　频率一般为 1~150Hz,脉宽多使用 0.04~0.3ms。目前常用的 TENS 见表 3-5,可分为常规 TENS、针刺样 TENS、短暂强刺激式 TENS。常规 TENS 是高频率、低强度的电刺激,频率为 70~100Hz,脉宽小于 0.2ms,治疗时有舒适的麻颤感,而不产生肌肉收缩,

多适用于急慢性疼痛,短期止痛效果较好。针灸式 TENS 频率为 1~4Hz,脉宽 0.2~0.3ms,治疗强度应为感觉阈的 2~4 倍、达到运动阈以上,能同时兴奋感觉神经和运动神经,多适用于急慢性疼痛、周围循环障碍、长期的深部痛,长期止痛的效果较好。短暂强刺激式 TENS 频率为 150Hz,脉宽大于 0.3ms,治疗时肌肉强直或痉挛样收缩,肌肉易疲劳,多用于小手术中加强镇痛效果。

表 3-5 三种不同类型的 TENS

方式	强度	频率	脉宽	适应证
常规 TENS	舒适的麻颤感	70~100Hz	<0.2ms	急慢性疼痛;短期止痛效果好
针刺样 TENS	可耐受情况下,产生较强的肌肉收缩	1~4Hz	0.2~0.3ms	急、慢性疼痛;深部痛;长期止痛效果好
短暂强刺激 TENS	肌肉强直或痉挛样收缩,患者耐受的高限	100~150Hz	0.15~0.25ms	用于小手术、致痛性操作过程中加强镇痛效果

2. 波形 大部分的 TENS 治疗仪使用持续的、不对称的平衡双相方波,也有少数使用单相方波。

3. 电极放置 TENS 治疗中电极的放置可选择并置、对置或交叉等。一般可依据以下原则选择:①疼痛部位;②扳机点或穴位:扳机点和穴位上的短暂、高强度 TENS 刺激可以长期抑制疼痛;③周围神经;④神经干或神经根:神经病变引起的疼痛,在相关的神经干或神经根给予 TENS 治疗效果更佳。

4. 剂量与疗程 常规 TENS 的治疗时间 30~60min/d 到持续 36~48h 不等,针刺样 TENS 单次治疗时间不超过 45min,短暂强刺激式 TENS 电流强度较大,一般 15min/ 次。

(二)操作方法

在治疗前向患者解释治疗过程中可能出现的正常感觉,比如麻颤感、蚁行感等。打开治疗仪的电源,患者取舒适的体位,然后将电极固定于相应的部位上,选择适当的刺激参数(频率、脉宽、治疗时间等),调节电流强度。治疗结束后应先将输出强度调零,取下电极,然后再关闭电源。

(三)注意事项

注意事项同 NMES。

四、经皮神经电刺激疗法的临床应用及适应证

(一)手术的切口痛

对于手术的患者,可在术前测试电刺激强度,术后即刻开始 TENS 治疗,效果较好。

(二)急性疼痛和神经痛

TENS 治疗对急性疼痛和神经痛效果较好。

(三)慢性疼痛

TENS 治疗可用于坐骨神经痛、偏头痛、关节痛等慢性疼痛患者。

五、经皮神经电刺激疗法的禁忌证及慎用范围

同 NMES。

六、案例分析

病史:患者庄某,女,76 岁,因"反复右侧膝关节疼痛 1 年余"入院,膝关节影像学检查示右侧膝关节骨皮质变薄,胫骨平台及股骨内外侧髁骨质增生,髌骨边缘骨刺形成。

诊断:右膝关节退行性骨关节病。

评估:①右膝关节内侧压痛,VAS 6 分;②右膝关节外侧压痛,VAS 4 分;③上下楼梯时膝关节痛,VAS 4 分;④膝关节活动度受限。

目前主要康复问题:①右侧膝关节疼痛;②关节活动受限;③日常生活活动能力受限。

康复目标:①缓解右膝关节周围的疼痛;②改善右膝关节活动度。

治疗方案:该患者诊断为膝关节退行性关节炎,主要功能障碍是膝关节疼痛或活动度受限。经皮神经电刺激能够选择性刺激 A 类纤维,关闭疼痛闸门,释放内源性镇痛物质,达到降低疼痛强度的效果,是有效的止痛手段。因此该患者可以给予经皮神经电刺激止痛。治疗时电极对置于膝关节内侧和膝关节外侧的痛点,频率为 70~100Hz,脉宽小于 0.2ms,治疗强度以患者有舒适的麻颤感而不产生肌肉收缩为度。治疗时间从 30min/d 开始,然后逐渐延长治疗时间,最长可持续 36~48h 不等。

(薛晶晶)

第五节　间动电疗法

一、概述

间动电流(diadynamic current)是在直流电的基础上叠加频率为 50Hz 的正弦交流电整流后形成的脉冲电流,因此间动电流的作用基础是直流电的作用和低频脉冲电流的作用相结合。

二、间动电的物理特性

由于间动电流是在直流电的基础上叠加了频率 50Hz 的正弦交流电,所以其脉冲部分仍为正弦波,该正弦波可以半波或全波的形式出现,也可交替出现。常用的间动电流有以下六种。

1. 密波　由 50Hz 的正弦交流电经全波整流后附加在直流电上而成,频率为 100Hz,无间断,幅度恒定。

2. 疏波　经半波整流而成,频率为 50Hz,间歇 10ms。

3. 疏密波　疏波、密波交替出现,各持续 1s。

4. 间升波　疏波、密波交替出现,密波持续 8s,疏波持续 4~6s;密波由两组疏波交叉间隔组成,其中一组疏波幅度不变,另一组疏波缓升缓降。

5. 断续波　间断出现的疏波,通电 1s,断电 1s。

6. 起伏波　断续波的一种,但脉冲的升降幅度是缓升缓降。

基于间动电流的性质,其具有以下特点:

1. 间动电流中每组电流的波形、频率、脉冲持续时间、间歇时间等是固定不变的,治疗时可调节的只有电流强度。

2. 电流强度和脉宽固定的情况下,正弦电流的作用比感应电强;所以为达到相同的治疗效果,间动电所需的刺激强度比感应电小,患者较易接受。

3. 间动电具有直流电的性质,有电解作用,治疗时需要区分正负极。

三、间动电疗法的治疗作用及原理

(一) 止痛

间动电流作用可以提高痛阈,止痛作用由强到弱依次为间升波、疏密波、密波和疏波。有研究认为间动电流的止痛作用比直流电显著,但对严重疼痛的疗效不佳。其镇痛的机制与其他低频电疗法类似,可以用掩盖效应、闸门控制学说等解释。

(二) 促进外周血液循环

间动电流治疗数小时后可见继发"动力"效应,表现为外周血液循环改善,局部皮肤充血和皮温升高,水肿减轻,组织紧张度降低。间动电流用于治疗动脉内膜炎和动脉硬化可使局部血流量增加 50%~80%,治疗时选用杯状或片状电极,阴极靠近治疗部位,较大的部位(如大腿)可采用并置法,较小的部位(如上肢)可采用对置法。

(三) 刺激肌肉收缩

间动电流的频率为 50Hz 或 100Hz,脉宽为 10ms,刺激外周神经或肌肉均可引起肌肉强直收缩。但间动电疗法不能使失神经支配的肌肉出现肌肉收缩,不适用于失神经支配肌肉的电刺激。

四、间动电疗法的治疗技术

(一) 电流应用参数

治疗时间一般建议短时间治疗,每次可选用两种波形,治疗 6~8min,1 次/d,急性期可 2 次/d,5~10 次为 1 个疗程,每个疗程间隔 1~2 周。

(二) 操作方法

在治疗前向患者解释治疗过程中可能出现的正常感觉,比如麻颤感、蚁行感等。打开治疗仪的电源,然后将电极固定于相应的部位上,先开直流电,然后再逐渐加入脉冲电部分。治疗结束后应先将输出强度调零,取下电极,然后再关闭电源。

(三) 注意事项

注意事项与 NMES 相同。间动电流有直流电的成分,因此衬垫的厚度应大于 1cm,以防电灼伤。治疗时衬垫要充分湿润,并与皮肤紧密接触,防止电流密度不均影响治疗效果。

五、间动电疗法的临床应用及适应证

间动电疗法的适应证包括颈椎病、网球肘、三叉神经痛、坐骨神经痛等各种原因导致的疼痛、失用性肌肉萎缩、肌肉劳损、早期闭塞性脉管炎、雷诺综合征等。

六、间动电疗法的禁忌证及慎用范围

与 NMES 相同,此外,还包括对直流电过敏的患者。

七、案例分析

病史:患者陈某,男,26 岁,因"搬重物时突然腰痛 2h"入院。查体发现 L_4~S_1 椎体旁有压痛,前屈、后伸及侧屈均活动受限。CT 显示 L_4~L_5、L_5~S_1 椎间盘突出。

诊断:急性腰扭伤,腰椎间盘突出症。

评估:①疼痛 VAS 7 分;②直腿抬高试验 40°(+),加强试验(+),腰椎前屈、后伸及侧屈活动度受限。

目前主要康复问题:①腰部疼痛;②腰椎活动度受限;③日常生活活动能力受限。

康复目标:①缓解腰部疼痛;②改善腰椎活动度。

治疗方案:该患者为急性损伤,可以选择无热量的短波和间动电疗法,急性期进行间动电疗法时以不引起明显肌肉收缩为宜。急性期过后,可选择腰椎牵引、温热量的短波、间动电疗法或其他电疗法。治疗时负极放在痛点,正极放在距离痛点 2~3cm 处,6~8min/ 次,2 次 /d,5~10 次为 1 个疗程。

(薛晶晶)

参 考 文 献

[1] 乔志恒,范维铭 . 物理治疗学全书[M]. 北京:科学技术文献出版社,2001.

[2] 廖文炫,张梅兰,蔡美文,等 . 物理因子治疗学[M]. 新北:合记图书出版社,2001.

[3] 励建安,许光旭 . 实用脊髓损伤康复学[M]. 北京:人民军医出版社,2013.

[4] Robinson AJ,Snyder-Mackler L. 临床电生理治疗学[M]. 张翼,燕铁斌,庄甲举,译 . 北京:人民军医出版社,2011.

[5] Frontera WR,DeLisa JA,Gans BM,et al. DeLisa 物理医学与康复医学理论与实践[M]. 励建安,毕胜,黄晓琳,译 . 北京:人民卫生出版社,2013.

[6] Claydon LS,Chesterton LS,Barlas P,et al. Dose-specific effects of transcutaneous electrical nerve stimulation (TENS)on experimental pain:a systematic review [J]. Clin J Pain,2011,27(7):635-647.

[7] Ng SS,Hui-Chan CW. Does the use of TENS increase the effectiveness of exercise for improving walking after stroke? A randomized controlled clinical trial [J]. Clin Rehabil,2009,23(12):1093-1094.

[8] Laufer Y,Elboim-Gabyzon M. Does sensory transcutaneous electrical stimulation enhance motor recovery following a stroke? A systematic review [J]. Neurorehabil Neural Repair,2011,25(9):799-809.

[9] Sentandreu Mañó T,Salom Terrádez JR,Tomás JM,et al. Electrical stimulation in the treatment of the spastic hemiplegic hand after stroke:a randomized study[J]. Med Clin(Barc),2011,137(7):297-301.

[10] Sabut SK,Sikdar C,Mondal R,et al. Restoration of gait and motor recovery by functional electrical stimulation therapy in persons with stroke [J]. Disabil Rehabil,2010,32(19):1594-1603.

[11] Embrey DG,Holtz SL,Alon G,et al. Functional electrical stimulation to dorsiflexors and plantar flexors during gait to improve walking in adults with chronic hemiplegia [J]. Arch Phys Med Rehabil,2010,91(5):687-696.

[12] Lo HC,Yeh CY,Su FC,et al. Comparison of energy costs leg-cycling with or without functional electrical stimulation and manual wheelchairs for patients after stroke [J]. J Rehabil Med,2010,42(7):645-649.

[13] Shen Y,Yin Z,Fan Y,et al. Comparison of the Effects of Contralaterally Controlled Functional Electrical Stimulation and Neuromuscular Electrical Stimulation on Upper Extremity Functions in Patients with Stroke [J]. CNS Neurol Disord Drug Targets,2015,14(10):1260-1266.

[14] Yan T,Hui-Chan,C. W. Functional electrical stimulation improves motor recovery of the lower extremity and

walking ability of subjects with acute stroke:A randomized placebo-controlled trial [J]. Stroke,2005,36(1): 80-85.

[15] Guoqing You,Huiying Liang,Tiebin Yan. Functional electrical stimulation early after stroke improves lower limb motor function and ability in activities of daily living [J]. Neuro Rehabilitaion,2014,35(3):381-389.

[16] Benlei Xu,Tiebin Yan,Yuanle Yang,et al. Effect of normal-walking-pattern-based functional electrical stimulation on gait of the lower limb extremity in subjects with ischemic stroke:A self controlled study [J]. Neuro Rehabilitaion,2016,38(3):163-169.

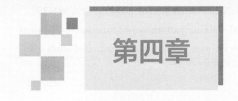

第四章

中频电疗法

第一节　概述及理论基础

一、概述

医学上将应用脉冲频率在 1~100kHz 范围的电流治疗疾病的方法称中频电疗法。中频电疗法发展的历史只有 70 年左右,远短于低频电疗法和高频电疗法,但在一些临床病症的康复治疗中起着重要的作用,如在治疗慢性疼痛,软化松解软组织及内脏纤维增生、粘连,增强肌力、肌耐力,调节肌痉挛等方面。近 20 年的发展,加之电疗仪器制造技术进步,使中频电疗法的普及越来越广泛,已在全国各级医疗、康复机构广泛使用。在治疗师的指导下,有的便携式中频治疗仪还可以由患者自行在家庭使用。

二、中频电疗法的分类

中频电疗法常选用的电流频率在 2 000~8 000Hz,有的中频电疗法所采用的频率超过 10kHz。根据中频电流产生方式和波形及频率不同,一般将中频电疗法分为:

1. 干扰电疗法　常见的包括静态干扰电疗法、动态干扰电疗法、立体动态干扰电疗法。

2. 调制中频电疗法　常见的包括正弦调制中频电疗法、脉冲调制中频电疗法。

3. 等幅正弦中频电疗法　常见的包括音频电疗法、超音频电疗法、音频电磁场疗法。

4. 低中频混合疗法　包括音乐电疗法、振动电疗法。

本章将介绍临床治疗中常用的干扰电疗法、调制中频电疗法及音频电疗法。

三、中频电的生理学特点

中频电流作用于人体时所表现出的电学特点,以及对人体产生的理化效应明显不同于低频电流。

(一)对神经肌肉的作用

哺乳类动物的运动神经每次兴奋后有一个绝对不应期,持续约 1ms。要使每个脉冲周期的刺激都能引起一次兴奋,刺激持续的时间必须大于等于 1ms,即脉冲频率小于 1 000Hz,此所谓周期同步现象。中频电流频率大于 1 000Hz,有些脉冲刺激会落在绝对不应期里,也就是说,不是每个脉冲刺激都能引起一次神经肌肉兴奋,需要综合多个脉冲周期的连续作用,并达到一定的强度,才能引起再一次的兴奋,这就是中频电刺激综合效应。

(二)人体组织对中频电流的阻抗低

人体组织成分复杂,在通电流时有导体特性和电容特性,对电流产生电阻和容抗。对不同频率的电流,其总的阻抗不同。随着电流频率的增高,总的阻抗会逐渐减低,中频电流通过组织的电流会较低频电流多,所能到达的组织深度也较低频电流深,能深达骨骼肌。治疗时可用较大的电流强度,电流密度可达 $0.1{\sim}0.5mA/cm^2$。

(三)无电解作用

中频电流是一种频率较高的交流电,电流的正半波和负半波交替变化较快,以致无恒定的阴、阳极性。作用于人体时,在电流的每一个正半波和负半波内,人体组织内带电粒子因异名电极取向而作快速往返移动,故不会在电极下发生电解反应而产生酸、碱电解产物,因而电极下皮肤不会产生酸、碱电解产物的刺激损伤。治疗时可选用较薄的电极衬垫。相对来说,其操作较低频简便而安全,患者也能耐受较大电流的刺激,可以坚持较长疗程的治疗。

(四)对感觉神经的作用

中频交流电对皮神经及感受器没有强烈的刺激,通以感觉阈强度电流时有轻微的蚁走感、针刺感。随着电流强度逐渐增大,出现较强的振动感或肌肉收缩感,这种感觉深在而舒适,优于低频电流刺激。这可能因为中频电流的频率较高,不易引起传导痛觉的细纤维兴奋,肌肉收缩的阈值明显低于痛觉阈值。有人证明,6 000~8 000Hz 的中频电流刺激皮肤时,这个特点更明显;也可能因为中频电流作用时皮肤电阻较低,电流可到达较大的深度,不致强烈刺激皮神经及感受器。如继续加大电流强度,会出现很紧的束缚感,往往引起不适和紧张。

(五)促进局部血液及淋巴循环

中频电流作用 10~15min 后,局部开放的毛细血管数量增多,血流速度和血流量均有增加,局部血液循环明显改善。

(六)提高活性生物膜的通透性

有研究发现,在正弦中频电流作用下,药物离子、分子透过活性生物膜的数量明显多于失去活性的生物膜。这可能是中频电流能扩大细胞之间的空隙或组织间隙所致。可将中频电流用于药物分子或离子导入,所采用的干扰电、调制中频电流既有中频电流成分,也有低频电流成分。这种电流能克服低频电流作用表浅、有电解作用、患者不易耐受等缺点,使导入的药物数量、扩散的速度均有增加,患者能坚持较长时间的疗程治疗。

第二节　音频电疗法

一、概述

应用频率 1 000~20 000Hz 的等幅正弦中频电流治疗疾病的方法称音频电疗法。因电流频率在声波频率范围内,故这个频率范围内的电流称音频电流。1969 年,我国临床工作者尝试将 2 000Hz 的等幅正弦中频电流用于治疗皮肤瘢痕,取得了明显的疗效。后又有人将该电流频率的应用扩大到 4 000~8 000Hz。但目前音频电疗法中多数还是采用 2 000~5 000Hz 的电流频率。音频电疗法的范围由初始的皮肤瘢痕治疗扩大到临床更多疾病和症状的治疗。如术后内脏组织粘连,血肿后的组织纤维化,软组织的扭伤、挫伤及皮神经炎、神经痛,肌肉、骨关节无菌性炎症等。

二、音频电疗法的治疗作用及原理

(一) 镇痛

单次音频电流治疗可使局部皮肤痛阈明显上升,有明显的即时镇痛作用,但持续时间不长。对术后或烧伤后的瘢痕疼痛、剧痒症状则有显著而持久的疗效。这和音频电流软化松解瘢痕、调整局部感觉神经敏感性有关。对肌肉痉挛及一些慢性炎症如肌筋膜炎、腱鞘炎等导致的疼痛的镇痛作用,可能与缓解肌痉挛、改善局部血液循环产生的间接作用有关。

(二) 促进或调节局部血液循环

音频电流对异常的血管扩张可促其收缩,如瘢痕前期、急性皮炎时扩张的毛细血管。对因血管壁炎症造成的血液循环障碍如闭塞性脉管炎,通过减轻或消除炎症促其畅通。也有人通过音频电刺激肢体,观察到甲皱微循环改善,治疗中和治疗后,毛细血管管径、血流的速度、血管长度或毛细血管数量都发生了变化。有研究通过音频电刺激下腹部,即刻或治疗后30min,观察到髂外动脉血流量增加。这些都可能与音频电流作用于皮肤神经感受器及表浅血管而发生的反射作用有关。

(三) 软化瘢痕和松解粘连

音频电对瘢痕和粘连的组织有软化和松解作用。经过一定时间的治疗,瘢痕缩小、变平,颜色变淡,质地变软。对注射后硬结、外伤后淤血、血肿机化及由此引起的肢端水肿,有明显的治疗作用。这可能与音频电流刺激扩大了细胞和组织间隙,使粘连的结缔组织、肌纤维、神经纤维活动后得到松动及促进血液循环有关。

(四) 消炎、消肿

音频电流对淋巴管炎、乳腺炎、肩周炎、腱鞘炎等一些慢性炎症有较好的促吸收、消散作用。这与音频电流改善局部血液循环,增加局部营养,促进局部组织代谢有关。

(五) 促进神经功能恢复

这是音频电疗法的主要作用,有直接起作用的,如音频电场直接作用于神经炎症和损伤的局部,通过改善局部血液循环、局部的营养和代谢,促进炎症的消散和损伤的修复。如皮肤带状疱疹后遗神经痛、股外侧皮神经、面神经、臂丛神经、尺神经、桡神经等一些较表浅的神经炎症和损伤。对神经损伤后的一些症状如继发的肌肉萎缩、感觉和功能障碍及继发性闭汗等有间接作用。

（六）调节神经系统的功能

音频电流作用于神经节段或皮肤内脏反射区,可调节内血管、分泌腺体及脏器的功能。如两电极置于颈椎两侧,可使高血压患者血压下降,睡眠好转。刺激下胸椎两侧可调整消化道功能,如对胆囊切除术后出现的大便次数和性状异常者有改善作用,使趋于正常。

（七）提高生物膜的通透性

等幅正弦中频电流能增加活的生物膜通透性,使药物分子因浓度梯度而扩散透过生物膜。在 2 000Hz、4 000Hz 等幅正弦中频电流作用下,药物的 pH 及性质均无变化。因此主张对不能电离的药物分子进行中频电流导入,这样就增加了电流导入的药物种类。

（八）音频电流叠加直流电药物离子导入

经过整流的音频电流和直流电药物离子导入叠加联合治疗,一般认为是有协同作用的：音频电流可降低皮肤电阻,提高皮肤对直流电的耐受力,可加大电流量,有利于药物离子导入。药物离子不但可以从皮肤毛孔和汗腺管开口处,还可以从电极下皮肤细胞间隙进入人体,导入较深。同时音频电流的作用和某些药物离子的作用相互加强,如联合导入碘离子,可加强对瘢痕的软化松解作用等。

三、音频电疗法的治疗技术

（一）电极

1. 类型

（1）自黏电极（图 4-1）：电极一面绝缘,另一面涂有自黏凝胶作为电极和皮肤之间的传导介质,质地柔韧,可反复使用数次。当凝胶干枯、脱落或黏了较多皮屑或污垢后,通电时电极下皮肤表面电流密度不均匀,会增加局部电流灼伤皮肤的风险,使舒适度下降。应更换新电极。使用时将涂有自黏凝胶的一面直接粘贴于洁净的皮肤上。电极形状有方形和圆形,常有的规格有 10cm²、20cm²、30cm²、50cm² 等数种,是目前中频电疗法常用的电极,粘贴牢固,简便卫生。

（2）硅胶电极（图 4-2）：电极一面是导电硅胶,另一面是绝缘材料,可长久使用。使用时需在电极和皮肤之间垫一层海绵或 1~2 层棉质织物,海绵和棉质织物需用清水潮湿,以便导电,治疗后用清水洗涤,不可用酒精,洗后晾干备用。电极形状有方形和圆形,有大小不等的

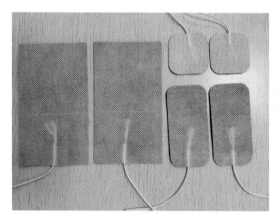

图 4-1 自黏电极

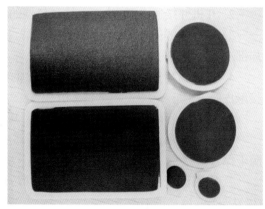

图 4-2 硅胶电极

尺寸,方便选用。

(3) 铜片或铅板电极:这种电极是低、中频电疗最早使用的电极,目前已很少使用。

2. 电极放置原则　根据病变范围的大小选择合适的电极,电极不能过大,也不能过小。治疗时可用对置法或并置法。对置法:电极上下对置于治疗部位,适用于手指、手掌等治疗面较小的部位或病灶较深的部位。并置法:电极放置于身体的一侧,即治疗局部两端边缘上或边缘外。

3. 电极放置注意事项

(1) 电极之间的距离和间隔大小会影响电流作用的深度和范围,一般两电极之间距离至少大于电极的横径或半径,特别是治疗区域面积较小时,要注意选用尺寸合适的电极,以免电极之间距离过小,发生电流短路现象。

(2) 治疗前最好先清洁治疗区域的皮肤,特别是年老患者,皮肤皮屑多且干燥,易黏在电极上,影响电极使用寿命且增加皮肤受伤风险。黏上皮屑,皮肤电阻较大,且易产生电灼伤。

(3) 电极和皮肤之间需紧密接触,特别是骨凸处,避免局部电流密度过大产生电灼伤。

(4) 电极放置时还应考虑到,人体不同部位皮肤对电流刺激的感觉有差异,如同样大小的电流强度下,膝关节伸侧和屈侧腘窝皮肤对电流刺激感觉差异较大。故同一电路的两电极放置时尽量避免出现这种情况,特别是用耐受量治疗时。

(二) 电流强度

治疗电流的强度调节应参考治疗要求和患者的感觉,一般以感觉阈或运动阈为准。一般情况下,缓慢调节电流量至患者有明显的震颤感或舒适的紧缩感为宜,当患者感觉电流强度减弱时,应再给缓慢增加直至适宜的剂量。治疗过程中不应出现疼痛和不适。瘢痕处、血液循环及浅感觉不佳的部位治疗时不能单以患者感觉为准,应结合适宜的电流密度调节电流强度大小。

(三) 治疗时间和频率

亚急性或慢性疾病治疗一般每天一次或隔天一次,每次 15~25min 为宜。急性期治疗可一天两次,两次间隔4~6h,每次 15~25min。亚急性或慢性疾病连续治疗 15~30 次为 1 个疗程。急性期治疗疗程较短,一般需 3~10 次。

(四) 操作方法

1. 向患者解释治疗目的及治疗中正常的感觉和注意事项。

2. 开机并接通电源,检查电线和仪器的连接处是否正常。

3. 患者取舒适体位,治疗师根据病情,检查并确定治疗部位,暴露治疗部位并观察治疗局部皮肤是否完好。

4. 根据治疗部位大小选择合适尺寸的电极,连接电线,按治疗要求放置电极并使紧密接触皮肤。

5. 治疗时间内可调节电流量 1~2 次,调整电流强度达治疗剂量。

6. 治疗结束,取下电极,观察治疗局部皮肤有无异常。清洁电极及衬垫,交于患者自行晾干保管。

7. 完善治疗记录,包括治疗参数、治疗部位及患者的治疗反应。

(五) 注意事项

1. 音频电疗仪不应和高频电疗仪近距离同时工作,或共用一个接线板,以防受高频电磁波干扰不能正常工作,或可能导致患者出现"电击"现象。

2. 治疗仪器出现故障必须及时报修并做好相应记录。

3. 去除治疗部位及邻近处的金属物,避免金属导电带来危险。如治疗区域体内有金属,则应注意选用较小的电流剂量,一般电流密度 $<0.3mA/cm^2$。

4. 治疗前需检查局部皮肤有无破损,因为皮肤表皮电阻较大,破损后局部的电阻大大降低,电流密度增大,易产生电灼伤。如治疗区域表皮大面积破损无正常皮肤时,不能进行治疗。表皮破损较小者,电极应避开破损处或在破损处贴小胶布加以保护。外用膏药或外用擦剂,特别是对皮肤有刺激性的外用药会增加局部皮肤灼伤的风险,应谨慎使用。

5. 注意输出导线和电极连接处不应有金属裸露在外。

6. 患者取舒适放松、便于治疗的体位,治疗过程中不要随意移动,不要大声交谈或看书、看手机,应专心体会治疗时的感觉,有不适立即告知治疗师。

7. 缓慢调节电流输出,并询问患者的感觉。治疗开始皮肤有轻微的针刺感,随着治疗进行,针刺感逐渐消失。若电极下有持续的灼痛,则应立即终止治疗并进行检查,若电极下皮肤出现鲜红斑块或水疱,应对症处理,视情况决定是否继续疗程。

8. 治疗开始后应观察患者及治疗局部对治疗的反应:若出现全身不适,应立即停止治疗,检查原因,对症处理;若治疗数分钟后感觉治疗强度变弱,应酌情增加电流量,这是人体对音频电流的刺激产生的适应性反应。对不能正常表达的小儿和智能障碍者,应观察治疗时的情绪反应,治疗时间要短一些,输出电流强度要弱一些。

9. 疗程长短的制定应遵循个体化原则,应根据患者一段时间连续治疗的效果和患者机体、心理对治疗的适应性反应来确定。若出现适应反应,则应停止治疗,结束疗程,休息 2~4 周,以恢复身体对刺激的敏感性,再进行下一疗程的治疗。建议一年之内不要超过 2~3 个疗程。

10. 临床疗效来源于每次治疗效应的累积,特别是亚急性和慢性病的治疗,没有连续性的治疗很难取得满意的临床效果。治疗师应重视对患者进行这方面的宣教,努力争取患者的配合。

四、音频电疗法的临床应用及适应证

(一) 瘢痕

音频电对皮肤瘢痕增生肥厚有较好的软化和遏制的作用。急性期瘢痕表现为毛细血管扩张增生,颜色鲜红,瘢痕显著高出皮面,伴刺痒和功能障碍。音频电疗法可使刺痒症状显著减轻或消失,瘢痕颜色逐渐变淡,质地逐渐变软、变平、缩小。当治疗停止后,纤维化的组织会慢慢吸收,情况会继续好转。其间,若配合瘢痕的主动或被动手法牵伸活动则疗效会更好。

对于增生性瘢痕体质的人,创面愈合后 1~2 个月,局部会出现潮红和毛细血管扩张增生,当组织尚无明显的纤维化时介入音频电疗法,效果也很明显。

另外,对手术后、慢性炎症后的组织粘连及继发的症状,音频电有促进吸收、软化松解、缓解症状的作用。如腹腔手术后炎性包块,疼痛,甲状腺术后声音嘶哑,浅静脉炎后遗留下的硬索条,肩周炎粘连期的关节活动障碍和疼痛,外伤后组织血肿、机化,关节纤维性强直,乳腺小叶增生等。

（二）扭挫伤

音频电对软组织扭挫伤后的疼痛、肿胀、皮下淤血有明显的治疗作用。这和音频电流能加强局部血液循环、促进组织间渗出物的吸收消散作用有关。一般于急性扭挫伤 24~48h 后进行音频电疗法。

（三）肌筋膜炎

肌筋膜炎是皮下结缔组织因慢性劳损等原因出现的病理性改变，在修复过程中，结缔组织增生粘连形成痛性结节，触诊常能触及局部有硬条索状物，压之疼痛。将音频电流两电极并置于痛点两侧，可对粘连的组织起消散、软化、止痛作用。

（四）神经痛

音频电流对神经炎症或损伤有镇痛、促进神经修复和恢复功能的作用。如带状疱疹后遗神经痛、股外侧皮神经炎、面神经炎、臂丛神经受压等浅表部位的周围神经炎症和损伤导致的疼痛。

五、音频电疗法的禁忌证及慎用范围

（一）禁忌证

音频电流因可增加血液循环、加快血流速度和促进组织代谢，所以对一些疾病、外伤或特殊部位禁用或慎用。

1. 急性炎症、急性外伤　急性炎症和损伤时，血管壁通透性增加，音频电可增加血液自血管内渗出，加重组织间水肿，增加组织间压力，使疼痛加重。

2. 出血性疾病　如血友病，这是一组先天性凝血因子缺乏致出血性疾病，终身具有轻微损伤后出血倾向，重症患者没有明显外伤也会"自发性"出血，该类患者不宜进行音频电刺激，以免增加出血风险。

3. 急性感染性疾病、恶性肿瘤　音频电流刺激可因局部血液循环的增加而促进感染扩散，中小剂量的音频电流可通过加强局部组织代谢而刺激肿瘤细胞生长和转移。

4. 严重心力衰竭、严重肝肾功能不全　不宜进行频繁的音频电刺激，有可能会加重心、肝肾脏负担，加重病情。

5. 高热　高热时体温在 39.1~40℃，常见于急性感染性疾病、变态反应性疾病等，患者体内环境处于极不稳定的状态，音频电刺激易引起病情变化，对疾病的转归产生不利影响。

6. 佩戴心脏起搏器者　音频电流在人体内产生的电磁场有可能影响到起搏器向心肌发放正常电信号，从而干扰起搏器工作，扰乱心脏的节律，发生危险。

7. 静脉栓塞、血栓性静脉炎区域　应考虑到音频电刺激引起血管壁运动，使血管内栓子松动，甚至脱落，脱落的栓子可随血流流入心脏、肺、脑、肾等组织造成栓塞，严重的栓塞可致生命危险。

8. 孕妇腰、腹、骶部及邻近区域（髋关节、腹股沟处）　音频电流有可能刺激子宫，引起流产或影响胎儿发育。

（二）慎用范围

心脏前区、颈动脉窦处慎用音频电流刺激，有可能使心率、血压产生波动，出现危险。眼睛周围电流量不可太大，避免眼睛出现不适甚至灼伤。

六、案例分析

病史:患者罗某,男性,30岁。左手腕切割伤术后就诊。1个月前利器切割伤致左手腕部肌腱、血管、神经断裂损伤,随即入院行手术缝合。1周前拆线,切口愈合好。

诊断:周围神经损伤。

评估:左手指屈曲状态,左手及腕关节肿胀、僵硬,活动障碍,鱼际肌、小鱼际肌萎缩,左手掌侧根部及左前臂屈侧下端可见长短不一的新鲜瘢痕数条,瘢痕无增生。肌电图提示:左前臂神经不完全性损伤。

目前主要康复问题:①左手及腕关节肿胀、僵硬、活动障碍;②左手肌力下降。

康复目标:①消除左手及腕关节的肿胀;②延缓肌肉萎缩;③软化瘢痕;④改善左手功能。

治疗方案:音频电疗处方:频率:2 000Hz,电极:50cm^2×2,治疗时间:20min,1 次 /d,25~40 次为 1 个疗程,剂量:耐受量,输出方式:连续输出,治疗部位:将两电极并置于手腕瘢痕区域上下端(图 4-3)。硅胶电极需用沙袋或弹性绷带固定。音频电疗可软化松解瘢痕和僵硬的肌肉,增加血液循环,促进神经修复,促进消肿,但对运动神经和肌肉的兴奋作用较弱,故不能直接提高肌力,但可以延缓肌肉萎缩,并通过促进神经的修复,间接恢复肌肉的功能。音频电疗前可先进行温热治疗以加强音频疗效,如蜡疗、高频透热治疗等。热疗可增加局部组织胶原纤维的延展性,增加血液循环,降低肌肉的张力,减低局部皮肤电阻,热疗每次持续时间不低于15~20min,温度维持在 39~43℃。音频电疗后还可配合一些手法治疗,如手关节活动度训练,与音频电疗法有协同作用。早期积极的音频电疗法可促进组织的最大可能性修复,减少或减轻后遗症的发生。

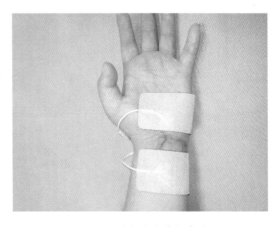

图 4-3 手腕部瘢痕音频电疗法

第三节 干扰电疗法

一、概述

干扰电疗法发展历史较短,起源于 20 世纪 50 年代初期,60 年代我国从欧美国家引进并在临床应用。近几十年,人们对干扰电技术作了不少改进,在静态干扰电疗法的基础上发展了动态干扰电疗法和立体动态干扰电疗法。和其他中频电疗法相比,干扰电疗法以其作用较深、作用范围较大,人体不易产生适应等特点,越来越多地受到重视,常被用在慢性疼痛和肌肉功能障碍等病症的治疗上,是康复科常用的治疗措施之一。

二、干扰电疗法的分类

(一)静态干扰电疗法

将两路频率不同的等幅正弦中频电流(一路为 4 000Hz,另一路为 4 000Hz ± 100Hz)通过两路 4 个电极交叉地同时输入人体,在人体内形成交叉干扰场(图 4-4),在干扰场中产生了由低频(按差拍原理"内生"的频率为 0~100Hz 的电流)调制的中频电流(图 4-5),这种电流称干扰电流,用这种电流治疗疾病的方法称静态干扰电疗法,也称为交叉电流疗法或传统干扰电疗法。

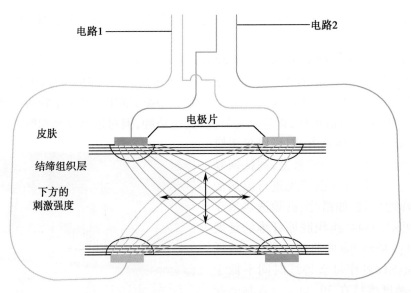

图 4-4　交叉干扰场的形成

(二)动态干扰电疗法

动态干扰电疗法是在静态干扰电疗法的基础上将两路电流输出的幅度被波宽为 6s 的三角波所调制,一路电流增强时另一路电流减弱,电流幅度在 XY 轴上产生节律性变化,这样可克服静态干扰电只能产生二维效应、电场恒定不变、人体易产生适应的缺点。使人体深部组织获得更加均匀的作用强度,有助于获得较好的疗效。

(三)立体动态干扰电疗法

是在静态干扰电疗法和动态干扰电疗法基础上进一步发展起来的。将在三维空间流动的三路 5 000Hz 的交流电,交叉地输入人体(图 4-6),在XYZ 三维空间产生空间刺激效应,可出现不同形式的、多部位、多方向、多角度的干扰最大值,更好地克服人体产生的适应性。

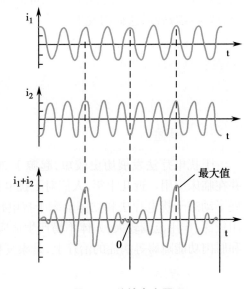

图 4-5　差拍产生原理

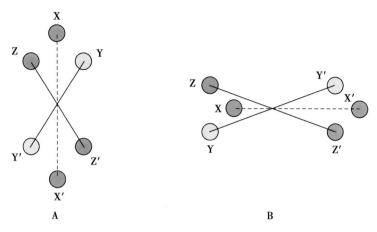

图 4-6　立体动态干扰电电场
A:对置法电场;B:并置法电场

三、干扰电疗法的治疗作用及原理

(一)促进血液循环作用

干扰电流促进血液循环作用比较明显,干扰电作用后局部毛细血管开放数量增加,毛细血管和动脉管径扩大,血流速度增加,局部皮肤温度升高,皮肤电阻明显下降。若作用于颈、腰交感神经节可引起深部组织及相应肢体血液循环加强。这与干扰电刺激局部皮肤释放出的组胺和肌肉收缩产生化学产物腺苷二磷酸(ADP)、腺苷三磷酸(ATP)等物质刺激,以及神经轴突反射作用有关。局部血液循环改变有利于局部炎症渗出液及组织间水肿的吸收消散。局部血流增加可改善局部营养,促进损伤组织的修复,以及缓解或消除因缺血造成的肌痉挛等。

(二)镇痛的作用

干扰电流的促进血液循环作用能直接或间接地改善或消除一些因缺血、炎症、水肿、退变和外伤等导致的疼痛。对肌痉挛患者肌张力异常所致的疼痛,可通过干扰电刺激,减低肌梭系统的敏感度而减轻肌痉挛,可有效打破疼痛—肌痉挛—疼痛的恶性循环。干扰电的镇痛作用,有经单次治疗后的即时镇痛效应,持续数十分钟至数小时不等,有经多次治疗后的累积镇痛效应,持续数天或疼痛消失。镇痛作用通过神经和体液调节机制实现。对肌肉有效的刺激可通过传入神经传导到脊髓,在脊髓层级抑制疼痛传导;或传入大脑中枢,干扰神经纤维的痛性传导。干扰电流刺激也可使中枢神经细胞释放脑啡肽、内啡肽、5-HT 等一些止痛的神经介质,或刺激肌肉收缩,产生一些活性产物如 ATP、ADP 等,这些微量物质通过体液循环产生直接的或间接的镇痛作用。

(三)对运动神经和骨骼肌的作用

人体对干扰电流的耐受程度要好于低频电流,在使用同等强度的电流时,干扰电引起的骨骼肌收缩反应强度和活动范围都显著大于低频电流,而不引起皮肤疼痛。在对大肌群或较深肌肉的刺激时,其效应也优于低频电流。干扰电在外周神经损伤的治疗上要优于三角波电流,常被用于治疗各类周围神经损伤或炎症引起的神经麻痹和继发的肌肉萎缩。干扰电流也常用于刺激正常神经支配的肌肉,如膝关节病损导致的股四头肌萎缩,肩周炎所致的

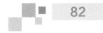

上臂肌群的萎缩,脊柱侧凸所致的腰背肌萎缩等。以治疗肌肉萎缩为目的时,可嘱患者同时进行主动收缩或增加收缩阻力,以增强刺激效应。干扰电刺激可增强肌肉的爆发力,以此提高运动成绩。

(四)对自主神经和内脏功能的调节作用

干扰电流刺激自主神经,能改善内脏血液循环,提高内脏平滑肌张力,促进内分泌腺体分泌,如治疗胃下垂、子宫下垂、老年性便秘和尿失禁及调整肾上腺、卵巢、肝脏等内分泌腺体的功能。

(五)促进骨折愈合的作用

国内有人在动物实验中观察到,将干扰电流的交叉干扰场作用于骨折线上,以小剂量刺激,可促进骨痂形成,加速骨折愈合。

四、干扰电疗法的治疗技术

(一)干扰电疗法应用参数

1. 仪器设备 静态干扰电疗机采用两组正弦交流电输出,两组电流频率相差 0~100Hz。一组为 4 000Hz,另一组为 4 000Hz ± 100Hz。治疗时两组电路输出线各接 2 个电极,共 4 个电极。

2. 电极类型

(1)自黏电极:是目前静态干扰电疗法和动态干扰电疗法普遍采用的电极,一面涂有导电凝胶,具有黏附和导电的作用,另一面绝缘,质地柔软。使用时直接将有导电凝胶的一面粘贴于皮肤上,不需加压固定。有不同尺寸供选用。

(2)硅胶电极:一面是导电橡胶材料制成,另一面绝缘,质地较硬。使用时需在电极上套上潮湿的棉布套或在导电橡胶下垫上一层 0.5~1cm 厚的潮湿的海绵,需用沙袋或弹力带固定。

(3)抽吸式电极:有些干扰电疗机上带有产生负压的装置和专门的吸附电极,电极装在吸盘内,吸附电极上有一根密闭的塑料管,管内有一根导线,管与导线一起接到治疗机输出端。治疗时通过负压吸附于治疗部位。使用抽吸式电极除有干扰电流的作用外,还有一定的负压按摩作用。抽吸式电极用在平坦的较大部位会更方便些。

(4)星状电极:立体动态干扰电疗法使用该种电极,即每个星状电极上排列成三角形的三个小电极,每对星状电极的左右两对小电极的方向是相反的,每对电极相应方向的三对电极分为三组,每组两个小电极连接治疗机的一路输出,三对小电极可同时输出三路电流。

3. 电极放置

(1)静态干扰电疗法电极放置:选大小合适的电极与 4 根导线相连,将 4 根导线分为 A、B 两组,每组 2 根。A 组的 2 根导线连接至治疗仪的 A 输出孔,B 组的 2 根导线连接至治疗仪的 B 输出孔,这两组电流的频率不同,治疗时两组电极交叉放置,使治疗部位处于 4 个电极交叉中心,即干扰电流的交叉干扰场处。

如使用抽吸电极,也是采用以上方式将电极固定在治疗部位(图 4-7),先打开负压开关,吸牢,再通以干扰电流。抽吸电极的负压脉冲为 16~18 次 /min。

(2)立体动态干扰电疗法电极放置:立体动态干扰电有三路输出电流,每路输出电流连接一组电极(2 个电极),总共 6 个电极。治疗时将三组电极(共 6 个电极)交叉放置,使治疗

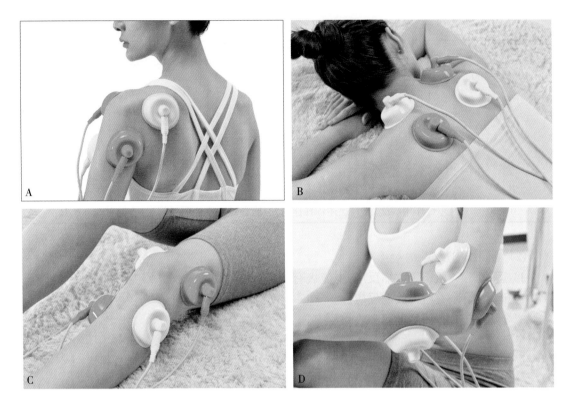

图 4-7　静态干扰电疗法的吸盘电极放置方法

A:肩部静态干扰电治疗；B:背部静态干扰电治疗；C:膝关节静态干扰电治疗；D:肘关节静态干扰电治疗

部位处于6个电极交叉中心,即干扰电流的交叉干扰场处(图4-8)。

4. 差频的选择　根据治疗目的选择不同的差频,不同差频的治疗作用见表4-1。治疗中,两组中频电流一组频率固定在4 000Hz,另一组频率固定在3 900~4 100Hz的任一频率上;另一组频率也可在3 900~4 100Hz来回变动,或在某一频率的小范围内来回变动。

5. 电流强度　治疗时电流强度的大小根据治疗的要求选择,如以锻炼肌肉为目的

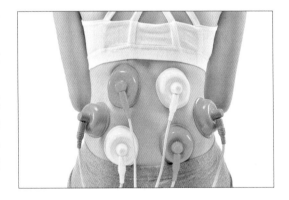

图 4-8　立体动态干扰电疗法的吸盘电极放置方法

时,电流量可选择较大些,以缓解肌肉痉挛为目的时电流量选择较小一些。人体不同部位对电流的敏感性有差异。一般情况下,头面部、上肢比躯干和下肢敏感,所用电流量要小一些。电流强度最小可为数毫安(mA),最大可达 50~60mA。参照患者感觉或肌肉反应,治疗剂量可分为三级:

(1) 参照患者感觉

1) 感觉阈下:刚有电刺激感时,再稍调小至感觉消失,但电流表有输出。

2) 感觉阈:刚有电刺激感。

3) 感觉阈上:有明显的电刺激感和麻颤感。

表 4-1　不同差频干扰电的治疗作用

差频（Hz）	治疗作用
100,90~100	抑制交感神经（作用于交感神经节时） 止痛
5~100	止痛,促进局部血液循环,促进渗出物的吸收,缓解肌紧张
25~50	引起正常骨骼肌强直收缩,促进局部血液循环
20~40	兴奋迷走神经,扩张局部动脉血管,引起骨骼肌不完全强直性收缩
1~10	兴奋交感神经,引起正常骨骼肌单收缩,引起失神经肌收缩,引起平滑肌收缩
0~100	作用广泛,兼具上述各种作用,但因各种频率出现时间过短,针对性不明显

（2）参照肌肉反应

1）运动阈下:肌肉无收缩反应,电流表有输出。

2）运动阈:刚有肌肉收缩反应。

3）运动阈上:有明显的肌肉收缩反应。

电流强度要参照患者的耐受程度,在耐受限度（即患者所能耐受的最大限度）内调节。治疗局部有感觉、血液循环障碍或不能正确表达的患者不可用耐受限度调节剂量。

6.治疗时间　根据治疗需要选择差频,每次治疗选 1~2 个或多个差频,每个差频治疗时间 5~10min,总治疗时间在 15~20min。每日或隔日一次。一般来说,急性病 3~5 次,慢性病 15~25 次为 1 个疗程。

（二）操作方法

1.接通电源,检查仪器处于正常使用状态。

2.询问病情,局部查体,制定干扰电疗法处方,包括选用干扰电流参数、电极尺寸、治疗部位、治疗时间、频次、剂量。

3.向患者解释有关治疗事宜及注意事项。

4.嘱患者取舒适体位,暴露治疗部位,摆放好电极,使治疗部位位于两组电极交叉处。检查电极和皮肤间是否紧密接触。

5.选择治疗参数,打开电流输出开关,缓慢调节电流量,同时观察患者的反应,调节电流输出达目标量。

6.治疗结束后,输出回零,取下电极,检查治疗区域皮肤,清洁电极。

（三）注意事项

1.干扰电电极尺寸根据病变部位大小选定,不可太大或太小,以保证病变区域有适宜的电流密度。两组电路 4 个电极交叉点应位于需治疗的病变部位。两电极之间距离一般不小于电极的横径。以刺激肌肉为目的时,应尽可能使电流沿肌纤维的走行方向。抽吸电极局部使用时间不可过长,治疗后需检查皮肤情况。

2.调节输出时必须两组同时、速度一致、强度相同。治疗时间内应酌情再调节 1~2 次电流量,以维持治疗量。

3.治疗过程中注意观察和询问患者的反应,出现异常情况,立即终止治疗并进行处理。治疗后应注意询问患者有无肌肉疼痛、僵硬、疲劳等现象,若治疗后出现这些情况,则下次治疗应酌情减量或减少治疗频次。

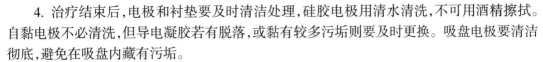

4. 治疗结束后,电极和衬垫要及时清洁处理,硅胶电极用清水清洗,不可用酒精擦拭。自黏电极不必清洗,但导电凝胶若有脱落,或黏有较多污垢则要及时更换。吸盘电极要清洁彻底,避免在吸盘内藏有污垢。

其他治疗注意事项同音频电疗法。

五、干扰电疗法的临床应用及适应证

干扰电流作用广泛,包括骨关节炎症及功能退变、肌肉痉挛、肌萎缩、肌筋膜炎、软组织瘢痕、纤维化、神经炎症、水肿、骨折等。下面介绍几种常见疾病的干扰电疗法。

(一) 坐骨神经痛

常因腰椎间盘突出或腰椎骨质增生压迫,发生神经根炎症、水肿、疼痛。干扰电疗法可通过刺激肌肉收缩,产生非痛性信息传导,干扰疼痛信息向中枢传导的过程,起到镇痛作用,也可通过改善局部血液循环,促进神经根炎症、水肿的吸收消散,减轻或消除疼痛。治疗处方:①电极:$20cm^2 \times 4$ 个。②方法:两组电极交叉放置,交叉点位于神经根疼痛部位,电极间隔在 2.5~3cm。③差频:80~100Hz。④剂量:运动阈上。⑤时间和频次:15~25min/次,1 次 /d,急性发作期也可 2 次 /d,两次间隔 4~5h。急性期疗程一般在 5~10 天,慢性期大约在 4~6 周。干扰电流还常用于其他腰部疾病的治疗如腰肌筋膜炎、骶髂关节炎、臀上皮神经炎、棘上韧带炎、第三腰椎横突综合征、腰扭伤等。

(二) 颈椎病

干扰电流刺激可缓解颈背肌痉挛,减轻和消除肌肉的紧张和僵硬,改善颈背肌血供,有利于减轻和消除颈背肌疼痛。局部血液循环改善可促进神经根炎症、水肿的吸收消散,减轻对颈神经的压迫,减轻上肢的麻木和疼痛。治疗处方:①电极:$30cm^2 \times 4$ 个。②方法:每组两电极分别放置于一侧颈椎旁肌肉和对侧上胸椎旁肌肉上,将电流的交叉干扰场置于神经根炎症处,或将两组电极交叉放置在痉挛的肌肉两端,将电流交叉干扰场置于痉挛肌的肌腹上。③差频:50~100Hz。④剂量:运动阈上或耐受量。⑤时间和频次:15~25min/次,1 次 /d,连续治疗 2~4 周为 1 个疗程。

(三) 肩关节周围炎

干扰电流常用于治疗肩周软组织疼痛、关节活动障碍及肌萎缩。在肩关节周围炎(肩周炎)的亚急性期和慢性期配合患者的主动关节活动,可增强治疗效果。治疗处方:①电极:$50cm^2 \times 4$ 个。②方法:一组放置于肩关节前后,另一组放置于三角肌和冈上肌上。或肩周有明显压痛点者,可将两组电流的交叉干扰场置于痛点处。③差频:50~100Hz。④剂量:运动阈上或耐受量。⑤时间和频次:15~25min/次,1 次 /d。连续治疗 6~8 周为 1 个疗程,一般需 1~2 个疗程。

(四) 肌张力低下

干扰电流刺激可提高盆底肌、肛门括约肌、尿道、阴道壁肌肉张力,改善排便、排尿及性功能。治疗处方:①电极:$50cm^2 \times 4$ 个。②方法:交叉放置于左右腹股沟上和股内上部(或左右腰骶部)。③差频:25~50Hz。④剂量:运动阈上或耐受量。⑤时间和频次:15~25min/次,1 次 /d,连续治疗 4~6 周为 1 个疗程。另外,还可治疗其他内脏平滑肌张力低下疾病,如胃下垂,干扰电疗法可使胃平滑肌张力增高,使下垂的胃位置上升,从而减轻胃的疼痛,改善消化功能,增强食欲;术后肠麻痹、尿潴留,干扰电疗法可促进肠道和膀胱的平滑肌收缩,起到即时排气、排尿效果;每日定时进行干扰电刺激可改变迟缓性便秘者的排便习惯。

（五）骨骼肌力和耐力低下

有人观察到,耐受剂量下,干扰电刺激肌肉引起肌肉收缩所产生的肌肉拉力为最大主动收缩所产生的肌肉拉力的 1.5 倍,可用于肌肉功能重建,防止失用性肌萎缩。如对因膝关节病变损伤疼痛导致的股四头肌萎缩的治疗。治疗处方:①电极:50cm^2×4 个。②方法:两组电极交叉放置于股内侧肌和股外侧肌。③差频:50~80Hz。④剂量:耐受量。⑤时间和频次:15~25min/ 次,1 次 /d。可在治疗的同时嘱患者主动收缩股四头肌,或同时进行股四头肌的抗阻练习,以增强疗效。

（六）软组织、内脏纤维增生和粘连

干扰电对术后腹腔内或体表组织粘连、瘢痕增生,外伤后血肿、纤维化均有肯定的疗效,可促进组织的软化松解,缓解或解除因此造成的疼痛和功能障碍。如阑尾炎术后,腹腔内组织粘连,导致右下腹疼痛,肠功能减弱。治疗处方:①电极:50cm^2×4 个。②方法:两组电极交叉放置于右下腹和右腰骶内外侧。③差频:1~10Hz。④剂量:耐受量。⑤时间和频次:15~25min/ 次,1 次 /d。15~20 天为 1 个疗程。

（七）血管疾病

干扰电作用于颈交感神经节可降低高血压患者的血压;作用于腰椎旁交感神经节可使下肢温度升高,可解除雷诺综合征、早期闭塞性动脉内膜炎患者的肢体血管痉挛,改善血流。

六、干扰电疗法的禁忌证及慎用范围

同音频电疗法。

七、案例分析

病史:患者刘某,女性,54 岁,有长期腰骶部疼痛史,现以"右侧腰骶部疼痛,站起困难并疼痛加重"就诊。自述半月前因弯腰提重物出现右侧腰部疼痛,自用外用药贴敷,现自觉疼痛略有减轻。查体发现腰椎各个方向活动受限,前屈 30°,后伸 10°,左右侧弯 15°。直立时双侧髂后上棘不在同一水平线上,俯卧位检查,下背部肌肉紧张,触诊:右侧髂后上棘下一横指处有一硬条索状物,约 3~4cm 长,按压疼痛明显,右侧骶髂关节触压痛阳性。余阴性。

诊断:疑似臀上皮神经卡压征伴骶髂关节紊乱。

评估:L$_4$~L$_5$、L$_5$~S$_1$ 压痛,视觉模拟评分(VAS)6/10。

目前主要康复问题:①腰骶部疼痛;②腰椎活动度下降;③日常生活活动能力下降。

康复目标:①缓解疼痛;②改善腰椎活动度;③提高生活质量。

治疗方案:干扰电疗法处方:对骶髂关节和髂后上棘硬条索状物处压痛点分别进行干扰电疗法,各 20min。选电极 20cm^2×4,间隔≥2cm。交叉干扰场分别位于骶髂关节处和硬条索状物压痛点上,剂量:耐受量。1 次 /d,15~25min/ 次,连续治疗 15~20 次。由于慢性劳损或退变造成骶髂关节力线的改变,使臀上皮神经在走行过程中受到伤害性刺激,引起腰骶部肌肉、韧带发生痉挛,加重了患者疼痛。干扰电刺激腰骶部肌肉收缩,减缓或解除局部韧带或肌肉痉挛,同时可通过神经反射作用,抑制疼痛的传导,提高局部的痛阈。干扰电疗法改善血液循环的作用也有利于减少局部有害因子的刺激,改善局部的营养,有利于受伤组织的修复。

第四节　调制中频电疗法

一、概述

调制中频电疗法发展历史较短,我国开展治疗只有 40 多年时间。调制中频电流组合变化多样,人体不易产生适应,是中频电疗中常用的一种电疗法。调制中频电流是一种用低频调制波调制等幅中频电流振幅后形成的电流。调制后输出的中频电流幅度将随着低频调制波的变化而变化。低频调制波的频率一般在 1~150Hz,这是低频脉冲电流治疗最佳频率段。

(一) 调制中频电流的波形

低频调制波的波形有两大类:一类为正弦波,以正弦波调制的中频电流称正弦调制中频电流。另一类为脉冲波,以脉冲波(三角波、方波、梯形波、指数曲线波等)调制的中频电流称脉冲调制中频电流,中频电流称中频载波,起载送、传递低频调制波信号的作用,常用频率为2 000~5 000Hz,也有超过 10kHz 的。采用不同的调制方式所产生的调幅波形式不同,在调制中频电疗法中,常采用 4 种基本调制类型(图 4-9):

1. 连续调制(连调波)　调幅波连续出现。
2. 间歇调制(间调波)　调幅波和断电交替出现,又称断调波。
3. 交替调制(交调波)　调幅波和等幅波交替出现,又称等调波。
4. 变频调制(变调波)　两种不同频率的调制波交替出现,是一种频率交变的调幅波。

以上四种波形还可以半波的形式出现,即正半波或负半波连调、间调、交调、变频调波,

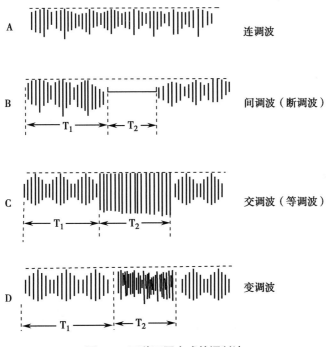

图 4-9　四种不同方式的调制波

A:连调波;B:间调波;C:交调波;D:变调波

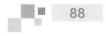

全波的连调、间调、交调、变频调波,波形变化共有 12 种。

除此之外,还可以有调幅度(M)的变化,调幅后电流幅度可比等幅时高。调幅后电流幅度变化量 ΔI_m 和原来中频电流振幅 I_0 之比即为调幅度,$M=\Delta I_m/I_0$。可调出 M 等于 0%、25%、50%、75% 或 100% 的电流。

(二)调制中频电流对人体作用的特点

1. 兼有低、中频电流的优点,调制中频电流含有中频电流成分,所以人体对其阻抗较低,治疗时可采用较强电流,作用较深,对皮肤的刺激较低频电流小,感觉较低频电流舒适。同时也具有低频电流的特点,不同频率、不同波形的低频电流对人体产生的生理和治疗作用各有特点,选用不同的低频调制电流可适应不同的治疗需要。

2. 人体不易产生适应,调制波的幅度、频率和波形的不断变化,使人体不易对其产生适应性。

3. 调节调幅度大小,可改变中频电流振幅与电流强度的变率。M=0% 时,中频电流没有被调制,无低频电流成分,强度变率小,刺激作用弱。逐渐增大调幅度,低频电流成分逐渐增大,被调制的中频电流振幅越来越大,强度变率也越来越大,刺激作用也越强。强度变率的大小与被刺激的运动神经、肌肉组织的兴奋能力大小成正比。

4. 间调波刺激肌肉可引起肌肉收缩,其后的断电时间可使肌肉得到休息,避免疲劳,以利于再次收缩。

5. 半波形的调制中频电流有类似于间动电流和脉动直流电的作用。

二、调制中频电疗法的治疗作用及原理

(一)消炎、镇痛

调制中频作用明显,以频率为 100Hz 的低频调制波对中频电流进行全波连续调制、间歇调制或变频调制时镇痛效果较好,且有较强的舒适感。如对肌筋膜炎、韧带炎、腱鞘炎等疼痛的治疗。疼痛较剧时可用较小的调幅度 25%~50%,疼痛较轻时可选较大的调幅度 75%~100%。调制中频镇痛作用和电流刺激改善局部血液循环及提高局部痛阈等因素有关。

(二)促进血液循环及淋巴液回流

调制中频有明显的促进血液循环和促进淋巴液回流的作用。以调制频率 100Hz、调幅度 100%、通断比为 1:2 的间调波作用局部或相应神经节,可观察到,局部或相应部位的血管、毛细血管开放的数量增多,血流速度加快,局部组织温度升高。因缺血出现的症状会有不同程度的减轻。调制频率 50Hz 及 150Hz 的变调波、30~50Hz 的交调波、100Hz 的间调波均可使淋巴管径扩大,说明这种电流有促进淋巴回流作用。这和调制中频电流刺激局部,引起肌肉收缩反应,按压局部血管、淋巴管,或通过刺激神经节,反射性地刺激血管、淋巴管扩张有关。

(三)锻炼骨骼肌

调制中频的间调波和逐渐增大调幅度的调幅波因强度变率较大,可明显提高运动神经和肌肉的兴奋性。可用于失用性肌萎缩、失神经肌肉的治疗。这和干扰电相比,其优点是间调波可让肌肉在收缩后得到充分的休息,以利于再次收缩。和低频电流相比,对皮肤刺激性小,局部组织电阻低,人体可耐受较大的电流。

(四)调节平滑肌张力

调制中频中的连调波、间调波有调整胃肠、胆囊、膀胱等内脏平滑肌张力,促使其恢复正

常状态的作用。

（五）调整内脏功能

根据神经节段反射原理,调制中频作用于颈交感神经节可影响大脑血管的紧张度,改善脑部血流。作用于脊髓的下颈段和上胸段可改善心脏的血流和肺脏的呼吸功能。作用于腰交感神经节可改善盆腔和下肢的血液循环。

三、调制中频电疗法的治疗技术

（一）调制中频电疗法的应用参数

1. 仪器设备　调制中频电疗法中有多种参数组合。20 世纪 80 年代研制的电脑中频电疗机,将多种参数按不同调制方式编制成不同的处方存储于机内,使用时按照治疗需要调出相应的处方。现在有些国外进口的多功能电疗仪,内置电疗模块,包含各种低、中频电流参数及调制方式,使用时可以根据需要自行选择,制定有个性化的调制中频处方,方便灵活。

2. 电极　有自黏电极和硅胶电极,选用硅胶电极时还应准备棉质的或海绵衬垫。

（二）操作方法

1. 接通电源,检查处于正常工作状态。

2. 向患者解释治疗目的、治疗中正常感觉和注意事项。

3. 患者取舒适体位,暴露治疗部位。治疗师根据治疗部位大小选择适宜尺寸的电极,与输出导线相接,摆放电极于治疗部位并使与皮肤紧密接触。

4. 选定处方或自行选择调制中频参数,按下输出键,治疗开始。

5. 缓慢调节电流输出。随着电流输出增大,电极下皮肤有麻、颤、肌肉收缩感,继续调节输出至所需治疗剂量。在治疗开始后数分钟,患者常会感觉刺激变弱,这是机体对刺激产生的适应现象,可酌情再上调电流强度,以维持患者适宜的感觉。

6. 治疗结束电流输出回零,取下电极,检查治疗部位皮肤,关闭电源。

（三）注意事项

1. 采用半波整流调制中频电流时,由于含有直流电成分,电极下会发生一定的电解反应,有或多或少的酸碱电解产物产生,会刺激皮肤,故不可用自黏电极,应采用硅胶电极,电极下需垫 0.8~1cm 厚的棉质衬垫,衬垫尺寸比电极约大出 1cm。用温热水浸湿后以不滴水为宜,均匀地贴敷于治疗区皮肤上,用以吸附电解产物,避免损伤皮肤。在衬垫上摆放好硅胶电极,以沙袋或弹性绷带固定。

2. 治疗失用性肌萎缩和失神经肌肉时应注意观察肌肉是否有疲劳,及时调整治疗参数。其余同音频电疗法。

四、调制中频电疗法的临床应用及适应证

（一）软组织及骨关节伤病、肌肉扭伤、血肿机化

调制中频有较好的缓解疼痛、改善血液循环、促进软化吸收等作用。治疗处方:电极: 30cm^2×2 个。波形:全波 - 连调波 - 变频调波,调制频率 100Hz,调幅度 100%。方法:两电极并置于扭伤处或血肿两侧。治疗量:耐受量。时间:连调、变调各 10min,总治疗时间 20min。连续治疗 20~30 次。

（二）肌筋膜炎

调制中频电流可通过增加局部血液循环和刺激肌肉收缩,促进肌筋膜炎病理性痛性小

结的吸收消散,起止痛作用。治疗处方:电极:$30cm^2 \times 2$ 个。波形:全波 - 连调波 - 间调波。调制频率:50Hz 或 100Hz。调幅度 50%~75%。方法:将两电极并置于痛点两侧。治疗量:耐受量。治疗时间:连调和间调各 10~15min,总治疗时间 20~25min。连续治疗 20~30 次。

(三)失用性肌萎缩

调制中频电流改善血液循环,刺激肌肉收缩,可有助于改善萎缩肌肉的营养,减缓肌萎缩。治疗处方:电极 ×2 个,电极尺寸应和肌肉大小相宜。波形:全波 - 间调波。调制频率 25~50Hz。调幅度 100%。通断比 1:2。方法:两电极按肌纤维走行方向放置,一极放于肌腹上,另一极放置肌肉的近端或远端。治疗量:耐受量。治疗时间 20min。

(四)膝关节内、外侧副韧带损伤

调制中频电流起镇痛和促进损伤的韧带修复作用。治疗处方:电极:$30cm^2 \times 2$。波形:全波 - 变调波 - 间调波。调制频率 100Hz。调幅度 100%。方法:两电极分别于内侧或外侧副韧带压痛点上下并置,或两电极于内、外侧压痛点对置。治疗量:耐受量。变调波、间调波各治疗 5~15min。治疗总时间 15~25min。

(五)下肢动脉阻塞性周围血管病

治疗处方:电极:$100cm^2 \times 2$。波形:全波 - 间调波。调制频率 100Hz。调幅度 100%。方法:一极置于腰部相应神经节段,另一极置于小腿腓肠肌部。通断比 1:2,耐受量,治疗时间 20min。

另外,调制中频电流还可以治疗腱鞘炎、滑囊炎、颈椎病、肩周炎、腰椎间盘突出、第三腰椎横突综合征,调节中枢神经损伤后的肌痉挛等。

五、调制中频电疗法的禁忌证及慎用范围

同音频电疗法。

六、案例分析

病史:患者,女性,36 岁。右侧面神经麻痹 10 天就诊,自述 2 周前可能由于疲劳、受凉等原因,出现右侧面部僵硬。经药物消炎治疗一周病情有好转。

诊断:右面神经炎。

评估:面部两侧不对称,右侧额纹消失,右眼不能闭合,上下眼睑缘距 3mm 左右。两侧鼻唇沟不对称,右侧鼻唇沟变深,口角歪向左侧,鼓嘴吹气漏气。

目前主要康复问题:面部表情肌障碍,神经水肿。

康复目标:提高面部表情肌的运动功能,消除神经水肿。

治疗方案:该患者为面神经炎的恢复期。药物消炎治疗 10 天,炎症得到控制。急性期可用高频治疗,目前应加入神经肌肉电刺激治疗,通过肌肉收缩活动促进右面部血液循环,改善局部营养,促进面部神经、肌肉恢复功能,以预防肌萎缩。调制中频电疗法处方:①电极:$2.5cm^2$ 小圆电极 ×2。②波形:全波 - 断调波 - 变频调波。③参数:调制频率 10~20Hz,调幅度 100%,通断比 2:3。④方法:两小圆电极并置于右眼外侧颞部和口角外侧或鼻翼旁肌肉运动点上。⑤治疗剂量:运动阈上。⑥治疗时间:断调、变频调波各 5~10min,总治疗时间 15~20min,每天或隔天一次。

(詹玉明)

参 考 文 献

［1］乔志恒,华桂茹.理疗学［M］.2 版.北京:华夏出版社,2013.

［2］吴军,张维杰.物理因子治疗技术［M］.2 版.北京:人民卫生出版社,2014.

［3］乔志恒.新编物理治疗学［M］.北京:华夏出版社,1993.

［4］郭万学.理疗学［M］.北京:人民卫生出版社,1984.

［5］郭新娜,汪玉萍.实用理疗技术手册［M］.3 版.北京:人民军医出版社,2010.

［6］Hecox B,Mehreteab TA,Weisberg J,等,物理因子治疗学［M］.王淑芬,廖文炫,蔡美文,等译.台北:华腾文化股份有限公司,2008.

［7］吴雏燕,詹玉明,江钟立.红外线联合中频电疗治疗腰背部肌筋膜炎临床疗效量化的研究［J］.中国医学前沿杂志(电子版),2016,8(12):126-129.

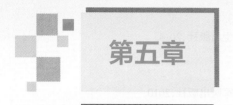

第五章

高频电疗法

第一节　概述及理论基础

一、概述

医学上将不能引起神经、肌肉兴奋的频率大于 100kHz 的交流电称为高频电流,应用高频电流作用于人体治疗疾病的方法,称为高频电疗法。高频电疗法的长波疗法应用最早,始于 19 世纪末,而后出现了中波、短波、超短波、微波疗法,本章节主要介绍现在临床使用较多的短波、超短波和微波疗法。高频电疗法因其热效应和非热效应广泛应用于各类疾病引起的炎症、疼痛等症状。

二、高频电疗法的分类

高频电疗法可以按波长或波形分类。

(一)按波长分类

为防止无线电通讯干扰,国际通讯会议上为医学、工业等方面应用规定出一定范围的频率,这些频率成为医疗中常采用的波长和频率。高频电疗法的波长分类见表 5-1。

(二)按波形分类

1. 等幅振荡电流　采用治疗的电流振荡幅度保持不变(图 5-1A)。常用的中波、短波、超短波、微波疗法均采用这种波形的电流。

2. 减幅振荡电流　由于能量不断消耗殆尽,振荡质点的能量逐渐减小,故电流振荡的幅度逐渐变小直至消失(图 5-1B)。长波疗法中的共鸣火花疗法采用这种波形的电流。

3. 脉冲等幅振荡电流　电流以有规律的等幅脉冲波群形式出现,脉冲波群出现的时间短,中断间歇的时间长,脉冲峰的最大功率大于连续振荡的最大功率(图 5-1C)。脉冲短波、脉冲超短波、脉冲微波疗法均采用这种波形的电流。临床应用这种电流主要目的是在治疗瞬间产生高频振荡的同时,可避免对治疗局部

表 5-1　高频电疗法的波长分类

波段	波长 /m	频率 /MHz	常用波长 /m	常用频率 /MHz	电疗名称
长波	3 000~300	0.1~1	2 000~300	0.15~1	共鸣火花疗法
中波	300~100	1~3	184	1.625	中波疗法
短波	100~10	3~30	22.124	13.56	短波疗法
			11.062	27.12	
超短波	10~1	30~300	7.374	40.68	超短波疗法
			6.00	50.00	
微波					微波疗法
分米波	1~0.1	300~3 000	0.33	915.00	分米波疗法
厘米波	0.1~0.01	3 000~30 000	0.122 5	2 450.00	厘米波疗法
毫米波	0.01~0.001	30 000~300 000	0.01~0.001	30~300GHz	毫米波疗法

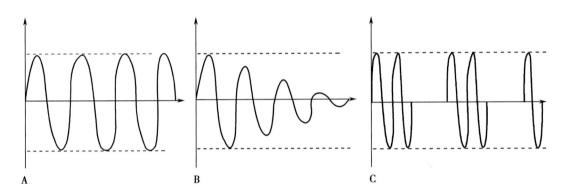

图 5-1　常见高频电流波形
A:等幅振荡电流;B:减幅振荡电流;C:脉冲等幅振荡电流

组织产热的影响。

三、高频电的物理学特性

（一）生理特性

1. 对神经肌肉无兴奋性作用　频率大于 100kHz 的高频电流,每个周期的时间小于 0.01ms,其中阴极通电只占 1/4,即 0.002 5ms,这个周期长度明显低于哺乳动物神经肌肉兴奋的绝对不应期,不能引起神经肌肉兴奋。

2. 治疗时电极可以离开皮肤　因为电流频率较高,组织对电流的阻力非常小,电磁场可以通过空气作用于人体,故治疗时电极可以离开皮肤,并通过与皮肤间的空气间隙形成电容。

3. 不产生电解作用　由于电流频率较高,周期性变换电流方向较快,已经完全不产生电解、电泳、电渗现象。

4. 内源性热　与传导热、辐射热不同,高频电疗法作用于人体是通过传导电流的欧姆损耗和位移电流的介质损耗产热,因此为"内源性"热。

(二)高频电流产热机制及影响因素

1. 产热机制　人体在高频电场中,根据组织结构的特点,可以表现出导体、电介质、电容、线圈等性质特性。

(1)欧姆耗损产热:人体以导体(包括线圈)为主要形式置于高频电场中时,体内的离子或带电胶体在电场内,按照同种电荷相斥、异种电荷相吸的原理,沿电力线方向移动。由于高频电流的频率很高,极性变换很快,因此离子在电极之间发生一种急剧的沿电力线方向的来回移动或振动。由于各离子的质量大小、负载电荷多少和移动速度不尽相同,在振动过程中互相摩擦或与周围介质相摩擦,结果产生热。在电学上将电子或离子移动产生的电流称为传导电流。电子和离子在导体中移动时克服阻力而发生的能量耗损称为欧姆耗损。上述高频电流产热的原因可以归纳为:

高频电振荡—离子振动—传导电流—欧姆耗损—热

(2)介质耗损产热:当人体以电容(包括电介质)为主要形式置于高频电场中时,电介质在高频电场作用下发生极化现象形成带极性的偶极子。偶极子内束缚电荷的移动形成的电流不是由电子或离子发生远距离移动造成的,而是由束缚电荷在偶极子内部的位置发生相对移动而产生,故称为位移电流。这些偶极子的极性端在高频电场内随着电场极性的变换而不断地旋转,这种迅速旋转、互相摩擦及与周围介质的摩擦,产生能量耗损,称为介质耗损。这是高频电流的另一种产热机制,归纳为:

高频电振荡—电介质偶极子旋转—位移电流—介质耗损—热

2. 高频电流产热的影响因素

(1)物理因素:在高频电场产热的机制中,无论传导电流还是位移电流,都与一些物理特性相关,如电场的频率、场强、导体的电导率、电介质的电解常数。根据物理学产热公式,产热多少与电场场强及频率、电解常数成正比,与电导率成反比。

(2)人体接入电路的方式:在电容场中,当并联入电场时,电阻小的组织产热大;串联接入时,电阻大的组织产热大。在线圈场中,电阻小的组织产热大。

(3)作用的人体组织特性:人体不同组织在高频电场下都有产热最大的适宜波。组织介质的颗粒越大时产热也越大。电介质浓度低时电阻大,从而产热也高。介质的黏度越大,离子、胶体、偶极子等在介质中摩擦也越大,产热越多。人体局部血液循环差,散热慢,局部温度增高就迅速。自主神经功能紊乱时,热调节功能受损,局部升温较容易。

四、高频电疗法的治疗作用

高频电流作用于人体主要产生两种作用,即热作用和非热作用。

(一)热作用

高频电疗的热作用可达组织内深部,形成"内源性"热作用,可以避免传导热的局部皮肤温度过高的弊端。高频电疗的热作用与传导热相比,具有作用深在、较均匀、剂量可控等优点。由高频电疗的热作用具体可产生的生理作用如下:

1. 改善血液循环　高频电流可直接或间接通过轴突反射、血管壁神经末梢调节、引起组织蛋白微量变性形成组胺、血管活性肽等血管扩张物质,使局部血管扩张、血流加速,从而达到改善血液循环的作用。并且,血液循环的改善对于消炎、消肿、缓解缺血性疼痛都有良好的治疗作用。

2. 加强组织生长修复　高频电疗的热作用通过改善血液循环,提高了组织的供氧和营养物质输送;微热作用提高酶的活性,加速生化反应,使蛋白质合成及细胞分裂增殖加快,从而促进组织修复生长。

3. 镇痛　由于热与痛觉的神经冲动传入通路相同,高频电热作用干扰了痛觉的神经冲动传入;并通过改善微循环,将局部组织产生的致痛物质加速清除,产生一定的镇痛作用。

4. 降低肌肉张力　温热作用可以降低肌肉牵张反射,从而降低肌肉张力,缓解痉挛。

5. 增强免疫力　中小剂量的高频电疗可以通过增加体内抗体、补体数量,增强吞噬细胞数量及吞噬功能,提高机体的抗病能力,并有利于炎症的控制。

6. 促进肿瘤细胞坏死　大剂量高频电疗可以产生较高的热量,集中作用于肿瘤生长部位,通过加强肿瘤细胞的自身消耗,破坏肿瘤细胞的合成,损伤肿瘤细胞膜结构,从而抑制肿瘤的生长、增殖、修复,促进其坏死。

（二）非热作用

非热作用是指在人体感受不到热的条件下出现的作用。其机制考虑与高频电场引起组织细胞振荡,引起细胞膜上的电位及离子交换通道的改变有关。如促进组织炎症水肿的消散,刺激组织再生加速,改变神经系统的兴奋性等作用,是在无组织明显升高温度的条件下发生的,不能用温热作用解释,称为非热作用。

五、高频电流作用于人体的方式

（一）直接接触法

电极与人体皮肤或黏膜直接接触,多应用在频率较低的高频电流中,如中波疗法(图5-2A)。

（二）电容场法

电极与人体相距一定距离,人体治疗部位作为一种电介质置于两个电极之间,构成一个电容(图5-2B)。由于这种电容的容抗较大,所以只有频率较高的电流才能通过,如短波、超短波疗法。

（三）线圈场法

用一根电缆一圈圈包绕人体,通以高频电流,通过电磁感应,作用于人体产生涡流治疗疾病(图5-2C)。这种方法主要应用于短波疗法中。

（四）辐射场法

当高频电流的频率很高时,电磁波的波长很短,具有与光类似的物理特性,可以将电磁

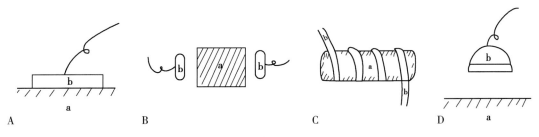

图5-2　高频电流作用于人体的方式
A:直接接触法;B:电容场法;C:线圈场法;D:辐射场法
a:人体;b:治疗电极

波引入一个类似灯罩的辐射器中,使电磁波和光一样从辐射器中"照"到人体上(图 5-2D)。这种方式主要应用在频率很高的微波疗法中。

六、高频电疗法的安全与防护

对于接受高频电疗的患者及在高频电疗室工作的人员,都有接受一定剂量、不同时间的辐射的问题。只要对他们严格控制剂量和疗程次数,控制在高频电疗室工作的时间,就不易出现电磁辐射引起的不良影响。

（一）安全技术

1. 设备安全

(1) 建筑:治疗室地面应是木板或橡皮板,保持干燥,避免潮湿。治疗桌、椅、床都应是木制品或非金属制品。减少室内暖气管、上下水管的数量,如果不能避免时,其外应以木板遮挡。

(2) 电源:治疗室内的各种电源开关、插座、电源线,均应按安全用电的要求进行设计和安装,并设有总电闸。左右插座的接地线必须真实存在,并且电阻在 4Ω (欧姆)左右。

(3) 机器:高频电疗机器要求独立一室,不能与中频电疗机同室摆放使用。应购置使用经国家专门检查部门检测合格的机器,新机使用前、老机定期要进行安全检查,漏电的治疗机不能用于治疗。每次治疗前均应检查治疗机是否正常工作,电极、电缆、辐射器是否有破损,接头是否牢固。不得随意换用不符合安全要求的电极、电缆和附件。

(4) 维修:应由经专业训练的维修人员进行机器故障的检查、修理、安装及改装,未经专业训练的人员不得私自进行这方面的操作(有高压电击伤意外的危险)。

2. 操作安全

(1) 保持干燥:包括患者及操作者的衣物和皮肤都应保持干燥。操作者手湿时不得进行操作;患者治疗部位有汗水时应擦干,尽量穿着吸汗的棉质衣物;治疗区局部有敷料被渗出物浸湿时应更换;小便控制障碍的患者治疗前应排空膀胱,以防止治疗时尿液流出到治疗部位;不配合治疗的小儿哭闹时,在治疗区内的泪水应及时擦干。

(2) 去除及避免局部金属物品:患者治疗区及附近不能有金属配饰物和内植入金属物。应去除患者治疗区及附近佩戴或携带的手表、首饰、钥匙、磁卡、硬币、皮带扣等金属物品;患者体内植入金属物(如骨折内固定物、气管金属插管、金属动静脉支架及金属夹等)区域不宜进行普通高频电疗操作,以免烫伤,必要时需要经过培训的人员进行特殊操作,并控制治疗剂量及治疗时间以保障治疗安全;避免治疗时患者身体接触任何周边金属物品,如金属床、暖气片、水管道、治疗机外壳及电缆等,要以棉垫隔离开。

(3) 避免高频电场干扰:心脏起搏器植入者不得进入或接近高频电疗室,禁止行高频电治疗,以免高频电磁波干扰心脏起搏器工作而发生意外;助听器、手表等物品应远离高频电疗机,以免影响正常工作;治疗时禁止玩游戏机、听收录机、接打电话;雷雨天应立即关闭机器,停止治疗。

(4) 规范摆放体位及电缆:治疗时在患者体位摆放及电缆放置方法上,应时刻注意防止局部出现高频电场线过于集中而造成局部高温。电缆不能与患者身体直接接触,应以棉垫隔开;电缆线局部不能出现直接接触、交叉、打圈;膝、踝、手部位双侧同时治疗时,两侧肢体相接触的骨突部位应以棉垫隔开;对于足尖部和手部治疗时,应注意防止局部两侧电极板距离过近而形成电场线过于集中。

(5) 特殊部位及情况：对于局部皮肤感觉障碍或血液循环障碍的治疗应慎重，不宜使用温热量治疗，治疗中应随时关注、细心操作；手术前 1~2 日、局部穿刺部位不用温热量治疗；X 线造影当日，不做高频电疗；婴幼儿治疗不配合时，看护人的肢体尽量不要进入治疗场内，可以等婴幼儿熟睡或安静后进行治疗；治疗中患者不得随意挪动体位，如有不适感受，应立即给予检查，并重新调谐后继续治疗。

（二）辐射防护

1. 电离与非电离　在医学中应用的电磁辐射可区分为电离辐射与非电离辐射，X 线和 γ 射线都能使分子发生电离，属于电离辐射；而微波、超短波、短波的能量不足以引起分子电离，属于非电离辐射。若按频率区分电离与非电离辐射的界限为 $3 \times 10^6 \text{GHz}$。因此，红外线、可见光、微波、超短波、短波都属于非电离辐射。

2. 大剂量或长期辐射对人体健康的影响　高频电磁波属非电离辐射，部分长期接受一定剂量高频辐射者可能出现各个系统的反应。如对神经系统可引起头痛、头晕、乏力、失眠、多梦、嗜睡、情绪不稳、记忆力减低；对心血管系统可引起心慌、血压降低、心动过缓、心律不齐；对消化系统可引起食欲减退、消化不良；对血液系统可引起白细胞总数减少、淋巴细胞减少等。这些反应都是可逆的，在离开高频电磁场环境后会逐渐消失、恢复正常，不会对脑、心等器官造成器质性的损伤。短时间内接受大量高频电磁辐射，对于一些敏感器官可能出现器质性损伤，如晶状体的白内障病变、睾丸的曲精管变性等，但通过采取恰当的安全防护模式，损害是可以避免的。

3. 影响辐射的因素

(1) 辐射源：高频电的频率越高、输出功率越大、脉冲波功率峰值越高、与辐射源距离越近、接触时间越长，非接触式辐射器对人体健康的影响越大。

(2) 环境：环境温度越高、环境湿度越大、环境内金属物品越多时，高频电辐射对人体健康的影响越大。

(3) 机体性质：年龄越小、含水量越高的组织器官接受的影响越大，女性比男性所接受的影响大。

4. 辐射的防护措施

(1) 按照高频电疗设备要求安置治疗室，调节治疗室适宜温度及湿度，保证治疗环境干燥绝缘。

(2) 按规范要求正确操作使用高频电疗机，不得私自改动设备、随意更换不合格配件。不得使用失谐工作状态进行治疗，会加大环境辐射污染。

(3) 操作人员工作中做好防护（包括微波防护眼镜、微波防护服或围裙），定期换岗，保持办公桌与高频电疗机之间的安全距离。

（张志强）

第二节　短波疗法

一、概述

应用波长为 100~10m 的高频振荡电流，作用于人体，治疗疾病的方法，称为短波疗法

（short wave therapy）。因短波疗法主要产生温热效应，又被称为短波透热疗法。

短波电流的波长范围为 100~10m，频率范围为 3~30MHz，输出电压 100~150V，输出功率 250~300W。目前医疗常用的短波治疗参数为波长 22.124m（频率 13.56MHz）和波长 11.062m（频率 27.12MHz）两种。

二、短波疗法的作用特点

短波疗法主要以电感场法（又称线圈场法）和电容场法进行治疗。其物理特性与生物学特点如下。

（一）治疗时电极可离开皮肤

由于短波电流的频率上升至 10MHz 以上时，电容的容抗下降到只有数十至数百欧姆，电流容易通过，因而治疗时电极可以离开皮肤。这一特点使之较低中频电疗法有明显优势：可以隔着衣服治疗，使操作变得简单；可适用于治疗凹凸不平的部位；可以使治疗尽量到达最大深度。

（二）作用较均匀

同上原理，由于短波频率较高，体内组织电容对这种电流的容抗较小，短波电流更容易通过组织的电容和电阻，电流分布较低、中频明显均匀。

（三）电感场法

又称电缆法、线圈场法，治疗时将电缆盘绕于人体体表或肢体周围。电缆内有短波电流通过时，根据安培定律（右手螺旋定律），电缆周围将产生相应频率的交变磁场，人体组织是一个导体，在交变磁场的感应下产生旋涡状的涡电流。涡电流基本上属于传导电流，可引起体内离子的移动。

电流频率越高，磁场强度越强，组织电导率越高，电阻率越小时，组织中的产热量越大。涡电流主要在电阻小的肌肉等组织中产生，电磁能量绝大部分就消耗在这些组织中，因此在深于肌肉的组织中能量分布少，这就使得线圈场的作用很难到达肌层以下的深度。但同时，因为肌肉层厚度比脂肪层大，且肌肉中有丰富的血管和血液循环，以致肌肉层产生的大部分热量被血流带走，所以肌肉的升温比脂肪仅高一倍或相近，从而避免了"脂肪过热"现象。

（四）电容场法

电容场法是利用电容电极间的高频交变电场作用于局部产生生物学效应的治疗方法。人体内除了有电导率高的组织（如组织液、肌肉等）外，还有电导率低的组织（如脂肪、肌腱韧带、骨骼等）。短波治疗时，人体作为介质位于两个电容电极之间的电容场中。在外电场的作用下，人体内的电解质发生无极分子的极化成为有极分子（偶极子），并通过产生以位移电流的介质耗损为主，传导电流的欧姆耗损为辅的热量，从而发挥治疗作用。

与电感场法比较，电容场法更易产生"脂肪过热"现象。电容场治疗时，人体的肌肉组织和脂肪组织同时可以有电流通过，电磁能量在两者中都产生能量储蓄，而脂肪组织因血管少，热量不易被血流带走，其内升温比血供丰富的肌肉组织要高，易出现脂肪比肌肉容易升温的现象。但电容场法因电极间间距可调，可以使短波作用于人体深部。当电极板与皮肤之间的作用距离小时，则电力线密集区位于皮肤及皮下组织，该处产热多而在深部产热少，容易产生浅层组织过热现象；当增大电极板与皮肤间的治疗间距时，则电力线密集区落入空气间隙中而不在皮肤上，设备便可以适当加大输出，以达到深部组织升温，防止浅层组织过热。

三、短波疗法的治疗作用

(一) 消炎消肿,促进组织修复

短波电流有促进深部组织器官血液循环的作用。通过加速局部组织血液循环,带来更多促进组织修复的营养物质,以及吞噬细胞、抗体、凝集素等抗炎物质,促进炎症及水肿的消散吸收,加快组织营养修复。人体血管对短波的反应存在一定的规律:中等剂量的短波作用时,血管先出现短时间的收缩,随之血管扩张,血流加速;当短波剂量过大时,血管麻痹,内皮变性,血管周围出血,毛细血管内有栓塞形成。故在治疗时不宜采用过大剂量。

(二) 解痉止痛

短波作用于人体组织可以产生局部温热作用,温热效应可以降低神经兴奋性、缓解肌肉痉挛,从而达到解痉镇痛的作用。

(三) 改善内脏功能

短波作用于肝胆区时可增加肝脏解毒功能,促进胆汁分泌;作用于肾脏时可以使肾脏血管扩张血流量增加,排尿量增多,在急性肾衰竭时,有良好的促排尿效果;作用于胃肠区时缓解胃肠平滑肌痉挛,提高胃肠分泌及吸收功能。

(四) 对中枢神经系统有抑制作用

长期处于短波电场作用下,可以出现嗜睡、头痛、疲乏、消化功能失调等症状。

四、短波疗法的治疗技术

(一) 设备

短波治疗机按输出功率分为台式和落地式,台式输出功率小,适用于小部位器官治疗,落地式输出功率大,适用于大部位器官的治疗。按输出波形分为连续波和脉冲波,连续波输出功率一般在 250~300W(落地式)、50W(台式),脉冲波输出的峰值功率可高达 1 000W。

短波治疗机的电极有三种:

1. 电缆电极　电缆电极是一条粗电缆,长度应与治疗机输出电流的波长相匹配,相当于其波长的 1/4 或 1/2。治疗时,可以根据治疗需要绕成各种形状,作用于躯干或肢体的一个面,或环绕作用于某个肢体。也有将电缆绕成钟表弹簧状,放在圆电木盒中,固定于活动支臂上,称为"电鼓",方便操作。

2. 电容电极　电容电极分为玻璃罩式和橡皮板式,形状有圆形和矩形两种,型号分大、中、小号。根据病灶大小,选取适当的电极,通过活动支架与皮肤保持平行并保持一定间距放置。

3. 涡流电极　涡流电极是通过特别设计,使它主要以磁场作用于人体。它内有 3~4 圈不在同一平面上的螺旋状金属管线圈,线圈两端并联一个电容器,使电场成分经过电容回路回到机器中,不作用于人体,使之主要输出磁场。线圈与电容构成一个谐振电路,与机器基本频率谐振,保证良好的输出。

(二) 剂量和疗程

短波的治疗剂量主要根据患者自身的温热感觉程度来分为四级:

1. 无热量　机器有输出,但患者无热的感觉,适用于急性炎症的早期,水肿、微循环障碍者。

2. 微热量　患者有微弱的、舒适的温热感,适用于亚急性、慢性疾病。

3. 温热量   患者有明显的温热感,适用于慢性疾病。

4. 热量   患者有强烈的热感,只用于射频的肿瘤热疗,适用于恶性肿瘤的治疗。

治疗时,在调谐治疗机器,输出谐振的情况下,调整电极与皮肤的治疗间隙来达到患者治疗所需的剂量。治疗间隙越大,治疗剂量越小。故大功率治疗仪治疗时电极间隙较大,小功率治疗时电极间隙较小;无热量治疗时,间隙大于微热量、温热量治疗时的电极间隙。

短波治疗的疗程依病程不同而异。急性炎症治疗时使用无热量,每次治疗时间 5~10min,每日 1~2 次(两次间隔时间大于 6~8h),1 个疗程 7~10 次。亚急性疾病治疗时使用微热量,每次治疗时间 10~20min,每日 1 次,1 个疗程 10~20 次。治疗慢性疾病使用温热量,每次治疗 10~20min,每日 1 次,1 个疗程 20 次。治疗恶性肿瘤时使用热量剂量,但必须与放化疗综合应用,每次治疗与放疗紧接进行,在化疗药物静脉点滴同时进行,每次 30~60min,每周 1~2 次,1 个疗程 5~15 次,与放化疗同步。

(三) 操作方法

1. 询问患者有无短波治疗禁忌,去除治疗部位的金属配饰。患者取舒适卧位或坐位,不必裸露治疗部位。选择适当的电极,接通电源,预热 3~5min(机器首次使用需延长预热时间至 15~20min)。

2. 电极摆放

(1) 电缆电极:按治疗需要将电缆电极盘绕成一定的大小形状,盘绕时应向同一方向进行,以免磁场对消。电缆圈数以 1~4 匝为宜,不宜过多,圈数过多时感抗增大,将降低输出剂量。电缆匝间距离应大于电缆直径,一般为 2~3cm,电缆过近时形成圈间电容,将减低电流通过时的磁场强度及作用深度。电缆与皮肤间隙一般为 1~2cm,其间可以用棉垫等隔开,不得使电缆直接贴近皮肤,以免浅层组织过热,影响作用深度和均匀度。电缆盘绕后,其两端留出的长度应相等。

(2) 电容电极:电容电极一般有两个,放置方法分为对置法、并置法、单极法、交叉法四种(图 5-3)。

1) 对置法:两个电极相对放置在治疗部位的两侧,电极表面与皮肤要平行,电场线垂直皮肤表面穿过人体(图 5-4)。电极与皮肤之间要保持一定的间隙,这样电力线较分散,作用较均匀、较深。电极与皮肤间的间隙大小依机器的输出功率及病灶部位的深浅而定。小功

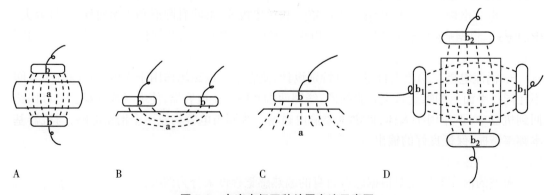

图 5-3   电容电极四种放置方法示意图
A:对置法;B:并置法;C:单极法;D:交叉法
a:人体;b:治疗电极

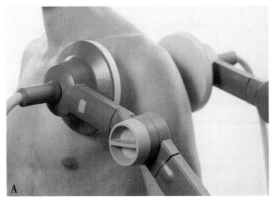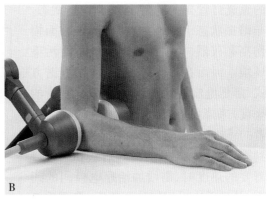

图 5-4 电容电极对置法
A:肩部电容电极对置法;B:肘部电容电极对置法

率机器作用于浅表部位时间隙为 0.5~1cm,深在部位时间隙为 2~3cm;大功率机器作用于浅表部位时间隙为 3~4cm,深在部位时间隙为 5~6cm。两个电极大小一般为等大,如果病变在某个电极一侧,需要集中治疗时,可以选用两个不等大的电极,此时电场线在面积较小的一侧电极下集中。两个电极板大小相同时,当一侧电极板与皮肤的间隙较小时,电场线集中于该侧电极板下,同样可以产生该侧集中治疗的效果。如果治疗部位凹凸不平(如面部),治疗时电场线将集中于隆突处(如鼻尖、耳廓),局部容易引起烫伤,应在此时加大间隙,使电场线作用均匀。两侧肢体同时治疗时(如双膝、双踝、双手),应在两侧肢体骨突接触处(如双膝内侧、双内踝处)垫以衬垫物,以免局部电场线集中造成烫伤或影响作用的均匀度。

　　2) 并置法:治疗时两个电极并列放置于治疗部位表面,电场线较分散,只通过表浅组织,作用深度较浅,但范围较广。两电极间的距离不应大于电极的直径,并不小于两电极线在机器端口的间距。电极间距离过大时,电场线分散,影响作用的深度及强度;电极间距离过小时,电场线集中于两极间最短路径处,使病变部位处于两极电场之外。

　　3) 单极法:治疗时仅适用一个电极,另一个电极置于远离治疗部位,并使两电极相背。单极法作用范围小且表浅,只限于电极下中央部位的浅层组织(如眼部、皮肤病变)。因单极法治疗时有大量电场线散向四周空间,故大功率机器不宜采用,小功率机器也尽量少用,以免加重环境的电磁波污染。

　　4) 交叉法:又称交叉对置法,即两对电极分别对置于相互垂直的位置上,先后给予输出,使病变部位先后接受不同方向的两次治疗,可以加大作用的强度、深度、均匀度。用于治疗含气的空腔如额窦、肺部等,还用于血管分布广泛的组织,如盆腔、髋关节等。

　　(3) 涡流电极:涡流电极是特殊设计好的电极,可以直接移动支架,使涡流电极对准治疗部位治疗,涡流电极可直接贴在皮肤上。

　　3. 调节治疗挡、调谐　调谐是指使高频的治疗电路振荡频率(f_1)与机器输出电路的振荡频率(f_2)相同(图 5-5)。A、B 两个电路中,当 f_1=f_2 时,机器的输出能量可充分作用到人体的治疗电路中。治疗时由于 C_3 随治疗的部位不同其数值是变化的,为了使 f_1=f_2,在电路中加了一个可变电容 C_2(调谐钮),通过调整 C_2 来适应 C_3 的变化,以达到 f_1=f_2 的目的。具体操作时,可以调节机器主板上的调谐钮,观察输出电流指针读数至最大,同时靠近电极板的氖光灯管亮度最亮,即达到调谐状态。非谐振状态下的治疗有弊端,一方面损伤高频仪器,另一方面造成电磁波污染环境。因而在治疗时,禁止使用退谐方式(降低电流表的读数,减弱氖光灯管的亮度)来降低治疗剂量。治疗时询问患者的感觉,使之符合治疗需要。如不能达到需要的热度时,增加治疗挡;如果超过需要的热度时,需增加治疗电极间的间距,并且无论采用何种调整后,都要重新调谐。

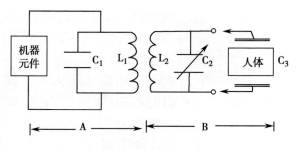

图 5-5　高频电疗仪调谐
A:机器输出电路;B:治疗电路
L$_1$:输出电路电感;C$_1$:输出电路电容;L$_2$:治疗电路电感;
C$_2$:可变电容;C$_3$:治疗电路电容

$$机器输出电路振荡频率\ f_2=1/(2\pi\sqrt{L_1C_1})$$
$$治疗电路振荡频率\ f_1=1/\left[2\pi\sqrt{L_2(C_2+C_3)}\right]$$

调谐即调节可变电容 C$_2$,使 f$_1$=f$_2$。

4. 根据治疗要求调节定时器　嘱患者治疗中不能移动治疗部位的机体,以免电极板位置发生变化,发生治疗机输出失谐振现象(幼儿哭闹不能配合者需待其熟睡后进行,治疗时家属尽量不要接触患者肢体,以防止家属肢体纳入治疗电场中干扰治疗部位的电场)。告知患者治疗中应有的正常感觉及异常感觉。治疗中要巡视患者,询问患者治疗中是否有异常感觉。治疗中患者禁止使用电子设备(如手机等)。

5. 治疗结束时,依次关闭输出及电源,取下患者身上的电缆或电极和衬垫物。

(四) 注意事项

1. 治疗室需用木质地板、木质床椅,室内应减少金属管道走行,如有需要用隔离罩加以隔离,治疗仪必须有安全接地线。治疗室应远离其他易受高频干扰的仪器。

2. 治疗前要去除患者身上所有金属物(如饰品、金属扣、钥匙、各种磁卡、手机等),体内有金属物时要采用电容电极特殊设定的电极摆放方法,使用最小剂量。体内有金属物时不能使用线圈场法。

3. 治疗部位应保持干燥,潮湿的衣物、伤口的湿敷料应去除,汗液、泪液、伤口的分泌物应擦拭干净。二便控制障碍患者,在下腹部治疗前应排空二便。

4. 电极及电缆线不能交叉接触或打卷,以防短路;电缆、电极板、电线与皮肤间均需垫以衬垫,以免烫伤。治疗输出电线间的最短垂直距离不能小于治疗电极板间的最小垂直距离。

5. 电极面积应略大于病灶,电极面积:病灶面积 =1.2:1 为宜,且电极板与体表平行。

6. 每次治疗必须调节谐振钮,使电路处于谐振状态工作,如每次变动输出或间隙,都需再调谐一次。

7. 治疗中患者不能触摸仪器、其他金属物品、其他人肢体,并经常询问患者的感觉,尤其是感觉障碍者,以免烫伤。

五、短波疗法的临床应用及适应证

短波治疗主要适用于亚急性、慢性炎症性疾病及疼痛。

1. 各种炎症　如胃肠炎、肺炎、支气管炎、膀胱炎、慢性肾炎、五官炎症、肩周炎、关节炎等。短波具有改善局部组织血液循环作用,可以加强白细胞及吞噬细胞的功能,在局部产生消炎作用,并能够减轻因炎症带来的组织渗出增多、疼痛等症状。短波因其作用较深,在治疗深部组织炎症上,较低中频电、热疗等理疗有较好的治疗优势。

2. 神经痛、肌肉痉挛性疼痛、颈椎病、腰椎间盘突出症等　短波治疗具有明显的热作用,神经组织在温热作用下,痛觉传导通路受干扰而减少冲动传入,从而产生减轻疼痛作用,并且温热作用可以减轻组织痉挛,从而减轻因痉挛带来的疼痛。

3. 血管和自主神经功能紊乱　对于下肢动脉闭塞等血运较差的疾病,局部不能直接使用短波治疗,因为动脉闭塞导致局部组织供血及供氧不足,短波治疗可以增加局部代谢,消耗更多的氧气及养分,结果会加重局部组织缺氧,甚至可能引发组织坏死。这时可以使用交感神经节反射治疗,即在健侧使用短波治疗扩张健侧组织微循环,通过交感神经反射扩张病侧的组织,从而达到改善组织循环的治疗作用。

4. 其他　如组织愈合不良、腰肌劳损、扭挫伤等。短波治疗通过改善局部组织循环,供给局部更多的氧气及养分,促进局部组织代谢,达到促进组织愈合及生长、修复的作用。

六、短波疗法的禁忌证及慎用范围

(一) 禁忌证

1. 恶性肿瘤(一般剂量时)　一般剂量的短波治疗可以扩张血管,改善局部血液循环,促进组织生长,可能加速恶性肿瘤的生长及转移,故对于未行清除手术治疗的恶性肿瘤局部不能使用一般剂量的短波治疗;但高热量短波因可以在局部产生过热作用,可以治疗恶性肿瘤,但需要在临床放化疗治疗的基础上使用。

2. 出血倾向　由于短波治疗可以加强局部组织的血管扩张,当组织有出血倾向时,更易诱发局部出血,尤其在重要脏器部位(如肝脏、脑、眼等)更需注意避免。

3. 结核病(非控制)　同恶性肿瘤一样,非控制期的结核病在短波作用下,也会出现加速结核菌在人体播散的可能。但如果是病情得到控制,或病灶钙化、非活动期,局部是可以使用短波治疗的。

4. 妊娠女性下腹部　由于短波治疗可以扩张局部血液循环,产生活血作用,对于妊娠女性下腹部的治疗会产生致流产的可能,临床治疗时应避开。

5. 高热　组织在高热时,代谢增加,如果局部使用短波治疗,会增加局部组织代谢负担,因而临床一般建议体温大于38.5℃的高热患者不进行短波治疗。

6. 心脏起搏器植入者　因心脏起搏器的微弱电流受高频电场的干扰可以发生紊乱甚至短路,会使患者产生心脏不适甚至严重心律失常、骤停、致死的危险,故有心脏起搏器植入的患者严禁做任何部位的短波治疗,甚至需要远离高频电治疗室。

7. 严重心肺功能不全　短波治疗可以加速血液循环,使血液流速加快,血液回心量及速度均增加,导致心脏负荷增加,故严重心肺功能不全患者禁止使用。

(二) 慎用范围

1. 感觉障碍患者的局部治疗　因患者无法感知热度,治疗操作宜采用经验方法,治疗中宜采用小剂量,多加巡视,治疗后观察局部皮肤反应。

2. 阻塞性动脉疾病局部　禁用大剂量短波治疗,小剂量慎用,最好做对侧肢体或神经节反射治疗。

3. 体内含金属内固定物的部位治疗　局部剂量宜小,令金属内固定物长轴平行于电极板,并居电场中间部位,加大两电极板与皮肤间的距离(10cm),使用无热量,治疗时间每次

5~7min，可以减低局部金属所致高温烧伤的风险。对于妇女子宫内置金属避孕环，因子宫内膜血运丰富，可以快速带走热量，局部可常规短波治疗。

七、案例分析

病史：患者李某，男性，23岁，踢球时导致前交叉韧带撕裂，予以异体韧带进行手术修补，目前手术后2天，转入康复病房进行康复治疗。

诊断：前交叉韧带修补术后。

评估：术后伤口疼痛VAS：3分。

目前主要康复问题：关节疼痛、肿胀，关节活动度障碍。

康复目标：减轻膝关节肿胀、关节疼痛，逐步增加关节活动度。

治疗方案：患者术后2天膝关节因肿胀、炎症、疼痛可采用高频电疗。患者膝关节韧带损伤修补术后有内固定钉，为金属材质，所以需采用脉冲短波治疗，脉冲短波因具有较长的间歇时间，可以使脉冲作用时释放的热量充分消散而不产生热积聚，故可以作用于局部有金属内固定的部位。治疗时采用圆形电容电极，对置于膝关节两侧，治疗电极与皮肤间距各10cm，剂量采用无热量，能量输出5W，每次治疗10min，每日一次，10~20次为1个疗程。

（张志强）

第三节　超短波疗法

一、概述

应用波长为10~1m的高频电场作用于人体，治疗疾病的方法，称为超短波疗法(ultrashort wave therapy)，又称为超高频或超短波电场疗法。

超短波电流的波长范围10~1m，频率范围为30~300MHz。临床超短波治疗仪分为连续波和脉冲波两种。医用连续超短波波段有两种：一种为波长7.37m，频率40.68MHz；另一种波长6m，频率50MHz。脉冲超短波采用波长7.7m(频率38.96MHz)或波长6m(频率50MHz)，脉冲时间1~100μs，脉冲周期1~10ms，通断比为1∶25或1∶100~1∶1 000，脉冲重复频率100~1 000Hz，脉冲峰功率1~20kW。

二、超短波疗法的作用原理

(一)热效应

超短波疗法主要以电容场法进行治疗。其作用机制及生物学效应与短波电容场法相似。治疗同样存在"脂肪过热"现象，影响作用深度。但超短波的频率比短波更高，作用于人体时产生的容抗更低，故在脂肪层不厚时，更易通过人体至较深部位，作用较均匀，在双极对置时作用可以到达骨组织。

(二)非热效应

超短波除了温热效应外，还具有比较明显的非热效应。非热效应是指在机体局部组织发生温度变化之前，体内已经发生一些物理生理学变化，如体内离子移动，偶极子和胶体粒子转动，膜电位改变，膜通透性变化，细胞的蛋白成分发生改变等生物物理、生物化学、代谢变化的效应。脉冲超短波则主要产生非热效应,温热效应不明显。

三、超短波疗法的治疗作用

超短波除了具有温热效应外,还具有比较明显的非热效应。

(一)消炎、消肿

超短波可以通过改善局部血液循环,利于水肿的消散,促进代谢产物、炎症产物和细菌毒素的排泄和消除,从而在炎症早期产生镇痛、消炎、消肿的作用。同时,超短波还有增强机体免疫功能、抑制自由基作用的功能,使炎症消退。临床证明:超短波对各系统的急性炎症疗效显著。对于小儿肺炎伴有湿啰音时,使用无热量超短波治疗能加快肺内炎性渗出的吸收。对于慢性炎症,超短波具有促使炎症局限、吸收,促进脓肿成熟的作用,临床上常见的化脓性炎症,多采用先行超短波治疗使炎症局限,再行手术治疗的方法。治疗急性炎症时,超短波可以每日治疗 2 次,疗效更快、更显著。

(二)对神经系统的作用

中枢神经系统对超短波有较显著的敏感性,中小剂量作用于头部,出现嗜睡等中枢神经系统抑制现象;大剂量则使脑脊髓膜血管通透性增高,可能使颅内压增高,同时大剂量作用后,大脑和脊髓深部组织的温度比表浅高,易引起神经损害,治疗时需注意。超短波对周围感觉神经有抑制作用,故临床上有镇痛效果。对受损伤的脊髓神经和周围神经,可以加速神经的再生,提高神经传导速度。对自主神经,多有兴奋迷走神经作用,临床上用超短波作用于自主神经节或神经丛,可以调节相应节段内脏和血管的功能。

(三)对循环系统的作用

超短波可通过迷走神经影响心率。小剂量使心率减慢,心肌张力和收缩力下降,血压下降;大剂量使心率加快,血压上升。超短波对周围血管的反应是:小剂量微血管扩张,血流加速;中等剂量先出现短时间收缩,随之血管扩张,血流加快;剂量过大,血管出现麻痹,出血、淤血。

(四)对血液系统的影响

中小剂量超短波可刺激造血功能,表现为白细胞数增加,网织红细胞数增加,大剂量有抑制作用。中小剂量作用于人体后,红细胞沉降率短时间内加快,凝血时间缩短。

(五)对内分泌系统的作用

作用于肾上腺,可使肾上腺皮质功能增强,皮质类固醇的合成增加,周围血液中糖皮质激素增加。作用于脑垂体时,可刺激肾上腺皮质功能,短时间内血糖浓度增高,其后迅速下降。性腺对超短波比较敏感,小剂量有兴奋作用,大剂量有抑制作用。

(六)对免疫系统的作用

中小剂量可增强单核吞噬细胞系统的功能。使吞噬细胞数量增多,吞噬能力增强,体内球蛋白、抗体、补体、凝集素增加,周围血液白细胞内碱性磷酸酶活性增高,白细胞干扰素效价升高,有利于炎症的控制和消失;大剂量则有抑制作用。

(七)对其他内脏器官的作用

作用于肾区,可以解除肾血管痉挛,改善微循环而使尿量增加,对急性肾炎效果明显;但对慢性肾炎效果不明显。作用于肝区,可增强其解毒功能和胆汁的分泌。作用于胃肠区,可缓解胃肠平滑肌的痉挛,改善胃肠吸收和分泌的功能。

总之,超短波对各系统具有调节作用,一般而言,小剂量以兴奋为主要表现,大剂量以抑制为主要表现。

四、超短波疗法的治疗技术

(一) 设备

1. 主机 超短波治疗机按输出波形分为连续超短波治疗机和脉冲超短波治疗机。前者通常采用的波长为 7.37m 和 6m,分别对应频率为 40.68MHz 和 50MHz;脉冲超短波治疗机的波长为 7.7m 和 6m,对应频率为 38.96MHz 和 50MHz,脉冲时间 1~100μs,脉冲周期 1~10ms,通断比为 1∶25 或 1∶100~1∶1 000,脉冲重复频率 100~1 000Hz,脉冲峰功率 1~20kW。超短波治疗机按输出功率分为小功率和大功率两种。小功率 50~80W,又称五官科超短波治疗机,用于五官或较小、较表浅部位的治疗;大功率 250~300W,分为台式和落地式两种,用于较大、较深部位的治疗。

2. 电极 超短波治疗机均采用电容电极。常用的电极根据不同的形状以及大小分为不同的型号,常用的有圆形和矩形电极,其中圆形电极常用的直径分别为 8cm、12cm;矩形电极常用的规格有两个,长宽分别为 19cm×13cm、27cm×18cm。另有不常用的直径 4cm 的圆形电极,以及长宽分别为 32cm×22cm 的矩形电极。电极按治疗用途分为橡胶电极和玻璃电极。常用电极为橡胶包裹金属片的电极,治疗时电极与皮肤之间垫以衬垫物,以保持电极与皮肤之间要求的治疗距离,这类电极均适用于体表摆放治疗;还有一种置于阴道、直肠的圆柱形体腔玻璃电极,治疗时同时使用另一个板状橡胶电极。

(二) 剂量和疗程

1. 治疗剂量 超短波治疗剂量依据患者的温热感觉分为四级。①无热量:机器有输出,但患者无热的感觉,适用于急性炎症、水肿、血液循环障碍治疗;②微热量:患者有微弱的、舒适的温热感,适用于亚急性、慢性疾病的治疗;③温热量:患者有明显、舒适的温热感,适用于慢性炎症、慢性疾病的治疗;④热量:患者有刚能忍受的强烈热感,只用于射频的肿瘤热疗,适用于恶性肿瘤治疗。

2. 超短波治疗剂量的影响因素 ①电极面积:电极面积大则治疗剂量大;面积小则剂量小。②电极与皮肤间的距离:间距大时,电场线分布均匀分散,剂量相对小;间距小时,电场线分布密集而不均匀,局部剂量相对大。③输出强度:机器输出强度大时治疗剂量大;输出小时剂量小。④作用时间:治疗时间长则治疗剂量大;时间短则剂量小。

3. 疗程 一般急性炎症每次治疗 5~10min,急性肾衰竭每次治疗 30~60min,慢性疾病每次治疗 10~15min,每日一次,10~20 次为 1 个疗程。

(三) 操作方法

具体操作流程与短波疗法相似。电容电极摆放方法也与短波疗法相近,仅特别说明体腔法治疗。将消毒的玻璃体腔电极置于阴道或直肠内,另一个橡胶电极置于相应的腹部(与阴道对应)或腰骶部(与直肠对应)。主要用于阴道、直肠或盆腔疾病治疗,但应用不多。

(四) 注意事项

1. 头部及小儿和老人的心区不宜进行大功率超短波疗法。儿童头部和心区不宜用对置法。

2. 大功率超短波治疗不宜采用单极法,小功率单极法少用。

3. 眼、睾丸、神经节、神经丛及小儿骨骺对超短波敏感,不宜采用大剂量。

4. 慢性炎症、慢性伤口及粘连患者不宜进行过长疗程的超短波疗法,以免引起结缔组织增生过度而使局部组织变硬、粘连加重。

5. 其他注意事项同短波疗法。

五、超短波疗法的临床应用及适应证

超短波疗法的适应证范围很广,除了短波疗法的适应证外,适用于一切炎症,特别是急性、亚急性炎症,但要注意治疗剂量。具体适应证基本同短波疗法。

六、超短波疗法的禁忌证及慎用范围

禁忌证及慎用范围,基本同短波疗法。

七、案例分析

病史:患者王某,女性,45 岁,因流涕、鼻塞、头痛就诊,前鼻镜检查:鼻黏膜充血、肿胀,以中鼻甲和中鼻道黏膜为甚。鼻腔内有大量黏脓或脓性鼻涕。

诊断:副鼻窦炎。

评估:上颌窦压痛,VAS:4 分。

目前主要康复问题:鼻黏膜充血、肿胀、疼痛。

康复目标:减轻疼痛,缓解鼻塞流涕症状。

治疗方案:副鼻窦包括上颌窦、额窦、筛窦,因腔室隐秘,所以炎症后不易消散,且一般物理因子很难作用到病灶。超短波因其作用深,不需要直接和病灶接触,所以经常在副鼻窦炎的治疗中使用。治疗时采用五官超短波,使用直径 8cm 的圆形电极双侧治疗,将两个电极放于两侧上颌窦,距离皮肤 0.5~2cm;单侧治疗,将直径 8cm 的圆形电极放在该侧上颌窦处,另一个直径 12cm 的圆形电极放在上背部或对侧面部,距离皮肤 3cm。额窦处治疗时,用两个直径 8cm 的圆形电极放在额窦两侧,距离皮肤 0.5cm。筛窦治疗时,一个直径 8cm 的圆形电极放在鼻根处,距离皮肤 0.5~1cm,另一个直径 12cm 的圆形电极放于后枕部,距离皮肤 2~3cm;或用两个直径 8cm 的圆形电极放在眼部两侧,距离皮肤 2~3cm。如果各副鼻窦均需治疗,各窦部可在一天内分次进行。剂量均使用无热量或微热量,每次治疗 5~15min,每日一次,6~12 次为 1 个疗程。

(张志强)

第四节　微　波　疗　法

一、概述

微波疗法是指应用频率为 300~300 000MHz,波长为 1m~1mm 的超高频电磁波作用于人体治疗疾病的电疗法。微波根据波长的不同可分为分米波(频率 300~3 000MHz,波长 1m~10cm)、厘米波(频率 3 000~30 000MHz,波长 10~1cm)、毫米波(频率 30 000~300 000MHz,波长 10~1mm)。分米波和厘米波产生的生物学效应相似,且在临床上较为常用。

微波是一种超高频电磁波,具有传播速度快、穿透力强、抗干扰性好、能被某些物质吸收等特点,它的某些物理特性与光波相似,在传播过程中呈束状传播,可被不同介质所反射、折射、散射和吸收。不同物质,反射系数不同,如皮肤表面反射 10%~60%、脂肪和肌肉界面反

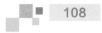

射30%。粗毛织品可以将微波吸收,而丝织品则可以被穿透。微波对人体组织产生的作用常取决于微波的频率,不同频率的微波,物理特性有所差异。频率越高,电场作用越强,热作用越强;频率越低,磁场作用越强,穿透力越强。常用的微波治疗仪采用的是反射型或波导型的辐射器来传输能量,作用机制是电能通过多腔磁控管经电缆传递至辐射器的天线极,最后通过反射罩集束后作用于人体,从而产生一系列作用。

二、分米波疗法

(一)定义

分米波疗法是指应用频率为300~3 000MHz,波长为1m~10cm的微波作用于人体治疗疾病的方法。

(二)分米波疗法的作用机制

分米波的某些物理特性类似光波,可被不同介质所反射、折射、散射和吸收。含水量少、介电常数较低的脂肪组织吸收分米波较少,产热较少;含水量多、介电常数较高的肌肉组织吸收分米波较多,产热较多。分米波穿透组织的深度为5~7cm。分米波的主要生物学效应为温热作用和其特殊的非热效应。分米波的热作用可加强机体的代谢,改善血液循环,增强组织修复能力,有缓解疼痛、解除痉挛、消除炎症等作用。分米波在不感到温热的情况下,其生物学效应仍然存在,这种作用称为热外效应,临床上对一些急性炎症用此剂量进行治疗也可收到良好的效果,但其机制待进一步探讨。

(三)分米波疗法的治疗作用

1. 对血液及免疫系统的作用　机体接受分米波的辐射后,组织温度升高,局部血管扩张,血液循环加强,组织代谢加快,有助于消肿和炎症因子的排除。小剂量对血小板和凝血时间无明显影响,中小剂量可使淋巴细胞减少、中性粒细胞增多,大剂量可使红细胞脆性增高、中性粒细胞数量减少。

2. 对神经肌肉的作用　短时间小剂量可使神经系统兴奋加强,中大剂量则产生抑制作用。大剂量可破坏脑细胞,甚至导致死亡。分米波作用于周围神经,可降低痛阈,具有镇痛作用。作用于肌肉,可缓解肌肉痉挛和降低肌张力。

3. 对心脏血管系统的作用　小剂量微波可改善冠状动脉和心肌梗死时的血液供应。大剂量微波对心脏有损害作用。

4. 对呼吸系统的作用　小剂量微波可使呼吸减慢,肺部轻度充血,肺泡间隙白细胞浸润,对肺炎有较好的治疗效果。大剂量微波则可引起呼吸频促,使肺部发生出血性变化。

5. 对消化系统的作用　小剂量可调节胃肠分泌和排空功能,减慢胃肠蠕动,抑制胃酸分泌。胃肠为空腔脏器,对热敏感,故大剂量对胃肠道有损伤,可引起胃肠黏膜出血、糜烂,形成溃疡,对胃分泌和排空功能均有抑制作用。对于肝脏而言,小剂量可使肝脏轻度充血,大剂量亦有损害作用。

6. 对内分泌系统的作用　小剂量可促使肾上腺皮质激素的分泌,还可以使甲状腺和内分泌活动增强。大剂量则有抑制作用。

7. 对眼睛的作用　眼睛内液体较多,对分米波极为敏感,易热,故大剂量分米波易引起玻璃体和晶状体混浊,导致白内障。

8. 对生殖系统的作用　小中剂量的分米波对前列腺炎有明显的治疗效果。较大剂量可引起睾丸精曲小管退行性变、萎缩、坏死,使精子生成减少,活力减低。作用于卵巢,可引起卵巢功能受损,影响生育功能。对于已怀孕者,可能导致早产、流产。

9. 对炎症的作用 在炎症的急性期,致炎因子含量增加,微血管受损而功能紊乱,管壁通透性升高。此时应采用小剂量的分米波辐射炎症病灶,通过抑制致炎因子的合成和刺激其分解,降低微血管壁的通透性从而抑制炎症的发展。在炎症的亚急性和慢性期,分米波的温热作用可改善局部血液循环,促进肿胀的消退,加速致炎因子的排出。局部的血液循环增强,局部组织的营养得到改善,有利于组织的修复。

(四)分米波疗法的治疗技术

1. 设备 目前医疗上常用仪器大多为频率 915MHz、波长 33cm 和频率 433.92MHz、波长 69cm 两种,功率 200~250W。用于肿瘤热疗的微波功率为 500~700W。分为连续波和脉冲波两种,一般治疗多用连续波。分米波是通过辐射的方式进行治疗的。目前分米波治疗常用的有非接触式体表辐射器,呈大小不同的圆形、鞍形、柱状和矩形(图 5-6)。另一种是接触式辐射器,呈不同大小的长圆柱形(图 5-7)。

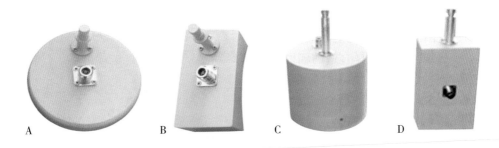

图 5-6 分米波非接触式体表辐射器
A:圆形辐射器;B:鞍形辐射器;C:柱状辐射器;D:矩形辐射器

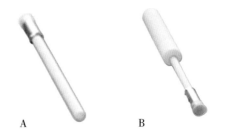

图 5-7 分米波接触式辐射器
A:宫颈辐射器;B:直肠辐射器

(1)非接触式体表辐射法:根据病变大小选择合适的辐射器,辐射器与皮肤之间保持一定的距离,使辐射器对准治疗部位。病灶范围小可选择圆形或矩形辐射器,病灶范围大可选择鞍形辐射器。有些非接触式辐射器带有一个"介质水袋",称隔"介质水袋"辐射法,介质水袋内的液体为特殊液体,它的介电常数与人体组织的介电常数接近,治疗时将其置于辐射器与人体治疗部位之间密切接触,有效减少电磁波向周围空间的反射和散射,人体组织均匀受热,避免因凹凸不平引起烫伤,多用于肿瘤的大剂量治疗。用沙袋置于辐射器与皮肤之间代替空气间隙称隔沙辐射法。

(2)接触式辐射法:辐射器与治疗部位直接接触的治疗方法。包括体表接触式辐射法和体腔辐射法,体腔辐射法较常用。体表接触式辐射器大小不同,辐射器的直径有 1cm、1.5cm、4cm 三种,辐射器口内有风冷或水冷装置,功率不超过 10W,适用于直径小于 4cm 的小病灶。体腔辐射器多呈不同大小的长圆柱形,适用于直肠或阴道的治疗。

2. 剂量和疗程   分米波疗法的治疗剂量取决于辐射器与治疗部位的距离、辐射器的类型、输出功率及治疗时间。按照患者的温热感分四级(见短波相关部分)。通常以患者的感觉、仪器输出强度、氖灯管的亮度确定。输出强度以直径 15cm 的圆形辐射器非接触式体表辐射法为例,无热量 <50W,微热量 50~100W,温热量 100~150W,热量 >150W。体腔辐射器接触式辐射法,微热量 10~20W,温热量 20~30W,热量 30~40W。一般每次治疗时间 10~20min,鞍形辐射器每次治疗时间 8~10min,每日或隔日一次,5~15 次为 1 个疗程。

3. 操作方法

(1) 治疗前检查电缆、机身和辐射器是否紧密连接,确保仪器工作正常。

(2) 患者取卧位或坐位,暴露治疗部位,照射区应无金属异物(图 5-8)。

(3) 具体操作方法根据辐射器的种类有所不同。按照病灶范围选择合适的辐射器。圆形、矩形或鞍形辐射器治疗时,应距离体表 5~10cm(图 5-9);鞍形辐射器应贴近体表;隔"介质水袋"辐射治疗时,将其置于辐射器与人体治疗部位之间密切接触;接触式辐射法辐射器紧接治疗部位皮肤;体腔辐射器治疗时,患者取截石位或侧卧位,辐射器外套

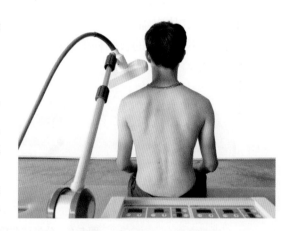

图 5-8   分米波治疗错误操作

以消毒的耐热乳胶套,套外涂少量消毒液状石蜡或凡士林等润滑剂后伸入阴道或直肠,固定好辐射器尾端及电缆。

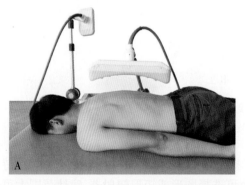
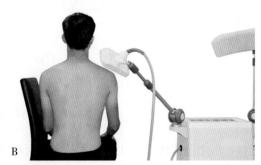

图 5-9   分米波鞍形辐射器治疗

A:背部治疗;B:肩部治疗

(4) 调节辐射器方向对准治疗部位,按照治疗剂量调节输出。

(5) 治疗过程中工作人员应经常询问患者的感觉,若皮肤表面出现红斑、灼烧感等不适症状,适当调节距离或减少输出量。

(6) 治疗结束关闭输出及电源,辐射器移开治疗皮肤。

4. 注意事项

(1) 辐射器必须与电缆紧密连接,勿空载辐射。

(2) 眼部不宜用分米波治疗。头面部治疗时,需戴防护眼镜或 40 目铜网保护眼睛;下腹部、腹股沟、大腿上部治疗时,应用防护罩或 40 目铜网保护阴囊、睾丸、卵巢。

(3) 小儿慎用微波,因微波会损害生长中的骨组织,所以骨骺部位禁用;因老年人血管脆性增加,故也应慎用。

(4) 对温度感觉迟钝或丧失者及严重血液循环障碍者应慎用。

(5) 严格遵守各辐射器的剂量和距离要求,避免过量。

(6) 每天治疗结束时,应该切断电源;定期检查仪器的部件和线路。

(五) 分米波疗法的临床应用及适应证

分米波疗法的临床应用及适应证基本同短波疗法。

1. 适用于多种炎症,对亚急性、慢性炎症效果较好。如支气管炎、肺炎、乳腺炎、胃炎、胆囊炎、盆腔炎、疖、痈、肩周炎、关节周围炎、类风湿关节炎、蜂窝织炎、前列腺炎、退行性骨关节炎等。

2. 有改善血液循环、增强组织修复能力、缓解疼痛的作用。可用于伤口愈合迟缓、颈椎病、带状疱疹后遗神经痛、软组织挫伤、关节活动障碍的患者等。

(六) 分米波疗法的禁忌证及慎用范围

基本同短波疗法,但眼部、睾丸区、儿童骨骺部不宜用分米波疗法。

三、厘米波疗法

(一) 定义

厘米波疗法是应用波长 10~1cm,频率 300~30 000MHz 的微波作用于人体治疗疾病的方法。

(二) 厘米波疗法的作用机制

基本同分米波,厘米波的波长比分米波短,在脂肪与肌肉的分界面上能量的反射较多,脂肪的产热较分米波多,脂肪与浅层肌肉的产热接近。厘米波的非热效应较分米波明显,治疗作用较浅、较弱。穿透组织深度为 3~5cm,穿透肌肉深度为 1~1.2cm。

(三) 厘米波疗法的治疗作用

基本同分米波,但作用较浅,较弱。

(四) 厘米波疗法的治疗技术

1. 设备　目前医疗上常用仪器大多为频率 2 450MHz、波长 12.24cm,功率 200W,虽属于分米波段,但习惯上将 30cm 作为分米波与厘米波的分界线,故称为厘米波疗法。有台式或落地式两种。辐射器与分米波类似。

2. 剂量和疗程　不同辐射器、不同部位、不同辐射距离及不同治疗要求所用治疗剂量不同,参照分米波疗法。经沙辐射疗法的治疗剂量应比空气辐射法减少一半。

3. 操作方法　基本同分米波。

4. 注意事项　基本同分米波。

(五) 厘米波疗法的临床应用及适应证

基本同分米波疗法,但限于较浅部位的病变。

（六）厘米波疗法的禁忌证及慎用范围

基本同分米波疗法。

四、毫米波疗法

（一）定义

毫米波（millimeter wave, MMW）指波长 1~10mm，频率 3~300GHz 的高频电磁波，也称极高频（extremely high frequency, EHF）电磁波。应用毫米波段电磁波防治疾病的方法称毫米波疗法。毫米波作为微波的一种，作用于人体时，其穿透组织的深度仅达表皮，几乎不产生任何可察觉的热量，但其能量与人体内的一些大分子发生谐振而产生治疗作用，因此，毫米波疗法也称为微波谐振疗法。前苏联的 Н. Д. 捷雅特夫院士及其团队在 20 世纪提出并在 60 年代中期开始研究和应用，形成 EHF 生物医学新学科。我国在 80 年代初开展毫米波相关的临床研究，目前国内主要应用于心血管疾病、消化系统疾病、肿瘤、伤口愈合等。毫米波疗法具有安全、无创、有效、经济的特点。

（二）毫米波疗法的作用原理

1. 生物学效应　目前，毫米波疗法生物学效应的机制有多种假说，主要有以下几个学说：

（1）谐振学说：低强度毫米波局部辐射通过作用于皮肤内部的神经末梢、血管、血细胞及免疫功能细胞，引起 DNA、RNA、蛋白质等生物大分子产生相干振荡，能量增强，这种谐振能在人体内产生一系列生物学效应，最终调节细胞的代谢和功能。

（2）声电波学说：有学者认为，当毫米波作用于生物膜上时可产生一种类似于超声波作用的电磁波，可以加剧细胞内外液的流动来促进代谢，同时还可以促进细胞膜信息的传递。

（3）场力学说：细胞中的粒子在受到毫米波的场力作用后发生振动，细胞膜的离子发生改变从而影响细胞的功能。

2. 传导途径　毫米波作用于生物体后的传导途径主要有以下两种学说：

（1）神经 - 内分泌 - 免疫网络：国外研究显示，在低强度毫米波作用下表皮层的游离神经末梢能够直接受到刺激，免疫功能细胞如在表皮层内的朗格汉斯细胞以及角质生成细胞也能直接受到刺激。因此，通过激活皮肤细胞释放刺激因子，直接或间接地影响了皮肤中的神经元功能。由此产生的"毫米波信号"通过皮肤传入神经进入脊神经。位于脊神经第一级神经元突触中的内源性阿片类物质被释放并进入血液。阿片类物质在神经系统、免疫系统等都有广泛的作用。有学者通过动物实验发现，当毫米波辐射于大鼠腰背部皮肤时，其血清中总超氧化物歧化酶、氮氧合酶活性下降，一氧化氮含量减少。还有研究显示，毫米波疗法辐照人角质生成细胞时可以显著上调其 PAR22、ERGIC253 基因的表达，因此还可调控细胞凋亡基因表达。

（2）穴位 - 经络系统：毫米波作用于人体后，通过经络引起相关的局部与全身的应答性反应。

综上所述，毫米波疗法对人体的作用是多方面的，其信息调控是一个多途径而复杂的作用过程。

（三）毫米波疗法的治疗作用

1. 促进伤口和溃疡愈合　在毫米波作用下，通过相干振荡产生生物学效应，生物体大分子物质产生谐振运动，其生物学效应可使局部毛细血管扩张、血流加快，改善局部微循环而促进炎性渗出物的吸收；促进成纤维细胞增殖、胶原纤维增加、肉芽组织增多，加速了伤口愈合；组织细胞化学成分改变，破坏了细菌的 DNA 等生长关键成分，细菌生长和繁殖受抑。

2. 止痛　由于毫米波可以使毛细血管扩张，提高血流速度，改善局部组织新陈代谢，致痛物质排泄加速,可促进脊神经内源性阿片类物质释放,产生镇痛效应。

3. 提高免疫能力　研究显示,毫米波可以增强免疫应答中抗原与抗体结合力,增强免疫功能。

4. 改善肿瘤患者相关症状　有临床研究报道,毫米波疗法在对恶性肿瘤患者治疗中具有一定的辅助效果,可以帮助患者提高生活质量。实验发现,大剂量毫米波可抑制肿瘤细胞的克隆功能,促进其凋亡,进而抑制肿瘤的进展。另外,也有学者研究后认为,毫米波与放化疗联合使用,可降低放化疗导致的不良反应、缓解局部疼痛、提高免疫功能、减少肿瘤患者出汗、延长患者生存周期等,起到减毒增效的作用。

（四）毫米波疗法的治疗技术

1. 设备　目前国内的毫米波治疗仪包括波长 8.3mm（37.5Hz）、7.1mm（42.19GHz）、5.6mm（53.53GHz）和 4.9mm（60.48GHz）的毫米波设备(图 5-10)。输出方式多为连续波,有的设备也可以输出脉冲波。一般辐射功率密度 1~10mW/cm^2,个别可达 10mW/cm^2 以上。辐射头分为两种:局部照射用辐射头(图 5-11)和穴位用辐射头,可进行体表和腔内照射。治疗仪由辐射器和控制器组成。

2. 剂量和疗程　每次治疗局部辐射 15~30min,1~2 次 /d,5~15 次为 1 个疗程。

3. 操作方法

（1）接上电源,打开电源开关,听到提示音,面板上显示时间与功率,表示仪器运行状态正常。

（2）向患者解释,以取得合作;暴露患者治疗部位。若为开放性创面照射时,间隙控制在 5~10mm 内。

（3）操作者根据医嘱设置时间,通常为 30min,按下定时启动按钮,仪器开始倒计时工作(图 5-12、ER5-1)。

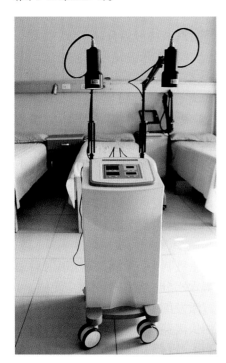

图 5-10　毫米波设备

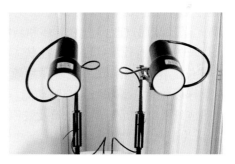

图 5-11　辐射头

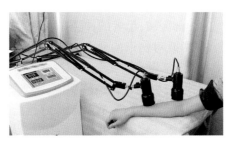

图 5-12　操作示例

ER5-1　毫米波治疗

(4) 治疗结束后,关闭电源,将辐射头消毒后放在托架上。

4. 注意事项

(1) 治疗局部保持干燥,以免毫米波被体表水分吸收。

(2) 功率密度大于 10mW/cm² 时,有金属置物的部位避免直接照射。

(3) 头、面、颈部治疗时,辐射头务必紧贴皮肤,以免毫米波散射伤到眼球。

(五) 毫米波疗法的临床应用及适应证

1. **肿瘤**　研究发现毫米波疗法在肿瘤免疫、促进肿瘤细胞凋亡、减轻肿瘤患者癌痛及减少肿瘤患者出汗等方面有一定疗效。初步推论认为毫米波辐照能激发机体自身的相干振荡,生物组织利用这种振荡信息调控代谢过程、恢复正常机体功能、提高应对不良反应的稳定性,从而达到激发人体潜能,提高机体的适应能力、再生能力及免疫功能等目的。研究发现,恶性肿瘤患者经毫米波辐射治疗后,体内的 IFN-7/IL-4 比值提高,恶性肿瘤患者放化疗后 Th2 细胞的漂移被阻止,抗肿瘤免疫功能增强。有学者利用毫米波辐射 U-2OS 人类骨肉瘤细胞,染色后发现促凋亡膜联蛋白比率呈剂量依赖性增高,其等离子体膜丢失,细胞色素 C 释放,细胞线粒体膜电位水平破坏,激活 caspase-3 和 caspase-9 的表达,提高 Bax/Bcl-2 的比率等均参与肿瘤细胞的凋亡,因此,研究者认为毫米波诱导肿瘤细胞凋亡是通过线粒体途径介导实现的。

2. **消化系统疾病**　研究证实,毫米波疗法对胃及十二指肠消化性溃疡、慢性萎缩性胃炎、胰腺炎及肠易激综合征有效。有学者对幽门螺杆菌(Hp)感染消化性溃疡患者采用毫米波治疗后发现毫米波联合小剂量药物的治疗效果明显优于单独使用常规治疗。其可能机制为毫米波是毫米量级电磁波,可使损伤部位毛细血管扩张,血流速度加快,局部组织代谢加强,病理产物排除加速,有利于局部微环境的改善,使溃疡愈合。此外,当毫米波通过谐振作用于体内时,可缓解胃肠道痉挛,使得胃排空减慢,药物在胃内停留时间延长,可以更充分地发挥抗炎作用,抑制了 Hp 的生长。

3. **心血管疾病**　毫米波通过改善血液循环和新陈代谢,调节神经内分泌系统,引发一系列生物学效应,从而改善心血管疾病的相关症状。有学者采用毫米波辐射高血压患者内关、曲池、足三里等穴位配合常规治疗,发现降压疗效显著。临床观察到毫米波疗法经穴辐射可改善冠状动脉粥样硬化性心脏病患者心脏功能、冠脉循环和心肌耗氧量;另有实验研究发现毫米波辐照心肌成纤维细胞后可促其增殖及胶原蛋白合成。

4. **疼痛**　目前认为毫米波作用可以扩张毛细血管,促进血液循环,改善受损组织的血液供应及营养状态,从而加快局部组织代谢,促进致痛物质排泄,减轻炎症反应;此外,毫米波可促进机体内啡肽的释放,缓解疼痛。国内外研究报道毫米波在缓解头痛、关节痛、术后痛、神经痛、癌痛等疼痛方面有较好的疗效。有学者对类风湿关节炎患者进行毫米波治疗后发现患者的疼痛明显减轻。临床观察到在三叉神经痛患者的治疗过程中配合使用毫米波照射三叉神经所支配的面部区域,患者的神经痛发作次数明显减少,疼痛程度减轻。

5. **外科疾病**　毫米波对伤口的愈合有良好的效果,可能机制为:毫米波多次辐射后细菌的生长环境发生变化,细菌的生长受到抑制;毫米波对富含水分的组织作用效应更强,可以改善局部组织新陈代谢,提高机体免疫功能;毫米波通过激发细胞内部的谐振,产生一系列能量效应,可以促进成纤维细胞增殖及胶原纤维合成,加快肉芽组织形成,促进外科伤口愈合。研究证实,毫米波体外辐射金黄色葡萄球菌、大肠杆菌、铜绿假单胞菌时,虽然没有直接的杀菌作用,但辐射 4~5 次后具有一定的抑菌作用。有学者将毫米波与紫外线、红外线联合使用发现可以加快烧伤创面愈合。还有学者应用 4 种强度范围(2~10mW/cm^2)的毫米波疗法治疗手部急性化脓性感染,取得良好效果。

6. 其他疾病 有临床研究报道,毫米波疗法对椎动脉型颈椎病、前列腺炎、急慢性泌尿系感染、糖尿病神经病变等亦有一定效果。

(六) 毫米波疗法的禁忌证及慎用范围

毫米波不能直接对准眼球和睾丸进行照射,否则可能会造成损伤。妊娠、有心脏起搏器者禁用。若有长期接触大剂量毫米波照射者出现程度不同的嗜睡、疲乏、头痛、记忆力减退、血象变化等,应注意定期体检。

五、案例分析

病史:患者刘某,女性,53 岁,主因"颈肩背痛 10 余年,加重伴眩晕 1 周"入院。10 余年前无明显原因出现颈背部酸胀痛,在当地医院给予活血化瘀、消炎止痛药物治疗后症状明显缓解。随后症状时轻时重,反复发作,经上述处理维持。1 周前劳累后症状加重,伴间歇性眩晕、右侧后枕部持续性跳痛、双手指间歇性麻木。自行口服消炎止痛、改善脑供血等药物后效果不佳。X 线报告:颈椎曲度变直,颈椎骨质增生。颈椎活动受限,双侧斜方肌、冈上肌、菱形肌压痛(+),颈 $_4$~ 颈 $_5$、颈 $_5$~ 颈 $_6$、颈 $_6$~ 颈 $_7$ 棘间隙压痛(+),右手第 1、2 掌骨间背侧、拇指、示指、中指皮肤感觉减退,右上肢皮肤感觉减退,左手指麻木感,左手握力 4$^+$ 级,双侧肱二头肌、肱三头肌肌腱反射正常,左侧臂丛牵拉试验(+),仰头旋转试验(-),病理反射未引出。

诊断:颈椎病(混合型)。

评估:颈椎病治疗成绩评分表:自觉症状 3 分,临床检查 7 分,日常生活动作 2 分,手功能 1 分。VAS6 分。

目前主要康复问题:①疼痛、麻木;②眩晕;③关节活动受限。

康复目标:①减轻疼痛及麻木感;②减轻眩晕;③增加颈椎活动度。

治疗方案:中频电疗法 + 微波疗法 + 牵引疗法 + 运动疗法。该患者属于混合型颈椎病,中频电疗法能够缓解肌肉痉挛,减轻疼痛。微波疗法增加颈部血液循环,扩张血管,减轻头晕症状,作用于肌肉,可缓解肌肉痉挛和降低肌张力。牵引疗法改善颈椎曲度,增加受压椎间孔间隙,改善神经受压症状。运动疗法增加颈椎周围肌肉力量,预防颈椎病复发。

(尚翠侠 刘朝晖 刘锦芮)

参 考 文 献

[1] 燕铁斌 . 物理治疗学[M]. 2 版 . 北京:人民卫生出版社,2015.

[2] 郭万学 . 理疗学[M]. 北京:人民卫生出版社,1984.

[3] 缪鸿石 . 电疗与光疗[M]. 2 版 . 上海:上海科学技术出版社,1990.

[4] 吴军,张维杰 . 物理因子治疗技术[M]. 2 版 . 北京:人民卫生出版社,2014.

[5] 乔志恒,华桂茹 . 理疗学[M]. 2 版 . 北京:华夏出版社,2013.

[6] 陈景藻 . 现代物理治疗学[M]. 北京:人民军医出版社,2001.

[7] 吴祈耀,屈大信 . 毫米波医疗技术及其临床应用[M]. 北京:中国科学技术出版社,2010.

[8] 符晓,何增义,卢庆,等 . 微波治疗效应的最新成果[J]. 中国临床康复,2005,9(17):178-179.

[9] 宋雪英,邬淑杭,卜亚云 . 微波定向照射治疗带状疱疹性神经痛[J]. 中国临床康复,2003,7(8):1352.

[10] 施治清,同坚强,韩星海,等 . 关节微波辐射器照射治疗类风湿关节炎 32 例[J]. 中国临床康复,2003,

7(24):3393.

[11] 黄雅丽,刘献祥.毫米波生物学作用机制及治疗应用研究[J].福建中医学院学报,2010(8):63-66.

[12] 刘朝晖,王小娟,陈景藻,等.毫米波对大鼠血清中活性氧、一氧化氮及其相关酶的影响[J].中华物理医学与康复杂志,2000,22(4):215-216.

[13] 骆云鹏,余南生,黄文州.极高频电磁波对恶性肿瘤化疗患者外周血辅助淋巴细胞亚群 Th1/Th2 免疫应答平衡的影响[J].免疫学杂志,2006,22(5):562-565.

[14] 周许峰,孙维君,张义平.毫米波辐照对心肌成纤维细胞增殖及胶原合成的影响[J].山东医药,2010,50(22):27-28.

[15] 李旭红,唐劲天,廖遇平,等.毫米波治疗颈部急性放射性皮肤溃疡:随机对照 2 个月随访[J].中国组织工程研究与临床康复,2008,12(4):663-666.

[16] 钱伟华,潘迎英,杨怡敏.毫米波穴位照射联合化疗对肿瘤患者 T 淋巴细胞亚群的影响[J].山东中医杂志,2016,02(35):129-133.

[17] 吴春薇,闫汝蕴.毫米波对生物体免疫系统影响的研究进展[J].中国康复医学杂志,2010,25(12):1211-1216.

[18] Makar VR,Logani MK,Bhanushali A,et al. Effect of millimeter waves on natural killer cell activation[J]. Bioelectromagnetics,2005,26(1):10-19.

[19] Ziskin MC. Millimeter Waves:Acoustic and Electromagnetic [J]. Bioelectromagnetics,2013,34(1):3-14.

[20] Zhadobov M,Sauleau R,Le Deran Y,et al. Numerical and Experimental Millimeter-Wave Dosimetry for In Vitro Experiments [J]. IEEE Transactions ON Microwave Theropa and Techniques,2008,56(12):2998-3007.

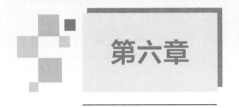

第六章

光 疗 法

第一节 概述及理论基础

一、概述

光疗是利用各种光辐射能作用于人体以达到治疗和预防疾病目的的方法，包括红外线、可见光、紫外线及激光疗法，在临床治疗的各领域得到广泛应用和不断发展。光疗始于19世纪90年代，最早见于日光浴，在治疗肺结核、皮肤病、佝偻病等方面均有文献报道。现代光疗法被认为是丹麦的诺贝尔生理学或医学奖得主 Niels Finsen 医生开创的，他将蓝紫光和紫外线用于治疗红斑狼疮。近年来，随着科学技术的发展和医疗水平的不断提高，高能量激光等新型光疗技术的使用在临床治疗中占据越来越重要的地位。

二、光的物理特性

（一）光的本质

电磁辐射是由空间共同移送的电能量和磁能量所组成。电磁波由频率和波长分类，低频电磁辐射包括超短波、短波、微波、红外线、可见光与紫外线，皆为非电离性辐射，可被应用于医学治疗；高频电磁辐射包括 X 线与 γ 射线，为电离性辐射，大多应用于医学影像或以大剂量摧毁组织。

光的本质是一种具有电磁波和粒子流二重性的物质。既具有波长、频率、反射、折射、干涉等电磁波的特性，也具有能量、吸收、光电效应、光压等量子的特性。光量子的能量与光的波长成反比。光波的波长很短，以微米（μ）、纳米（nm）、埃（Å）为单位。

$$1 \text{ 微米（}\mu\text{m）} = 1/1\,000 \text{ 毫米（mm）}$$
$$1 \text{ 纳米（nm）} = 1/1\,000 \text{ 微米（}\mu\text{m）}$$
$$1 \text{ 埃（Å）} = 1/10 \text{ 纳米（nm）}$$

（二）光谱

光源发光是物体辐射电磁波的过程，光的波长范围在电磁波的范围内。光疗光谱的波长范围为4 000~180nm，分为红外线、可见光、紫外线三部分。红外线位于红光之外，波长最长，分为长波和短波两部分。紫外线位于紫光之外，波长最短，分为长波、中波和短波三部分。红外线与紫外线均为不可见光。可见光波长位于两者之间，包含红、橙、黄、绿、青、蓝、紫七种单色光（图6-1）。具体光谱分布见表6-1。

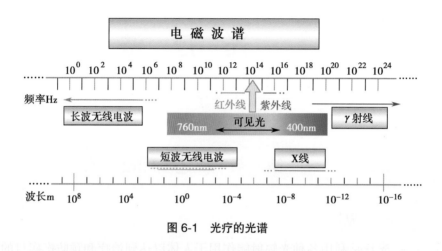

图 6-1 光疗的光谱

表 6-1 光疗的光谱

名称	波长	名称	波长
长波红外线	1.5~40μm	青光	530~490nm
短波红外线	1 500~760nm	蓝光	490~450nm
红光	760~650nm	紫光	450~400nm
橙光	650~600nm	长波紫外线	400~320nm
黄光	600~560nm	中波紫外线	320~280nm
绿光	560~530nm	短波紫外线	280~180nm

（三）光源

1. 光源　通常把发出可见光为主的物体叫做光源，如太阳、电灯、日光灯等。而把发出非可见光为主的物体叫做辐射源，如红外线灯。

2. 发光过程　光源的最基本发光单元是分子、原子。发光过程是发光单元从具有较高能量的激发态跃迁到较低能量的激发态（特别是基态）过程中释放能量的一种形式。发光过程按被激发的方式分为热辐射、电致发光、光致发光、化学发光。

光源按发光机制不同分为普通光源和激光光源：①普通光源的发光机制是自发辐射（图6-2），处于激发态的原子或分子从光子能量（E）的高能级 E_2 自动返回低能级 E_1 从而发出的光线，如红外线、紫外线和可见光等。自发辐射的光波彼此独立，频率、振动方向及相位均不相同，称为非相干光；②激光光源的发光机制是受激辐射（图6-3），原子或分子开始处于高能级 E_2，当一个外来光子所带的能量 hv 正好为某一对能级之差 E_2-E_1，则这原子可以在此外来

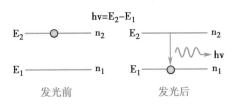

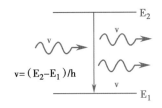

图 6-2　自发辐射示意图　　　　图 6-3　受激辐射示意图

光子的诱发下从高能级 E_2 向低能级 E_1 跃迁,如氦氖激光(He-Ne)、半导体激光等。

$$E_2-E_1=hv=\frac{hc}{v} \qquad\qquad 式\ 6\text{-}1$$

式 6-1 中 c 指真空中的光速,v 为频率,h 为普朗克常数。

受激辐射发出的光波的频率、发生方向、偏振方向及光波的相位都完全相同,称为相干光。而且受激辐射时,入射一个光子会射出两个完全相同的光子,光信号被放大,因此光亮度高。

(四) 光的传播

1. 光的反射与折射

(1) 光的反射:光射到两种介质的介面上,一部分光从介面反射回原介质继续传播,这种现象称为光的反射。入射线、法线、反射线在同一平面上,入射角等于反射角。光路在反射中具有可逆性。

很多光疗仪器的反射罩即利用光的反射原理制成,例如红外线、紫外线和可见光的反射罩,可以将光源的辐射能量均匀的集中在照射野。反射系数大的镁铬合金或铝等金属适合做反射罩,反射罩的形状依辐射源的情况而定,辐射源小的,以半圆形为宜(图 6-4)。

(2) 光的折射:光从一种介质进入另一种介质时,光的传播方向会发生改变,这种现象称为光的折射。折射的规律是光由密介质进入疏介质时,传播方向折离法线,而从疏介质进入密介质时,传播方向折向法线。折射角的大小与二种介质的密度差有关,差距越大,折射角度越大;折射角还与光的波长有关,波长越短,折射角越大。光路在折射中亦具有可逆性。

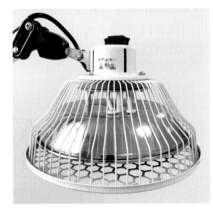

图 6-4　红外线灯罩

(3) 光的全反射与漫反射

1) 光的全反射:当光线从光疏介质射到光密介质时(如从灯管玻璃内射到玻璃外空气时),当入射角增大到某一角度使折射角等于 90° 时,折射光线完全消失只剩下反射光线,此现象称为光的全反射。紫外线体腔导子的形状符合光的全反射原理,石英 - 空气的临界角为 38°,石英导子的形状满足了入射角大于 38° 的要求,使紫外线通过导子照射到照射野。紫外线的体腔导子即是利用了光折射和全反射的原理(图 6-5)。

2) 光的漫反射:当反射面凹凸不平时,入射光线向一个方向入射,但反射光线却向不同方向传播,这称为光的漫反射。人体表面为非平面,因此当光线照射人体时,需要注意反射光的隔绝。

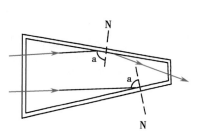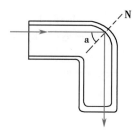

图 6-5 紫外线石英导子示意图
N:法线;a:入射角

2. 光的吸收与透过 光照射到物质上时,除发生反射、折射外,部分能量被转换成物质的内能(如热、化学、生物能等),从而引起一系列的理化变化。当光的能量不大时,只能使物质分子或原子发生旋转或振动,由动能变成热能,例如红外线;当光的能量足够大时,可使物质分子或原子产生光化反应,例如紫外线。

光的吸收与透过成反比,吸收越多,穿透越浅。人体组织对紫外线的吸收强于红外线,因此紫外线的透过比红外线浅。另外,不同物质对光的吸收亦不同,例如水易吸收长波红外线,故长波红外线不易透过含水高的组织;人体角质层吸收紫外线,故紫外线不易透过皮肤层;石英玻璃不吸收紫外线而使其透过,因此紫外线灯管及体腔导子多由此材质制作;蓝绿色玻璃能吸收红外线和紫外线,因此常用来做光疗的防护眼镜。

3. 不同波段的光在人体皮肤中的穿透深度(图 6-6) 可见光、短波红外线的有效穿透深度较深,约为 1.0cm;紫外线的有效穿透深度很浅,中、长波紫外线的有效穿透深度约为 0.1~1.0mm,相当于表皮的深层,而短波紫外线只能到达皮下 0.01~0.1mm 的深度,相当于表皮的浅层;长波红外线由于易被组织中的水分及蛋白质吸收,因此有效穿透深度也较浅,约为 0.05~1.0mm。

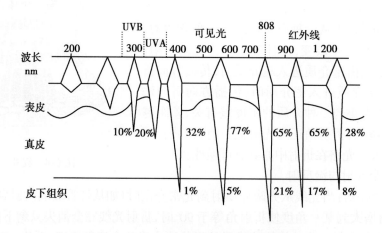

图 6-6 不同波段的光在人体皮肤中的透过

4. 光的照度定律 照度即被照物体单位面积上所接受的光的能量。照度与光源投射到被照物体的距离、入射角度有关(图 6-7)。

(1) 平方反比定律:用点状光源垂直照射物体时,物体表面的照度与光源发光强度成正比,与光源距离的平方成反比。例如,红外线照射时灯源与皮肤之间距离增加一倍,则皮肤接受到的光照度减少至原来的 1/4。

（2）照度余弦定律：用平行光线照射物体时，物体表面的照度与光源入射角的余弦成正比。例如，激光辐射时探头与照射区垂直，照射区接受到的光照度最大；当探头倾斜角度越大，照射区接受到的光照度越小。

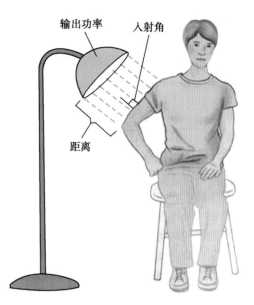

图6-7　光的照度定律

（五）光化学效应

光化学效应是指物质的分子吸收了外来光子的能量后激发的化学反应。普通光与生物组织作用时，在一定条件下就可产生光化学效应。光化学反应的种类很多，包括光分解效应、光合作用、光聚合作用、光敏作用、荧光反应等。光化学效应的发生机制各不相同，但它们的一个最基本规律是，特定的光化学反应要特定波长的光子来引发。通常情况下，可以引发生物分子产生光化学反应的是波长 700nm 以下的可见光和紫外线。例如，人体皮肤中的麦角胆固醇在阳光作用下变成维生素 D_2；短波紫外线照射使 DNA 链中两个胸腺嘧啶单体聚合成胸腺嘧啶二聚体。光疗中的荧光紫外线灯亦利用了荧光原理，灯管内涂有特殊的荧光物质，吸收了灯管本身发出的 253.7nm 的紫外线后发出波长 280~350nm 波长的紫外线。激光作为一种能量高、单色性好的光源，也可引起一些光化学效应。

在光化学效应中，有些反应物不能直接吸收某些波长的光来进行反应，但可以引入能吸收这些波长光的物质，使其分子或原子变为激发态，然后再将能量传给反应物，使反应物活化，这样的物质称为光敏剂，相应的反应称为光敏反应。临床上常利用光敏反应治疗疾病，如口服或注射光敏剂后再照射紫外线可以治疗白癜风、银屑病等。

三、光的生物学效应

电磁波被组织吸收后会以热效应与非热效应影响该组织。红外线主要以提高组织温度的热效应起作用；紫外线、可见光等不会明显增加组织温度，是通过非热效应影响组织。

（一）非热效应

研究表明，非热效应的电磁辐射可以改变细胞增殖能力及细胞膜通透性与细胞的信号系统，从而使被照射组织产生细胞学效应。非热效应亦可以增加化学物质与细胞膜间的连接来触发复杂的细胞反应。电磁辐射可以通过细胞膜蛋白结构的改变来促使细胞膜离子泵及腺苷三磷酸酶发生变化。除此之外电磁辐射还对受体蛋白起作用，能改变膜脂蛋白结合区域的结构状态，引起膜结构的破坏。

紫外线可通过光化学效应使皮肤发红、变黑、表皮增生且对维生素 D 的合成极为重要，已被证实对银屑病、白癜风等疾病的治疗有效，只是该项治疗技术目前在皮肤科的使用远比康复科更普遍。激光、短波红外线及部分可见光光源可以非热效应来提高组织愈合度、减轻疼痛及控制炎症等。红光能改善皮肤的血液系统和淋巴系统的微循环，刺激细胞内线粒体活性，中和细胞内产生的自由基因，刺激纤维细胞产生胶原蛋白。蓝光可以抑制皮脂腺分泌、减少炎性皮损数量、促进组织修复。

（二）热效应

长波红外线的波长接近微波，可产生浅层热效应，与其他产生浅层热效应的物理因子一样被广泛用于临床治疗，且具有不需要直接接触患处皮肤即可产热的优点。长波红外线的热效应可以升高组织温度，扩张毛细血管，促进血液循环，增强物质代谢，提高组织细胞活力及再生能力。治疗慢性炎症时，红外线能改善血液循环，增加细胞的吞噬功能，消除肿胀，促进炎症消散。红外线还可减轻术后粘连，促进瘢痕软化，减轻瘢痕挛缩等。

（殷稚飞）

第二节　红外线疗法

一、概述

红外线疗法是指应用红外线治疗疾病的方法。红外线是指波长范围 760nm~1 000μm 的不可见光，在光谱中位于红光之外，是光波中波长最长的部分。医用红外线是指波长在 760nm~400μm 的光线，根据它的波长不同可分为近红外线和远红外线。

近红外线又称为短波红外线，波长在 0.76~1.5μm，穿透人体组织较深，一般认为可穿透组织 1~10mm，能作用于皮肤的血管、神经末梢及其皮下组织，临床上是由伴发可见光的红外线辐射器获得。

远红外线又称长波红外线，波长在 1.5~400μm，因其容易被含水和蛋白多的组织吸收，所以穿透能力弱，一般认为可穿透组织 0.05~1mm，只能作用于皮肤表层组织。远红外线较近红外线热效应大，对皮肤干燥作用大。

红外线的穿透能力取决于它的波长和物质的特性。红外线的波长越短穿透能力越强，反之越弱。红外线对硬橡皮、碘、二硫化碳溶液穿透能力很强，而对水的穿透能力极弱。红外线被物体吸收后会转变成热能，故而红外线也有"热射线"之称。

二、红外线的生理学效应

机体在红外线照射下，小动脉和毛细血管扩张，出现主动性充血，且照射部位附近的组织内均有充血和血流加速反应。血流加速程度及持续时间与红外线照射的时间长短和强度有关。

以足够强度的红外线照射皮肤时，可出现斑纹状或网状的红外线红斑，红外线红斑呈浅红色或鲜红色。大剂量的红外线多次照射可产生褐色大理石样的色素沉着，皮肤可耐受的温度达 42.7~46.8℃。当红外线照射温度达 45~47℃时，皮肤可出现疼痛感，温度再高则会出现皮肤烫伤。

三、红外线疗法的治疗作用

红外线作用于人体组织，细胞分子运动速度加快，局部产热，组织温度升高，其对人体最主要的是热作用，热能使细胞吞噬能力加强、局部代谢旺盛、细胞氧化过程加快等。机体组织通过吸收红外线，产生热效应，从而产生一系列治疗作用。

(一)促进血液循环

热可以使局部皮肤毛细血管扩张充血,血流加快,组织温度升高,新陈代谢旺盛,加强组织的营养过程,加速组织的再生能力和组织细胞活力,加速炎症产物及代谢产物的吸收。

(二)促进组织再生

热可以改善组织营养,促进成纤维细胞和纤维细胞的再生,促进肉芽生长,增强组织修复和再生功能,加速伤口愈合。有学者用大鼠对红外线促进创面愈合的机制进行了对照实验研究,发现与不接受红外线照射组比较,红外线照射大鼠的白细胞介素 -1β(IL-1β)、肿瘤坏死因子 -α(TNF-α)明显减少,且照射组转化生长因子 -β1(TGF-β1)高于不照射组,说明红外线照射可以改善受伤后大鼠免疫应激能力,减少创面持续的炎症反应,促进成纤维细胞的增殖。

(三)缓解肌肉痉挛

通过热传递使肌肉温度升高,降低神经末梢兴奋性,使牵张反射减弱,肌张力下降,肌肉松弛。

(四)消炎作用

热能提高吞噬细胞的吞噬能力,并通过血液循环的改善,加快炎症渗出物的吸收,有利于炎症的控制和消散。

(五)镇痛作用

热能降低感觉神经的兴奋性,并通过缓解肌肉痉挛、消肿、消炎和改善血液循环而治疗各种疼痛。

(六)增强免疫功能

热能升高血液白细胞数,提高机体细胞免疫功能,研究表明红外线能增强小鼠血清溶菌酶(LZM)含量,对 M 细胞合成与分泌 LZM 有促进作用,增加外周血酸性 α- 醋酸萘酯酶(ANAE)阳性细胞与 T 淋巴细胞亚群中 CD3、CD4,减少 CD8 等作用,表明红外线对小鼠的细胞免疫具有增强作用。

(七)表面干燥作用

红外线照射可以升高局部温度,蒸发水分,对于渗出严重的皮肤表面,能使渗出物在表皮结成防护性痂膜,防止渗出。

(八)其他作用

热可以软化瘢痕、松解粘连。

四、红外线疗法的治疗技术

(一)设备

常用的红外线治疗仪有 3 大类:

1. 红外线辐射器　多为长波红外线灯,临床上常用的有特定电磁波治疗器(TDP)、频谱仪(图 6-8),有台式或落地式。特定电磁波治疗器有单头,也有多头(图 6-9)。一般是将电阻丝绕在或嵌入碳化棒或板内,通电后电阻丝产热,使其辐射出长波红外线,热效应明显,但作用浅,适用于病灶较浅的局部治疗。

2. 白炽灯　多为近红外线灯,临床上多使用不同功率普通白炽灯,配有光反射板和灯罩以防辐射能的散失,能辐射大量近红外线和少量可见光,热效应没有长波红外线灯明显,但是作用深,适用于病灶较深的局部治疗。

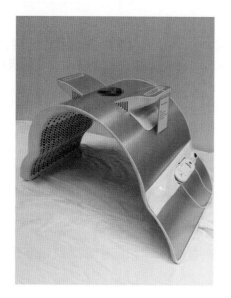

图 6-8　频谱仪

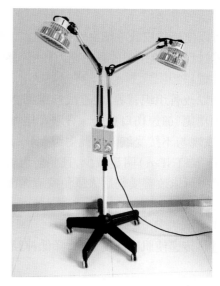

图 6-9　双头特定电磁波治疗器

3. 光浴器　将多个白炽灯泡安装在半圆筒状光浴器内,可用于发汗治疗、全身皮肤病、提高免疫力等,适用于肢体、半身或全身(头部除外)。

(二)操作方法

1. 局部治疗

(1)治疗前,检查灯泡、辐射板有否碎裂,灯头安装是否牢固,支架是否稳妥。接通电源,碳棒红外线灯、TDP 灯需预热 5~10min。

(2)根据患者照射部位不同,取舒适坐位或卧位,充分暴露照射部位,去除饰品。将灯置于照射部位上方或将灯倾斜一定角度从侧方投射,灯头中心必须垂直于照射部位,一般照射灯距为 30~50cm。

(3)照射剂量通过灯距调整,根据皮肤温度、患者的感觉来调节,照射时患者应感到有舒适的温热感,不能感觉烧灼感或疼痛。照射后皮肤可出现界限不清、分布不均的网状红斑,通常情况下,皮肤温度不得超过 45℃以免疼痛烫伤。根据病情不同,治疗时间一般15~30min/ 次,1~2 次 / 日,15~20 天为 1 个疗程。

(4)照射结束后,关闭电源,移开灯头。目前大多数灯都有定时器,可以在治疗时间停止时自动关闭红外线灯。观察照射皮肤,若有汗水及时擦拭,患者应休息 10~15min 后离开。

2. 全身治疗(光浴照射)

(1)治疗前,检查光浴器是否正常运行。

(2)接通电源,使光浴器预热 5~10min。

(3)患者取舒适体位,暴露治疗部位(肢体、半身或全身),戴防护镜,敏感部位如生殖器官需要遮盖。

(4)将光浴器拉到病患治疗部位上方,用厚毛巾或布盖住光浴器两端开口处保温。患者应感到有舒适的温热感,不能感觉烧灼感或疼痛。治疗时间一般为 20~30min/ 次,1~2 次 / 日,15~20 天为 1 个疗程。

(5)治疗完毕,移开光浴器,检查皮肤,拭去汗水,患者应休息 10~15min 后离开。

(三) 注意事项

1. 对于神志昏迷者或局部有感觉障碍、血液循环障碍、瘢痕者一般不予照射,必须治疗时应减少治疗剂量,避免烫伤发生。

2. 头、面、肩、胸部治疗时患者应戴护目镜,或以布巾、纸巾或浸水棉花覆盖眼部,避免红外线直射眼部。红外线会对眼睛造成永久损伤,例如角膜烫伤、视网膜和晶状体损伤,这可能是最严重的红外线辐射伤害。

3. 治疗部位有伤口时应先予清洁再照射。

4. 治疗前应告知患者治疗时的正常感觉,治疗过程中,患者不得任意挪动体位,不得自行移动照射仪器,密切观察患者照射部位皮肤,同时询问患者是否有不适,如发生过热、头晕等情况应及时告知工作人员,适当调整治疗距离,或停止治疗。

5. 夏季进行大面积光浴治疗时,治疗后要注意休息、及时饮水。

6. 多次照射后,照射部位皮肤可出现红斑,红斑的界限不明显,分布也不均匀,呈网状,大剂量多次照射后会留有皮肤色素沉着,这与热加强了血管壁基底细胞层黑色素细胞的黑色素形成有关。

7. 如辐射量过大时,可出现褐色大理石样的色素沉着或者水疱,需及时处理和停止照射。

五、红外线疗法的临床应用及适应证

适用于疼痛,慢性损伤及炎症,如扭伤、肌肉劳损,软组织肿胀,肌痉挛,神经炎,神经痛,术后伤口,术后粘连,蜂窝织炎,痈,乳腺炎,盆腔炎,腱鞘炎,关节炎等。下面简述几种:

1. 软组织挛缩 临床上在治疗关节挛缩、粘连或软组织牵伸前,运用红外线等浅层热疗可增加表面软组织的伸展性及减少关节黏滞性。

2. 面神经麻痹 因茎乳孔内面神经非特异性炎症所致的周围性面瘫。红外线产生的热效应可以改善局部血液循环、促进渗出物吸收、消除肿胀、有利于慢性炎症的吸收和消散。研究表明红外线结合药物治疗比单纯药物治疗疗效好,临床上也可使用激光或超短波等物理因子联合红外线治疗面神经麻痹。

3. 伤口 有研究指出,理想的伤口愈合温度为30~33℃,局部照射产生热效应可改善伤口温度,伤口温度提升营造了有利于组织生长的微环境,由此促进了伤口缩小和愈合。红外线的表面干燥作用可使渗出较多的伤口愈合。

红外线疗法属于浅层热疗,一般用于皮肤及皮下炎症较浅病症时,关节疼痛使用高频等深部热疗效果会优于红外线疗法。临床上,红外线多与其他治疗联合使用。

六、红外线疗法的禁忌证及慎用范围

(一) 禁忌证

1. 恶性肿瘤 局部热疗可能会促使肿瘤生长或者导致转移。

2. 有出血倾向 红外线热增加血流速度及膜的通透性,会导致更多出血。

3. 高热 应避免热疗以免全身温度上升。

4. 急性损伤及急性感染性炎症 早期24~48h内局部不宜照射,会加重水肿及渗出。

5. 闭塞性脉管炎及重度动脉硬化 管腔内有血栓形成,红外线会促进血管扩张及血流加快,会导致血栓掉落。

6. 水肿增殖的瘢痕 不宜照射以免促其增殖。

7. 过敏性皮炎　热作用会使症状加重。

除此之外,红外线疗法还禁用于活动性肺结核、肿瘤所致的体质消耗、系统性红斑狼疮等。

（二）慎用范围

1. 血液循环不良部位　如新鲜瘢痕、植皮术后部位,因局部散热功能不良易造成烫伤,必须照射的需增加照射距离,同时需注意观察皮肤情况。

2. 认知功能、局部感觉功能障碍患者　不能及时告知过热情况容易烫伤。

3. 孕妇腹部及腰骶部　禁忌深部热疗,红外线疗法相对高频等热疗穿透深度浅,但一般情况下孕妇下腹部也不进行红外线疗法。

4. 肢体动脉栓塞性疾病　不宜在病灶区及远端照射,必要时可在近端或对侧健肢照射。

七、案例分析

病史:患者周某,男性,35 岁。因长期伏案工作颈肩部疼痛反复发作一年余,颈椎 MRI 示颈椎曲度改变,余未见明显异常。

诊断:颈椎退行性变。

评估:患者左侧斜方肌压痛,颈部活动受限:左侧旋转 30°,右侧旋转 40°,前屈 30°,后伸 25°。

目前主要康复问题:颈部肌肉紧张及活动受限。

康复目标:①改善肌肉紧张;②增加颈部活动。

治疗方案:该患者颈部肌肉紧张伴疼痛,可以使用红外线照射颈部帮助缓解颈部肌肉紧张,同时可以配合中频电、牵引治疗等,红外线治疗时患者需要暴露颈肩部,同时感觉舒适温热感,治疗时间为 1 次 / 日,20~30min/ 次,治疗 1~2 周。治疗过程中注意观察患者的反应,如有过烫等不适,可以适当调大灯距以降低强度。

（周　阳）

第三节　可见光疗法

一、概述

应用可见光治疗疾病的方法称为可见光疗法。可见光是指人们用肉眼不借助任何工具即可看到的光。可见光线是那些能引起视网膜光感的辐射线,是由红、橙、黄、绿、青、蓝、紫七色组成,其混合色为白色。可见光在光谱中位于红外线和紫外线之间,波长范围为760~400nm。红光波长为 760~640nm,是可见光中组织穿透能力最强的光,穿透深度可达 30mm 以上,其他可见光的组织穿透能力随波长的缩短而减弱;蓝光波长为 490~450nm;紫光波长为 450~400nm,紫光仅被表皮吸收。

钨丝白炽灯等普通照明光源主要发出大量的短波红外线和少量的可见光线,不加滤光板时其作用与红外线相仿。

二、可见光疗法的治疗作用

可见光可增加细胞新陈代谢,加强糖代谢,促进机体氧化代谢过程,加强脑下垂体功能,提高脑皮质张力和机体免疫力的作用。可见光可调节高级神经活动兴奋过程,黑暗、紫光和蓝光照射能降低神经兴奋性,红光照射能使神经兴奋性加强,如高血压患者在暗室中可见血压下降及心律减慢。

（一）红光

红光具有一定程度的热效应,但较红外线弱,被照射组织温度升高并不明显,一般不超过 0.1~0.5℃。红光的吸收组织在线粒体,故光能主要转化为生化能,从而促进 ATP 合成,增加组织代谢。还可使深部组织血管扩张,血液循环增强,促使炎症吸收消散,缓解疼痛。同时可缓解肌肉痉挛,促进组织、受损神经再生,促进伤口和溃疡愈合,促进毛发生长。同时,红光可改善骨膜血供,故对骨折愈合有疗效。

（二）蓝紫光

蓝紫光具有光化学作用,血液中的胆红素能吸收波长 500~400nm 的光,其中胆红素最大吸收波长为 420~460nm 的蓝紫光,波长为 650nm 的红光几乎不被吸收。胆红素分子在吸收照射光线后,使胆红素光异构化,产生胆绿素和无毒水溶性双吡咯,经胆汁再通过尿液和粪便排出体外,使血液中过高的胆红素浓度下降。故蓝紫光可用于核黄疸的治疗。

除此以外,蓝光可以杀死或减少细菌生物膜内层的细菌,有抗菌杀菌作用,同时蓝光也有帮助组织伤口愈合的作用。

三、可见光疗法的治疗技术

（一）设备

最常用的人工可见光线的光源是白炽灯,要获得单一光源可用各种不同颜色滤光板将其他颜色光线吸收,如加红色滤光板可挡住其他颜色光线而获得红光;利用不同的荧光物质制成的荧光灯也可发出各色的可见光线。临床上有单纯的红光治疗仪(图 6-10)、红蓝光治疗仪、红蓝黄光治疗仪(图 6-11)、光子治疗仪等。治疗新生儿黄疸的有蓝光灯或蓝光箱。

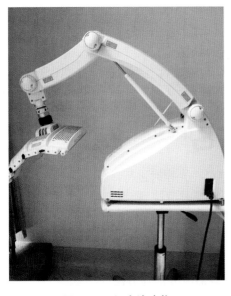

图 6-10 红光治疗仪

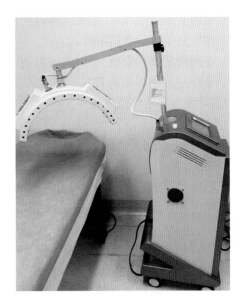

图 6-11 红蓝黄光治疗仪

（二）操作方法

1. 红光及蓝光操作方法 红光照射时,灯距一般为10~20cm;蓝光照射时,灯距一般为5~10cm。其他操作方法与红外线相同。

2. 蓝光箱(图6-12)操作方法

（1）将消毒完的蓝光箱的湿化器水箱加灭菌用水至三分之二满,接电源,检查蓝光箱是否正常运行及蓝光灯管亮度。设定治疗箱相对湿度55%~65%,温度30~32℃,预热治疗箱。

（2）患儿入箱前进行皮肤清洁,剪指甲,防止抓伤皮肤;双眼佩戴遮光眼罩,避免损伤视网膜;遮盖好会阴部(一般用纸尿裤包裹),脱去衣物,暴露其他皮肤。

（3）将患儿裸体放入已预热好的光疗箱中,打开上下灯管,记录开始照射时间。

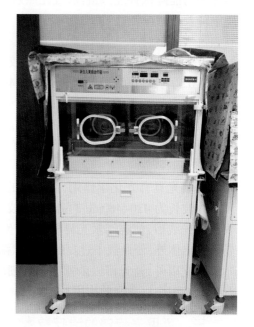

图6-12 蓝光箱

（4）蓝光治疗应使患儿皮肤均匀受光,并尽量使身体广泛照射,禁止在蓝光箱上放置杂物以免遮挡光线。若使用单面光疗箱一般每2h更换一次体位,可以仰卧、侧卧、俯卧交替更换。俯卧照射需注意,以免口鼻受压而影响呼吸。

（5）照射可以是连续照射或间断照射(每照6~12h,停止2~4h),总照射时间为24~48h。

（6）治疗完毕,关闭灯管,将患儿抱出蓝光箱,除去眼罩,清洁患儿皮肤,给患儿穿好衣服,洗手并做好各项记录。

（三）注意事项

1. 红光疗法

（1）照射头部或面部时,患者应佩戴防护眼镜或以湿布等覆盖双眼,避免红光直射眼睛。

（2）皮肤感觉障碍者慎用红光。

（3）若照射部位有创面,照射前需对创面先进行清洁。

（4）治疗过程中需要经常观察患者的治疗反应,若患者有不适等需立即告知医生,治疗过程中不得随意移动体位或灯头。

2. 蓝紫光疗法

（1）照射过程中,需监测体温和箱温变化,使患儿体温保持在36~37℃为宜,根据患儿体温调节蓝光箱箱温。

（2）照射过程中应保证水分和营养供给,喂养可在光疗时进行。

（3）照射过程中,保持患儿皮肤清洁,大小便后及时清洗,勤换纸尿裤,更换纸尿裤需关闭灯管。

（4）严密观察病情变化,光疗前后及光疗期间应监测血清胆红素的变化,以判断疗效,光疗过程中要观察患儿呼吸、体温、眼睛、皮肤等,如有异常及时向医师汇报,做好相应处理。

（5）照射总时间超过24h,患儿血胆红素不下降需改变治疗方法。

（6）灯管长时间使用易老化,光线会减弱,应定期检查及更换。

四、可见光疗法的临床应用及适应证

(一) 红光疗法

用于疼痛、急性、亚急性期的损伤,慢性炎症如扭伤、肌肉劳损,急性乳腺炎、神经炎、神经痛、伤口、皮肤科疾病如痤疮、湿疹、皮炎等。

1. 皮肤溃疡及创面　红光作用于实验大鼠溃疡创面时,肉芽组织中毛细血管分布密度变大,从而为溃疡创面提供营养,有利于组织修复、加速愈合。近几年来,国内红光疗法应用于多种伤口,主要包括以下几类:手术切口、糖尿病创面、烧伤、烫伤、难愈性慢性溃疡以及其他特殊伤口等。研究结果都表明,红光能显著提高伤口愈合的有效率并缩短伤口愈合时间。

2. 炎症及疼痛　软组织损伤后,大量的中性粒细胞和巨噬细胞等炎症细胞浸润到损伤局部组织,并产生高水平的炎症细胞因子,如 IL-1β、TNF-α 及前列腺素等,这些细胞因子导致了持久的炎症过程,并参与了疼痛的传输和维持。有研究通过大鼠实验表明红光照射治疗抑制了机械痛阈的降低,降低了损伤局部炎症细胞因子 IL-1β 和前列腺素 E_2(PGE$_2$)的表达,因此红光疗法可以治疗各种炎症及疼痛性疾病如各种软组织的损伤、腰痛、关节炎等。

3. 带状疱疹　红光照射可使患者的疱疹快速结痂、脱痂,并有效缓解神经疼痛,显著减轻患者的痛苦,在临床上疗效确切。

(二) 蓝紫光疗法

用于新生儿高胆红素血症、痤疮,蓝光用于治疗急性湿疹、急性皮炎、灼性神经痛、带状疱疹、皮肤感觉过敏等。

1. 新生儿高胆红素血症　又称为新生儿黄疸,新生儿血脑屏障尚未发育完善,血中间接胆红素过高会透过血脑屏障而入脑,易发生胆红素脑病,对脑细胞造成毒性损害,影响脑的正常功能。通过蓝紫光照射有利于降低血胆红素水平,有效地预防黄疸加重及胆红素脑病的产生,被认为是治疗新生儿黄疸的安全有效的方法。

2. 痤疮　毛囊皮脂腺中的痤疮丙酸杆菌能产生内源性卟啉(主要为粪卟啉Ⅲ),粪卟啉聚集于细胞膜,类似色基,主要吸收波长峰值为 320nm 和 415nm 蓝紫色可见光,研究证实蓝光可以影响痤疮丙酸杆菌的跨膜离子流入和改变细胞内的 pH 来杀灭痤疮丙酸杆菌。国内研究均显示蓝光治疗是治疗痤疮较为有效又安全的方法。

3. 皮肤溃疡　有报道 460nm 窄谱蓝光有一定穿透性,临床针对感染创面时可特异性穿透细菌生物膜,破坏细菌内部蛋白的合成,影响 DNA 的表达,从而特异性杀死细菌。

另外,皮炎、痤疮、溃疡等用红蓝光结合治疗是目前国内外较推荐的治疗方法。

(三) 黄光照射治疗

主要用于脂溢性皮炎、黄褐斑等。

1. 脂溢性皮炎　黄光在连续照射皮肤后能够改变皮肤细胞线粒体膜的结构,刺激纤维细胞的增殖,从而增强皮肤免疫功能和皮肤组织的防御功能。研究证实黄光照射后还能够刺激真皮胶原的生成,减少皮脂的分泌。除此以外,黄光也能够刺激淋巴及相关的神经系统的代谢,提高相关肌肉和免疫系统的能力,改变毛细血管的韧性,从多方面改善脂溢性皮炎的症状。

2. 黄褐斑　黄光照射对治疗黄褐斑有较好疗效。发光二极管(LED)黄光通过发射带状光谱与人体线粒体吸收产生共振,其吸收的光子导入人体,发生酶促反应以及光化学生物

反应,极易被细胞线粒体强烈吸收,使人体内的细胞发生多种反应,从而使人体细胞中的酶活性不断被激发,使患者面部细胞的新陈代谢速率加快,进而使患者面部的真皮结构重组并且加厚,最终使黑色素在皮肤上的形成减少。

五、可见光疗法的禁忌证及慎用范围

基本同"红外线疗法"。

六、案例分析

病史:患者李某,男性,40 岁。右手掌面切割伤,肌腱缝合术后 3 天,右手掌面可见横行伤口,长约 3cm,伤口缝线齐,无出血,伤口疼痛明显。

诊断:肌腱断裂术后。

评估:伤口处皮肤略红,皮温偏高。

目前主要康复问题:伤口疼痛及瘢痕粘连。

康复目标:①缓解伤口疼痛,促进愈合;②预防瘢痕粘连。

治疗方案:肌腱缝合术后 3 天,伤口未愈合,采用红光照射,每天一次,每次 30min,治疗 2~3 周,可以减轻水肿,促进伤口愈合,减轻疼痛。肌腱断裂缝合的患者早期目标是消炎、消肿,预防和缓解瘢痕粘连的形成。

(周　阳)

第四节　紫外线疗法

一、概述

紫外线疗法由来已久,从古希腊与古罗马时期就提倡用日光浴疗法治疗癫痫发作、关节炎及哮喘,很多皮肤疾病及组织创伤用紫外线疗法亦有不错的疗效。紫外线在预防佝偻病及治疗肺结核方面的疗效已被证实,但现在已很少使用。目前紫外线主要用于皮肤病的治疗,对于压疮等伤口的处理也有文献支持。

二、紫外线的物理及生物学特性

紫外线是光谱中位于紫光之外,波长小于紫光的不可见光线,其波长范围为 400~100nm。紫外线的光量子能量高,有明显的光化学效应,但无热效应。自然紫外线的产生最常见于太阳光,其中包含长波紫外线、中波紫外线和短波紫外线。长波紫外线与中波紫外线能透过大气层,而短波紫外线会被臭氧层过滤掉。

(一)紫外线的物理特性

1. 紫外线的波段　根据紫外线的生物学特点,将医用紫外线按波长分为三段:

(1) 长波紫外线(UVA):波长为 400~320nm,生物学作用弱,有明显的色素沉着、荧光反应。UVA 可再细分为 UVA-1(波长 400~340nm)和 UVA-2(波长 340~320nm)。UVA-1 穿透力最强,可达真皮层使皮肤新陈代谢加快、表皮增生,过量时对皮肤的伤害性最大,易造成皮肤老化、黑色素沉积。UVA-2 易引起皮肤晒伤、变红发痛、日光性角化症(老人斑)。

(2)中波紫外线(UVB):波长为320~280nm,是产生红斑反应最活跃的波段。UVB可以使维生素D原转化为维生素D,也有明显的促进上皮生长、刺激黑色素生成的作用。被照射部位易出现真皮血管扩张,大剂量时皮肤可出现红肿、水疱等症状。长久照射皮肤会出现红斑、炎症、皮肤老化,严重者可引起皮肤癌。

(3)短波紫外线(UVC):波长为280~180nm,是消炎杀菌最有效的波段。

2. 人体皮肤对紫外线的反射、折射、吸收和穿透 紫外线照射皮肤时,到达皮肤的紫外线强度除受辐射器输出功率的影响,还遵循光照度的平方反比定律和余弦定律。因此,当使用高能量辐射器、辐射器靠近皮肤时以及光源垂直照射于皮肤表面时,到达皮肤的紫外线强度较大。

(1)反射与折射:皮肤对紫外线的反射与波长有关。波长为220~300nm的紫外线,平均反射率约为5%~8%;波长为400nm的紫外线反射率约为20%。皮肤对紫外线的反射受皮肤色泽和组织吸收的影响,例如白人的皮肤可以反射30%~40%的320~400nm的长波紫外线,而黑人的皮肤只能反射约16%。中短波紫外线因为皮肤表层都能强烈吸收,故白人和黑人的反射相差不大。

紫外线波长越短,皮肤的散射越明显。散射的存在会影响光线的透入深度。皮肤角质层扁平细胞对紫外线的散射显著,脱氧核糖核酸分子、蛋白纤维原的透明角质颗粒能散射紫外线。

(2)吸收与透过:人体皮肤对紫外线的吸收程度不同,见表6-2。

表6-2 皮肤各层对紫外线的吸收百分比(以投射到表面为100%计)

皮肤层	厚度/mm	UVA/nm		UVB/nm		UVC/nm
		200	250	280	300	>400
角质层	0.3	97	76	78	58	20
棘细胞层	0.5	0	8	6	18	23
真皮层	2.0	0	11	9	16	56
皮下组织层	25	0	0	0	0	1

从表6-2可见短波紫外线和中波紫外线大部分被角质层和棘细胞层吸收,这是由于它们富含蛋白质和核酸,蛋白质的最大吸收波长为250~270nm,核酸为270~300nm。故紫外线的光化学反应主要在浅层组织中发生。

紫外线的穿透深度会受到达皮肤的辐射强度、波长与辐射源的输出功率、治疗区域大小、皮肤的厚度与色素沉积、治疗时间等因素影响。紫外线透入皮肤的深度总体很浅,当紫外线波长越长、频率越低、强度越大时,穿透性越深。因此,短波紫外线到达表皮层几乎完全被吸收;中、长波紫外线可穿透至表皮深层,部分到达真皮层、毛细血管和末梢神经。如果皮肤比较厚或比较黑,即使中、长波紫外线的穿透性也不深。

(二)紫外线的生物学效应

紫外线照射皮肤后会出现皮肤红斑反应、色素沉着、促进表皮及肉芽组织生长、促进维生素D合成等效应。这些效应是由于紫外线被细胞或皮肤吸收后,引起化学刺激及光化学反应。短波紫外线还可以用来杀菌。

1. 红斑反应 红斑反应即以一定剂量的紫外线照射皮肤后,经过一定时间的潜伏期,在照射野皮肤上呈现的边界清楚、均匀的充血反应，其本质是一种光化性皮炎，属于非特异性炎症。

红斑产生的机制尚不明确，可能与组胺分泌引起的表浅血管舒张有关。实验证明，红斑量紫外线照射后，局部皮肤中的组胺、花生四烯酸、前列腺素（E_1、E_2、D_2、$F_{2\alpha}$ 和 6-OXO-F_{1d}）的浓度明显升高。组胺和前列腺素为细胞内源性炎性递质，因此紫外线红斑反应可能是由组胺和前列腺素作递质。紫外线红斑的发生机制除与体液因素有关外，神经系统的功能状态也有重要影响。当神经损伤、神经炎以及中枢神经系统病变时，红斑反应明显减弱。

红斑反应与紫外线的镇痛、消炎、增强机体免疫功能、治疗皮肤病等多种治疗作用有密切关系，同时也是观察紫外线治疗剂量的直观指标，大部分患者可根据红斑反应的强弱来调节照射剂量。

（1）紫外线照射后必须经过一定时间才能出现红斑反应，这段时间称为潜伏期。中、长波紫外线的红斑反应潜伏期较长，一般为 4~6h；短波紫外线的红斑反应潜伏期较短，一般为 1.5~2h。红斑反应通常于 12~24h 达到高峰，之后逐渐消退。不同波长紫外线的红斑反应消退时间亦不同，短波紫外线的红斑出现快，消退也快；中、长波紫外线的红斑出现慢，消退也慢。

近年的研究认为，254nm 的短波紫外线引起的红斑反应最强，280nm 的中波紫外线反应略差，随波长的增加，红斑反应逐渐减弱，至 330nm 降至最低水平。

（2）影响紫外线敏感性的因素

1）部位：人体不同部位皮肤对紫外线的敏感性不同，其基本规律是：躯干 > 上肢 > 下肢；屈侧 > 伸侧；四肢近端 > 远端。所以胸腹部最敏感，而手背、脚背部皮肤很不敏感，需用大剂量才能引起红斑反应。不同部位皮肤对紫外敏感性的比值见表 6-3。

表 6-3　不同部位皮肤对紫外线敏感性的比值

部位	胸、腹腰、背	颈部	面部	上臂内侧	上臂外侧	前臂前侧	前臂后侧	臀部	大腿内侧	大腿外侧	小腿内侧	小腿外侧	手背	足背
比值	1	1	1.2	1.2	1.5	2.5	2	2.5	1.8	1.5	2	4	6	8	12

与皮肤不同，由于黏膜无角质层与棘细胞层，故在紫外线照射后产生的组胺类物质少。又因黏膜的血管丰富，易随血液循环将组胺类物质消散，故黏膜上红斑出现快、消失快。

2）人的生理状态：人的年龄与紫外线敏感性有关。刚出生的新生儿和老年人对紫外线的敏感性低；2 岁以内的幼儿和处于青春发育期的青年对紫外线的敏感性较高，其中 2 个月到 1 岁的幼儿对紫外线最敏感。性别对紫外线敏感性的影响并不大，但女性在经期前、经期或妊娠期对紫外线的敏感性会升高，经期后则敏感性降低。皮肤颜色的深浅对紫外线敏感性影响也不大，但经常受到日光照射的皮肤，对紫外线的敏感性会降低。

3）病理因素：①使皮肤对紫外线敏感性升高的疾病：如甲状腺功能亢进、原发性肾上腺皮质功能减退症（艾迪生病）、痛风、高血压、肝胆疾患（血中胆红素升高者）、风湿性关节炎（急性期）、感染性多发关节炎、活动性肺结核、白血病、恶性贫血、食物中毒、光性皮炎、湿疹、夏季水疱病、雷诺综合征、闭塞性动脉内膜炎、多发性硬化（椎体损伤侧）等；②使皮肤对紫外线敏感性降低的疾病：糙皮病、皮硬化症、重症冻疮、急性重度传染病（如伤寒、痢疾等）、慢性传染病后全身衰竭、丹毒、气性坏疽、广泛的软组织损伤、慢性小腿溃疡、慢性化脓性伤口，由于营养不良而致皮肤干燥等。神经损伤也可使皮肤对紫外线敏感性降低,在断离神经分布区内红斑反应减弱,正中神经及坐骨神经损伤时红斑减弱的程度比其他神经损伤时更为明显。

4)其他:①有些药物大剂量使用会导致皮肤对紫外线的敏感性升高,如碘制剂、磺胺制剂、四环素等。一些麻醉剂、钙制剂、胰岛素等药物可降低皮肤对紫外线的敏感性。②有些光敏性植物能增强红斑反应,如无花果、苋菜、芹菜、莴苣等。③一般春季红斑反应高于秋季。

2. 色素沉着　紫外线照射皮肤后可以激活黑色素细胞,使黑色素细胞增生、树突增大、黑色素小体增多,促进酪氨酸酶的合成,降低酪氨酸酶活性抑制剂的作用,增强酪氨酸酶的活性。紫外线为黑色素合成提供光化能,促进黑色素小体从黑色素细胞向棘层、角质细胞转移。皮肤色素沉着可以减少较深层组织的紫外线透过,因此是皮肤的一种保护反应。

色素沉着的类型与波长、剂量有关。①直接色素沉着,波长 300~700nm 的紫外线照射后立即出现,1~2h 达高峰,之后逐渐消退,6~8h 恢复正常。直接色素沉着是由于黑色素氧化和黑色素小体在角质细胞中重新分配的结果,无黑色素小体数量的增加。②间接色素沉着,即延迟色素沉着,于照射数日后出现,是皮肤中色素小体和黑色素增多的结果。色素沉着最有效的波长是 254nm,其次是 297nm 和 340nm。利用中、长波紫外线的色素沉着作用,可治疗白癜风。

3. 促进表皮及肉芽组织生长　紫外线可以促进表皮增生。在皮肤照射紫外线后约 72h 发生,且会随着照射次数的增加而加强,最终造成表皮及角质层的增厚,并可维持好几周。机制可能与紫外线引起前列腺素的前驱物质释放,导致表皮细胞去氧核糖核酸合成增加,造成表皮细胞新陈代谢增加以及细胞增生有关,紫外线过量易诱发黑色素瘤。因为色素沉着与表皮增生会减少皮肤对紫外线的穿透,因此紫外线治疗过程中需要酌情增加照射剂量。

利用小剂量紫外线促进 DNA 合成和细胞丝状分裂的作用,可以促进肉芽组织的生长。小剂量紫外线使 RNA 合成先抑制而后合成加速,与 DNA 合成的加速一致,促进组织修复过程。

4. 促进维生素 D 合成　维生素 D 参与多种病理生理过程的调节,包括钙磷代谢、免疫调节、抗炎抗感染和癌症预防等。人体维生素 D 仅小部分来源于食物(<10%),主要靠紫外线照射皮肤后使外源性维生素在体内吸收形成 1,25-二羟胆骨化醇[1,25-(OH)$_2$D],才具有较强的生物活性,与受体结合作用于靶器官。它可以帮助人体摄取和吸收钙、磷,对骨质形成相当重要,有预防婴儿软骨病、佝偻病以及成人骨质疏松、类风湿关节炎等功效。维生素 D 及其类似物的缺乏可以造成细胞溶酶体的自噬障碍,而自噬障碍与感染、衰老、肿瘤、炎症性肠病以及糖尿病、肥胖等代谢紊乱密切相关。补充维生素 D 可改善肝功能、防治慢性肠道炎性疾病、心血管疾病等。近年来维生素 D 在预防癌症,特别是在结直肠癌方面的潜在作用逐渐引起学者的重视,已证实补充维生素 D 可以帮助降低患癌风险。

5. 调节 DNA、RNA 和蛋白质合成　紫外线易被核蛋白吸收,大剂量的 UVC 可以使细菌 DNA 的同一条螺旋体上相邻的碱基形成胸腺嘧啶二聚体,干扰 DNA 复制,引起细胞生命活动的异常或导致细胞的死亡,从而起到杀菌作用。同时紫外线还可以引起 RNA 破坏、蛋白质的分解和蛋白变性,与 DNA 的破坏一致。波长 300nm 以下的紫外线皆有杀菌作用,因为细菌中的 DNA、RNA 和核蛋白的紫外线的吸收峰值在 254~257nm,最佳波长为 254nm。254nm 的紫外线已被证明可以杀灭开放性伤口上的耐甲氧西林金黄色葡萄球菌等抗生素耐药菌株,并且可以协助促进伤口愈合。短波紫外线还可以用来杀灭医院环境中的细菌及病原体,与医院用的常规清洁剂一样有效。

利用紫外线的杀菌作用,可以消毒清洁疮面,治疗皮肤、黏膜、伤口、窦道、瘘管等的各种感染。利用光敏剂加强紫外线对 DNA、RNA 的抑制作用,可以治疗银屑病等增殖性皮肤病。

目前认为正常人体 DNA 有切除性修复功能,不至于因紫外线对 DNA 的影响使细胞畸变,因此一般紫外线的照射不会引起癌变。但是患着色性干皮病的患者,因为缺乏 DNA 自我切除修复功能,故照射紫外线很可能致癌。

6. 其他效应   UVB 已被证实可以影响免疫系统,使免疫系统接触敏感性降低,改善循环中淋巴细胞的分布,抑制肥胖细胞调节,增强糖酵解以及减少骨髓分化的树突状细胞的迁移能力。UVA 已被证实可以抑制环氧酶素 2 的表达及前列腺素 E_2 的产生,这个机制是光敏剂补骨脂素联合短波紫外线(psoralen with UVA,PUVA)疗法治疗银屑病的基础。PUVA 治疗银屑病的机制还可能是紫外线可以影响表皮细胞 DNA 的复制,抑制银屑病患处皮肤细胞的过快增生;抑制淋巴细胞的增生,减少炎症细胞的数量,减轻银屑病患处的炎症反应;抑制 T 辅助细胞介导的免疫反应。

紫外线治疗白癜风的机制为:①免疫调节作用,紫外线可以抑制局部淋巴细胞增殖,减少淋巴细胞数量,抑制辅助性 T 淋巴细胞介导的免疫反应,减少皮肤中朗格汉斯细胞的数量。②促进多种细胞因子如碱性成纤维细胞生长因子、内皮素 -1、干细胞因子、肿瘤坏死因子 -α 等的增殖,并可以刺激毛囊外毛根鞘多巴胺阴性黑色素细胞增殖和黑色素合成,使黑色素移行到色素脱失部位促进色素恢复。PUVA 疗法可以产生适合黑色素小体的生长环境,而 UVB 疗法则是直接刺激黑色素小体增生与迁移。

三、紫外线疗法的治疗作用

紫外线的治疗作用包括消炎杀菌、刺激组织再生、改善血液循环、提高机体免疫力、镇痛、脱敏、调节神经内分泌系统功能、抗佝偻、促进色素沉着等。

(一) 消炎杀菌

红斑剂量紫外线照射可加强红斑部位的血液和淋巴循环,加强组织新陈代谢,使组织温度升高,进一步动员皮肤内巨噬细胞系统的功能,增加抗体的生成,提高组织细胞活性,加强巨噬细胞的吞噬功能,使白细胞数量增加,且吞噬功能加强。以前紫外线有用于治疗肺炎、肺结核、风湿性炎症、浅在化脓性炎症的报道,但现在主要用于术后伤口、压疮等浅层炎症的处理。临床实践证明,红斑量紫外线照射对风湿性炎症、化脓性炎症有良好的疗效。但是心脏或中枢神经系统的急性炎症或活动性肺结核,红斑量紫外线反而会加剧病灶的反应,对该器官和整个机体不利,故不宜进行大面积红斑量紫外线照射。

(二) 刺激组织再生

弱红斑量紫外线照射可刺激成血管细胞和结缔组织细胞的增殖,同时还可营养受损细胞,加强核酸的合成和细胞的分裂;红斑量紫外线照射可加强局部血液循环,提高血管壁的渗透性,有利于血中营养物质进入损伤组织内,改善细胞的再生条件。

(三) 提高机体免疫力

小剂量紫外线照射后产生组胺、类组胺等生物学高活性物质,经血液循环可作用到交感神经系统和垂体 - 肾上腺系统,因此在一定程度上可加强全身性免疫功能。红斑量紫外线照射可加强皮肤的保护功能,提高对各种不良刺激的抵抗力。

(四) 镇痛

红斑量紫外线照射具有显著的镇痛作用,无论对感染性炎症痛、非感染性炎症痛、风湿性疼痛还是神经痛均有良好的镇痛效果。红斑量照射后,照射区痛阈增高,感觉时值延长,特别是350nm的紫外线可部分穿透到游离神经末梢的深部,使痛觉神经末梢进入间生态(传导暂停),从而缓解疼痛。对较深层组织的镇痛,可用掩盖效应来解释。红斑产生的神经冲动与痛觉冲动在传入神经互相干扰,通过反射机制在中枢神经系统形成新的优势灶,减弱由于疼痛引起的病理优势灶。在一定的脊髓节段部位(如领区中等红斑量紫外线照射),可调节与该节段相关的自主神经功能,进而影响其所支配器官的营养和功能,并可反射性地调节中枢神经系统的功能。紫外线对交感神经节有"封闭"作用,即当其兴奋性升高时,以局部红斑量紫外线照射,可降低其兴奋性。

(五) 治疗皮肤病

红斑量紫外线照射,对皮肤组织有强烈的作用,引起皮肤组织一系列组织形态学和组织化学的变化。红斑量紫外线照射对一些皮肤病有明显的治疗效果,特别是对玫瑰糠疹、带状疱疹、毛囊炎和脓疱性皮炎等的疗效尤为显著。对神经性皮炎、湿疹、银屑病和白癜风等也有一定疗效。

(六) 脱敏

红斑量的中波紫外线照射,有抑制Ⅰ型和Ⅱ型变态反应的作用。临床上可用来治疗支气管哮喘、荨麻疹、皮肤瘙痒症、接触性皮炎等。

(七) 其他作用

红斑量的紫外线通过神经 - 体液机制可以调节胃肠道等器官的功能,可以加强水杨酸钠的疗效,还可以通过交替照射腰背部两侧肾上腺区促进交感 - 肾上腺系统和肾上腺皮质的功能,但近年来临床应用已很少见。

四、紫外线疗法的治疗技术

(一) 设备

1. 紫外线灯的基本结构及发光原理　人造紫外线灯的原理是将电流通过特有的气体,通常是蒸发的水银气体,水银原子因为被电子流撞击变成激发状态,当激发态又变回原来的状态时,会将多余的能量放出,从而产生大量180~390nm的紫外线和部分400~550nm的蓝紫光等辐射光。所以紫外线灯又称为水银灯或汞灯。因为石英玻璃不吸收紫外线,故紫外线灯管及体腔导子都用石英玻璃制成。

2. 紫外线灯　目前医疗用的紫外线灯根据水银灯压力的不同,分为低压水银灯、中压或高压水银灯。

(1) 低压水银灯:又称冷光紫外线灯,辐射的紫外线光谱以短波为主,80%以上为254nm的紫外线,属短波紫外线范围。低压水银灯治疗前开机预热的时间较短或者不需要预热。康复科临床治疗多用此类型。

(2) 高压水银灯:又称热石英灯,利用高压水银蒸气放电发光的一种气体放电灯。灯管内装有一对电极且抽去空气,充入少量氩气和液态水银。通电后氩气放电将水银加热和气化,水银蒸气受电子激发而放电产生强烈的光。发光效率高,使用寿命长,但紫外光较多。光谱为248~577nm,波长主峰为365nm,属长波紫外线范围。按其功率和用途又分为:①落地式,功率为500W,灯管为直形或U形,装于铝合金制成的半球形反射罩内;②台式,功率为200~300W,供小范围照射;③水冷式,灯管外罩内有冷水流动冷却,又称"克罗梅雅(Kromayer)灯",适于贴于皮肤上的照射或石英导子体腔照射。

以下为临床常见紫外线灯(图 6-13、图 6-14)

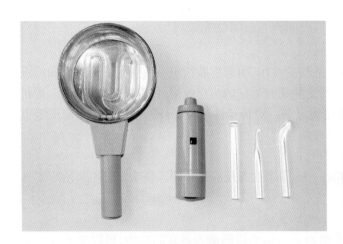

图 6-13   手提式短波紫外线灯

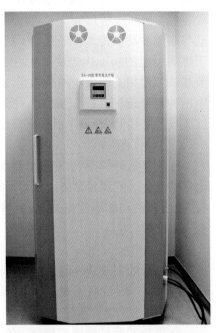

图 6-14   落地式中、长波紫外线灯

(二) 紫外线的剂量和疗程

1. 生物剂量测定   根据人体的一定部位对紫外线照射后的反应程度而确定的剂量称为生物剂量,它以出现最弱红斑反应后所需的时间为标准,即某一部位距光源一定距离时,于紫外线照射后局部出现的肉眼能见的最弱红斑的时间。简称最小红斑量(minimal erythema dose,MED),其剂量单位为秒。MED 测量需遵循"四统一"原则,即测量机器与治疗机器需统一、测量个体与治疗个体需统一、测量部位与治疗部位需统一、测量距离与治疗距离需统一。

(1) 生物剂量测定器:孔板由不透光金属或塑料板制成,其上开有六个长方形窗孔,孔间距 1cm,孔大 0.5cm×1.5cm。金属板上覆有可遮盖窗孔的推拉插板,孔板两侧系布质固定带(图 6-15)。

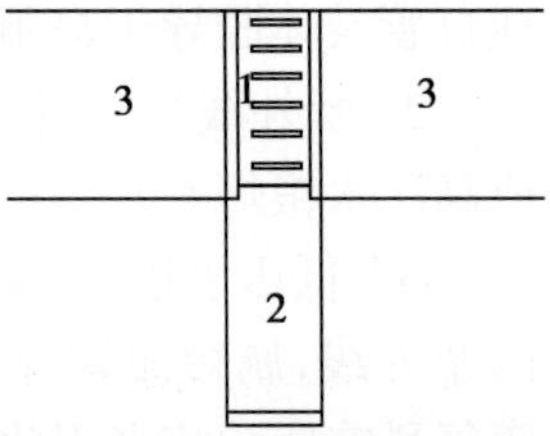

(2) 测量方法

1) 患者及治疗师佩戴防护镜。

2) 移除测量部位的衣物及饰品,清洗该部位。测量部位一般选取下腹部或上臂内侧皮肤,用不透过紫外线的治疗巾遮盖其他非照射区域。

图 6-15   生物剂量测定器
1. 孔板;2. 推拉插板;3. 固定带

3) 将生物剂量测定器固定于皮肤上,用推拉插板遮盖只空出第一个孔。将紫外线灯垂直置于其正上方,确定照射距离,待光源稳定后,启动计时器,间隔固定时间逐个暴露所有的窗孔,直到 6 个窗孔全部照射结束(图 6-16)。

如图 6-16 所示,以落地式紫外线灯为例,将照射距离定为 50cm,按 5s 的间隔逐个暴露窗孔,第一个孔对应的时间为 30s,最后一个孔对应的时间为 5s,其间依次为 25s、20s、15s、

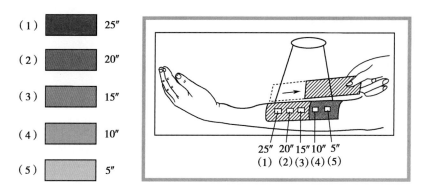

图 6-16　生物剂量测定示意图

10s。照射后隔 6~8h 观察,以出现最弱红斑反应的孔对应的照射时间为 1MED。例如,最弱红斑出现在 10s 的窗孔,则 1MED 为 10s。如果 6 个窗孔都出现明显红斑或都无红斑反应,则需在其他部位缩短或延长照射时间重新测量。需注意的是,在测定生物剂量的过程中,不宜做任何热、冷治疗,也不宜洗热水澡。

康复科常用的手持式短波紫外线灯,测量 MED 时通常照射距离定为 1~2cm,按 1s 的间隔进行测量。

4) 在临床治疗时,当患者伤口亟需处理,可先用平均生物剂量作为首次治疗剂量。照射一次后,再根据红斑反应及伤口变化酌情调节。测定 20~30 名正常人的生物剂量,取其平均值即为平均生物剂量。

2. 紫外线剂量分级　紫外线剂量是根据个人的红斑反应来分级,临床上通常分为五级:

(1) 0 级红斑量(亚红斑量):照射剂量小于 1MED,照射后无肉眼可见的红斑反应发生,皮肤无明显反应。可用于全身照射。主要用于促进维生素 D 形成,提高机体免疫功能。

(2) 1 级红斑量(弱红斑量):照射剂量为 1~2MED,照射后 6~8h 出现可见的轻微红斑反应,24h 内消退,皮肤无脱屑。照射面积不宜超过 800cm²。主要用于刺激组织再生。

(3) 2 级红斑量(中红斑量):照射剂量为 3~5MED,照射后 4~6h 出现明显红斑反应,伴皮肤水肿,2~3 日消退,皮肤有斑片状脱屑和色素沉着。照射面积同 1 级红斑量。主要用于轻度感染创面的消炎、止痛、脱敏、改善血液循环。

(4) 3 级红斑量(强红斑量):照射剂量为 6~10MED,照射后 2h 出现强红斑,2~3 周消退,皮肤大片状脱落,色素沉着明显。照射面积不宜超过 250cm²。主要用于中度感染创面的消炎、杀菌、清除坏死组织。

(5) 4 级红斑量(超强红斑量):照射剂量大于 10MED,通常为 20MED 以上,照射后红斑反应剧烈,皮肤有明显烧灼感或痛感,可引起水疱。主要用于重度感染创面的消炎、杀菌、清除坏死组织。

需要注意的是,一旦个体将生物剂量确定,则整个治疗过程中的照射距离和剂量必须在此基础上按照治疗目的进行选择。

(三) 操作方法

紫外线有很多照射方法,康复科治疗伤口目前常采用患部直接照射法、中心重叠照射法,体腔、窦道照射法等,治疗疼痛或内脏疾病时可采用穴位照射法。紫外线治疗银屑病、白癜风等皮肤病多采用光敏照射法。

1. 照射方法

(1) 照射部位

1) 患部直接照射法:即以紫外线灯直接照射患区。

2) 中心重叠照射法:即通过病灶中心区的重叠照射,达到中心区大剂量、周边健康皮肤小剂量的操作方法。先用中红斑量照射病灶及其周围 5~10cm 的范围,再将一块剪好洞的不透过紫外线的布垫遮盖照射区域,只露出病灶中心,用强红斑量或超强红斑量照射。此方法适用于中心炎症反应较重的感染病灶,如疖、痈等。

3) 穴位照射法:即照射穴位的方法,通常利用直径 1cm 的孔巾进行照射。多用于治疗支气管哮喘,主要穴位为肺俞、大椎、膻中穴等。

4) 体腔、窦道照射法:即利用水冷式高压汞灯或冷光低压汞灯的紫外线导子伸入体腔或窦道内进行照射的方法。照射前应将体腔、窦道内的分泌物清理干净,然后将相应的紫外线导子探入体腔和窦道的底部进行照射。适用于口腔、鼻腔、外耳道、阴道等体腔的炎症及压疮窦道的治疗。

紫外线通过导子后由于照射距离延长,光到达底部的强度减弱,故照射剂量应适当增加,通常加导子后的剂量 = 未加导子的剂量 ×(1+ 导子长度),此导子长度是以寸为单位。若以厘米为单位,需进行计量换算,1 厘米 =0.3 寸。黏膜对紫外线的敏感性较皮肤低,故照射剂量宜大,一般需增强 1 倍。

(2) 照射剂量:按不同治疗目的采用不同强度的红斑量开始照射,首次剂量的确定非常重要,为保持红斑反应,一般维持剂量需根据皮肤反应和病情适当增加,但当肉芽组织新鲜并将长满伤口,需要促进上皮生长时,照射时反而要减量。此法常用于局部照射治疗。

1) 首次剂量:首次剂量的大小,不仅需要根据治疗目的进行紫外线剂量分级制定,还需要结合全身及局部的敏感性,敏感性比值参考表 6-3。

首次剂量设定可参考以下原则:①为提高机体免疫力,预防佝偻病,用亚红斑量即可;②为促进肉芽组织生长、伤口愈合,通常用弱红斑量;③为轻度感染创面的消炎,浅表神经痛如带状疱疹后遗神经痛,或穴位照射时,可用中红斑量;④为控制体表、体腔、窦道等软组织的炎症、感染,如果症状较轻选用中红斑量,如果症状较重可选用强至超强红斑量;⑤局限性的严重感染病灶如疖肿、痈等的中心区,可选用超强红斑量,弥散的大范围感染区如丹毒等,可选用强红斑量;⑥手足区的感染如甲沟炎等,可选用超强红斑量。

2) 维持剂量:为维持照射野对紫外线的反应,首次照射后需根据红斑的强弱、病情的变化、伤口的状况等,在每次照射时调整照射剂量。一般主张的规律是:亚红斑量增加原剂量的 10%~100%;弱红斑量增加原剂量的 25%;中红斑量增加原剂量的 50%;强红斑量增加原剂量的 75%;超强红斑量增加原剂量的 100%。但需强调的是,目前调整剂量的标准尚未统一。

A. 当出现以下情况时需适当增加剂量:①首次照射后,红斑反应轻微,炎症呈被控制趋势,则每次治疗增加 2MED;②首次照射后,红斑反应不明显,但炎症减轻,每次增加 2MED;③首次照射后,红斑反应不明显,炎症无好转,则需增加 4~6MED;④首次照射后,红斑反应不明显,炎症加重,则需增加 6~10MED。

B. 当出现以下情况时需要适当减少剂量:①创面逐渐干净,肉芽逐渐新鲜,脓性分泌物减少时,需减少照射剂量;②创面清洁,肉芽鲜红,脓性分泌物消失,减至弱红斑量;③创面肉芽水肿,渗出液增多,立即大幅度减量或停止照射。

在紫外线照射治疗的全过程中,为确保剂量的准确,应该密切观察照射后局部的反应,尤其是应用大剂量照射时,更应注意谨防过量。否则有可能引起光化性损伤,表现为照射野皮肤红斑反应剧烈、出现水疱、糜烂或创面组织液大量渗出。一旦发生上述情况,应立即停止紫外线照射,保护创面,及时处理。

(3) 照射频度及疗程:通常每日或隔日照射一次,若局部红斑反应显著,间隔时间可相对延长。一般 6~12 次为 1 个疗程,对于严重的感染,疗程可适当延长。

(4) 光敏疗法:在 20 世纪后期,PUVA 和 UVB 疗法是治疗银屑病、白癜风的主要方法之一。近期随着有针对性的生物治疗的推广,光敏疗法的使用有下降趋势,但这并不能否定该技术的临床疗效。

1) PUVA 的治疗方法:接受 PUVA 治疗的患者,MED 测量应该根据服用补骨脂素后的红斑反应来确定。①口服补骨脂素(8-MOP),剂量为 0.5mg/kg,紫外线 MED 测量及照射通常在服用药物 2h 后进行;②外用补骨脂素(8-MOP 酊剂),浓度为 0.15%~0.5%,紫外线 MED 测量在 15min 后即可进行。此方法产生的红斑较 UVB 直接照射产生的红斑反应延迟,通常在照射后 24~48h 出现,72h 达到高峰。该方法即使使用 2~3 倍的 MED 也只能引起较弱反应。治疗时通常采用 40%~70%MED 开始,每周增加 10%~40% 来维持效应。PUVA 的治疗方法通常每周治疗 2~3 次,完全清除大约需要 6 周的时间。

2) UVB 治疗银屑病的操作方法:建议使用 311~313nm 的窄谱 UVB 治疗效果最好、副作用最少。首剂量从 50%MED 开始到一级红斑量,再根据皮肤反应每次治疗增加 10%~40%。一旦前一次治疗造成的红斑消失即可再给予治疗,每周 3~5 次,直至斑块清除干净即停止治疗。通常要达到 50% 的银屑病斑块清除率,大概需要 15~20 次的治疗,而斑块完全清除则可能需要几周。当斑块完全清除后还需要继续几次治疗来增加症状缓解的时间,有文献报道,多治疗几次的维持疗法可减少患者复发的可能。如果在治疗过程中出现很严重、很痛的红斑伴发水疱形成,则应立即停止治疗,待症状解除后用较低剂量重新开始治疗。

2. 一般流程

(1) 治疗室要通风良好,室温保持 18~22℃。

(2) 工作人员要穿长衣裤、佩戴护目镜。

(3) 患者取舒适体位,充分暴露治疗部位,戴护目镜。

(4) 将光源垂直于照射中心,照射面积应包括病灶周围正常组织 1~2cm,非照射区用不透过紫外线的治疗巾遮盖。

(5) 用 UVB 疗法治疗银屑病时,需在斑块上涂抹不吸收紫外线的润滑剂,以降低斑块上鳞片的反射。润滑剂不能使用含水杨酸的介质,因为会吸收紫外线。

(6) 个人测量紫外线的生物剂量需和治疗时使用同一个照射灯源。

(7) 伤口、创面的紫外线照射前,应彻底清洁伤口,拭去脓血、渗液及附着药物。

(8) 当治疗结束后,将灯迅速移开,从患者身上取下治疗巾。要观察治疗区域并且记录治疗产生的状况。

(9) 下一次照射时应按前次照射范围进行,不得超过原照射野边缘。

(10) 一个部位连续进行紫外线照射后需增加剂量,具体见前述。

(11) 光敏治疗的剂量增加原则请参照前述。

3. 光源的正确使用

(1) 灯管不能用手触摸,清洁时应在灯管冷却的状态下进行,以 95% 的无水乙醇擦拭。

(2) 依灯管的类型不同,给予相应的设备预热时间,高压汞灯需 10~15min,冷光低压汞灯、太阳灯需 5~10min,日光灯型各种低压汞灯需 1~3s,水冷式高压水银石英灯需 5min。

(3) 光源必须垂直照射治疗部位,确定灯管与照射部位间的距离。

(4) 高压汞灯熄灭后不能立即点燃,需等灯管冷却后再重新点燃。这类设备开机后宜连续工作。

(5) 高压汞灯的工作温度高达几百摄氏度,照射距离不宜过短,灯管不能接触人体。治疗间歇宜将灯管置于最低位置,并与床、易燃品等保持一定距离。

(6) 紫外线灯管的照射强度,随使用周期增加而衰减,一般高压汞灯应用 500~1 000h 后应换新管,低压汞灯可用 6 000h,杀菌灯可用 15 000h。应登记各灯管的启用日期,一般每隔 3 个月测一次 MED。

(7) 紫外线的导子使用需符合无菌操作,每次使用后必须用 75% 的乙醇浸泡消毒。

(四) 注意事项

1. 治疗前应告知患者红斑量照射后皮肤上会出现充血反应。

2. 操作时灯要垂直照射,遵循“四统一”原则,剂量准确。

3. 操作者应戴护目镜保护眼睛,穿白色工作服保护暴露皮肤。

4. 综合治疗时先进行热疗,体表照射后不要擦洗局部或洗澡,也不要用冷热治疗或外用药物刺激。

5. 每次治疗要根据前次照射反应与体征加减剂量。

6. 大面积脱皮、明显色素沉着者停照,如需继续治疗应减量。

五、紫外线疗法的临床应用及适应证

(一) 皮肤科疾病

如斑秃、银屑病(牛皮癣)、玫瑰糠疹、白癜风等。

1. PUVA 和窄谱 311~313nm 的 UVB 治疗被认为是治疗中度至重度银屑病的一线光疗法。全身 PUVA 由于光敏剂吸收产生较大副作用,如恶心、皮肤发痒和变红、神经紧张、水肿、单纯疱疹复发、皮疹和下肢痉挛等。为减少副作用,目前推荐局部 PUVA 治疗的方法,并证明其在治疗银屑病方面是有效的。近年来有研究对比了 UVB 和 PUVA 两种方法对银屑病的治疗效果,结果发现 UVB 和 PUVA 疗效相当,且由于 UVB 治疗时不需要服用大剂量的光敏剂,因此副作用更小。所有现在临床应用中 UVB 疗法也是一种很好的选择。

2. 自从 1982 年得到 FDA 认证,PUVA 用于治疗白癜风已有多年历史。但由于副作用较多,如恶心、瘙痒、光毒性反应,并且会造成正常皮肤和再着色皮肤处严重的色差,因此 PUVA 已不是治疗白癜风的首选治疗方法。有研究应用 $75mJ/cm^2$ 的 311nm 波长的 UVB 治疗白癜风,结果与 PUVA 同样有效,且不良反应小于 PUVA。meta 分析表明,在窄谱 UVB 中加入钙抑制剂或维生素 D_3 类似物,能比窄谱 UVB 治疗白癜风的效果更好。

(二) 外科感染

如毛囊炎、甲沟炎、指头炎、疖肿、痈、蜂窝织炎、丹毒、淋巴管炎、静脉炎、伤口、窦道、压疮、烧伤创面等。

207nm 和 254nm 的 UVC 都有明显的消炎杀菌作用。研究表明,紫外线可以减少慢性感染性溃疡中细菌种类和数量。207nm 的 UVC 可以降低手术部位感染的风险,效果与 254nm 的紫外线一样。紫外线促进伤口愈合也通常采用 UVC,因为这个波段的紫外线可以增加表皮细胞的新陈代谢、促进表皮细胞增生、加速肉芽组织形成、增加局部血流、杀死细菌、增加维生素 D 合成、促进坏死组织结痂脱落等,且该波段引起的红斑或色素沉着较轻,致癌的风险也较低。

（三）周围神经炎、多发性神经炎、神经痛

UVB 对带状疱疹后遗神经痛的预防和治疗有一定的作用。有研究表明,宽谱 UVB 从 $20mJ/cm^2$ 的剂量开始,每周 3 次,每一疗程增加 $10mJ/cm^2$,逐渐增加至 $100mJ/cm^2$,可以有效减轻急性带状疱疹后遗神经痛的疼痛症状,但是对超过 3 个月的带状疱疹后遗神经痛无效。紫外线治疗带状疱疹后遗神经痛的机制可能是通过对急性带状疱疹炎症反应的抑制作用,直接影响皮肤的神经末梢,减少神经损伤。

（四）呼吸系统疾病

如慢性支气管炎、肺炎、支气管哮喘和肺结核等。

紫外线照射充氧自(异)体血回输疗法自 20 世纪 80 年代开始被用于治疗肺结核。因为紫外线易被酶类及血浆蛋白等分子吸收而产生光化学反应,因此可提高血氧饱和度、改善组织缺氧状态、增强组织对氧和能量的利用、改善微循环等。但是近年来紫外线在这方面的治疗应用已呈下降趋势。

（五）妇科疾病

也可用于附件炎、宫颈炎、阴道炎等妇科疾病,但因操作不方便,在康复科使用较少。

（六）肿瘤

恶性肿瘤的光敏疗法始自 20 世纪 20 年代的动物实验,随后逐渐用于临床。具有疗效显著、重复应用不产生耐药性的特点,对于放疗、化疗后复发的肿瘤,光敏疗法仍有一定的疗效。该法不仅能选择性地消灭局部的原发和复发肿瘤而不损伤正常组织,还可以与化疗和放疗同时进行,对两者均有一定的协同作用。此疗法的基础是利用光敏药物能在生物体内的恶性肿瘤组织中的选择性摄取与滞留,以及与生物分子的光敏化氧化作用,达到对肿瘤或其他病理性增生组织的损伤。有研究表明,PUVA 可以诱导急性早幼粒细胞白血病细胞株 (NB_4 细胞)的凋亡并影响半胱天冬酶 caspase-8 蛋白表达的影响。

六、紫外线疗法的禁忌证及慎用范围

（一）禁忌证

1. 严重心脏、肾脏或肝脏疾病会因紫外线的暴露而加重病情。

2. 活动性结核病　患者大面积接受紫外线照射后,周围血管扩张,全身血液循环加快,促进处于活动期的结核杆菌生长繁殖,导致病灶扩大,不利于病情的控制。特别是活动性肺结核患儿的体质较弱,心肺功能及营养状况较差,接触大剂量紫外线后可产生精神不振、头痛头晕、食欲减退、睡眠不安等不良反应。

3. 光敏性疾患　系统性红斑狼疮,日光性皮炎,卟啉代谢障碍,内服或外用光敏药者(光敏治疗除外),食用光敏性蔬菜、植物者等。此类患者皮肤上的光敏物质或在体内的代谢物接触到紫外线后,发生光化学改变,可造成皮肤光毒性皮炎或光变态反应性皮炎。皮损不仅出现在紫外线照射部位,还可出现在非暴露部位。

4. 着色性干皮病　患者的皮肤细胞缺乏核酸内切酶,不能修复被紫外线损伤的皮肤

DNA,因此在紫外线照射后易出现皮肤炎症,继而发生皮肤癌变。可有多系统累及,可伴有眼球、神经系统等病变。

5. 皮肤癌前病变　紫外线照射,人体黑色素的防护与免疫系统功能相互作用可诱发皮肤癌的病发。特别是长波紫外线为诱导肿瘤发生的主要因素。

6. 光敏剂可能影响胎儿发育,因此光敏疗法不能用于孕妇,儿童慎用。

(二) 慎用范围

1. 正服用含光敏剂的药物或营养补充剂的患者　服用这些药物会提高患者对紫外线的敏感性,造成个体生物剂量的降低,如果使用大剂量的紫外线照射易造成烧灼伤,因此治疗前需重新测量个体的生物剂量。

2. 近期 X 线辐射　近期进行过 X 线暴露辐射的区域对紫外线较敏感,进行紫外线照射易形成恶性肿瘤,治疗时要慎用。

(三) 不良反应

1. 烧灼伤　太大的紫外线剂量可能发生皮肤或黏膜的烧灼伤。

2. 皮肤老化　长期接触紫外线照射,会引起皮肤干燥、皮革样改变,并伴有色素沉着。这是因为紫外线使组织胶原蛋白变性的结果。

3. 致癌　长期暴露在紫外线中,是基底细胞癌、鳞状上皮细胞癌及恶性黑色素瘤的危险因素。当使用全身性的补骨脂素时,接受紫外线疗法有患皮肤癌的风险。

4. 眼睛光损伤　紫外线照射眼睛可造成光害性角膜炎、结膜炎、白内障。因此在临床治疗过程中,患者与治疗师都需要佩戴紫外线防护眼镜。患者在服用补骨脂素后仍需佩戴防护眼镜 12h,避免阳光刺激眼睛。

七、案例分析

病史:患者周某,男性,36 岁,脊髓损伤 6 周余,发现骶尾部有一个 2.5cm×3.5cm 的 2 期压疮,伤口局部无明显感染及渗出。

诊断:骶尾部压疮。

评估:美国国家压疮咨询委员会(NPUAP)2007 年压疮分期 2 期,皮肤呈粉红色。

目前主要康复问题:创面的修复。

康复目标:防止感染,促进创面愈合。

治疗方案:选择手持式 UVC 灯进行治疗。①治疗前,在患者腹部下方皮肤测得 1MED 为 2s。彻底清理压疮伤口,修剪伤口周围死皮,用生理盐水冲洗伤口。用不透紫外线的无菌布垫遮盖伤口周围皮肤,也可用碘伏或凡士林涂抹遮盖伤口周围皮肤。②治疗剂量:骶尾部对紫外线的敏感系数为腹部的 1.8 倍,治疗目的为促进伤口愈合,首剂量选择弱红斑量,因此照射时间大约为 2×1.8×(3~5)=10.8~18s。③治疗后,观察伤口变化。如果该剂量对伤口没有明显效果,则第二天直接加首剂量的 1/2;如果该剂量有效,则每照射 3 天后,加前一次剂量的 30%。

(殷稚飞)

第五节　激 光 疗 法

一、概述

激光(laser)，又名镭射光、莱塞光，其本质和普通光一样，具有波粒二重性的特点。但激光发射的机制和普通光不同，是受激辐射放大产生的光，能量密度很高，因此具有亮度高、方向性好、单色性好及相干性强等特点。从 20 世纪 60 年代末期 E. Mester 发现了激光疗法的生物刺激效应至今，这项物理因子已经得到了卓越发展及广泛应用。

二、激光的物理学特性

(一) 激光产生的必备条件

1. 受激吸收　处于较低能级的粒子在受到外界的激发(即与其他的粒子发生了能量交换，如与光子发生非弹性碰撞)时吸收了能量，跃迁到与此能量相对应的较高能级。这种能级的跃迁称为受激吸收。

2. 粒子数反转分布　在正常情况下，只有极少数的原子处于激发能级上，如果用某些手段(如用光激励、放电激励等)使处于高能级的原子数目多于处在低能级的原子数目，这种分布叫粒子数反转分布，这个特点是产生激光的必要条件之一。

3. 受激辐射和光放大　处于激发态的光子在外来辐射场作用下由高能级跃迁到低能级，同时发射光子的过程叫受激辐射。受激辐射在外来的光子能量与能级差一致时才能产生。受激辐射所产生的光子与外来光子的频率、相位、传播方向等完全相同，同时外来光的光子数目增加，激光放大。因此，大量粒子在同一相干辐射场激发下产生的受激发射光是相干的。

4. 光学谐振腔(图 6-17)　把一段激活物质放在两个互相平行的反射镜构成的光学谐振腔中，其中 R1 是全反射镜，R2 是半反射镜(其中至少有一个是部分透射的)，处于高能级的粒子会产生各种方向的自发发射。其中，非轴向传播的光波很快逸出谐振腔外；轴向传播的光波在腔内往返传播，并在激光物质中传播时光强不断增长。谐振腔设定了特定波长范围，只有达到某一波长的光子才能从 R2 输出，且只有沿轴线方向行进的光子才能形成谐振，因此激光方向性好。

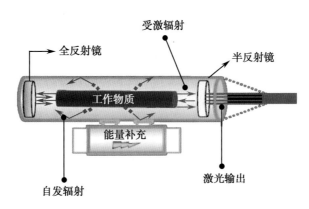

图 6-17　光学谐振腔示意图

随着半导体二极管的发明,并非所有激光发生器都必须要有光学谐振腔。半导体二极管具有体积小、光能强度大、价格便宜等优点。

（二）光源

激光可由充满气体的玻璃管或半导体二极管产生。原始的激光装置是使用类似荧光管的真空管。此类型的激光,电能一般施加于管内气体分子,且必须要有光学谐振腔。如今治疗用光源多使用半导体二极管。在半导体二极管内部有一个 PN 结两个引线端子,这种电子器件按照外加电压的方向,具备单向电流的传导性,阳极为 P 型物质（正电荷较多）,阴极为 N 型物质（负电荷较多）（图 6-18）。当电子从 N 型移动至 P 型时,许多不同频率的光子被输出,如该二极管有谐振腔,则可以产生单色激光。

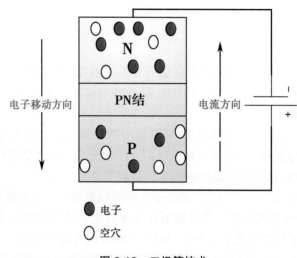

图 6-18　二极管技术

常用的半导体二极管包括镭射二极管（LD）、发光二极管（LED）及超辐射发光二极管（SLD）。LD 产生单色、相干、同向光,提供照射区域高强度光能。LED 产生的光束为非单色、非相干、非同向的低强度光,LED 治疗用探头一般包含许多 LED 的阵列,因此虽然功率低,但是用于治疗时可以辐射较大的区域。SLD 产生单色但非相干的高强度光能,其辐射范围较 LED 小。SLD 治疗时间比 LED 短,但是传播能量比 LED 大。很多治疗用激光探头将三种二极管装置在同一集束探头中。

（三）激光的参数

1. 波长　激光作用特定的生物组织时,可以被组织全吸收,或部分地吸收而发生强弱不等的生物学效应、热效应及光化学效应。光的波长影响光穿透的深度及光对细胞的效应。波长介于 600~1 300nm 红光及红外线波段的激光,对人体组织具有最理想的穿透深度。在此范围内波长越长穿透越深。可见光和长波红外线波段的激光可以引起热效应,而紫外激光作用于人体主要引起光化学效应。

2. 功率与功率密度　激光的光能强度可以用功率表示,单位为瓦（W）或毫瓦（mW）;也可以用功率密度表示,单位为毫瓦/每平方厘米（mW/cm²）。功率是能量流的速率,而功率密度是垂直照射到单位面积上的功率的量。一般连续激光常用功率密度来表示。

$$功率密度（mW/cm^2）= 功率（mW）/ 照射面积（cm^2）$$

激光源根据波长和最大输出功率分为 4 个等级,见表 6-4。

表 6-4　激光分级

级别	功率	效应
I	<0.4mW	基本不会对眼睛产生危害
II	0.4~1mW	会产生眩晕,短时间照射眼睛安全,会诱发眨眼反射,一般即刻消除症状
IIIA	1~5mW	通常用于激光指示器,长时间照射眼睛有害
IIIB	5~500mW	眼睛短暂照射即可造成永久性伤害,不可直视光束,长时间持续照射皮肤会造成轻微灼伤
IV	>500mW	易造成永久性眼睛伤害,可造成皮肤严重灼伤,使用时需极度小心。不可直视此类光束

激光等级数越高,能量越大。其中等级ⅢB 和Ⅳ被应用于医学。低能量激光(low level laser therapy,LLLT)属于ⅢB 级激光,因其生物刺激效应已被广泛应用。近年来,新型激光即Ⅳ级高能量激光(high-intensity laser therapy,HILT)也开始应用于临床治疗。

HILT 探头的优点是在短时间内可传递较大能量。如果治疗能量相同,长时间低能量激光与短时间高能量激光的疗效是否有差异尚不明确。

3. 能量与能量密度　激光功率乘上辐照时间即为激光的能量,单位为焦耳(J)。能量密度即垂直照射到单位面积上的能量,单位是焦耳 / 每平方厘米(J/cm^2)。一般脉冲激光用能量密度来表示。

$$能量(J) = 功率(W) \times 照射时间(s)$$
$$能量密度(J/cm^2) = 能量(J) / 照射面积(cm^2)$$

三、激光的生物学特性

激光作用于生物组织后产生热作用、光化作用、压强作用、电磁作用和生物刺激作用。激光的生物学效应与其波长、强度和生物组织受照射部位对激光的反射、吸收及热传导特性等因素有关。生物组织内的天然色素颗粒,对短波紫外线、可见光和短波红外线波段的激光有选择吸收作用。

(一)促进腺苷三磷酸的合成

细胞的线粒体合成腺苷三磷酸(ATP)是所有细胞反应的能量来源,对维持细胞的正常生理功能起着极为重要的作用。红光到短波红外线波段的激光均可改善线粒体功能,其中He-Ne 激光被证实可以促进细胞色素氧化酶的生成、增加细胞或线粒体的钙摄取。此生物学特性与临床诸多治疗效应有关,如促进组织愈合、缓解疼痛、促进神经再生、增强免疫功能等。

(二)促进胶原蛋白生成

红光波段的激光可以通过刺激携带胶原蛋白原遗传密码的信使 RNA(mRNA),使胶原蛋白原生成量增加 3 倍以上。此生物学特性可以用于加速组织修复、促进伤口愈合、减少瘢痕形成。

(三)抑制色素细胞功能活性

低能量调 Q 激光基于其选择性光热解作用,以一定的时间照射病变部位皮肤后,被该病变部位的黑色素颗粒选择性吸收,黑色素颗粒吸收光后迅速膨胀、破裂,形成小碎片,继而被体内吞噬细胞吞噬后排出体外。此生物学特性可以用于治疗各种色素增加性疾病。

（四）抑制细菌生长、控制炎症反应

低强度激光无杀菌作用,对细菌的抑制作用与波长和照射强度有关。有研究比较了630nm、660nm、810nm 及 905nm 波段的激光对铜绿假单胞菌和金黄色葡萄球菌的抑制效应,结果显示 1~20J/cm^2 的 630nm 激光的抑菌效果最明显。405nm 蓝光波段的激光也有抑菌作用,特别是对痤疮丙酸杆菌和幽门螺杆菌疗效较好。红外线波段的激光抑菌效果则报道不一,有可能反而会促进细菌生长。激光可促进前列环素（PGI$_2$）、白介素（IL）-1α、IL-8 的增加,降低 PGE$_2$ 及肿瘤坏死因子（TNF）-α。激光还可以活化 T 淋巴细胞与 B 淋巴细胞,促进肥大细胞脱颗粒,促进成纤维细胞增生。此生物学特性可用来治疗各种炎症性疾病。

（五）促进血管舒张

低强度红光波段的激光可以诱发微循环血管的扩张。这个效应与内皮舒张因子一氧化氮的释放增加有关。低功率激光照射血管后,血管内血细胞流态加快,毛细血管网交点计数增高,微血管的管袢长度增加、口径增大。激光还可以通过穴位照射,对神经末梢感受器产生刺激作用,经过神经体液的调整,扩张血管。也可通过鼻导子,利用生物刺激作用,刺激鼻腔内的交感神经和副交感神经,使鼻黏膜血管收缩、舒张,反射性地引起颅内血液循环改善。以上生物学效应可用来促进血液循环、止痛、解痉消肿。

（六）改变神经传导速度、促进神经再生

激光可以增加外周神经的传导速度、增加动作电位频率,减少末梢感觉神经的潜伏期,加快神经再生速度。其中,红光波段的激光比蓝光波段或红外线波段更有利于神经纤维的活化。此生物学效应可以用于促进神经损伤的修复、神经卡压疾病的治疗。但是大剂量的激光可能降低神经传导速度,抑制神经纤维的活性。

四、激光疗法的治疗作用

一般认为低能量激光所引起的组织温度升高应在一个很小的范围,不超过 0.1~0.5℃。低能量激光常用的激光器是 He-Ne 激光器、掺钕钇铝石榴石（Nd:YAG）激光器、N$_2$ 激光器、Ar+ 激光器、He-CD 激光器、CO$_2$ 激光器、砷化镓（GaAs）和砷化铝镓（GaAlAs）激光器以及红外半导体激光器等。HILT 的作用原理与 LLLT 类似,但其能量可高达 12W,比低能量激光高出 3~50 倍。

（一）消炎止痛

结合生物刺激和光学机械刺激,促进组织愈合的同时提供强大且非致瘾性的疼痛管理。激光可刺激机体释放自身疼痛消除化学物质（如 β- 胺多酚）,减少引起疼痛的介质数量（如 5-羟色胺）,脉冲模式（非常短且具有高重复率的脉冲）产生的独特光压波可刺激游离神经末梢,阻断痛感传递,达到止痛效果。激光刺激还可以增加抗炎物质（如 PGI$_2$）、降低致炎物质（如白介素 -1）、刺激免疫物质合成、增强机体免疫功能。

（二）加速溃疡和伤口的愈合

从细胞水平上进行生物刺激,加快 ATP 的合成;进一步促进 RNA 和 DNA 的合成和加速细胞修复;加快细胞活动,促进酶合成及细胞膜灌注。He-Ne 激光、半导体激光和 CO$_2$ 激光都可以促进慢性皮肤溃疡愈合及新生上皮覆盖。

（三）加速骨折的愈合

He-Ne 激光照射可刺激骨痂部位血管新生,加速骨的形成,并认为激光的效应可能是调节了骨细胞的功能,促进骨痂代谢,CO_2 激光照射对骨折的修复亦有文献报道。

（四）促进血液循环、加速淋巴排毒

浅表组织吸收红外波段的激光可产生热效应,舒张血管,增加其通透性,加快血流灌注;激光的能量较大,还可产生光压波刺激局部微循环,促进病变区域的淋巴排毒。对慢性缺血性血管病,采用锁骨下静脉内及腰交感神经节照射,可明显改善下肢血液循环。

（五）促进神经再生

当周围神经被损伤后,如果神经细胞完好,用 He-Ne 激光照射可以促进神经再生。在临床上用于治疗面神经麻痹、三叉神经痛等疾患。

（六）促进皮瓣成活

He-Ne 激光照射与免疫抑制剂治疗相结合,可以延长异体皮肤抑制存活时间,用半导体激光照射可以使坏死的组织成活。

（七）增强机体免疫功能

He-Ne 激光照射后可以促进 B 细胞分化,从而增强机体的体液免疫功能,还可以使巨噬细胞吞噬活性增加。激光穴位照射能提高血清中 IgG、IgM 的含量,在 I 型变态反应疾病的治疗中以免疫抑制为主。另外,低强度激光辐照皮肤可以激发体内朗格汉斯细胞增多。

五、激光疗法的治疗技术

（一）设备

1. 低能量激光（LLLT）（图 6-19、图 6-20） LLLT 的输出波长介于 500~1 100nm,目前常用的半导体激光器的波长多为 660nm 的红光波段及 808nm 的近红外波段。近红外波段因为波长较长,故可比红光穿透更深,适合用于治疗 30~40mm 的深层组织。输出蓝光的探头也有使用,但穿透深度较浅,适合治疗表浅的组织如皮肤及暴露的软组织。

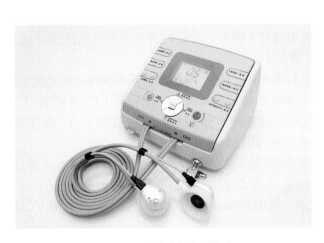

图 6-19 吸附式低能量激光

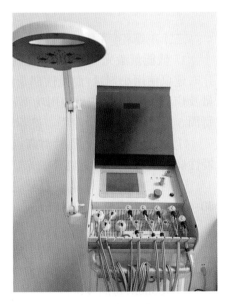

图 6-20 散焦式低能量激光

2. 高能量激光（HILT）（图 6-21） 目前 HILT 多采用 12W 功率、1 064nm 和 980nm 波长。12W 功率的能量密度高，有效治疗剂量大；更多光子能有效地穿透、到达更深靶组织进行治疗；更多光子到达了深层靶组织，不会导致表层皮肤过热。1 064nm 波长拥有最佳吸收穿透深比，组织转化利用率高，且因为在组织中更少被反射，光束更加集中，能有效抵达更深层组织。

HILT 提供三种准直器（图 6-22）。

（1）直径 10mm：光斑直径 12mm（面积 1.13cm^2）。具有最大穿透深度和最强热效应，适用于聚焦治疗。

（2）直径 30mm：光斑直径 20mm（面积 3.14cm^2）。具有最佳穿透深度和热效应比例，适用于大多数治疗。

（3）直径 60mm：光斑直径 35mm（面积 9.62cm^2）。具有最浅穿透深度和最小热效应，是大区域面积治疗时的最佳尺寸。适用于治疗急性和浅表性疾病。

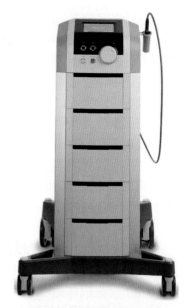

图 6-21　高能量激光主机

10mm
具有最大的穿透深度和
最强的热效应

30mm
具有最佳比例的
穿透深度和热效应

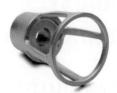

60mm
穿透深度减小，
热效应减小

图 6-22　高能量激光准直器

（二）剂量和疗程

1. 低能量激光 一般认为低能量密度对组织具有正性刺激作用。在急性期与浅层治疗时建议使用小剂量，而慢性期及深层治疗时多选择较大剂量。目前低能量激光治疗的剂量及疗程并未统一，如果使用功率密度，输出功率一般小于 50mW，亦有上百毫瓦；每天 1 次，每周 5 天，10 次为 1 个疗程。推荐治疗方案如下：

（1）肌筋膜炎综合征：针对痛点直接进行激光照射治疗。急性痛点采用 660nm 红光激光；慢性痛点采用 808nm 近红外激光。强度为 40mW，疗程为每次 10min，每天 1 次，连续 10 天。

（2）网球肘：针对痛点直接进行激光照射治疗。采用 808nm 近红外激光，强度为 40~60mW，疗程为每次 10~15min，每周 5 次，约一周疗程可见改善。

（3）颈肩腰腿痛：照射部位以痛点为主，或搭配穴道（委中穴等）治疗。采用 808nm 近红外激光，强度为 40mW，疗程为每次 10~15min，每周 5 次。

（4）颞颌关节炎：以激光照射颌部痛点。采用 808nm 近红外激光，强度为 30~60mW，疗程为每次 5min，每周 4 次。

（5）带状疱疹后遗神经痛：沿神经分布照射。采用 660nm 红光激光，强度为 30~60mW，疗程为每次 15~20min,每周 5 次。

(6) 肩周炎:肩关节正面采用 808nm 近红外激光、肩关节背面采用 660nm 红光激光。强度为 40mW,疗程为每次 10~15min,每周 5 次。

(7) 腕管综合征:2002 年美国食品药品管理局(FDA)认证激光对腕管综合征有确实的效益。采用 808nm 近红外激光。强度为 40~60mW,疗程为每次 10~15min,每周 5 次。

(8) 膝退化性关节炎:照射关节处采用 808nm 近红外激光。强度为 50~60mW,疗程为每次 10min,每周 2 次。

(9) 足底筋膜炎:足底的肌腱或者筋膜痛点治疗。采用 808nm 近红外激光,强度为 40~60mW。疗程为每次 10~15min,每周 4 次。

(10) 加速伤口愈合:小面积照射伤口。采用 660nm 红光,强度为 30~50mW。疗程为每次 5~10min,每天或隔天 1 次。

(11) 血管照射:LLLT 照射桡动脉,可在一定程度上改善高黏血症、高血脂、高血压及脑梗死等的症状。采用 660nm 红光强度为 30mW,疗程为 30min(15min 照射两次),每天或隔天 1 次。

注意:如果使用能量密度作为治疗剂量标准,请参照表 6-5。

表 6-5 基于不同情况下的能量密度建议

治疗目的	建议治疗剂量 /(J/cm^2)	治疗目的	建议治疗剂量 /(J/cm^2)
软组织愈合	5~16	淋巴水肿	1.5
骨折愈合	5~16	神经损伤	10~12
急性关节炎	2~4	急性软组织炎症	2~8
慢性关节炎	4~8	慢性软组织炎症	10~20

2. 高能量激光 治疗剂量及疗程也未统一。其独特镇痛效果是基于 HILT 在组织里的生物学效应,其可以引起调节炎症的介质表达,促进组织愈合。目前研究显示,1 064nm 波长的近红外光谱因为在组织中更少被反射、光束更加集中,被认为是在康复激光运用中的最佳波长参数,但最佳功率参数尚未明确。笔者综合检索文献及临床经验,推荐治疗方案如下:

(1) 桡骨茎突腱鞘囊肿:治疗模式采用脉冲刺激模式。治疗面积为 5cm²,光功率为 5~6W,剂量为 20J/cm²,总剂量为 100J,治疗时间为 1min 6s。疗程为每天 1 次,连续治疗 3 次。

(2) 腰椎间盘突出:治疗模式采用连续刺激模式。治疗面积为 50cm²,光功率为 12W,剂量为 150J/cm²,总剂量为 7 500J,治疗时间为 10min 25s。疗程为每天 1 次,连续治疗 5 次。

(3) 膝关节滑囊炎:治疗模式为连续刺激模式。治疗面积为 5cm²,光功率为 10W,剂量为 150J/cm²,总剂量为 3 750J,治疗时间为 6min 15s。疗程为每天 1 次,连续治疗 3 次。

(4) 股四头肌充血水肿:治疗模式为脉冲刺激模式。治疗面积为 25cm²,光功率为 12W,剂量为 20J/cm²,总剂量为 500J,治疗时间为 2min 46s。疗程为每天 1 次,连续治疗 3 次。

(5) 斜方肌及肩胛提肌紧张酸痛:治疗模式为连续刺激模式。治疗面积为 30cm²,光功率为 8W,剂量为 80J/cm²,总剂量为 2 400J,治疗时间为 5min,治疗 1 次。

(6) 皮肤开放性创伤:治疗模式为连续刺激模式。治疗面积为 10cm²,光功率为 5W,剂量为 100~150J/cm²,总剂量为 1 000~1 500J,治疗时间为 5min,治疗 1 次。

（三）操作方法

1. 低能量激光　可分为散焦式探头、聚焦式探头、吸附式探头等，可根据治疗需要灵活选择。如果治疗区有疼痛过敏或开放性伤口，不宜使用吸附式探头治疗。

（1）工作人员要熟悉激光器工作性能及操作规程，并严格执行。

（2）评估患者临床表现，排除禁忌证并设定治疗目标。

（3）接通电源，启动激光管，调整电压电流，使发光稳定。

（4）患者取舒适体位，充分暴露治疗部位，去除佩戴饰品。如为穴位治疗应找好穴位。

（5）根据病灶部位及治疗目的选择合适探头，并设定治疗参数。

（6）移动激光器或光导纤维使输出的光斑垂直照射治疗部位。接触式探头为避免交叉感染，探头表面可用 75% 乙醇棉球擦拭。

（7）操作者及患者均需佩戴护目镜。

（8）照射结束后移开激光管和光导纤维。

2. 高能量激光　必须强调，HILT 属Ⅳ类激光，能量较大，有造成皮肤灼伤的风险，故所有患者在使用前都必须根据 Fitzpatrick 测量进行皮肤类型评估（图 6-23），在此基础上方可进行治疗参数的设置。①皮肤类型Ⅰ、Ⅱ和Ⅲ无需调整参数；②皮肤类型Ⅳ，不得超过最大功率的 80%~90%；③皮肤类型Ⅴ，不得超过最大功率的 70%~80%；④皮肤类型Ⅵ，不得超过最大功率的 60%~70%。且Ⅴ或Ⅵ类皮肤，治疗时只能用脉冲激光，并在整个治疗过程中监控皮肤组织升温情况。

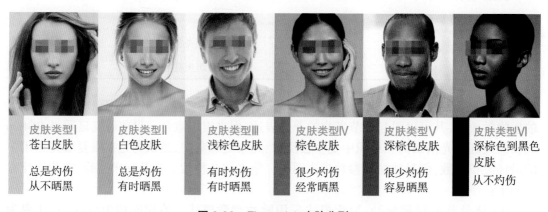

图 6-23　Fitzpatrick 皮肤分型

激光光源和皮肤之间的距离为 3cm，多采用接触式探头，接触式探头包括一个准直器，准直器可以和皮肤直接接触，用来固定与皮肤之间的距离，治疗师需要给予稳定的压力，保持光束直接照射于皮肤表面。如果治疗区域由于疼痛或有未愈合伤口，不能直接和探头接触，则可以去掉探头前面的准直器，将探头保持在距离治疗区域 3cm 的位置，但依然需要保持光束的垂直照射。

（1）患者和治疗师都需采取舒适的体位，治疗师体位需可方便地接触到治疗区域，并能够灵活控制安全脚踏开关。

（2）HILT 属Ⅳ级激光，根据操作规范，治疗中治疗师需踩住安全脚踏开关，方有激光束射出。若在治疗过程中发生紧急事件或治疗结束，则迅速抬离脚踏开关，终止治疗。

（3）每次治疗前，治疗师应对患者进行临床检查，并精确地定位治疗区域。

（4）设置适当的治疗区域，方法如下（图6-24）：

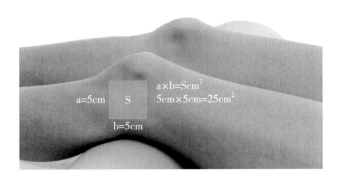

图 6-24　治疗面积计算演示

计算治疗区域时，如图6-24预计矩形的a边和b边，如a=5cm和b=5cm。预期的治疗区域为a×b，因此为$5×5=25cm^2$。

（5）治疗分为两种模式，脉冲模式和连续模式。脉冲模式是以25%占空比和可调频率重复发射的脉冲激光，其热效应不明显，可用于急性期的处理；连续模式是连续发射的激光，其热效应明显，主要用于亚急性、慢性期的治疗。

以膝关节炎为例：

1）选择脉冲模式时，确定正确的治疗区域，计算治疗面积。探头做同心圆移动，最疼痛点处于圆心位置。从距离最疼痛区域5~7cm的地方开始治疗，到达圆心（最疼痛点）前，移动3~4圈，在最疼痛区域停留2~3s。重复螺旋运动直到治疗时间结束（图6-25）。

2）选择连续模式时，由于治疗过程会产生热效应，需确保患者热感舒适。以一般的速度移动探头，避免静止不动和过度加热；如患者未感觉到热，可适当提高功率，继续治疗，直到治疗时间结束。探头做折线往返移动，到达末端后需将探头稍离开体表，迅速移回起始点进行下一次往返移动，不能原路返回起始点（图6-26、ER6-1）。

ER6-1　高能量激光治疗

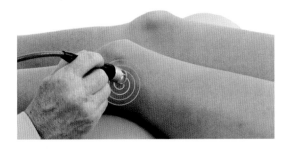

图 6-25　脉冲刺激模式

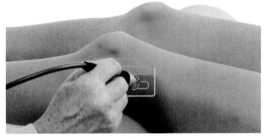

图 6-26　连续刺激模式

（四）注意事项

1. 低能量激光

（1）熟悉激光器工作性能及操作规程，并严格执行。

（2）光导纤维不得挤压、折曲，以防折断。

（3）激光器合理放置，避免激光束射向人员行走频繁的区域，在激光束辐射的方向上，应安装必要的遮光板或屏风，室内照明应充分明亮。

（4）工作人员穿白色工作服，戴白色工作帽，戴激光防护镜。

（5）治疗过程中患者不得随意挪动体位或挪动激光管。

（6）工作人员应定期做健康检查，特别是眼底视网膜的检查。

2. 高能量激光

（1）HILT 会对眼睛产生永久性的严重伤害，故必须由经过培训的专业人士严格操作，整个操作/治疗过程中患者和操作者都必须佩戴护目镜。

（2）瘢痕组织的循环效果差，冷却需要血液进行热量传导，应降低功率以避免过热。

（3）肿胀或炎症时，患者可能对热过敏，在使用时降低功率确保舒适。

（4）局部组织发红时，皮肤吸收增大，应降低功率以确保舒适。过多的脂肪组织会减少热传导的衰减，造成烫伤，治疗时也需降低功率。

（5）脆弱或敏感皮肤的患者可能对热过敏，应降低功率以确保治疗的舒适性及安全性。

（6）避免直接照射金属植入物。

（7）不要在治疗部位或周围区域涂抹软膏、乳霜或加热乳液等。

（8）可能改变体温的治疗（如超声、温热疗法和电疗）不应该在激光疗法前使用。

（9）治疗时必须充分暴露皮肤，如针对伤口治疗需要清洁伤口。

（10）在整个治疗过程中，必须对患者实时监控是否有疼痛或不适。如果患者不能适应，应立即停止治疗。

（11）保持设备清洁，避免徒手触碰辐射头，不要将辐射头浸泡在任何液体中。使用前，检测设备和配件有无损坏，使用含异丙醇的棉布擦拭。

（12）操作间的所有反射物质和窗户应该覆盖，以避免激光束反射。

六、激光疗法的临床应用及适应证

（一）组织愈合

1. 激光促进软组织与骨愈合　促进组织愈合的参数并未统一，常用的是 5~24J/cm² 红光或红外波段。剂量太高或太低都可能无效，甚至可能抑制组织愈合。使用时从较低能量开始逐渐提高到可耐受范围。

（1）LLLT 可以加速皮肤伤口的愈合。能量密度在 3~5J/cm² 的脉冲激光或者是功率密度等于或低于 0.2W/cm² 的连续激光往往有令人满意的治疗效果，特别是波长为 632.8nm 的氦氖激光器使用频率最高。

（2）LLLT 可以加速骨组织愈合，其机制为增加血肿吸收率、加速骨重塑、血管生成、增加钙的沉积、刺激巨噬细胞、成纤维细胞与软骨细胞的活动，增加骨母细胞的数量与类骨质的体积。

2. 激光促进糖尿病足溃疡的愈合　糖尿病足是糖尿病最常见的并发症之一，其特点是感染、溃疡和（或）破坏与神经系统有关的深层组织及引起周围血管病变。激光能刺激组织细胞的活性但不会导致组织的快速或显著的升温，激光可以促进新血管化和成纤维细胞的增殖，同时对炎症细胞有抑制作用。一项随机对照研究表明，2 型糖尿病合并下肢溃疡患者采用 LLLT 治疗 30 天后伤口的疼痛与大小都明显改善。治疗参数为波长 632.8nm、峰值功率 30mW、治疗时间 80s(4J/cm²)。

3. 激光治疗伤口瘙痒　大多数烧伤患者在伤口愈合时有严重的瘙痒感,在成人烧伤患者中的发生率为 87%,在儿童中达 100%。Nd:YAG 脉冲激光是一种高强度激光疗法,波长为 1 064nm。已有大量研究证实,Nd:YAG 激光有烧伤后伤口有抗炎、抗水肿、止痒、镇痛的作用。

(二) 骨骼肌肉系统

骨骼肌肉系统相关的疼痛与功能障碍的激光治疗的研究报道很多。包括颈肩腰腿痛;各类关节疾病、滑囊炎,如肩周炎、膝关节炎、股骨头坏死等;慢性劳损,如网球肘、跟腱炎等;运动性创伤,如肌肉拉伤、踝关节扭伤等。

1. 激光治疗膝关节炎

(1) LLLT 治疗有效。在一篇综述中,共纳入七项膝关节炎治疗的试验,其中 184 名患者随机接受激光疗法,161 名患者接受安慰治疗。结果显示 LLLT 治疗膝关节炎可以有效地减轻疼痛和改善关节活动范围,而且疗效与波长、治疗持续时间、剂量有关,如果激光被施加于神经或支配区皮节,比作用于关节部位的止痛效果更明显。LLLT 的止痛效应可能与其对炎症反应、组织愈合、神经传导、脑内啡肽释放代谢的调控有关。

(2) HILT 治疗有效。HILT 由于可以对深部结构进行光刺激,通过光化学效应激活细胞代谢,使疼痛刺激的传导速度减慢,从而使疼痛迅速缓解。近年来对骨骼肌肉系统的研究很多。一篇研究报道,HILT 对膝骨关节炎有镇痛效果。激光治疗前患者的 VAS 疼痛水平在 45~70mm/100mm,平均值 57mm/100mm。治疗后,VAS 下降至 10~30mm/100mm,平均值 22mm/100mm。

(3) 有研究发现,HILT 比 LLLT 更能对膝关节病的微循环产生明显积极的变化。微循环的变化在于小动脉肌源性和神经源性紧张的正常化,并且可以加强内皮素的振荡。另外,组织血流的局部激活导致的微循环血流适当的调整,可以消除微循环血流毛细血管和小静脉水平上的充血现象。但是 HILT 和 LLLT 在治疗疼痛方面有无明显差异并不明确,还需进一步深入研究。

2. 激光治疗背痛和颈肩痛　在一项 45 例患有下背痛(坐骨神经痛)的患者参与的研究中,24 位患者接受了手法治疗和Ⅳ级激光疗法,21 位患者只接受了手法治疗。患者分别在治疗后 1 周、治疗后 4 周进行视觉模拟评分(visual analogue scale,VAS)疼痛评分。结果显示,激光疗法组比单独手法治疗组的 VAS 下降得更明显。该研究证实Ⅳ级激光是治疗下背痛的安全有效的理疗方法之一。

3. 激光治疗肩峰下撞击综合征　有研究表明,3 周的 LLLT 联合运动训练对治疗肩峰下撞击综合征的疼痛及运动功能均有效。另一项研究对比 HILT 和超声波治疗肩峰下撞击综合征的短期疗效,有 70 例患者参与这项研究。结果显示 10 次治疗后,HILT 组患者的 Constant-Murley 肩关节功能评分、VAS 疼痛评分和简易肩部测试都有明显改善且优于超声波治疗,说明 HILT 更有利于缓解疼痛、改善关节活动度和增加患者肩部肌肉力量。

4. 激光治疗肌筋膜炎　研究表明 HILT 治疗慢性斜方肌肌筋膜疼痛综合征有效。该双盲对照安慰剂研究将患者分为两组,分别接受 HILT 联合运动疗法和安慰剂联合运动疗法。评估了患者在治疗前和治疗后(4 周和 12 周)的疼痛、颈椎活动范围、伤残和生活质量评分。结果显示患者治疗 4 周和 12 周时所有指标都有显著改善。HILT 和(或)运动疗法期间未观察到副作用。

5. **激光治疗纤维肌痛**　波长 1 064nm,峰值功率 3kW,探头面积 0.2cm^2 的 Nd:YAG 激光治疗可以用于治疗纤维肌痛。有研究评估了纤维肌痛患者在治疗前和治疗后压痛点的数量和敏感度。第一阶段使用 360mJ/cm^2(166.7J)、410mJ/cm^2(166.8J) 和 510mJ/cm^2(166.5J) 作用于斜方肌,总功率为 500J;第二阶段使用 610mJ/cm^2 作用于 6 个扳机点,共 60J;第三阶段再重复第一阶段。结果证明 HILT 治疗对于纤维肌痛患者的疼痛和躯干运动范围的改善都有疗效。

6. **激光治疗网球肘**　有研究对 34 名网球肘患者共进行了 42 次激光治疗疼痛,治疗后平均 VAS 疼痛评分下降 4.64 分,治疗过程中没有一个患者在治疗过程中出现症状加重的情况。也有研究比较了 LLLT 和超声波治疗对网球肘的疗效,结果发现激光比运动锻炼和超声波治疗更有利于疼痛症状的缓解。

(三) 神经系统

激光疗法被用于治疗神经损伤相关的疼痛功能紊乱,并且被视为是潜在的有效治疗方法。包括:面神经炎、三叉神经痛、带状疱疹、神经性皮炎、肋间神经痛、颈腰椎增生致神经压迫性痛;神经性炎症:如腕管综合征、糖尿病足等。

1. **激光治疗带状疱疹后遗神经痛**　有研究应用双波长砷铝化镓 810nm 及铝化镓 980nm 激光,光功率为 2~4W,50% 的占空比,脉冲频率为 10Hz,采用扫描式接触治疗。每次治疗时间为 10min,输入 600~1 200J 的总能量,单位面积的能量为 3.5~7.1J/cm^2,能量密度为 0.41~0.82W/cm^2,共治疗 8 次。结果显示,患者 VAS 疼痛评分从 8 分降低到 0 分,神经疼痛量表问卷从 39 分降至 4 分,治疗的效果维持到 14 个月。另有研究表明,0.3ms 复合脉冲 1 064nm 的 Nd:YAG 激光对于带状疱疹后遗神经痛的疗效,治疗没有发生不良事件或无法忍受的感觉比如烧灼感或疼痛,所有患者在治疗期间和治疗后都感觉到了舒服的温热感,疼痛在最后一次治疗后超过 3 个月都没有再复发。

2. **激光治疗腕管综合征**　LLLT 治疗腕管综合征已通过了 2002 年美国 FDA 认证。近期研究显示,HILT 对腕管综合征亦有不错疗效。一项随机对照研究了 830~1 064nm 联合波长的 HILT 及 TENS 在治疗腕管综合征症状中对疼痛及其电生理学参数的改善,以及中轻度腕管综合征中神经的运动及感觉传导的提升。使用辐射剂量为 250J/cm^2,通过 1cm^2 光斑的光纤探头输送到腕部正中神经处,治疗时间为 100s。结果显示,HILT 也能够改善患者异常的感觉症状,并很好地调节神经生理学方面的参数。TENS 虽然能引起一些临床症状的改善但是在统计学方面并不明显,并且这种提升仅局限于疼痛的缓解。

3. **激光治疗淋巴水肿**　用于乳房切除术后淋巴水肿的激光治疗经过了 FDA 认证。推荐治疗方案为波长 904nm、峰值功率为 5W 的红外波段激光以 1.5J/cm^2 作用于腋下,治疗面积约 3cm^2,每周 3 次,总共 3 周完成 1~2 个疗程。另一项交叉试验中,61 位乳房切除术后淋巴水肿的患者被随机分为安慰剂或对患侧腋区行 1 个疗程或 2 个疗程的 LLLT。尽管三组都没有在治疗后立即改善,但 2 个疗程的 LLLT 组在 2~3 个月后患肢体积显著减小,近 1/3 的患者减小超过 200ml。3 个月后,2 个疗程的 LLLT 组的患臂和非患臂的细胞外液指数显著降低,患侧的组织也显著变软,但运动范围没有明显改善。可能的机制是激光减少纤维化及瘢痕形成,激活淋巴引流通路,刺激新通路生长和(或)刺激局部淋巴细胞。但是这个效应不是即刻的,而是往往在治疗完成后 1~3 个月发生。这也提示了激光治疗可能不是直接促进淋巴循环,而是影响淋巴引流路径。

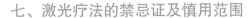

七、激光疗法的禁忌证及慎用范围

（一）禁忌证

1. 恶性肿瘤、皮肤结核　激光的生物刺激和光学机械刺激作用可能会导致肿瘤生长，结核病灶扩大，不利于病情的控制。

2. 高热　红外光谱的激光有热效应，会引起高热患者体温进一步升高。

3. 出血倾向　激光可以舒张血管，增加膜通透性，且光能量较大，还可产生光压波刺激局部微循环，故会导致局部出血风险增大。

4. 照射眼睛　视网膜等组织对多种波长的激光都能有效地吸收，眼球本身又有良好的聚光系统，使激光进入瞳孔到达视网膜的光能密度增大，因此激光对眼组织的损伤阈值远比其他器官要低，黄斑部更敏感。可导致视力下降、电光性眼炎、辐射性白内障等。

5. 照射内分泌腺　研究发现，甲状腺区或近甲状腺区使用激光后会改变甲状腺激素的浓度。还可能改变生长激素、垂体滤泡刺激素、促肾上腺素、泌乳素、睾酮、皮质醇等激素的浓度。

（二）慎用范围

局部有金属植入物（如使用需脉冲模式）、有发热症状者、孕妇（不可使用于腹部）、照射雀斑、照射有文身区域、感觉缺失、光敏药物。

（三）副作用

高能量激光可能引起的不良反应，如治疗区域出现暂时性红斑、瘀点，暂时性敏感度降低，暂时性敏感度升高等。

八、案例分析

病史：患者张某，女性，57 岁。左侧膝关节关节僵硬、肿胀伴疼痛 3 天。MRI 显示左膝关节外侧半月板损伤伴明显积液。

诊断：左膝半月板损伤。

评估：膝关节疼痛，VAS：5 分，左膝关节主动活动度 10°~58°，被动关节活动度 5°~89°，髌上 10cm 左膝 53cm，右膝 46cm。

目前主要康复问题：关节疼痛伴活动障碍，关节腔水肿。

康复目标：缓解疼痛，改善关节活动度，消除水肿。

治疗方案：患者及治疗师佩戴激光防护镜。患者及治疗师均选取舒适体位进行治疗。患者充分暴露膝关节接受治疗。治疗时选择高能量激光，前 3 次用脉冲刺激模式，第 4 次用连续刺激模式。治疗面积为 70cm^2，脉冲刺激的光功率为 6W，剂量为 18J/cm^2，总剂量为 1 260J，治疗时间为 14min。连续刺激模式的光功率为 12W，剂量为 100J/cm^2，总剂量为 7 000J，治疗时间为 9min 43s。连续治疗 4 天，共 4 次治疗。

（殷稚飞）

参 考 文 献

［1］郭万学 . 理疗学［M］. 北京：人民卫生出版社，1982.

［2］燕铁斌 . 物理治疗学［M］. 2 版 . 北京：人民卫生出版社，2013.

［3］Michelle Cameron.物理因子治疗学［M］.曹昭懿,杨雅如,徐璋励,译.台北:台湾爱思唯尔,2009.

［4］吴军,张维杰.物理因子治疗技术［M］.2版.北京:人民卫生出版社,2014.

［5］乔志桓,华桂茹.理疗学［M］.2版.北京:华夏出版社,2013.

［6］缪鸿石.电疗与光疗［M］.2版.上海:上海科学技术出版社,1990.

［7］刘宏亮,汪琴.可见光疗法［J］.中国临床康复,2002,(2):162-163,169.

［8］刘承梅.蓝光治疗新生儿黄疸的临床效果分析［J］.中国当代医药,2014,(9):171-172.

［9］汪春惠.红光治疗带状疱疹临床疗效观察［J］.现代医药卫生,2009,(7):1023-1024.

［10］印杰松,张凤,张慧.红外线、超声波疗法合并关节松动术治疗肩周炎疗效观察［J］.齐齐哈尔医学院学报,2014,18:2678-2679.

［11］冯小琼.红外线治疗仪用于产后会阴切口的临床观察［J］.齐齐哈尔医学院学报,2013,(23):3496-3497.

［12］王宁,姚敏,方勇.蓝光的医学应用研究进展［J］.上海交通大学学报(医学版),2014,(10):1554-1556.

［13］穆艳蕾,杨蓉娅,王文岭,等.蓝光治疗痤疮120例临床疗效观察［J］.中国美容医学,2007,(1):80-82.

［14］杨雅丽,郑宝森,李清敏,等.红光治疗对大鼠局部损伤组织中细胞因子 IL-1β 和 PGE$_2$ 的影响［J］.中国疼痛医学杂志,2012,(2):108-112.

［15］谢南珍,王太武,程红缨.红光辅助伤口治疗效果的 meta 分析［J］.创伤外科杂志,2016,(4):217-222.

［16］徐丽华,谭剑萍,陈晓吟,等.谷胱甘肽联合 LED 黄光治疗黄褐斑的效果分析及护理［J］.泰山医学院学报,2017,(4):458-459.

［17］黄茂芳,戴京萍,陈丽莉,等.黄光对面部脂溢性皮炎患者皮肤生理指标的影响［J］.中国现代药物应用,2015,(14):15-17.

［18］李国君,黄治官,张晓辉,等.远红外线干预对大鼠创面愈合期 IL-1β、TNF-α、TGF-β$_1$ 的影响［J］.辽宁医学院学报,2012,(4):292-294.

［19］李电刚,王淑湘,马小茹,等.中远红外线对荷瘤鼠免疫功能的影响［J］.黑龙江医药科学,2010,(4):46-47.

［20］Reichrath J,Rass K.Ultraviolet damage,DNA repair and vitamin D in nonmelanoma skin cancer and in malignant melanoma:an update［J］.Adv Exp Med Biol,2014,810:208-233.

［21］Schrier A,Greebel G,Attia H,et al.In vitro antimicrobial efficacy of riboflavin and ultraviolet light on Staphylococcus aureus,methicillin-resistant Staphylococcus aureus,and Pseudomonas aeruginosa［J］.J Refract Surg,2009,25(9):S799-802.

［22］McGonigle TA,Keane KN,Ghaly S,et al. UV irradiation of skin enhances glycolytic flux and reduces migration capabilities in bone marrow-differentiated dendritic cells［J］. Am J Pathol,2017,187(9):2046-2059.

［23］Hasegawa T,Nakashima M,Suzuki Y. Nuclear DNA damage-triggered NLRP3 inflammasome activation promotes UVB-induced inflammatory responses in human keratinocytes［J］. Biochem Biophys Res Commun,2016,477(3):329-335.

［24］Carvalho R,Marques-Pinto G,Cardoso J. Psoriasis phototherapy experience from a Lisbon unit:a still valid therapeutic approach in the 21st century［J］. Cutan Ocul Toxicol,2013,32(1):78-82.

［25］Li R,Qiao M,Wang X,et al. Effect of narrow band ultraviolet B phototherapy as monotherapy or combination therapy for vitiligo:a meta-analysis［J］. Photodermatol Photoimmunol Photomed,2017,33(1):22-31.

［26］Buonanno M,Randers-Pehrson G,Bigelow AW,et al. 207-nm UV light-a promising tool for safe low-cost reduction of surgical site infections. I:in vitro studies［J］. PLoS One,2013,8(10):e76968.

［27］Nabarawy EE. The use of narrow band ultraviolet light B in the prevention and treatment of postherpetic neuralgia(a pilot study)［J］. Indian J Dermatol,2011,56(1):44-47.

［28］Sun SJ,Zhao WJ,Xiang Y,et al. Photochemotherapy with psoralen and ultraviolet A induced apoptosis of NB4 cells and its effects on caspase-8 and caspase-8 protein expressions［J］. Zhongguo Zhong Xi Yi Jie He Za

Zhi. 2013,33(4):502-505.

[29] Ferreira MC,Gameiro J,Nagib PR,et al. Effect of low intensity helium-neon (He-Ne) laser irradiation on experimental paracoccidioidomycotic wound healing dynamics [J]. Photochem Photobiol,2009,85(1):227-233.

[30] Feitosa MC,Carvalho AF,Feitosa VC,et al. Effects of the Low-Level Laser Therapy (LLLT) in the process of healing diabetic foot ulcers [J]. Acta Cir Bras,2015,30(12):852-857.

[31] Stiglić-Rogoznica N,Stamenković D,Frlan-Vrgoc L,et al. Analgesic effect of high intensity laser therapy in knee osteoarthritis [J]. Coll Antropol,2011,35(2):183-185.

[32] Yeldan I,Cetin E,Ozdincler AR. The effectiveness of low-level laser therapy on shoulder function in subacromial impingement syndrome [J]. Disabil Rehabil,2009,31(11):935-940.

[33] Dundar U,Turkmen U,Toktas H,et al. Effect of high-intensity laser therapy in the management of myofascial pain syndrome of the trapezius:a double-blind,placebo-controlled study [J]. Lasers Med Sci,2015,30(1):325-332.

[34] Dundar U,Turkmen U,Toktas H,et al. Effectiveness of high-intensity laser therapy and splinting in lateral epicondylitis:a prospective,randomized,controlled study [J]. Lasers Med Sci,2015,30(3):1097-1107.

[35] Knapp DJ. Postherpetic neuralgia:case study of class 4 laser therapy intervention [J]. Clin J Pain,2013,29(10):e6-9.

[36] Casale R,Damiani C,Maestri R,et al. Pain and electrophysiological parameters are improved by combined 830-1064 high-intensity LASER in symptomatic carpal tunnel syndrome versus Transcutaneous Electrical Nerve Stimulation.A randomized controlled study [J]. Eur J Phys Rehabil Med,2013,49(2):205-211.

[37] Vatansever F,Hamblin MR. Far infrared radiation (FIR):its biological effects and medical applications [J]. Photonics & lasers in medicine,2012,1(4):255-266.

[38] Wan Q,Yang S,Li L,et al. Effects of far infrared therapy on arteriovenous fistulas in hemodialysis patients:a meta-analysis[J]. Renal failure,2017,39(1):613-622.

[39] Dai T,Gupta A,Murray CK,et al. Blue light for infectious diseases:Propionibacterium acnes,Helicobacter pylori,and beyond？[J]Drug Resist Updat,2012,15(4):223-236.

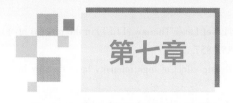

第七章

超声波疗法

第一节 概述及理论基础

一、概述

超声波是指频率大于 20kHz，正常人耳不能听见的机械振动波。超声波疗法是应用超声波作用于人体以达到治疗疾病目的的一种物理疗法。超声医学包括超声波治疗、超声诊断及生物医学超声工程。超声波治疗在临床上有较广的应用，用于超声波治疗临床上常用的频率为 0.8~3.3MHz，超声波治疗大体可以分为常规剂量疗法、综合疗法、大剂量疗法三种。常规剂量疗法包括连续式和脉冲式治疗；综合疗法包括超声药物透入疗法、超声雾化吸入疗法、超声 - 间动电疗法；大剂量疗法包括超声体外碎石、超声治癌、超声外科等。

二、超声波的物理学特性

(一) 超声波的产生

压电效应是在晶体上给予压力从而产生电，是将机械能转换为电能的过程。压电效应是可逆的，即若将此晶体放在交变电场中，并使电磁场方向和压电轴方向一致，晶体会沿一定的方向产生相应的压缩和伸拉，称为逆压电效应（也称电致伸缩现象）。医用超声波主要是利用逆压电效应由超声波发生器产生，发生器中主要有压电晶体（早期采用石英，现最普遍的材料是锆钛酸铅），在相应频率的高频电场作用下，压电晶体能准确迅速地随着交变电场频率而周期性的改变其体积（压缩或伸长），形成高频率的机械振动波，即超声波。

(二) 超声波的传播

1. 介质与波形　超声波通过介质传播，可在固体、气体、液体中传播，但不能在真空中传播。医用超声波在介质中主要以纵波形式传播。超声波在介质中传播时，产生的稠密区和稀疏区交替的，质点振动方向与波传播方向相同的波，称为弹性纵波（图 7-1）。

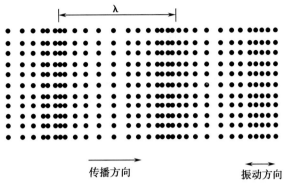

图 7-1　纵波示意图

2. 传播速度　声波的传播速度与介质的特性(密度、温度、压力等)有关,与声波频率无关。不同频率的声波在同一介质中的传播速度相同,同一频率超声波在不同介质中的传播速度不同。声波在空气中的传播速度340m/s,在水中为 1 400m/s,在人体组织中与水中相似,约为 1 400~1 500m/s,在人体骨骼中为 3 360~3 380m/s。一般情况下,声波的传播速度随着介质温度上升而加快,空气中气温上升 1℃,声速增加 0.6m/s。

3. 传播距离　同一介质中,声波的传播距离与其频率有关,频率越高传播距离越短,频率越低传播距离越长。同一频率,声波的传播距离与介质特性有关,超声作用于不同的介质其穿透深度不同。

4. 反射和折射　声波由一种介质向另一种介质传播时,在两种介质的交界处,一部分声波返回原介质中称为反射;其余声波进入另一种介质中,传播方向发生改变称为折射。声波在交界处的反射程度取决于两种介质的声阻,声阻相差越大反射程度越大,声阻相同的两种介质反射最小。几种介质的声速、密度和声阻见表 7-1。

表 7-1　几种介质的声速、密度和声阻

介质	声速 /(m/s)	密度 /(g/cm^2)	声阻 /10^{5}rayls
空气	340	0.001 29	0.000 43
水	1 480	0.997	1.47
液状石蜡	1 420	0.835	1.18
人体软组织	1 500	1.060	1.59
肌肉	1 568	1.074	1.68
脂肪	1 476	0.995	1.41
骨骼	3 380	1.800	6.18

5. 干涉和驻波　频率、振动方向相同、且具有恒定相位差的两个波源发出的波在同一个介质中传播,如果在空间相遇,则两列波的振动将会叠加,某些点的振动会加强,而某些点的振动会减弱,这种现象是波的干涉。驻波是波干涉现象的特例,是两个振幅、波长、周期皆相同的正弦波相向行进干涉而合成的波(图 7-2)。驻波通过时,各质点振幅不等,振幅为零的点称为波节;振幅最大的点位于两节点之间,是每列波振幅的两倍,称为波腹。波节和波腹的位置不随时间而变化,能量保持在振动体系中,没有能量传播,因此称为驻波。

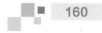

（三）超声波的声场

超声波振动能在介质中作用的区域称为声场。超声波束的传播最初是从探头聚集后再分散,近场是超声波聚集的区域,远场是超声波分散的区域,在近场内超声波束受到干扰,造成超声波强度的变异性,在远场内超声波几乎不受干扰,因此超声波强度的分布会较一致。因此,为克服能量分布的不均匀,需在治疗时缓慢移动声头。

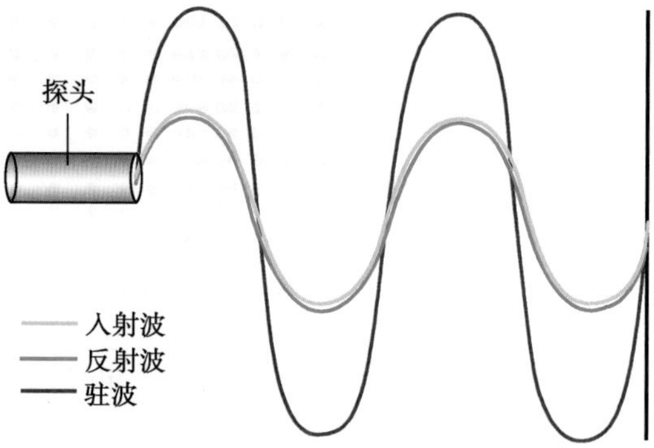

（四）超声波的声压与声强

1. 声压　即声能的压力,指介质中有声波传播和没有声波传播时的压力差。

图 7-2　驻波示意图

2. 声强　即单位时间内声能的强度,是指单位时间内通过与声波传播方向相垂直的单位面积的能量,其单位为瓦 / 平方厘米（W/cm²）。声强与超声的频率的平方、振幅的平方、介质密度的乘积成正比,超声波频率越大声能越强。

（五）超声波的吸收和穿透

超声波在介质中传播时,部分声波被介质吸收转变成热能,强度随着传播距离的增加而减弱,称为超声的吸收,又称为超声的衰减。影响超声吸收与穿透的因素主要有以下几个方面:

1. 介质　超声的吸收及穿透与介质的特性有关。穿透深度与介质的吸收系数成反比。超声在固体中被吸收最少,在气体中被吸收最多,吸收程度:气体 > 液体 > 固体,所以治疗过程中声头下应避免有空气。

半价层:又称半吸收层,是指超声在某一介质中能量衰减至原有能量的一半时,超声在介质中穿行的距离。通常用来表明一种介质对超声波的吸收能力或超声波在该介质中的穿透能力。半价层厚度大,表明该介质的吸收能力弱,超声波的穿透能力强。不同生物组织的半吸收层见表 7-2。

表 7-2　不同生物组织的半价层厚度

频率 /MHz	组织	半价层 /cm
0.09	软组织	10
0.2	肌肉	3.6
0.8	脂肪	6.8
0.8	脂肪 + 肌肉	4.9
2.4	脂肪 + 肌肉	1.5
2.5	肌肉	0.5

2. 超声频率　不同频率的超声波在同一介质中的吸收不同,超声频率越高,该介质的吸收能力越强,穿透能力越弱。

3. 生物组织成分的影响　不同生物组织对同一频率超声波的吸收不同,超声在水中的吸收系数比在软组织中低得多,含水量越少、固体成分越多的组织吸收系数越高,穿透力越弱。不同生物组织吸收系数及穿透深度见表 7-3,人体组织的平均吸收值由小到大排列为:

血清＜血液＜脂肪＜神经组织＜肝＜肾＜肌腱＜骨＜肺。

表 7-3 超声波在不同生物组织的吸收系数及穿透深度

介质	吸收系数 /（cm^{-1}）	穿透深度 /cm
肌肉	0.20~0.25	4~5
肾脏	0.22	5
肝脏	0.17	6
脂肪	0.13	8
血液	0.02	50
血浆	0.007	140
水	0.000 3	3 300

三、超声波疗法的生物物理学特性

（一）机械作用

机械作用是超声波对人体组织的基本作用。

1. 行波的机械作用　超声波传播过程中介质质点交替地压缩与伸张构成了压力变化，这种机械作用是超声波基本的、原发的作用。超声波会对人体组织产生强大而快速的压力，这种压力使细胞的容积和运动发生改变，形成了对组织和细胞的微细按摩作用。这种按摩作用可对细胞内的原浆和颗粒及细胞膜的通透性产生影响，从而改变细胞的功能。

2. 驻波的机械作用　驻波是由前进波和反射波的干涉形成，驻波会产生介质质点张力、压力及质点巨大的加速度变化，因离子大小和运动速度不同会产生速度差，这种速度差会产生摩擦能。

利用超声波的机械作用，可改变细胞膜的通透性，刺激细胞半透膜扩散过程，促进新陈代谢，加速血液和淋巴循环，改善细胞缺氧状态，改善组织营养，改变蛋白质合成与提高再生能力。超声的机械作用还可以延展、软化坚硬的结缔组织，松解粘连的组织。

（二）温热作用

超声波作用于人体组织时，声能被组织吸收转变成热能，是机械能转换为热能的过程，是一种内生热产生的过程。利用超声波的温热作用可使局部血管扩张、血液循环加快、组织代谢加强、促进病理产物的吸收。

1. 影响超声产热大小的因素　主要与超声波剂量、频率、介质性质及治疗方法有关：

（1）超声波剂量：强度越大产热越多，不同强度作用下组织升温情况见表 7-4。临床使用中，为避免局部温度过高，声强应控制在 3W/cm^2 以下。

表 7-4 不同强度超声作用组织升温情况

组织	强度	
	5W/cm^2，1.5min	10W/cm^2，1.5min
肌肉	+1.1℃	+2.2℃
骨皮质	+5.9℃	+10.5℃
骨髓	+5.4℃	+10.3℃

(2) 超声波频率：不同频率的超声在同一介质中的吸收程度不同，频率越高，吸收越多，产热越多。研究表明，3MHz 的超声吸收较 1MHz 的产热大 3~4 倍。

(3) 介质性质：不同生物组织对超声的吸收各有差异，吸收系数越大，半价层越小，吸收能量越多则产热越多。相同剂量下，骨与结缔组织产热最多，脂肪与血液产热最少。

(4) 治疗方法：采用相同频率、强度、时间的超声波治疗，直接法较间接法产热多，固定法比移动法的产热多。

2. 超声波温热作用的特点

(1) 产热不均匀：在两种不同组织的界面上产热较多。如在肌腱、韧带附着点、关节软骨面、骨膜等产热较多；在接近骨组织、远离声头的软组织上产热较多。这对治疗关节、韧带、肌腱损伤有重要意义。

(2) 血液循环影响局部升温：超声波产生的热量 79%~82% 经血液循环带走，18%~21% 的热由邻近组织的热传导散热，所以作用于血液循环不良的部位应特别注意。

(三) 理化作用

超声波除了产生机械作用和热作用以外，还可引发一些物理化学变化。

1. 空化作用　空化是液体动力学中的现象，超声波在液体介质中传播时产生声压。在正声压区液体受到压力，负声压区液体受到张力。当液体受到的张力超过液体的内聚力时，产生空腔。空腔分为稳定的空腔和暂时的空腔两种。稳定的空腔在超声波治疗中起重要作用，稳定的空腔在声压作用下来回振动，使空腔周围局部液体流动，可改变细胞膜的通透性，加快组织修复，缓解疼痛。暂时的空腔对机体有破坏作用，会在声压变化时破灭产生高热、高压、放电、发光等现象。临床理疗应用的 3.3MHz 频率以下的超声波不会出现空腔破灭的破坏作用。

2. 弥散作用　超声波作用于组织，提高了生物膜的渗透性，加快弥散作用，促进病理组织修复。

3. 氢离子浓度改变　超声波作用使组织 pH 向碱性转化，可缓解炎症组织局部的酸中毒，减轻疼痛，有利于炎症的消散。

4. 对自由基的影响　在高强度的超声波作用下组织内可生成许多高活性的自由基，加速组织内氧化还原过程，还可破坏氨基酸、脱氢、分裂肽键及凝固蛋白质等。

5. 对活性物质的作用　超声波可以影响某些酶的活动，如增加关节内还原酶、水解酶活性；增加胸腺核酸含量，影响蛋白合成；增加组胺释放量。

四、超声波疗法的治疗作用

超声波作用于人体会引起人体组织和器官功能的变化，低中剂量($0.1~2.5W/cm^2$) 的超声作用于人体组织引起的人体组织和器官功能的变化是可逆的，对人体无损害。高剂量($>3W/cm^2$) 的超声起抑制或破坏作用，可造成组织形态结构上不可逆性的变化。

(一) 对神经系统

1. 周围神经　超声波的温热效应和机械作用，可以扩张局部微血管、增快血液循环、加强代谢、改善局部组织营养和环境条件、使结缔组织变软、减少瘢痕组织对神经的粘连、有利于神经再生，也有研究显示促进神经的再生主要机制是机械作用而非热效应。Mourad 等通过用 4 种不同参数超声波对大鼠坐骨神经损伤进行治疗，结果发现剂量为 $0.25W/cm^2$ 的超声波有利于神经修复，而剂量为 $0.5W/cm^2$ 及 $5W/cm^2$ 的超声波不能使神经修复，他指出对较重的神经损伤,减小超声波剂量有利于促进神经再生。

2. 中枢神经　脑组织对超声波较为敏感,脑部曾被认为是超声波治疗的禁区,但是近年来多种研究和临床实践表明小剂量($0.75\sim1.25W/cm^2$)的超声波能改善脑血液循环,提高脑代谢水平,对脑外伤、脑卒中等神经系统疾病有一定疗效。

(二)对肌肉和结缔组织

横纹肌对超声波较敏感,超声可降低痉挛肌肉的张力,使肌纤维松弛而解除痉挛。结缔组织对超声波不敏感,小剂量超声波治疗可刺激结缔组织增生,帮助组织修复;中剂量超声波对过度增生的结缔组织如瘢痕等有软化消散作用。

(三)对骨骼

小剂量超声波因提高了骨折部位血管化程度,增加血流量,利于血肿机化、纤维化,同时促使成骨细胞和内皮细胞血小板衍生生长因子的生成与释放,故可促进骨痂生长。中剂量超声波可引起骨发育不全,大剂量超声波会使骨折愈合迟缓,并损害骨髓。

(四)对皮肤

超声波治疗时,皮肤是首先接触的组织,身体各部位皮肤对超声波的敏感程度不同,以面部皮肤最敏感,腹部次之,四肢最弱。疼痛是超声波治疗剂量过大的标志,对皮肤感觉障碍的应注意观察避免热烫伤。

(五)对眼睛

眼睛的解剖结构特点使其对超声波比较敏感,其球体形态、液体成分、层次多等特点使热容易积聚而造成损伤。小剂量可减轻炎性反应,改善血液循环,刺激角膜再生,对玻璃体混浊、外伤性白内障等疾病有较好疗效,但大剂量则会造成结膜充血、角膜水肿或晶状体损伤等。

第二节　超声波的治疗技术

一、超声波治疗的设备

常规超声波的治疗设备包括:超声波治疗仪、耦合剂和辅助设备。

(一)超声波治疗仪

由主机(高频电振荡发生器)和声头(超声波转换器)组成,主机上装有开关、调节时间及输出强度的按钮(图 7-3)。不同超声波仪器频率和声头大小不同,常用频率有 0.8MHz、1MHz、3.3MHz,直径有 1cm、2cm、3cm 等多种(图 7-4),临床上也有超声波治疗仪配有两个不同频率和直径的声头,或者配一个可以发生不同频率的声头。

(二)耦合剂

是用于填塞皮肤和声头之间的空气间隙,防止因有空气层而产生的界面反射,有利于超声能量通过的一种物质,又称为接触剂。选择耦合剂的原则是声阻应介于声头材料与皮肤之间,目的是减少声头材料与皮肤之间声阻差,从而减少超声波的能量消耗。水与人体组织的声阻相似,对超声波的穿透力强,是理想的耦合剂。水做耦合剂时需将水中气泡去除,可用煮沸法或蒸馏法去除气体。常用的耦合剂有专用的医用超声耦合剂、煮沸的水、液状石蜡、甘油、乳胶等。

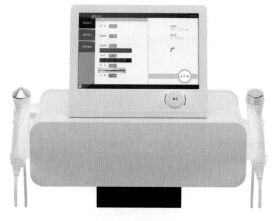

图 7-3　超声波治疗仪

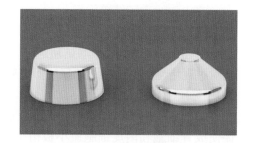

图 7-4　超声波的声头

（三）辅助设备

是为了特殊治疗需要或便于操作而准备的附件，如水槽、水枕或水袋、反射器、漏斗、支架等。水槽一般用于水下法治疗时使用；水枕或水袋一般用于体表不平的部位治疗时使用。

二、超声波的输出方式

（一）连续超声波

连续超声波是指在治疗过程中，声头连续不断地辐射出声能作用于机体，特点是作用均匀、产热较大（图 7-5）。

（二）脉冲超声波

脉冲超声波是指在治疗过程中，声头间歇地辐射出声能作用于机体（图 7-6），常见的通

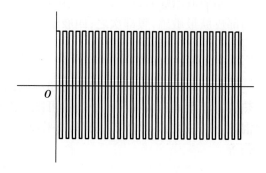

图 7-5　连续超声波示意图

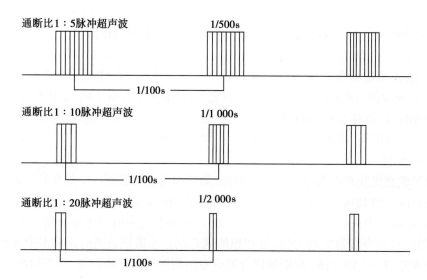

图 7-6　脉冲超声波示意图

断比有 1∶5、1∶10、1∶20 等,见表 7-5。特点是产热较少,既可减少在较大治疗强度超声辐射下所引起的组织过热危险,又可充分发挥超声波的机械效应。

表 7-5 脉冲超声波的输出形式

通断比	脉冲作用时间 /ms	脉冲休止时间 /ms	脉冲周期 /ms
1∶5(= 20%)	2	8	10
1∶10(= 10%)	1	9	10
1∶20(= 5%)	0.5	9.5	10

三、超声波治疗的操作方法

(一)治疗剂量

1. 声强 超声波的声强是超声波剂量的直接表示单位。常用的声强一般小于 $3W/cm^2$,实际使用中多以低中剂量为主,使用脉冲法、水下法或水枕法时可适当加大治疗剂量。常用超声波剂量等级见表 7-6。

表 7-6 超声波剂量等级表

治疗方法	固定法			移动法		
强度等级	低	中	高	低	中	高
连续法(W/cm^2)	0.1~0.2	0.3~0.4	0.5~0.6	0.5~0.8	1~1.2	1.2~2
脉冲法(W/cm^2)	0.3~0.4	0.5~0.7	0.8~1.0	1.0~1.5	1.5~2	2~2.5

治疗时应据患者不同部位、不同病情、不同治疗方法选择治疗剂量。浅层部位包括骨凸周围建议采用高频率低强度治疗剂量。急性期可采用低剂量,患者感觉不到热;亚急性期可采用中剂量;慢性期可采用高剂量,患者能感受到较明显的热效应。

2. 治疗时间 超声波的治疗时间一般不超过 15min,多选用 5~10min。一般移动法比固定法治疗时间要长,脉冲超声波比连续超声波治疗时间要长。

3. 治疗面积 同样的声强和治疗时间作用在不同大小的治疗面积时,单位面积所受到的超声波能量不同,一般推荐超声波最短的治疗时间为 $1min/cm^2$,最长的总治疗时间为 15min。常用声头面积有 $1cm^2$ 和 $5cm^2$ 两种,一般采用 $1cm^2$ 的声头最大治疗面积为 $15cm^2$,采用 $5cm^2$ 的声头最大治疗面积为 $75cm^2$。

(二)治疗方法

分为直接法、间接法及综合法。

1. 直接法 直接法是指声头和人体表面或患处直接接触进行治疗的方法,分为移动法和固定法(图 7-7)。

(1)移动法:该法使用最普遍,适用于治疗皮肤平坦、面积较大的部位。

治疗方法:

1)治疗前先检查仪器声头等性能。

2)患者采取舒适体位,充分暴露治疗部

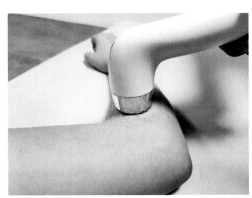

图 7-7 直接法

位,先在治疗部位涂上耦合剂,声头轻压接触身体。

3)接通电源,调节治疗模式、频率、时间及强度(也有仪器直接根据不同频率、时间、强度按处方选择),在治疗部位作缓慢往返或回旋移动,移动过程中声头应垂直于皮肤,移动速度根据声头面积和治疗面积进行调整,一般为 2~3cm/s,治疗过程中根据需要选择是否添加耦合剂,必须保持声头与皮肤紧密接触。

4)治疗强度可根据患者治疗时的反应进行调整。

5)治疗结束时,将超声输出调回"0"(也有仪器治疗结束输出自动归零),移开声头,关闭电源,清洁治疗部位和声头,并将声头消毒后放置在声头架上。

6)一般急性病 5~10 次为 1 个疗程,慢性病 10~15 为 1 个疗程,每日 1 次或隔日 1 次,疗程间隔 1~2 周。如需治疗 3~4 个疗程者,第 2 个疗程以后间隔时间可适当延长。

(2)固定法:是指超声波治疗时声头固定于治疗部位的方法。该法多用于病灶较小且局限的部位,痛点或穴位上。

2. 间接法　指声头通过水、水袋等介质或辅助器间接作用于治疗部位的一种方法,包括水下法和辅助器法

(1)水下法:水下法一般用于面积较小、表面不规则的部位如肘、指、踝、足趾关节等,也用于皮肤接触耦合剂过敏者(图 7-8)。

治疗方法:

1)将治疗部位置于水中,声头浸入水内,对准治疗部位,声头和皮肤保持 2~3cm 的距离。如果声头表面和体表有气泡集聚应拭去气泡再开始治疗。水最好用蒸馏水或煮沸后的温水。

2)接通电源,调节治疗剂量及时间,声头可缓慢移动或固定不动,声头与治疗部位皮肤表面垂直,以减少超声波的反射。

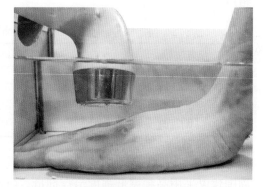

图 7-8　水下法

3)其他操作事项、开通及关闭电源顺序与移动法相同。

(2)辅助器法:水枕法和水袋法也适用于面积较小、表面不规则的部位(图 7-9)。

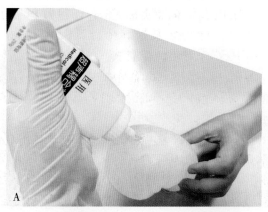
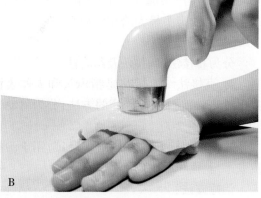

图 7-9　水袋法操作方法
A:在水袋上涂耦合剂;B:水袋法

治疗方法：

1）在水枕或水袋与声头和皮肤贴合处均要涂耦合剂。

2）将声头紧贴水枕或水袋治疗。

3）水枕或水袋中的水需煮沸除气。

4）其他操作事项、开通及关闭电源顺序与固定法相同。

3. 综合法　将超声波治疗与化学治疗或其他物理因子治疗相结合共同作用于机体，以达到比单一治疗更好治疗效果的方法，包括超声药物透入疗法、超声 - 间动电疗法、超声雾化吸入疗法等。在此重点介绍超声药物透入疗法。

超声药物透入疗法又称为声透疗法或超声波经皮给药，是将药物制成可用于超声导入的剂型，利用超声可使药物解聚，提高药物弥散作用和组织渗透性的优点，把包含在耦合剂中的药物经过皮肤或黏膜渗透进入机体的治疗方法。

（1）治疗优势：声透疗法是经皮给药系统中的一个分支，具有可以避免药物在肝脏的首过效应、可持续控制给药速度、减少药物的毒副作用等独特优点。而且，声透疗法还使超声波疗法和经皮给药有机结合在一起，能够达到物理和药物双重或多重治疗效果。与直流电药物离子导入疗法相比，声透疗法的药物不限于电离和水溶物质；无电刺激现象，不会发生电灼伤。但药物透入的深度和剂量不易测定，待进一步研究。

（2）治疗方法：声透疗法操作基本与一般超声波治疗相同，不同的是将药物添加至耦合剂中再进行超声直接法治疗。超声强度建议：固定法 <0.5W/cm²，移动法 0.5~1.5W/cm²。目前常用的药物有维生素 C，氢化可的松，抗生素，普鲁卡因等麻醉药，丹参等活血中药，临床上也经常用一些乳状膏状如双氯芬酸软膏等作为耦合剂进行超声药物透入疗法。

四、超声波治疗的注意事项

1. 熟悉仪器性能，需定期检测超声波治疗仪输出强度，确保其正常输出。

2. 治疗过程中，切忌声头空载，在声头通过耦合剂紧密接触皮肤或浸入水中的情况下，才能调节输出；治疗结束后，在输出剂量为零的情况下，才能将声头移开。

3. 治疗过程中，耦合剂应涂抹均匀，声头须紧贴皮肤，声头与皮肤之间不能留有任何空隙，需注意及时添加耦合剂。

4. 移动法治疗时，声头要缓慢均匀移动，不可停止不动，以免引起疼痛反应或皮肤灼伤；固定法治疗时或治疗皮下骨突出部位时，超声强度宜小于 0.5W/cm²。

5. 治疗过程中，应该密切观察患者反应，如患者感觉疼痛或有烧灼感时，应立即停止治疗，查明原因并给予纠正。固定法容易在不同组织的分界面上产生强烈的温热作用及骨膜疼痛反应，治疗时如果出现治疗部位过热或疼痛，应移动声头或降低强度，避免产生烫伤。

6. 治疗过程中不得卷曲或扭转仪器导线，注意仪器和声头的散热，可根据情况暂停使用一段时间后再继续使用。

7. 治疗不能通过增大强度来缩短治疗时间，也不能用延长时间来降低治疗强度。

8. 头部、眼睛、生殖器等部位治疗时，治疗剂量应严格把握。

9. 治疗人员应注意自我保护，如声头握柄无超声屏蔽设计，不要直接手持声头为患者进行治疗，声头握柄应有橡胶或塑料保护或戴双层手套操作，避免接触过量超声波引起疼痛。

10. 进行肠胃治疗时，治疗前患者应饮用温开水 300ml 左右，坐位进行治疗。

第三节　超声波疗法的临床应用

一、超声波疗法的临床应用及适应证

超声波的临床应用比较广泛,包括软组织挛缩、软组织损伤、急慢性炎症、肌肉骨骼系统疼痛、关节炎、骨折、神经损伤、神经痛等,下面罗列几种超声波疗法的常见疾病。

(一)软组织挛缩

包括关节挛缩或者粘连性瘢痕。关节挛缩可能由于瘢痕或制动等引起,会导致关节活动受限、疼痛及功能障碍。粘连性瘢痕多由于割伤或撕裂伤等造成的,因外源性愈合导致成纤维组织增生。超声的热作用及机械作用会帮助炎性产物吸收,使组织软化,恢复软组织的弹性。马晶等运用跟腱挛缩的大鼠模型以 $1W/cm^2$,频率为 1MHz,通断比为 1:5 的超声进行治疗,本实验对完全应力屏蔽 3 周的跟腱,进行 3 周的局部超声波治疗后,发现组织形态虽然与正常跟腱仍有差别,但较造模组接近正常。也有文献显示连续超声波治疗比脉冲超声波治疗更能增加组织温度,更好地增加组织延展性。

(二)软组织损伤

超声波常在临床用于治疗软组织损伤,尤其是对肌腱、韧带及滑囊的损伤。超声波能够促进职业性肌肉骨骼损害的恢复,而且正是超声波热效应和非热效应发挥作用的结果。Takakura 等研究发现超声波可加速膝关节内侧副韧带损伤的早期愈合。Enwemeka 等证实超声波治疗可促进患者术后跟腱的修复,Yeung 等也运用跟腱断裂后的鼠模型进行研究,证实脉冲超声波治疗后,肌腱的愈合加快。但也有文献指出低强度脉冲超声波对软组织损伤的疗效不明确,而低强度聚焦超声的出现为慢性软组织损伤的治疗提供了新的方法。临床上还可以采用超声波治疗亚急性血肿,对机化的血肿有较好疗效。

(三)肱骨外上髁炎

Binder 等对超声波治疗肱骨外上髁炎进行了研究,将 76 例患者分为 2 组,严格遵循随机双盲原则,其中 38 例接受脉冲超声波治疗,频率 1MHz,强度 $2.0W/cm^2$,脉冲通断比 1:4;另 38 例接受超声假辐照。治疗时间 10min/ 次,3 次 / 周,连续治疗 4 周;结果治疗组的疼痛评分、举力、握力均较对照组明显改善($P<0.01$),说明超声波对促进肱骨外上髁炎的恢复有一定作用。

(四)颞下颌关节紊乱综合征

颞下颌关节紊乱综合征主要表现为启口困难、启闭口或咀嚼时关节疼痛,有报道显示超声波治疗颞下颌关节紊乱综合征,较安慰剂组取得明显的疗效,疼痛减轻,张口改善。文献采用参数为频率 0.8MHz,强度 $0.75\~1.0w/cm^2$,每次 5\~15min。

(五)骨折

过去骨折被认为超声波治疗的禁忌证,但近年来大量动物实验和临床研究表明一种能作用于骨组织的能量形式,即低强度脉冲超声波(强度 30mW/cm²,频率 1.5MHz,脉冲宽度 $200\mu s$,通断比为 1:4,20min/d)有促进骨折愈合作用,不管是否有金属内固定都可使用低强度超声波促进骨折端的愈合。美国食品药品管理局在 1994 年和 2000 年相继批准在临床上应用低强度超声波治疗仪治疗新鲜骨折及骨不连。Carlson 等回顾文献对舟骨骨折不愈

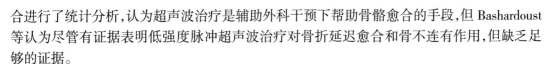

合进行了统计分析,认为超声波治疗是辅助外科干预下帮助骨骼愈合的手段,但 Bashardoust 等认为尽管有证据表明低强度脉冲超声波治疗对骨折延迟愈合和骨不连有作用,但缺乏足够的证据。

(六) 组织愈合

早在 20 世纪 80 年代,超声清创术即被成功运用于烧伤创面的处理,给予临床工作者以极大鼓舞。近年来,低频超声波对于慢性伤口,如糖尿病足、静脉性溃疡、动脉性或缺血性溃疡、创伤性溃疡、压疮及有狭长瘘道的伤口等的应用愈加广泛。Driver VR 等通过文献检索,将 2010 年 1 月至 10 月发表的关于"非接触式低频超声波对于局部慢性伤口愈合"的文章进行归类总结发现:非接触式低频超声波(40kHz,0.2~0.6W/cm²)对三类慢性伤口(静脉性、动脉性或缺血性、压疮)进行至少 4 个星期的连续治疗后,与常规伤口护理方法相比,更有助于缩小创口面积及体积,加快伤口愈合速度,缓解伤口疼痛。Zeshaan 等人对糖尿病小白鼠伤口进行非接触式低剂量超声波治疗,发现超声波治疗伤口愈合时间明显比外科换药的对照组短。

(七) 腕管综合征

多年来,超声波治疗一直被用作腕管综合征的治疗方法之一。文献中多采用参数为频率为 1MHz,强度为 1.0W/cm²,通断比为 1∶4 的超声波治疗。超声波会在机体内产生热量,并促进疼痛的缓解,且超声波治疗的非热效还可以引起抗炎和组织刺激效应。几项临床试验显示,超声波治疗对腕管综合征患者有积极的影响。然而,Cochrane 2013 年的评估结论认为,仍然没有足够的证据支持超声波治疗比安慰剂或其他非手术干预措施更有效。还需要进一步的研究来比较超声波治疗和其他治疗方案的疗效,特别是从长期来看。

(八) 疼痛

超声波可促进机体病变组织局部血液循环,加强新陈代谢,影响生物活性物质含量,降低感觉神经兴奋性而达到止痛的作用。超声波的热效应及非热效应会增加肌腱、韧带及关节的柔韧性,从而减轻关节僵硬、疼痛。有研究指出超声波治疗会改变神经传导速度以减少疼痛的产生。

(九) 脑血管病

自 1972 年我国开始应用经颅超声波治疗脑血管疾病,经颅超声波治疗是使用频率为 0.8MHz,强度为 0.25~0.75W/cm² 的超声波,通过头颅骨直接作用于脑病变血管部位,提高脑细胞代谢水平的一种无创治疗方法。超声波直接作用于受损的脑组织,可能使局部的神经组织的兴奋性增高,血液循环增加,脑组织缺血缺氧状态获得改善,促进脑血管病患者功能恢复。通过多年临床实践,说明适量的超声波可以治疗脑血管疾病,是有一定应用价值的,但是还需要更多的研究去证实。

二、超声波疗法的禁忌证及慎用范围

(一) 禁忌证

1. 恶性肿瘤(超高剂量治疗肿瘤除外)　超声波产生的热量和机械效应可能会加速肿瘤生长或者导致转移。

2. 有出血倾向部位　超声波增加血流速度及膜的通透性,会导致更多出血。

3. 感染部位　超声波可能会增加感染的扩散。

4. 血栓性静脉炎、多发性血管硬化　超声波的机械作用有可能会使血栓脱落进入血液循环,从而堵塞重要脏器血管如大脑、心脏和肺部。

5. 孕妇下腰部　超声波治疗会产生热量,对胎儿造成一定程度影响,所以当有怀孕可能时应避免将超声波应用于腹部、骨盆及腰部。诊断性超声可用来检查母体和胎儿情况,是安全无副作用的,故不在禁忌范围。

6. 深部 X 线照射、放射治疗或同位素放射治疗　超声波可能会和这些离子化的放射治疗后的肿瘤表面细胞产生相互作用。所以这些放射治疗停止 6 个月后,才可以考虑给予超声波治疗。普通 X 线检查除外。

7. 塑料植入物　高密度的塑料常用来作为关节的替代物,如聚甲基丙烯酸甲酯骨水泥,其对超声波有高的吸收系数,需避免在有塑料植入物的部位进行超声波治疗。

8. 心脏起搏器　超声波可能会干扰心脏起搏器的工作,所以装有心脏起搏器的患者心脏周围不能使用超声波,但其他部位可以使用。

9. 眼睛　超声波会使眼眶内液体发生空泡作用,损伤眼睛。

10. 生殖器官　超声波可能会影响染色体的发育。

(二) 慎用范围

1. 急性炎症　因为热疗会促进血流加快,加重急性炎症渗出等,一定强度的超声波会产生热量,所以在急性炎症处采用超声波需注意。

2. 儿童骨骺　儿童骨骺处是否为禁忌证有所争议,有文献指出超声波会干扰其骨骼生长,也有研究显示低剂量超声波作用于骨折大鼠,生长骨无变化。但一般不建议儿童骨骺部位用超声波,如果使用禁止大剂量。

3. 金属内固定　有研究发现在有金属内固定的部位给予超声波,会有大量的超声波能量从组织与金属的界面反射出来,局部温度有所升高;但也有研究利用动物及人体组织发现体内金属的温度没有上升很多。超声波应用于有金属内固定的部位应注意剂量。

4. 脊柱部位　中枢神经系统对超声波比较敏感,大剂量容易造成损伤,因此在椎板切除部位不应进行大剂量超声波治疗,因为椎板切除术后脊髓就可能暴露出来而接收大剂量超声波。

5. 局部循环障碍、感觉迟钝区域、热敏感部位慎用。

三、案例分析

病史:患者陆某,女性,53 岁。主诉"右肩关节疼痛活动受限半年",无外伤史。

诊断:肩周炎。

评估:右侧肩关节活动受限,肩屈 100°,外展 80°,外旋 30°,内收 70°。

目前主要康复问题:①肩关节疼痛;②肩关节活动受限。

康复目标:①缓解疼痛;②改善关节活动度,提高日常生活活动能力。

治疗方案:患者肩关节疼痛明显,且活动受限,可以考虑用超声波治疗缓解疼痛、消除部分粘连,超声波治疗后采用关节松动对患者右肩关节关节囊进行松解,帮助改善关节活动度。患者取坐位,在患者肩关节处涂抹耦合剂,超声紧贴皮肤,采用参数为 $1MHz, 1\sim2W/cm^2$ 的连续超声移动法作用于该患者肩关节,声头在肩关节处缓慢回旋,移动速度 $2\sim3cm/s$,1 次 /d,每周 5 天,连续治疗 4 周。治疗过程中注意观察患者的反应,如发生疼痛等情况时,可以适当降低强度。

第四节　低强度聚焦超声疗法

一、概述

聚焦超声技术是一种超声波治疗前沿技术。最早于 1942 年由 Lynn 提出并首先应用于神经外科手术。20 世纪 80 年代初,高强度聚焦超声(high intensity focused ultrasound,HIFU)已广泛应用于肿瘤、妇科疾病的治疗。随着医疗科技的进步,低强度聚焦超声(low intensity focused ultrasound,LIFU)在神经调节方面及治疗疼痛方面有一些研究与应用。

LIFU 采用的是聚焦式发射声场,治疗时声束向声轴方向汇聚的效果较普通超声要明显,可有效地避免皮肤处入射能量过大造成的不适感和损伤,可实现能量在一定深度时与入射面相等甚至更高。LIFU 具有普通超声波所没有的良好的聚焦性、穿透性和抗衰减性,且不具有 HIFU 的破坏性。

二、低强度聚焦超声疗法的临床应用及适应证

目前在神经调节以及治疗软组织疼痛等方面有较好前景。

(一) 神经调节

LIFU 可透过皮肤和头骨作用于大脑运动皮质、感觉皮质、海马体、丘脑等部位从而调节神经活动。Rezayat 等对之前的研究报道进行回顾,有包括对老鼠、兔子、猴子、人体的大脑途径的研究,发现 LIFU 作用于运动皮质、海马体等对运动障碍、阿尔茨海默病的记忆保护均有帮助。Lin 等对大鼠的动物实验表明,将频率为 1MHz,强度为 528mW/cm^2 的脉冲低强度聚焦超声作用于大鼠头颅顶部,能够促进脑源性神经营养因子(BDNF)、神经胶质细胞因子(GDNF)和鼠脑血管内皮生长因子(VEGF)的水平,缓解老鼠的学习和记忆缺失。

(二) 软组织疼痛

胡帅等对186例慢性软组织损伤患者进行LIFU治疗,包括肩颈部、背部、腰骶部和四肢,均取得了满意的即刻疗效和良好的持续疗效,其采用的频率为 0.6~1.8MHz。LIFU 的声波更聚焦,可将能量更准确地积聚在靶区组织,增加细胞膜的通透性,改善局部微循环,减少局部前列腺素及炎性因子作用,降低感觉神经的敏感性,达到缓解疼痛、止痛的作用。LIFU 主要是针对压痛点(阿是穴)进行治疗,治疗过程中能量集中于压痛点,压痛点会出现"酸、麻、胀、热"的感觉,如出现这种感觉,则固定声头,时间以患者不能耐受为准,这就类似于针灸过程中的行针得气感,可能具有针灸的功效。

(三) 关节炎

LIFU 在膝骨关节炎方面疗效显著,尤其在缓解疼痛及修复关节软骨方面,研究发现低强度聚焦超声在缓解轻、中度膝骨关节炎患者的疼痛、关节僵硬及改善关节活动能力方面均有显著疗效。

三、低强度聚焦超声疗法的禁忌证及慎用范围

基本同超声波疗法。

(谭同才)

参 考 文 献

［1］燕铁斌.物理治疗学［M］.2 版.北京：人民卫生出版社,2008.

［2］乔志恒,华桂茹.理疗学［M］.2 版.北京：华夏出版社,2013.

［3］吴军,张维杰.物理因子治疗技术［M］.2 版.北京：人民卫生出版社,2014.

［4］郭万学.超声医学［M］.6 版.北京：人民军医出版社,2011.

［5］吕铭,陈雷.浅析医学超声治疗技术及其应用［J］.中国医疗器械信息,2017,(13):33-34.

［6］周伟,陈文直.超声促进周围神经再生的机制与影响［J］.中国临床康复,2003,7(16):2342-2343.

［7］孙锐.经颅超声辅助治疗脑梗死的疗效研究［J］.脑与神经疾病杂志,2016,24(1):39-42.

［8］何瑞欣,王嫣.超声诊断和治疗肌肉骨骼伤病的研究进展［J］.世界复合医学,2015,(2):149-153.

［9］王学智.三种物理因子治疗颞下颌关节紊乱的疗效观察［J］.中外医学研究,2013,(2):14-15.

［10］周嘉辉,吕红斌,胡建中,等.兔胫骨骨延长模型在低强度脉冲超声刺激条件下的骨再生与成熟［J］.
中国组织工程研究与临床康复,2010,(7):1141-1145.

［11］吕红斌,杨颖,曾驰,等.低强度脉冲超声对新生骨成熟过程的影响［J］.中南大学学报（医学版）,2009,
34(10):984-990.

［12］张晶,马燕红,王伟,等.超声治疗应力屏蔽大鼠跟腱白细胞介素 1β 的表达［J］.中国组织工程研究与
临床康复,2010,14(30):5622-5625.

［13］唐映,刘杰文,许晓光.聚焦超声联合常规康复治疗对截肢后幻肢痛的疗效［J］.大连医科大学学报,
2015,(4):376-378.

［14］Bashardoust Tajali S,Houghton P,MacDermid JC,et al. Effects of low-intensity pulsed ultrasound therapy
on fracture healing:a systematic review and meta-analysis ［J］. American journal of physical medicine &
rehabilitation /Association of Academic,2012,91(4):349-367.

［15］Hannemann PF,Mommers EH,Schots JP,et al. The effects of low-intensity pulsed ultrasound and pulsed
electromagnetic fields bone growth stimulation in acute fractures:a systematic review and meta-analysis of
randomized controlled trials ［J］. Arch Orthop Trauma Surg,2014,134(8):1093-1106.

［16］Mourad PD,Lazar DA,Curra FP,et al. Ultrasound accelerates functional recovery after peripheral nerve
damage ［J］. Neurosurgery,2001,48(5):1136-1140.

［17］Maan ZN,Januszyk M,Rennert RC,et al. Noncontact,low-frequency ultrasound therapy enhances
neovascularization and wound healing in diabetic mice ［J］. Plast Reconstr Surg,2014,134(3):402-411.

［18］Seger EW,Jauregui JJ,Horton SA,et al. Low-Intensity Pulsed Ultrasound for Nonoperative Treatment of
Scaphoid Nonunions:A Meta-Analysis ［J］. Hand,2017,4:1558944717702470.

［19］Carlson EJ,Save AV,Slade JF 3rd,et al. Low-intensity pulsed ultrasound treatment for scaphoid fracture
nonunions in adolescents ［J］. Journal of Wrist Surgery,2015,4(2):115-120.

［20］Geetha K,Hariharan NC,Mohan J. Early ultrasound therapy for rehabilitation after zone Ⅱ flexor tendon
repair ［J］. Indian journal of plastic surgery :official publication of the Association of Plastic Surgeons of
India,2014,47(1):85-91.

［21］Chang YW,Hsieh SF,Horng YS,et al. Comparative effectiveness of ultrasound and paraffin therapy in patients
with carpal tunnel syndrome:a randomized trial［J］. BMC musculoskeletal disorders,2014,15(1):1-7.

［22］O'Reilly MA,Hynynen K. Emerging non-cancer applications of therapeutic ultrasound ［J］.Int J
Hyperthermia,2015,31(3):310-318.

［23］Jia L,Wang Y,Chen J,et al. Efficacy of focused low-intensity pulsed ultrasound therapy for the management
of knee osteoarthritis:a randomized,double blind,placebo-controlled trial ［J］. Scientific Reports,2016,6:
35453.

［24］Bystritsky A,Korb AS. A Review of Low-Intensity Transcranial Focused Ultrasound for Clinical Applications ［J］. Current Behavioral Neuroscience Reports,2015,2(2):60-66.

［25］Jia L,Chen J,Wang Y,et al. Focused Low-intensity Pulsed Ultrasound Affects Extracellular Matrix Degradation via Decreasing Chondrocyte Apoptosis and Inflammatory Mediators in a Surgically Induced Osteoarthritic Rabbit Model ［J］. Ultrasound in medicine & biology,2016,42(1):208-219.

［26］Pu W,Chuan L,Xiaotian Y,et al. Effects of low-intensity focused ultrasound on cartilage and synovium in experimental model of osteoarthritis of rabbits ［J］. Annals of Physical and Rehabilitation Medicine,2014, 57:e35-e35.

［27］Noda K,Hirano T,Noda K,et al. Effect of Low-Intensity Focused Ultrasound on the Middle Ear in a Mouse Model of Acute Otitis Media ［J］. Ultrasound Med Biol,2013,39(3):413-423.

［28］Lin WT,Chen RC,Lu WW,et al. Protective effects of low-intensity pulsed ultrasound on aluminum-induced cerebral damage in Alzheimer's disease rat model ［J］. Scientific Reports,2015,5:9671.

［29］Carina V,Costa V,Raimondi L,et al. Effect of low-intensity pulsed ultrasound on osteogenic human mesenchymal stem cells commitment in a new bone scaffold ［J］. J Appl Biomater Funct Mater,2017,15(3): e215-e222.

［30］Rezayat E,Toostani IG. A Review on Brain Stimulation Using Low Intensity Focused Ultrasound ［J］. Basic Clin Neurosci,2016,7(3):187-194.

［31］Weintraub D,Elias WJ. The emerging role of transcranial magnetic resonance imaging-guided focused ultrasound in functional neurosurgery ［J］. Mov Disord,2016,32(1):20-27.

［32］Fishman PS,Frenkel V. Treatment of Movement Disorders With Focused Ultrasound ［J］. J Cent Nerv Syst Dis,2017,9:1179573517705670.

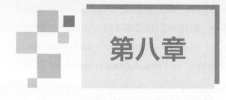

第八章

磁场疗法

第一节　概述及理论基础

一、概述

磁场疗法简称磁疗(magnetotherapy),是利用磁场作用于人体穴位、局部或者全身,以达到治疗疾病目的的方法。世界上的一切物体,小至基本粒子,大至天体都具有一定的磁性,地球本身亦是一个巨大的磁场。地球上的一切生物一直受着地磁场这一物理环境因素的作用,地磁场是生物体维持正常生命活动不可缺少的环境因素。两千多年前,我国西汉时代已利用磁石来治病。在国外,16世纪末已将各种磁疗器械,如磁椅、磁床、磁服等用于临床。近20年来,国内外对磁场的生物学作用进行了广泛的研究,发明了多种磁疗方法,如交变磁场疗法、脉动磁场疗法、脉冲磁场疗法,特别是经颅磁刺激已成为近年来的研究热点,使磁疗在很多方面取得了明显的进展。

二、磁场的物理特性

(一) 磁场

磁场是一种看不见,而又摸不着的客观存在的特殊物质。在物理学中,磁场与电场相仿,是在一定空间区域内连续分布的矢量场,存在于电流、运动电荷、磁体或变化电场周围空间(图8-1)。磁场的基本特征是能对其中的运动电荷施加作用力。磁场磁力线的疏密程度反映了磁场的强弱。磁场空间各处的磁场强度相等或大致相等的称为均匀磁场,否则就为非均匀磁场。离开磁极表面越远,磁场越弱。

(二) 磁力线

磁力线是描述磁场分布情况的曲线,又称为磁感线,磁感线是闭合曲线。规定小磁针的北极所指的方向为磁感线的方向。磁铁周围的磁感线都是从N极出来进入S极,在磁体内部磁感线从S极到N极(图8-2)。

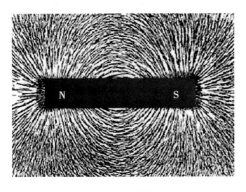

图 8-1 磁场

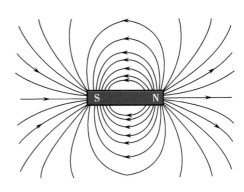

图 8-2 磁力线

(三) 磁体

物体能够吸引铁、钴、镍等物质的性质叫做磁性,具有磁性的物体叫磁体。不能吸引铁、镍、钴和其他某些合金的称为非磁体。永磁体是能够长期保持其磁性的磁体,不易失磁,也不易被磁化。

(四) 磁化

磁化是指使原来不具有磁性的物质获得磁性的过程。

(五) 磁极

磁铁两端磁性最强的区域称为磁极,一端称为北极(N 极),一端称为南极(S 极)。同性磁极相互排斥,异性磁极相互吸引。

(六) 磁路

磁力线从 N 极到 S 极的路径称为磁路。

(七) 磁阻、磁导

在磁路中阻止磁力线通过的力量称为磁阻,相反则称为磁导。

(八) 磁导率

磁导率(μ)是用来衡量不同物质被磁化程度的物理量。真空条件下 $\mu=1$。所有物质根据磁导率分为三类:①顺磁质:磁导率略大于真空,如空气、锂、镁、铂、铝、氧等;②反磁质:磁导率略小于真空,如水、玻璃、水银、铍、铋、锑等;③铁磁质:磁导率很大,在外加磁场的作用下极易被磁化,是良好的磁性材料,属恒磁质,如铁、镍、磁性合金等。

(九) 磁感应强度

磁感应强度是穿过单位面积的磁通量,其计量单位为特斯拉(T),旧用高斯(Gs),1T=10 000Gs,1T=1 000mT。

(十) 充磁

使磁性物质磁化或使磁性不足的磁体增加磁性称为充磁。

(十一) 消磁

使已磁化物体的磁感应强度减小的过程称为退磁,又称消磁。

三、磁场疗法的分类

磁疗根据磁场强度和方向的变化,可分为静磁场疗法和动磁场疗法,其中动磁场疗法包括交变磁场、脉动磁场及脉冲磁场。

（一）静磁场

磁场强度和方向保持不变的磁场，也称为恒定磁场（图 8-3）。

（二）动磁场

磁场强度或方向会发生变化的磁场（图 8-4）。

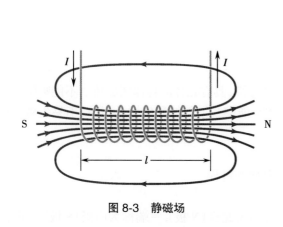

图 8-3　静磁场

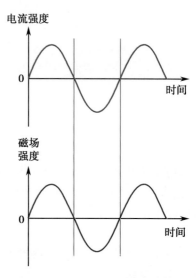

图 8-4　磁场强度随电流强度变化

1. 交变磁场　磁场强度和方向随时间而交替变化的磁场，如工频磁疗机和异极旋转磁疗器产生的磁场。

2. 脉动磁场　磁场强度有规律变化而磁场方向不改变的磁场，如同极旋转磁疗器、通过脉动直流电的磁铁产生的磁场。

3. 脉冲磁场　磁场间歇出现，是用脉冲电流通入电磁铁的线圈产生的。磁场的变化频率、波形和峰值可根据需要进行调节。

四、磁场疗法的作用途径

磁场通过影响人体电流分布、荷电微粒的运动、膜系统的通透性和生物高分子的磁矩取向等，使组织细胞的生理、生化过程改变，产生镇痛、消肿、促进血液及淋巴循环等作用。

五、磁场疗法的作用原理

（一）经穴作用

经络穴位具有生物电的特性，存在电活动现象。许多疾病的磁疗是对穴位的治疗，实验表明，磁场作用于穴位与针灸作用于穴位，有很多相同之处。例如磁片贴敷大椎、肺俞、膻中治疗喘息性支气管炎；旋磁场作用于神阙，有显著止泻效果等。因此推测，磁场可能通过影响经络的电磁活动过程，而起到治疗疾病的作用。

（二）对神经系统的作用

国内外学者采用动物实验研究磁场对脑电活动的影响，由细胞外记录生物电活动，对大脑皮层感觉区、运动区、海马、下丘脑、丘脑特异结构与中脑网状结构的单个神经元应用恒定磁场,场强为 90mT,结果发现单个神经元在磁场作用下表现为脉冲频率增加的兴奋反应,以及脉冲频率减少的抑制反应,且发生反应的单个神经元数超过无反应者。且除了海马,其他脑结构表现出发生兴奋神经元数少于发生抑制的神经元数,由此推断恒定磁场对中枢神经系统的抑制作用占优势。

(三) 对内分泌系统的作用

磁场可引起机体激素分泌变化。下丘脑 - 垂体 - 肾上腺系统、胰腺、甲状腺、性腺等都对磁场的作用有易感性。动物实验表明,交变磁场作用 5~15min 主要增加垂体和血液中乙酰胆碱的含量;作用 7~8min,血液中 11- 羟皮质激素含量增加 38%,作用 10~15min 后增加近 1 倍。

(四) 对血液和血液流变学的作用

磁场对白细胞吞噬功能会产生影响,健康人和化脓性感染患者在 430~510mT 的磁场 3h 作用下,白细胞吞噬功能显著增高;而病毒性肝炎患者在 400mT 的磁场作用后,白细胞的吞噬功能降低。对凝血系统的影响,取决于磁场的作用强度和时间,低强度磁场对凝血影响不大。依据国内文献报道磁场治疗后血液流变学指标有不同程度的改善,全血比黏度、血浆比黏度下降,淋巴细胞电泳速度加快,磁场的作用下改善了患者的血液流变学指标。

(五) 对组织代谢的影响

在磁场作用下,体内许多过程和功能活动发生改变,例如,脂质的过氧化反应和氧化还原过程,某些酶的活性、细胞器的功能活动、生物膜通透性、内分泌功能以及微循环的改善等,这些相关研究表明磁场对组织代谢是有影响的。

(六) 对机体免疫功能的影响

利用恒定磁场作用于类风湿关节炎患者的脾区,每次 30min,20 次为 1 个疗程,发现血中 IgM 和 IgG 均较治疗前有明显降低,吞噬细胞吞噬能力提高,脾切除后吞噬细胞吞噬能力提高的现象消失,机体免疫功能下降。因而认为恒定磁场作用于脾区可能对关节炎的致病因子有抑制作用,并能调整吞噬细胞的功能。国内相关文献显示一定强度的恒定磁场与交变磁场均有提高白细胞吞噬作用的功能,因此对人体免疫功能有良好的影响。

(七) 磁场对胃肠功能的影响

在家兔实验中以胃肠平滑肌电活动为指标,观察磁场对胃肠运动功能的影响,施加一定强度的磁场于"足三里"穴,出现胃、肠电振幅的增强和肠电频率减慢的显著变化。在胃肠功能低下时,磁场可使其平滑肌电活动增强;在胃肠功能高亢时,磁场可抑制平滑肌的电活动,因此磁场对胃肠道功能有"双向"调节作用。

(八) 磁场对呼吸系统的影响

对于慢性气管炎和支气管哮喘,磁场能促进支气管黏膜的纤毛运动,有利于排痰和抑制腺体的分泌,同时抑制咳嗽中枢,因而有较好的镇咳作用。通过磁场作用扩张支气管并兴奋 β 受体,从而对游离组胺及乙酰胆碱等神经介质引起的支气管痉挛有较好的缓解作用。

(九) 对皮肤反应的影响

脉冲磁场 16mT 作用 10min,可使皮肤对化学刺激的敏感性增加,使皮肤对某些离子渗透性增强。用恒定磁场 30mT,10min,作用于致敏皮炎豚鼠 10 次后,可降低致敏的效果,减轻致敏动物皮肤的变态反应。

(十) 调节心血管系统的功能

目前大量的研究报道表明,磁脉冲治疗对心血管功能有一定的调节效果,同时它还可以防止高血压,降低血脂,改善微循环,防止动脉粥样硬化和冠状动脉粥样硬化性心脏病。Vagin 等报道说,在喂高脂饮食新西兰兔的关元、内关穴皮下埋磁贴(表面磁场强度:110~140mT),观察 6 个月后血脂的变化,发现血胆固醇和低密度脂蛋白水平明显低于对照组,主动脉内膜脂沉积,斑块和内膜厚度明显小于对照组。该研究表明穴位磁疗对动脉硬化有治疗作用。此外,磁疗不仅可以扩张局部血管,还可以增加血液和淋巴液的循环,从而改善局部组织营养,促进细胞新陈代谢,加速病理产物的排泄和吸收。磁疗可调节血压,软化血管,还可以降低血液黏度,对心血管系统有一定的影响。当生物磁场作用于人体反射区(例如:内关穴附近)时,它可以改变狭窄动脉中平滑肌细胞的生物电,从而扩张血管并增强心肌的血液供应,帮助恢复心脏组织的正常血液供应,因此,可用于缓解冠状动脉粥样硬化性心脏病的症状。Orlov 的研究结果表明,单纯脉冲磁场治疗对心绞痛有明显的治疗作用,同时,磁场可以增强抗心绞痛药物的疗效。

(十一) 对肿瘤的作用

磁疗对良性和恶性肿瘤都有一定影响,可使良性肿瘤,如纤维瘤、脂肪瘤、毛细血管瘤、腱鞘囊肿等缩小或消失。对恶性肿瘤也有缩小肿块及改善症状的作用。高强磁场(>1T)对癌性疼痛有较好的镇痛作用,癌症的晚期,磁疗缓解疼痛可降低阿片制剂镇痛药的使用量。有研究显示高强度的磁场对癌性疼痛有一定的止痛效果。磁场治疗癌症的机制尚不清楚,可能与磁场对癌细胞生长的抑制作用有一定关系。

(十二) 对创面的作用

磁场作用会引起血管扩张、血流加速,从而改善血液循环。通过改善血液循环使得创面血供丰富,提高局部营养供给,促进肉芽组织新生、上皮细胞增殖,加速创面愈合。对溃疡边缘肉芽组织的病理学研究显示旋磁法能促进毛细血管增生、扩张、充血以改善局部血液循环,促进表皮生长,加速溃疡愈合。

(十三) 对超氧化物歧化酶与过氧化脂质、自由基的影响

磁场治疗可以提高超氧化物歧化酶(superoxide dismutase,SOD)的活性,增强抗氧化能力,减轻细胞的氧化损伤。研究表明,磁处理的水也有抗氧化损伤作用。过氧化脂质是由游离的或结合的多价不饱和脂肪酸在自由基的作用下氧化或过氧化作用的产物,所以过氧化脂质的产生与体内自由基的多少有密切关系。体内自由基减少时被自由基作用下产生的过氧化脂质也会减少。体内物质代谢过程中产生自由基,体内物质代谢不断进行,自由基不断产生,当其蓄积过多,会对人体产生损害,某些疾病的发生便与此相关。自由基在代谢过程中持续产生,为了减少对组织的破坏,需要不断被清除。自由基通过体内 SOD 歧化后被清除,磁场作用通过提高 SOD 活性,加强体内自由基的清除,起到一定的治疗作用。

六、磁场疗法的治疗作用

(一) 镇痛作用

磁场有较好的镇痛作用。动磁场止痛较快,但不持久;恒定磁场止痛较慢,但止痛时间较长。磁疗常用于治疗各种疼痛,如软组织损伤、神经痛、炎性疼痛、内脏器官疼痛和癌性疼痛等。磁疗止痛效果快慢不一,多数患者在磁疗后数分钟至 10min 即可出现止痛效果。磁疗止痛作用的机制可能是多方面的:①改善微循环和组织代谢,纠正由缺血、缺氧、水肿、致痛物质聚集等所致的疼痛;②提高致痛物质水解酶的活性,使缓激肽、组胺、5-羟色胺等致痛

物质水解或转化;③降低感觉神经的兴奋性,减少感觉神经的传入;④促进体内产生某些具有类似吗啡作用的内分泌素,如甲硫氨酸脑啡肽、内啡肽、精氨酸加压素等,这些物质可以使痛阈提高,产生止痛作用。

（二）镇静作用

磁疗可通过加快入睡速度,增加睡眠深度,延长睡眠时间来改善睡眠状态。磁疗可缓解肌肉痉挛,降低肌张力。 磁疗可缓解因紧张惶恐情绪引起的焦虑状态,常用于神经症、睡眠障碍的治疗。

（三）消肿作用

磁场既有降低致炎物质(组胺等)使血管通透性增加的作用,又有加速蛋白质从组织间隙转移的作用,从而降低组织间的胶体渗透压,说明磁场的消肿作用与其影响通透性和胶体渗透压有明显关系。磁疗对软组织损伤、外伤性血肿、冻伤、烫伤、炎症等有明显消肿止痛的作用。

（四）消炎作用

磁疗对某些生物性因素所致的急性、亚急性感染性炎症有一定疗效,对非生物性因素所致的炎症亦有疗效。非生物性因素所致的炎症如风湿性关节炎、肩关节周围炎、肋软骨炎、肌纤维组织炎、肱骨外上髁炎等。磁场可治疗生物性因素所致的急性、亚急性感染性炎症,与磁场改善微循环、消肿、增强免疫功能等有关。在磁场作用下,血液流速加快,血管扩张,从而改善血液循环,炎症局部的血流量增加产生一些有利于消炎作用的继发性生物学效应,同时血液输送到炎症局部的营养物质及氧气也有所增加,有利于炎症局部组织修复。随着炎症局部血流的增加,血液中白细胞及其他抗体成分,也在炎症局部增加,加速炎性渗出物的吸收与消散。磁场有无直接抑菌作用,目前文献结果并不一致,所以磁疗对细菌的直接影响有待进一步的研究。

（五）止泻作用

磁疗对消化不良性腹泻有较好的效果,而且对中毒性消化不良也有一定疗效。有文献显示磁疗后肠炎患者行肠镜检查,发现肠黏膜糜烂、水肿、充血等病理变化出现一定程度的好转或痊愈,可见磁疗对肠炎有一定疗效。相关动物实验表明磁场对小肠运动具有明显的抑制作用。腹泻时小肠运动频率加快,运动幅值增高,肠内容物停留肠内时间变短而形成腹泻。磁疗减少小肠的运动频率及运动幅值,使肠内容物在肠腔内停留时间延长,内容物中的水分被更充分地吸收,而产生止泻作用。也可将磁疗作用于神阙、天枢、足三里等穴位治疗消化不良、肠炎引起的腹泻,磁场作用于穴位,可产生类似针刺的作用。亦有文献显示磁场的止泻作用,可能与减少肠黏膜的渗出有关,当肠黏膜血管的渗出减少,肠内容物中的水分也会相应减少,而有利于止泻。

（六）降压作用

磁场对高血压有不同程度的降低作用,磁场对血压的作用,并非机械地使血压下降,而是通过调节作用,使血压下降。高血压的发病可能与大脑皮层下的血管运动中枢神经的调节与控制作用减弱,使外周的小动脉痉挛收缩处于紧张状态,血管管腔变小,外周循环阻力加大有关。磁疗作用于曲池、内关、百会等有关穴位可以调整人体神经功能,使血管扩张、降低血管的紧张度,减少外周循环的阻力而使血压下降。磁疗还可以通过神经反射作用,影响大脑皮层的兴奋与抑制过程,使大脑皮层的功能得到恢复,有利于皮层下血管运动中枢的调节与控制,使血管扩张,微循环改善,从而使血压下降。

（七）对瘢痕的作用

磁疗可使瘢痕原有的隆起变得平坦，发硬瘢痕局部变得较为柔软，促进瘢痕的软化，也可减轻瘢痕引起的痒痛感。磁场对浅表性瘢痕、增生性瘢痕的疗效较好，对萎缩性瘢痕、瘢痕疙瘩疗效较差。有关磁疗的动物实验显示在磁场作用下，可促进肌成纤维细胞退化、胶原代谢降低，促进成纤维细胞提早完成其修复功能，达到对瘢痕组织的治疗作用。磁场通过改善血液循环，使炎性渗出物或非炎性渗出物快速吸收，加速创口组织的生长与恢复，组织缺损越少，形成的瘢痕也就越小。磁疗使成纤维细胞内的初级、次级溶酶体增多，有利于细胞组织成分的更新及细胞内的消化，促进细胞的吞噬作用从而阻止瘢痕的形成与增生。

（八）对骨折的作用

磁场可以加速骨痂生长，促进骨折愈合，消除骨折引起的肿胀及疼痛。相关文献显示磁场对一般性骨折具有治疗作用，对病理性骨折也有较好的疗效。磁场通过改善血液循环，提高局部的营养供给，以利于骨组织细胞的新生，从而促进骨折愈合。也可能与磁流体力学现象有关，因为血管与血液也是一种电导体，磁体作用于电导体时，会产生微电流，微电流加强细胞内外物质的交换，从而促进骨细胞生长，加速骨折愈合。

（九）对良性肿物的作用

磁场对乳腺增生病、毛细血管瘤、耳廓假性囊肿、腱鞘囊肿、子宫肌瘤、卵巢囊肿等良性肿物有治疗作用，经过磁场治疗后，良性肿物变小或者消失。磁场治疗血管瘤疗效有随治疗时间延长而提高的趋势，为了获得较好的疗效，治疗时间应坚持半年至 1 年。应用恒定磁场治疗外伤性血肿也有一定疗效。磁疗通过有关穴位，调节内分泌系统，对雌激素的分泌与排泄产生作用以改善乳腺增生。磁场通过其抗渗出作用及消炎作用，以及两块磁片异极贴敷，产生的一定压力作用对耳廓假性囊肿起到治疗作用。

（乔鸿飞）

第二节　磁场疗法的治疗技术

一、静磁场疗法

应用恒定磁场进行磁疗的方法，称为静磁场疗法。包括磁片法、磁针法、耳磁法等。

（一）磁片法

1. 设备　磁片即永磁体，磁片的材料有稀土永磁材料、永磁铁氧体、铝镍钴合金永磁体等。磁片的形状常用的有圆形、长方形、圆柱形等，有各种不同面积和厚度，表面磁场强度为数十至数百 mT。目前应用的磁片多数为圆形，一般直径多为 1cm，厚度 2~5mm。

2. 疗程　磁片贴敷可连续进行，根据病情定期复查，一般贴敷一周后休息 1~2 天再贴。对某些慢性病，如骨质疏松症、神经症等，疗程可以达 2~3 个月。

3. 操作方法

（1）确定有无静磁场疗法禁忌证。

（2）治疗前向患者做好解释工作，告知治疗时磁片贴敷部位有凉感、热感、麻感和冷风吹动感。

（3）依据治疗部位选择磁片，并用 75% 乙醇擦拭磁片。

（4）检查患者皮肤及治疗区有无知觉障碍或破损等情况,如有感觉迟钝或丧失,不可以在此处治疗;如有抓伤、擦伤,可用消毒纱布覆盖破损皮肤处;治疗局部如有金属物品,需去除后再行治疗。

（5）治疗前用 75% 乙醇清洁消毒所选穴区,待干燥后置上磁体,上盖一大于其表面积的胶布予以固定。

（6）治疗结束时取下磁体并消毒,注意观察贴敷处皮肤有无刺激反应、疼痛、水疱等,如有则立即取下磁片,及时处理。

4. 常用的治疗方法

（1）磁片直接贴敷法:①单磁片法:用一个磁片,适用于病变范围小且表浅的部位。②双磁片法:两个或两个以上磁片,用于病变范围大且部位较深的情况。双磁片法有两种形式,即并置贴敷和对置贴敷。根据治疗部位选择同极并置贴敷、异极并置贴敷或异极对置贴敷。如腕关节、踝关节、肘关节等组织较薄的部位可选择对置贴敷。③多磁片法:磁片安置采用线形或环形。

（2）磁片间接贴敷法:将磁片缝缀在布料上而制成的磁帽、磁衣、磁腰带、磁项链、磁表带、磁枕、磁床垫、磁被褥等,可以进行长时间治疗,且对皮肤没有刺激,适用于治疗一些慢性病,如高血压、神经衰弱、慢性腰痛、乳腺增生等。

5. 注意事项

（1）治疗前去除治疗部位及附近的金属物、磁卡、手表等,以免被磁化。

（2）治疗时磁片不可相互撞击,以免破坏磁场,减弱其磁感应强度;对于较敏感的部位(如头颈部、胸腹部)、年老体弱、孕妇、婴幼儿患者(对磁场强度的耐受性较低),使用的磁场强度应稍低。

（3）治疗后如出现血压波动、头晕、恶心、嗜睡或严重失眠应停止治疗。局部出现缺血、皮肤刺激、疼痛,下次需更换贴敷部位。白细胞较低的患者定期做白细胞检查。

（4）磁体使用后要注意消毒,不能加热。

（5）一般直接敷磁法保留一周后去除磁体并检查皮肤,如需再次治疗,需休息 1~2 天再贴。

（二）磁针法

1. 设备　磁针多采用稀土合金永磁材料,其尖端的表面磁场强度较高,可达 0.15~0.2T。

2. 疗程　每次刺激时间 20min,每日 3 次,每隔 4h 治疗 1 次,连续 14 天。

3. 操作方法　手持磁针置于穴位,根据患者耐受程度,给予一定的压力。

4. 注意事项　体质极度虚弱、高热、皮肤溃破者不可使用。

（三）耳磁法

1. 设备　磁珠或小磁片。

2. 疗程　10~30 次为 1 个疗程,一般 3~7 日复查 1 次,可连续贴用或每日贴敷一定时间,视病情而定。

3. 操作方法

（1）选取若干磁珠或小磁片。

（2）选好耳穴,选穴原则同耳针疗法,每次贴敷的穴位 2~4 个,将磁珠(片)贴在耳穴上,用胶布固定。

（3）异极在耳廓对置贴敷时容易发生对耳廓组织的压迫,一般贴 2h 后松开 5min 再贴,以免长时间压迫引起耳廓组织坏死。

（4）疗程无严格限制，可长期贴用。

4. 注意事项　同磁针法。

二、动磁场疗法

动磁场疗法是利用动磁场进行治疗的方法，是应用产生动磁场的磁疗器械进行治疗的。

（一）旋磁法

在微型电动机的转轴上安装带有磁片的转盘，同极者产生脉动磁场，异极者产生交变磁场。转盘的转速一般为每分钟 3 000~5 000 次。这种利用旋磁机产生脉动磁场或交变磁场进行治疗的方法为旋磁法。

1. 设备　旋磁机利用一只微型电动机带动 2~4 块永磁体旋转而产生变化的磁场，同极配置时产生的是脉动磁场，异极配置时产生的是交变磁场。工作时磁感应平均强度为 0.05~0.12T。

2. 操作方法

（1）治疗前确定有无动磁场疗法禁忌证。

（2）选择治疗体位，根据病情确定患区或穴位，并选择坐位或卧位，暴露治疗部位。

（3）确定治疗部位后将机头置于治疗部位，固定好支臂架。

（4）开始治疗前向患者解释治疗过程中机头会旋转，运转过程中会发出一定的响声。

（5）检查设备无损坏后，打开电源开关，再开电机开关，徐徐转动电位器旋钮，将电压调至所需电压强度。强度根据治疗部位及患者一般情况而定，四肢及躯干的远心端宜用较高磁场强度，胸背部、上腹部、老人、小孩及体弱患者宜用较低磁场强度。治疗时间为 15~30min，百会穴不超过 10min，每天 1~2 次，15~20 次为 1 个疗程。

（6）治疗过程中需注意患者是否有不适感，如有需立即终止治疗；治疗中机器响声异常则应及时处理。

（7）治疗结束后缓慢向逆时针方向转动电位器，将电压降至"0"位。关电机开关，关电源开关，移开机头。

（二）低频交变磁场疗法

低频交变磁场疗法的磁场强度和方向会随时间而发生交替规律性变化，利用电磁感应原理产生 5~100Hz 的低频交变磁场，磁头表面的磁场强度可达 0.1~0.2T 以上，可按治疗的需要加以调节。

1. 设备

（1）异极旋转磁疗器：在微型电动机的轴上安装一转盘，转盘上安装两片或四片磁片，异极排列，转盘旋转时产生交变磁场。治疗时将转盘靠近穴位或病变部位。

（2）电磁疗机：利用电磁感应产生交变磁场，通常用硅钢片作铁芯，绕上线圈，通以不同电压的交流电，即可产生不同强度的交变磁场。磁头可制成大小和形状不同以适应不同部位的治疗。

2. 操作方法

（1）治疗前询问患者有无动磁场疗法禁忌证。

（2）治疗前检查磁疗机旋钮回"0"位，电源开关处于关闭状态。

（3）根据治疗部位选择形状、大小合适的电磁头并置入相应大小的布袋中，插入所需波形的插口。

（4）放置磁头前需检查患者皮肤及治疗区，如局部有抓伤、擦伤，可用消毒纱布覆盖破损皮肤处；如有感觉迟钝或丧失，原则上不可以在此处治疗；如治疗区有手机、机械手表等，取下后方可治疗。

（5）放置磁头时患者取舒适体位（坐位或卧位），将磁头置于治疗部位，并尽量不要堵住电磁头上的散热孔。

（6）治疗开始前需向患者说明在治疗过程中，治疗部位局部可有振动感及温热感。

（7）开机治疗，根据治疗需要，将开关旋钮指向所需电压强度，一般为40V。每次治疗12~30min，每天1次，15~20次为1个疗程。

（8）治疗完毕时先将"输出电压"旋钮调回零后，关断电源，再拆卸电磁头，检查皮肤有无异常。

（三）脉冲磁场疗法

脉冲磁场间歇出现，是用脉冲电流通入电磁铁的线圈产生的。磁场的变化频率、波形和峰值可根据需要进行调节。

1. 设备　一般脉冲磁场磁疗机的强度在1T以内，强度、频率均可调节，有的结合振动和热疗（图8-5）。

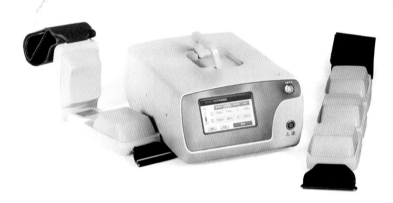

图8-5　脉冲磁疗设备

2. 操作方法

（1）治疗前确定患者有无低频脉冲磁场疗法禁忌证。

（2）检查低频脉冲治疗仪的电源线连接是否正确，必须采用接地连接；检查治疗仪面板开关是否均在规定位置上；打开电源开关，检查仪器，查看显示预设值。

（3）按"启动"键开机，根据病情需要正确设置磁场强度、频率、波形及治疗时间。每次治疗15~30min，每天治疗1次。设定治疗模式，磁场强度为0.6~20mT，频率8~35Hz，脉冲或脉冲群宽度为5~10ms。每日1~2次，15~30次为1个疗程。

（4）检查治疗区域有无金属物品，如手机、手表类等，需去除后方可治疗，将磁极放置于相应治疗部位。根据需要可将磁头置于肩部、腰部、踝关节、膝关节等部位（图8-6）。

（5）开始治疗时向患者做好说明，嘱患者取舒适体位，治疗中有振动感。

（6）点击"开始"键，开始治疗。

（7）治疗结束时，仪器会自动停止。

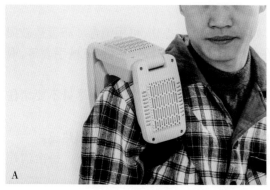
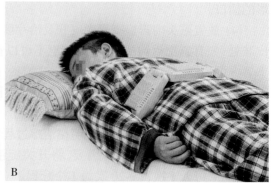
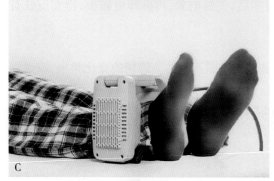
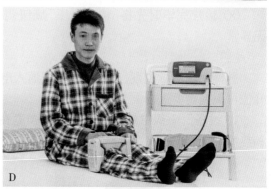

图 8-6　不同部位的脉冲磁疗

A:脉冲磁疗作用于肩部;B:脉冲磁疗作用于腰部;C:脉冲磁疗作用于踝关节;D:脉冲磁疗作用于膝关节

（四）动磁场疗法的剂量和疗程

1. 动磁场疗法的剂量　动磁场疗法的剂量包括磁场强度、作用面积、场型、梯度、时间、脉冲频率等,其中以磁场强度最为重要。目前一般以磁场强度作为磁疗剂量的定量标准。小剂量或低磁场是指磁场强度 <0.1T,中剂量或中磁场是指磁场强度 0.1~0.2T,大剂量或强磁场是指磁场强度 >0.2T。

应用场强大小的依据:年老体弱、久病、儿童、过敏体质等宜用低场强,而年轻体壮者可用中或高场强;急性疾病开始时用低或中场强,慢性疾病开始即可用中或高场强;头、颈、胸部宜用低场强,腰、腹、四肢及深部组织可用中或高场强。

2. 动磁场疗法的时间和疗程　一般每次 20~30min,每日或隔日一次。

（五）动磁场疗法的注意事项

掌握好剂量,注意不良反应,磁疗时不要戴机械手表,以免损坏手表。

三、磁场疗法的临床应用及适应证

（一）骨质疏松

有临床研究报道:应用脉冲磁场治疗骨质疏松 849 例,取得了较好效果,磁场强度 18.4~23mT,频率 2.2~15.3Hz,每次治疗时间 40~45min,每天或隔天治疗一次,25~30 次为 1 个疗程,1 个疗程结束后休息 1~2 个月,根据病情需要,可进行第 2 个疗程。这些患者中有 803 例伴有骨、关节疼痛,其中 732 例疼痛明显缓解;另有 137 例患者小腿痉挛的症状得到缓解。在 42 例复查骨密度的患者中,有 40 例骨密度增加 1%~12%,平均增加 3.3%,作者认为脉冲磁场对骨质疏松症引起的疼痛、小腿痉挛等症状有明显改善作用,并能有效地增加骨密度。

（二）伤口及溃疡

有临床研究报道,为了观察静磁场对组织愈合的影响,通过对 25 例慢性小腿溃疡组织病理学与治疗效果的观察,表明静磁场有加速创面愈合作用。磁疗组贴敷直径 50mm,磁感应强度 0.06~0.08T 的磁片,N 极对准创面,磁疗组治疗 15 天时,即出现小血管和毛细血管显著增生,血管扩张、充血和内皮细胞肿胀,但对照组在第 35 天时才出现类似现象。磁疗组在第 35 天时,溃疡边缘表皮增生,与皮面平行,而对照组表皮增生不明显;磁疗组溃疡边缘向中心愈合 1cm 所用时间为(20.60±4.21)天,对照组则需(36.47±6.14)天,有显著性统计学差异($P<0.01$)。说明静磁场有促进小血管与毛细血管增生、加速表皮生长的作用,从而促进溃疡愈合。应用磁性橡胶片对会阴侧切创口愈合疗效观察表明,恒定磁场有促进切口愈合的作用。

（三）骨折

有临床研究对 30 例桡骨远端骨折患者进行磁疗,采用磁场强度 18.4~23mT,频率 2.2~15.3Hz,每日 1 次,每次 20min,以 5 天为 1 个疗程,连续治疗 3 个疗程。磁疗组消肿所用时间明显短于对照组($P<0.01$)。桡骨远端骨折在骨科约占四肢骨折的 14%,为中老年人骨折的常见病、多发病。桡骨远端骨折后,骨折局部会出现肿胀,加之手法复位和夹板外固定,都会影响患肢端的血液、淋巴回流,造成患肢端的肿胀,从而直接影响患肢指间关节、掌指关节的早期运动。如果患肢远端关节长期未能及时活动,则会引起肌腱粘连挛缩、关节强直、肌肉萎缩无力、骨质疏松,从而导致后期腕关节功能恢复时间延长,甚至不能完全恢复。磁疗可促进骨折部位的血液循环,起到减少渗出,轻度抑制炎症发展过程的作用,从而消炎消肿、缓解由于水肿及致痛物质聚集等导致的疼痛;磁疗还能改善骨折局部组织营养,纠正缺血、缺氧;防止瘢痕形成和软化瘢痕;这些效应都有利于促进骨折愈合,从而早期稳定骨折断端,避免骨折断端移位。磁疗的使用,减少了骨质疏松的出现,促进了骨痂生长,使骨折部位可以尽量早地进行活动,缩短功能恢复的时间。

（四）软组织损伤

有研究报道,针对 65 例急性踝关节扭伤患者采用交变脉冲磁疗,中等强度及频率,治疗时间 30min。磁疗组患者恢复工作平均时间(14.10±4.96)天;对照组恢复工作平均时间(20.66±7.59)天,两组间有显著性统计学差异($P<0.01$)。急性踝关节扭伤是体育运动及体力劳动中最常见的损伤性疾病,其中近 85% 的损伤发生在踝关节外侧副韧带。踝关节初次扭伤后,经过治疗虽然急性期症状消失,但残留症状可持续几个月或几年,利用交变脉冲磁疗仪调节人体生物电磁信息,在磁场的作用下使血管扩张,改善局部血液循环及营养代谢。同时,磁场能降低感觉神经兴奋性,提高致痛物质水解酶的活性,进一步促进渗出物的吸收与消散,从而达到消炎、消肿、止痛的作用。

（五）耳廓浆液性软骨膜炎

耳廓软骨夹层内的非化脓性浆液性囊肿,多发生于一侧耳廓的外侧前面上半部,内有浆液性渗出液,形成囊肿样隆起。耳廓浆液性软骨膜炎的患者在无菌操作下穿刺抽液后,需要加压包扎,进一步预防渗出,而耳廓部位很难有效地进行加压包扎,采用双磁片异极对置贴敷可以利用磁片的吸力进行加压消肿,且磁场本身还有消炎、消肿、止痛的作用。

磁疗针对其他临床疾病也有一定的临床疗效,如:股骨头缺血坏死、血栓闭塞性脉管炎、骨关节病、肋软骨炎、肩关节周围炎、网球肘、腱鞘炎、冻疮、前列腺炎、血肿、滑囊炎、残肢痛、高血压、冠状动脉粥样硬化性心脏病、喘息性支气管炎、支气管哮喘、急慢性胃炎、慢性结肠炎、胃十二指肠溃疡、类风湿关节炎、周围神经损伤、三叉神经痛、面肌抽搐、血管性头痛、神经炎等多种疼痛性、炎性疾病。

四、磁场疗法的禁忌证及慎用范围

(一) 禁忌证

1. 体内置入心脏起搏器者　有可能会干扰心脏起搏器的工作,造成危险。
2. 孕妇下腹部　磁场对胎儿的影响不明,但孕妇腰腹部应避免使用。

(二) 慎用范围

严重的心、肺、肝及血液疾病,体质极度衰弱者,这些人容易有比较明显的副作用,治疗时应注意观察。

五、案例分析

病史:患者高某,女性,22 岁。以"双侧耳前区疼痛 4 年余"于门诊就诊,就诊过程中的检查显示,双颞颌关节无明显器质性关节受损,发病时多在咀嚼硬的食物时,天气寒冷时,下颌运动偶尔出现关节绞锁,耳前区钝痛,余无异常,有较长的缓解期,有轻微的弹响音。

诊断:颞下颌关节紊乱综合征。

评估:VAS 4 分。

目前主要康复问题:①双侧颞颌关节钝痛;②咀嚼轻度障碍。

康复目标:①缓解疼痛;②咀嚼功能正常。

治疗方案:除进行常规的药物治疗外,可以考虑使用旋磁法治疗 1 次 /d,每周 5 天,连续治疗 10~15 天。治疗过程中注意观察患者的反应,如有头部及关节局部不适感需进一步明确病情后调整治疗。

(乔鸿飞)

第三节　经颅磁刺激疗法

一、概述

经颅磁刺激(transcranial magnetic stimulation,TMS)是一种利用高强度时变的脉冲磁场作用于中枢神经系统(主要是大脑),通过在大脑皮质内产生的感应电流调节皮质神经细胞的动作电位,从而影响脑内代谢和神经电生理活动的一种磁刺激技术。是一种非侵入性、无痛、安全的神经调控技术。TMS 是在 1985 年由英国谢菲尔德大学的 Barker 发明的,他将TMS 与肌电图诱发电位仪结合引出了运动诱发电位(motor evoked potential,MEP),最初的TMS 经过几秒的充电,才能完成一次放电,称为单脉冲的 TMS,主要用于神经电生理的检测。1989 年,美国研制出重复经颅磁刺激(repetitive TMS,rTMS),可以连续对皮层进行程序化刺激,将 TMS 的应用从基础神经生理学研究领域扩展到治疗领域。

TMS 设备由一个高电流发生器产生几千安培的放电电流,电流通过刺激线圈,产生一个短暂的高达几特斯拉(tesla,T)的脉冲磁场(图 8-7)。如果将线圈放置在受试者的头部,磁场在穿透脑外组织(头皮、颅骨、脑膜、脑脊液层)的过程中经历很少的衰减,在大脑皮质中能产生足够大的感应电流使表浅的轴突去极化(图 8-8),兴奋大脑皮质的神经网络。在大脑内产生的感应电流密度取决于许多物理和生物学参数:如线圈的类型和方向、线圈和大脑之间的距离、脉冲磁场的波形、刺激的强度、频率和模式、脑中电场方向与被兴奋神经组织走向的相对关系。

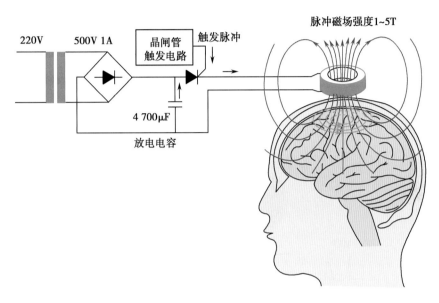

图 8-7　TMS 工作原理

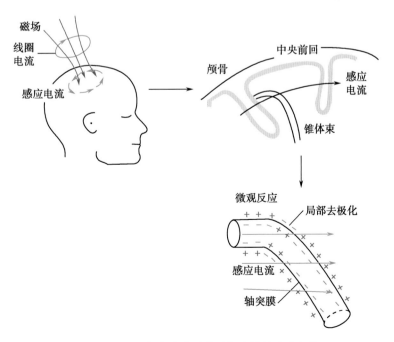

图 8-8　TMS 在大脑皮质中引起表浅轴突去极化

二、经颅磁刺激的刺激模式

(一) 单脉冲经颅磁刺激

每次只发出一个刺激脉冲,这种刺激模式一般都是手持式操作,磁刺激触发开关在线圈手柄上,也有脚踏开关触发。它对大脑只是一种短暂刺激,不影响大脑功能。如果在初级运动皮质(primary motor cortex, M1)区给予单脉冲的 TMS,与肌电图结合即可在对侧相应的靶肌肉引出 MEP(图 8-9)。单脉冲 TMS 主要用于神经电生理的检测,可以评估皮质脊髓传导通路的功能和皮质的兴奋性。具体可以测定的项目有:①MEP 的潜伏期和波幅;②运动阈值(motor threshold, MT),包括静息运动阈值(resting motor threshold, rMT)和活动运动阈值(active motor threshold, aMT);③中枢运动传导时间(central motor conduction time, CMCT);④MEP 功能区绘图;⑤皮质静息期;⑥功能区定位。单脉冲 TMS 还可以刺激外周神经根、神经干来测量外周神经的传导速度。

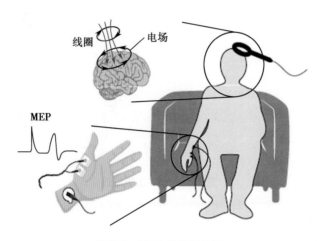

图 8-9　MEP 检测示意图

(二) 重复经颅磁刺激

rTMS 是经典的刺激模式,是以固定的刺激强度及频率(1~20Hz 或更高频率)连续作用于某一脑部区域的一连串 TMS 脉冲。这种重复、连续、有规律的 rTMS 可以兴奋更多水平方向的神经元,可以调节大脑皮质的兴奋性,这种效应不仅仅发生在刺激的局部,还会影响到与其相邻的脑区或远隔区域,且能维持到刺激结束后一段时间。

rTMS 基于安全性和生物学效应划分为低频 rTMS 和高频 rTMS 两种类型:一般认为,频率≤1Hz 的为低频 rTMS,可以使刺激区域皮质的兴奋性降低,类似于在动物模型海马体或小脑中获得的突触传递功能的长时程抑制(long-term depression, LTD)效应;而频率 >1Hz 的为高频 rTMS,可以使刺激区域皮质的兴奋性增高,类似于在动物模型海马体或小脑中获得的突触传递功能的长时程增强(long-term potentiation, LTP)效应。但是现在普遍将频率≥5Hz 的定为高频 rTMS,因为 1~5Hz 的 rTMS 对大脑皮质兴奋性的调节效应并不明确。

低频 rTMS 的安全性高,副作用较小,而高频 rTMS 产生副作用的风险相对较高。目前国际经颅磁学会颁布的 *Safety, Ethical Considerations, and Application Guidelines for the Use of Transcranial Magnetic Stimulation in Clinical Practice and Research*(简称《安全指南》)推荐

rTMS 的最高使用频率是 25Hz,而且还严格规定了频率、强度、串时程、串间歇组合的安全范围。当使用低频 rTMS 时,可以连续进行刺激;而使用高频 rTMS 时,不能连续进行刺激,需要有间隔,即刺激脉冲被分为一段一段的串刺激。每一段串刺激的持续时间为串时程,而相邻两段串刺激之间的间歇时间,即无输出刺激的时间为串间歇,单位为秒。即 rTMS 的频率越高、强度越大,串时程就越短、串间歇就越长。

(三)θ 爆发刺激

θ 爆发刺激(theta burst stimulation,TBS)也称为模式化 rTMS,是一种新的混合式刺激模式,它模拟了中枢神经系统生理性动作电位爆发式放电模式,优点是刺激时间短,且对皮质兴奋性调节的效果明显。它的丛内脉冲频率是 50~100Hz,3 个脉冲为一丛,将这个丛状刺激以 5Hz 的频率再进行重复刺激。

根据刺激是否有间歇,又分为连续性 θ 爆发刺激(continuous TBS,cTBS)和间歇性 θ 爆发刺激(intermittent TBS,iTBS)(图 8-10)。现在常用的 cTBS 方案是连续刺激 40s,无间歇,总脉冲数 600 个,它的效应和低频 rTMS 类似,可诱发 LTD;常用的 iTBS 方案是刺激持续时间 2s,间歇 8s,总脉冲数 600 个,总时间 190s,它的效应和高频 rTMS 类似,可诱发 LTP(图 8-11)。

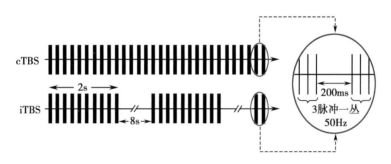

图 8-10　TBS 方案示意图

TBS 的丛内频率是 50Hz,为了安全性和减少副作用,刺激强度推荐为 80% aMT,对于同一个体,aMT 的强度要低于 rMT,大约相当于 70% 的 rMT。

(四)成对脉冲经颅磁刺激

成对脉冲经颅磁刺激(paired pulse TMS,ppTMS)是每次成对输出两个脉冲,两个脉冲之间的间歇时间为 0~250ms,可以调节。两个脉冲可以通过一个刺激线圈输出,成对刺激同一个部位;也可以分别通过两个刺激线圈输出,成对相继刺激两个不同的部位。第一个刺激为条件刺激(conditioning stimulus,CS),第二个刺激为实验刺激(test stimulus,TS),该方法可以测定 CS 对 TS 诱发的 MEP 波幅的抑制或易化作用。

根据 CS 和 TS 之间的间歇时间及刺激强度的不同,可以测定长间隔皮质内易化(long-interval intracortical facilitation,LICF)、长间隔皮质内抑制(long-interval intracortical inhibition,LICI)、短间隔皮质

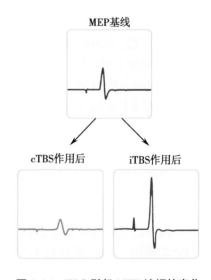

图 8-11　TBS 引起 MEP 波幅的变化

内抑制、皮质内易化、短间隔皮质内易化这些指标。例如测定 LICF 和 LICI,刺激的强度一般为 120%~150%MT,如果 CS 和 TS 的刺激间隔为 10~40ms,TS 诱发的 MEP 波幅会上升,也就是 TS 诱发的 MEP 可由 CS 易化,即 LICF。如果 CS 和 TS 的刺激间隔为 50~200ms,TS 诱发的 MEP 波幅会下降,也就是 TS 诱发的 MEP 可由 CS 抑制,即 LICI。

(五）成对关联刺激

成对关联刺激(paired associative stimulation,PAS)是由大脑皮质的 TMS 和周围神经的电刺激共同组成的成对刺激,主要以活动时序依赖性可塑性原理诱导大脑皮质的 LTP 和 LTD 效应。有研究将周围神经电刺激作用在上肢肌肉,将 TMS 作用于对应的上肢 M1 区,当刺激间隔为 25ms 时,PAS 可以产生 LTP 效应;当刺激间隔为 10ms 时,PAS 可以产生 LTD 效应。

三、经颅磁刺激疗法的作用原理

(一）调节大脑皮质兴奋性

目前 rTMS 的这一生理学效应主要是在相对年轻的健康受试者身上得出的,研究发现 rTMS 作用于 M1 区,会引起 MEP 波幅的变化,而 MEP 波幅可以反映皮质脊髓束的完整性及运动皮质和前脚 α 运动神经元的兴奋性。目前比较一致的结论认为:①低频 rTMS 和 cTBS 属于"抑制性"刺激,作用于 M1 区可以使刺激区域运动皮质的兴奋性降低,产生 LTD 效应。②高频 rTMS 和 iTBS 属于"兴奋性"刺激,作用于 M1 区可以使刺激区域运动皮质的兴奋性增高,产生 LTP 效应。但 TMS 对于非运动皮层的其他脑区引起的皮质兴奋性的变化,尤其是病理状态下,需要进一步的验证。

然而,即使在运动皮质区以上的结论已经非常明确,但是现在认为这种划分法并不十分理想,已有研究证明高频和低频 rTMS 可能具有混合性的兴奋和抑制作用。比如随着 rTMS 串时程的延长,兴奋或抑制的效应也许会发生逆转。有研究发现作用于健康人 M1 区 10Hz 的高频 rTMS 对运动皮质兴奋性的改变与刺激的串时程有关,当串时程为 1.5s 时,刺激侧 MEP 的波幅增大;而当串时程为 5s 时,刺激侧和刺激对侧 MEP 的波幅反而降低,说明随着每串脉冲刺激时间的延长,即使高频刺激也可能对运动皮质的兴奋性产生抑制作用。而进行 TBS 时,如果使总的治疗时间翻倍,这种兴奋或抑制的效应也可能会发生扭转。cTBS 的总时间如延长至 80s,即刺激 1 200 个脉冲,则会产生兴奋效应;而 iTBS 的总时间如延长至 390s,即刺激 1 200 个脉冲,则会产生抑制效应。

不同频率的 rTMS 引起"兴奋"和"抑制"的潜在机制是相对的,高频 rTMS 引起 MEP 波幅增高实际上是高频 rTMS 降低了运动皮质中 γ- 氨基丁酸(γ-aminobutyric acid,GABA)介导的皮质内抑制,通过调节运动皮质中 GABA 的活性来易化神经可塑性,而不是直接增强了运动皮质的兴奋性。相反,低频 rTMS 可能通过 GABA-b 的传输增强对皮质脊髓控制的抑制,因为低频 rTMS 延长了皮质脊髓静止期的持续时间。事实上,不同模式的 TMS 引起皮质兴奋性改变的效应并不是完全相同的,可能是作用或调节的皮质环路不同。例如,低频 rTMS 可以选择性地抑制产生后期 I 波的神经回路的兴奋性,而 cTBS 则会降低产生早期 I 波的神经回路的兴奋性。另外,最新的研究也证明 iTBS 对 MEP 波幅的"兴奋"效应与 cTBS 对 MEP 波幅的"抑制"效应在不同个体中有很大的变异性,取决于 TMS 脉冲优先募集的神经元间皮质网络的差异。在某一特定的刺激位点,在 TMS 脉冲的不同时期,容易被激活的皮质中间神经元不同。这可以解释为什么在 M1 区进行高频 rTMS,既可以提高也可以降低运动皮质的兴奋性,这取决于使用持续或间歇刺激的模式。因此,在考虑 TMS 对皮质兴奋性产生的效应时,应该考虑到不同的刺激参数造成的影响,尤其是 TBS。

而在进行 TMS 之前,每个受试者皮质兴奋性的基线水平也是引起 rTMS 效应不同的重要因素。这可以解释为什么 rTMS 对皮质内抑制的影响更多地依赖于刺激前皮质兴奋性的基线而不是刺激频率。例如,在进行 rTMS 之前,先用经颅直流电阳极刺激将运动皮质的兴奋性调到较高水平,本来"兴奋性"的高频 rTMS 可能会降低运动皮质的兴奋性;而如果先用经颅直流电阴极刺激将运动皮质的兴奋性降低,之后进行高频 rTMS,引起的"兴奋性"效应会更加明显。也就是说,之前的神经元活动会调节随后的可塑性变化的能力,而这一主要的影响是关于稳态可塑性和突触再可塑性的过程。因此,当观察到完全相同的 rTMS 程序产生的生物学或临床效果发生较大变异性时,应考虑到和疾病相关的可塑性变化和正在服用的药物对皮质兴奋性基线水平的影响。此外,年龄、性别、激素水平、遗传因素,特别是基因差异也会影响 rTMS 的生物学效应和临床效果。

(二)产生长时程效应

从治疗和康复的角度来看,rTMS 的主要优势在于它引起的临床变化可以维持到刺激结束后,且远远超过刺激的持续时间。刺激停止后,对刺激引起的生化反应、组织结构、生理功能的改变有明显的后作用。这种后效应维持的时间会随着刺激数量的增加而增加,并且可能在 rTMS 治疗结束后持续数分钟到数小时,甚至数天。这样的后效应与从动物模型获得的数据类似,即重复的高频电刺激可引起长期的突触效能增强。

(三)诱发同步振荡

rTMS 可以与刺激激活的皮层环路中存在的自发振荡节律相互作用。这可能会引起基于皮质振荡与刺激模式之间相位同步的活动依赖性调节。脑电的同步振荡是脑功能区域整合或绑定的表现,脑高级功能的实现依赖于特定功能的多区域神经系统间进行不同层次的整合和协调来完成。神经网络的同步振荡是一种自发组织的、具有高度选择性的活动。从各种脑部疾病(比如帕金森病)的病理生理学可以发现,其大脑皮层和深层脑区结构之间的神经网络存在病理节律,而用 rTMS 这种闭环刺激技术调节这些节律可能是一种最有价值的治疗方法。rTMS 刺激特定脑区可以引起大脑皮质广泛性同步振荡,比如在皮质运动感觉区进行刺激,可激发广泛部位的高幅度同步振荡,且与刺激强度和刺激部位相关。rTMS 的这种刺激模式依赖的治疗效果至少在一定程度上来自于与皮质网络内一些变化的振荡之间的相互作用。

(四)产生局部和远隔效应

虽然使用常规的 8 字、圆形线圈进行刺激,只能作用到浅层大脑皮质,深度为 1.5~3cm,刺激范围为 2cm² 左右。但是通过与正电子发射计算机断层扫描、磁共振成像(magnetic resonance imaging,MRI)、脑电图的联合使用,发现 TMS 不仅对刺激的局部脑区有刺激作用,而且对刺激的远隔区域也刺激作用。因为大脑是基于广泛联系的功能整体,不同脑区是通过网络相互作用、相互联系的,一个脑区的激活会通过网络影响到与其相连的脑区甚至全脑。因此在分析 rTMS 这种脑刺激方式产生的效应时,应该采用脑刺激疗法的网络观,也就局部脑区受到刺激后,可以通过大脑网络对一些远隔区域甚至刺激的对侧也产生影响。

例如,有学者用功能磁共振成像(functional magnetic resonance imaging,fMRI)研究了健康人进行 rTMS 作用前后单侧手进行节律性运动时大脑的激活情况,刺激前,单侧手运动时对侧 M1 区、辅助运动区会有激活;如果对侧 M1 区进行低频 rTMS 后,手部再进行相同运动时,对侧 M1 区的激活下降,而辅助运动区,同侧 M1 区的激活增高;如果在对侧 M1 区进行高频 rTMS 后,手部再进行相同运动时,对侧 M1 区激活增高,而辅助运动区的激活减弱。这不但证明了低频或高频 rTMS 对局部的"抑制"或"兴奋"性效应,也证明了 rTMS 可以产生远隔效应。

另外,临床应用中使用常规的线圈无法作用到一些深部脑区,只能刺激到浅层皮质,但可以通过皮质区和皮质下区域的连接来调节皮质下区域的活性,从而影响到浅层皮质和一些脑区的功能连接。当然,刺激不同的皮质区,还可以通过大脑皮质和深部核团的联系,引起脑血流量、神经递质、激素、脑源性神经营养因子的变化,以及大脑基础活动频率、共振频率的变化,通过多种机制来调控神经功能。

四、经颅磁刺激疗法的治疗技术

(一)设备

目前 TMS 设备的输出频率范围在 1~100Hz,刺激线圈表面最大输出磁场强度为 3.5T 左右。电流的变化速率高达 170A/μs,在大脑皮质内产生的感应电场约为 150V/m。

1. 基本电路 TMS 设备的基本电路由主电路和刺激线圈组成。主电路包括充电电路、储能电容、脉冲整形电路以及可控硅开关几部分。刺激线圈内流过的电流大小和产生的磁场强度是由储能电容上的电压决定的,高压电源经整流后对储能电容充电,充电电压从零到数千伏,可调节。由开关控制输出电流是双相波还是单相波。

2. 刺激线圈 目前常用的线圈有圆形和 8 字形两种,线圈是 TMS 非常重要的配件,因为它会影响磁场的强度、深度、作用范围、聚焦特性等。线圈的刺激范围约 $2cm^2$,空间分辨率在 1cm 左右,使用时将线圈磁场最强的部位固定于刺激靶点后,线圈的平面要求与头皮呈相切位(图 8-12)。目前生产的磁刺激器和线圈在线圈表面可形成 1.5~2T 的磁场,如使用标准的 8 字形、圆形或双锥形线圈,在头皮下 1.5~3.0cm 的深度可激活皮质神经元。但是如果使用的强度低于 120%MT,刺激则不能在头皮下超过 2cm 的深度诱导直接激活。

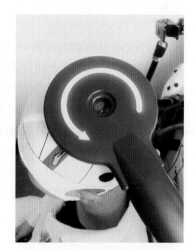

图 8-12 M1 区刺激时圆形线圈的摆放位置

(1)圆形线圈:是由一圈或多圈低电阻的纯铜线缠绕在一个平面的环形结构上形成的(图 8-13)。有各种尺寸,更大的直径可以直接刺激较深的大脑区域,且有一个广泛的作用半径(例如,当放置在头部顶点时,会产生双边效应),但聚焦性差。圆形线圈没有真正的焦点,磁场在毗邻线圈中心小圆孔边缘处最强,其周围的磁场强度都是相同的(图 8-14)。特点是刺激面积大、同等的输出刺激作用强、对定位的要求相对较低,适合于常规治疗。

(2)8 字形线圈:由两个相邻的电流方向相反的环形或 D 形线圈在同一平面上连接而成(图 8-15)。这个结构使两个回路交叉处的磁场增强,形成一个锥形体磁场,降低了峰值强度(图 8-16)。特点是聚焦性好、刺激范围小、刺激深度比较浅,一般用于精准刺激、定位要求严格的功能区制图等。8 字形线圈可相对集中地刺激线圈中心下的浅层皮质,当 TMS 在颅内诱导的电流垂直于中央沟时,对初级运动皮质的刺激最强,可以优先激活皮质间的突触联系。因此使用 8 字形线圈刺激手部 M1 区时,手柄应与矢状面呈 45°,这样在颅内产生的感应电流方向正好垂直于中央沟。

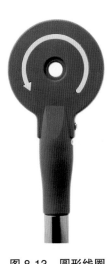

图 8-13　圆形线圈

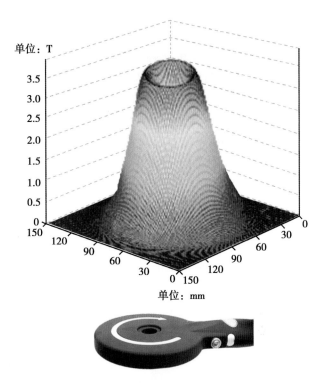

图 8-14　圆形线圈磁场强度矢量分布图

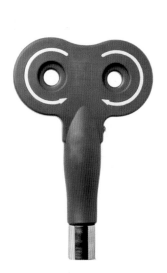

图 8-15　8 字形线圈

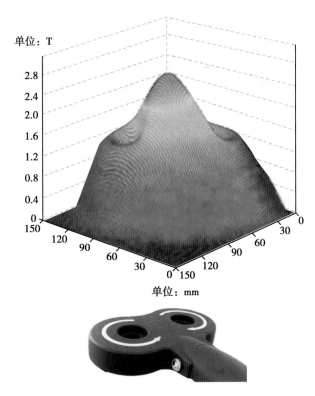

图 8-16　8 字形线圈磁场强度矢量分布图

（3）双锥形线圈：由 2 个相邻的电流方向相反的大圆形线圈组成，夹角为 95°（图 8-17）。这种大线圈能够产生更强的电场，可以刺激到更深的脑区，但聚焦性较 8 字形线圈差。适用于深部脑区的刺激，例如位于大脑纵裂内的支配盆底肌和下肢肌肉的运动皮质，也可用于刺激小脑和进行脊髓手术监控。但是由于其外形的限制，不适合刺激额叶、颞叶、外周神经根，且当刺激深部脑区时，需要使用较大的强度，可能会引起一些不适。

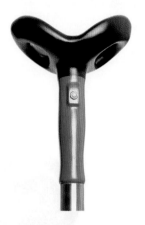

图 8-17　双锥形线圈

（4）深部刺激线圈：用于刺激较深的脑区，称为 H- 线圈，已经在人体试验中进行了测试。外形像一排排粗导线编织的围绕整个头颅的头盔，由许多与头颅弧度相近的平行导线通过三维方向的直角弯折形成线圈，使得环绕导线的磁场向量能够在三维空间向需要刺激的部位重叠相加（图 8-18）。H- 线圈比传统线圈更大，以降低聚焦性为代价，来减小随距离增加的电场衰减率，因此适用于较深的大脑结构的相对非聚焦刺激。使用 H- 线圈进行相对高强度（120% MT）和高频率（20Hz）刺激的安全性已经被评估，在欧洲已被批准使用。

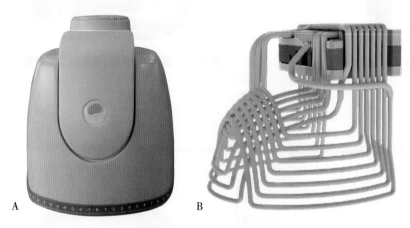

图 8-18　H- 线圈及其内部导线分布
A：H- 线圈；B：H- 线圈内部导线分布

（二）定位方法

1. 根据功能反应定位　通过刺激的脑区和功能反应之间的联系来进行定位。主要适用于运动皮质区的定位。刺激不同的运动皮质区，在相应的靶肌肉上可记录 MEP，通过 MEP 的波幅来准确定位对应的运动皮质区，能够引发对侧靶肌肉最大 MEP 波幅的位置为"运动热点"，即为 TMS 的最佳刺激靶点。当然，对于其他非运动脑区比如语言功能区、视空间注意功能区、体感功能区、视觉功能区，也可以根据功能反应定位。方法是通过 TMS "虚拟损伤"特定的脑区，使局部的神经功能短暂关闭，根据引起的反应可以显示特定脑区和特定功能的因果关系。但是这项技术目前还不是非常成熟，而且必须综合应用各种功能性成像技术。

2. 根据解剖部位定位　使用国际脑电图 10-20 电极分布系统的定位帽或头颅标志定位（图 8-19）。这个电极分布系统是以鼻根、枕骨粗隆和耳前凹的解剖标志为基础，在头皮表面

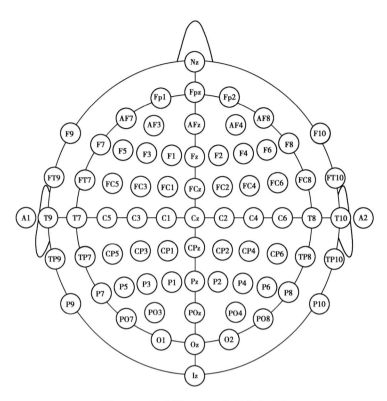

图 8-19 脑电图 10-20 电极分布系统

确定两条线：一条为鼻根至枕骨粗隆的前后连线，另一条为双侧耳前凹之间的左右连线，两条连线在头顶的交点为 Cz 点。给受试者戴定位帽时要将帽子上的前后连线、左右连线、Cz 点和受试者的解剖标志对应。10-20 电极分布系统的定位帽上标记了相应的脑区，比如手部 M1 区是 C3、C4；Broca 区是 Fz 与 T7 连线和 Cz 与 F7 连线的交点；Wernicke 区是 CP5；背外侧前额叶皮质（dorsolateral prefrontal cortex，DLPFC）是 F3、F4；顶叶后部是 P3、P4 等。当然也有根据脑电图 10-20 系统制作的定位帽，上面有常用的刺激脑区定位，且将整个 M1 区的位置做了标记（图 8-20）。

3. 根据功能反应和解剖部位结合定位 DLPFC 可用功能反应和解剖部位结合进行定位，即用 TMS 在手部 M1 区诱发第一背侧骨间肌或拇短展肌的 MEP，找到手部 M1 区的定位，手部 M1 区前移 5cm 就是 DLPFC。

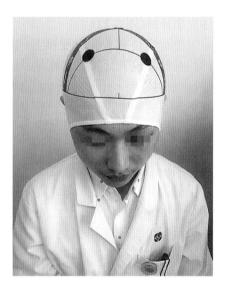

图 8-20 根据脑电图 10-20 系统制作的定位帽

4. 立体无框架光学跟踪磁共振成像导航系统定位 以上几种定位的方法是目前常用的方法，优点是操作方便，但是没有考虑到不同个体大脑结构和外形存在的差异，其刺激的目标是在头皮上确定的（图 8-21），而这种基于比例的目标并不是一个"真正的"皮质目标。

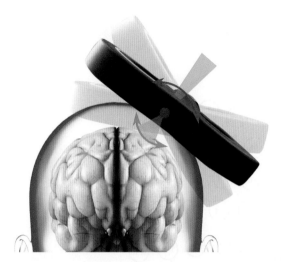

图 8-21 头皮目标

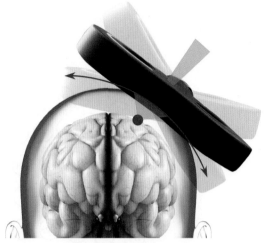

图 8-22 皮质目标

TMS 的本质是对大脑功能区进行刺激,在大脑皮层中设置目标会更加精准。精准定位则需要使用立体无框架光学跟踪 MRI 导航系统,该系统最大的优点是可以在大脑皮质中设置目标,目标可以从多个头皮位置到达,尽管某个位置比其他位置更理想。基于皮质的目标将能有效避免线圈在头皮位置上的细微误差,因为导航系统将始终显示线圈的最佳倾斜度,以确保到达皮质目标(图 8-22)。

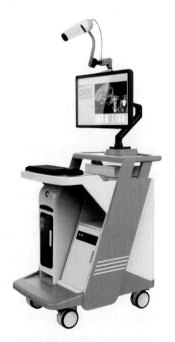

图 8-23 立体无框架光学跟踪 MRI 导航系统

进行定位前首先对受试者的脑部进行 MRI 扫描,将 MRI 的扫描结果输入计算机工作站,确定目标区域后,用指针对准目标点,可以显示出从矢状位、冠状位、水平位的三维坐标及其到刺激点的距离,再将这些坐标距离输入定位系统中,进行受试者与自身 MRI 影像的匹配。光学导航系统支架上配备 3 个摄像头,通过远红外灯检测位置,自动计算目标物与支架之间的空间距离。当至少 3 个远红外灯光线落在受试者头部时,跟踪系统就可以计算出头部的实际位置,并转换成三维坐标。当同一个摄像头的另外 3 个红外线灯光线落在刺激线圈上时,可以显示刺激线圈的实际位置,使得刺激线圈和头部都在同一个参考系统内,就可以完成功能区定位(图 8-23)。这种方法是一种比较精准的个体化定位,误差约 2mm,刺激过程中还可以实时监测线圈和头部的相对位置,但是操作比较麻烦,成本较高。

5. 机器人无框架导航系统定位 在刺激过程中,如果受试者头部移动会造成刺激部位的变动,使用机器人定位系统可以很好地避免受试者头部移动造成的误差。立体无框架光学跟踪 MRI 导航定位系统是手持刺激线圈进行定位,而机器人定位不用人工操作,在系统中设置好刺激点后,机器人自动控制线圈,根据程序进行定位、跟踪、监视,并自动调节线圈的最佳位置(图 8-24)。刺激过程中如果头部有移动,机器人会移动再次进行定位。

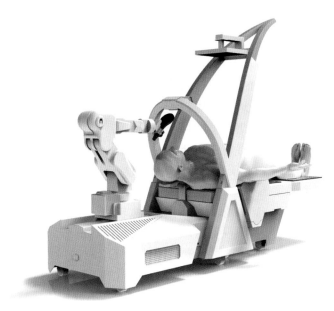

图 8-24 机器人无框架导航系统

(三) 刺激参数

TMS 的刺激参数很多,其中最重要的参数为频率、强度、串时程、串间歇、总脉冲数等,不同的刺激参数组合可能产生不同的治疗效果。

1. 频率 频率是指每秒输出的磁刺激脉冲数。如果采用间歇刺激,rTMS 的频率是指脉冲串内每秒输出的磁刺激脉冲数。《安全指南》规定了目前 rTMS 安全频率范围是≤25Hz。TBS 的频率有两个,丛内频率一般是 50Hz 或更高,丛外频率一般是 5Hz。

2. 强度 强度是指刺激时线圈表面产生的磁感应强度(T),而实际应用中是以 MT 的 100% 作为基本单位,《安全指南》规定 rTMS 的强度安全范围是≤130%MT,临床上用得比较多的是 80%~120%MT。TBS 的丛内频率较高,因此刺激时要减少脉冲数和强度,常规方案的脉冲数是 600 个,80%aMT。目前几乎所有的 TMS 研究,即使不是刺激运动皮质区,强度的设定都是基于 MT。因为癫痫的发作阈值在正常人中有很大差异,为了避免癫痫发作,不管刺激哪个脑区,治疗前每个受试者都要在运动皮质区进行个体敏感度的测量,即进行 MT 测定。这主要是由于除了运动皮质区,其他皮质区很难产生容易观察到的效应。MT 可以作为一般皮质兴奋性的相对标准,是测量个体敏感度最可靠的指标,这种做法也是基于除运动皮质以外的其他皮质区对 MT 的反应是相似的假设。文献中如果没有特殊说明,使用的 MT 就是 rMT,即在肌肉静息状态下测得的 MT,如果是在肌肉轻微等长收缩的情况下测得的 MT 则为 aMT。MT 测定中靶肌肉一般选择手部的第一背侧骨间肌或拇短展肌(图 8-25),因为手部肌肉的 MT 最小,而前臂、躯干、小腿肌的 MT 较高,这种差异主要是基于皮质 - 运动神经

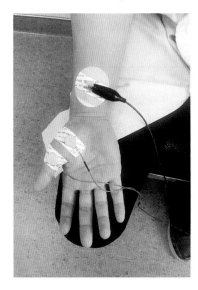

图 8-25 拇短展肌测量 MEP 电极放置

元投射的密度,手部皮质 - 运动神经元投射的密度最高。

(1) 运动阈值的测定

1) 静息运动阈值的测定:将电极置于受试者靶肌肉上,肌肉完全放松,在支配该肌肉的 M1 区给予较大强度的单次 TMS,待记录到波形、潜伏期基本稳定的 MEP 后,逐渐降低刺激强度,直到 10 次连续刺激中至少有 5 次能引发对侧靶肌肉 MEP 波幅 >50μV 的最小刺激强度为 rMT,是以磁刺激仪最大输出强度的百分比表示的。

2) 活动运动阈值的测定:将电极置于受试者靶肌肉上,靶肌肉保持 10% 最大等长收缩,在支配该肌肉的 M1 区给予较大强度的单次 TMS,待记录到波形、潜伏期基本稳定的 MEP 后,逐渐降低刺激强度,直到 10 次连续刺激中至少有 5 次能引发对侧靶肌肉 MEP 波幅 >200μV 的最小刺激强度为 aMT,是以磁刺激仪最大输出强度的百分比表示的。

(2) 光幻阈值的测定:当刺激视觉区域时,光幻阈值(phosphene threshold,PT)更适合于个体化刺激的强度设定,PT 是在对侧视觉区中诱导光幻觉的最小磁刺激强度。PT 是一种精神物理测量,一般用于精神科患者,与 MT 无关。虽然 MT 可以很容易地在绝大多数的受试者中确定,但是有一半的受试者检测不出 PT,而且常常需要使用双脉冲刺激。

3. 串时程　串时程是每一段串刺激的持续时间,也称为脉冲持续时间,单位为秒。低频 rTMS 安全性较高,可以连续刺激,即没有间歇,这种情况下串时程就等于总的刺激时间。cTBS 没有间歇,串时程也等于总的刺激时间。而如果低频 rTMS 中间有间歇,或使用高频 rTMS 或 iTBS,串时程就是每一个脉冲串从刺激开始到刺激结束的时间。

4. 串间歇　串间歇是相邻两段串刺激之间的间歇时间,即无输出刺激的时间,单位为秒。当使用及间歇低频 rTMS、高频 rTMS 或 iTBS 时,串间歇就是前一个脉冲串从刺激结束到下一个脉冲串刺激开始的时间。

5. 刺激参数安全范围

(1) 重复经颅磁刺激参数的安全范围:《安全指南》对 rTMS 频率、强度的安全范围做了限定,而且对频率、强度与串时程、串间歇组合的安全范围也做了规定,见表 8-1。在刺激强度和频率固定的情况下,rTMS 最大串时程不应超过表 8-1 下半部分所列的范围,最短串间歇不应短于表 8-1 上半部分所列的范围。

表 8-1　rTMS 频率、强度、串时程、串间歇多参数组合的安全范围

串间歇 / ms	刺激强度 /%MT						
	100%		105%		110%		120%
5 000	安全		安全		安全		资料不足
1 000	不安全		不安全		不安全		不安全
250	不安全		不安全		不安全		不安全
频率 /Hz	100%		110%		120%		130%
	串时程(s)	脉冲数(个)	串时程(s)	脉冲数(个)	串时程(s)	脉冲数(个)	串时程(s)	脉冲数(个)
1	>270	>270	>270	>270	>180	>180	50	50
5	10	50	10	50	10	50	10	50
10	5	50	5	50	3.2	32	2.2	22
20	1.5	30	1.2	24	0.8	16	0.4	8
25	1	25	0.7	17	0.3	7	0.2	5

　　总的来说,频率越高、强度越大则风险越大;为了安全起见,相应的串时程就越短、串间歇就越长。TMS 最大的风险是诱发癫痫,癫痫样棘波后放电与癫痫发作密切相关。电刺激各部分脑区会发现,在运动皮质区引发癫痫样棘波后放电的阈值最低,因此一般来说运动皮质区的兴奋性最高,引起癫痫发作的阈值最低。目前《安全指南》的刺激参数安全范围是基于运动皮质区制定的,因此可以认为这个安全范围同样适用于其他脑区,且几十年的 rTMS 临床应用也没有发现刺激非运动皮质区发生严重副作用。当然,有必要扩大这些调查,并提供更详细的指导方针,特别是对于非运动皮质区的刺激。

　　(2) θ 爆发刺激参数的安全范围:TBS 在临床和科研方面的应用越来越多,它的丛内频率≥50Hz,已经突破了 25Hz 的 rTMS 频率安全范围。关于 TBS 安全性相关的资料很少,目前只有一个研究明确指出了 TBS 的安全性,24 名健康受试者在左侧 DLPFC 和内侧前额皮质接受 TBS,未发现严重不良反应。总的来说,TBS 也是安全的,虽然目前《安全指南》无法明确安全的刺激参数,仅将目前已发表的应用于正常受试者的且未发现明显副作用的参数做了汇总,见表 8-2。

表 8-2　已发表的应用于正常受试者的 TBS 参数

来源	丛内脉冲数	总脉冲数/个	刺激强度	刺激部位
传统 cTBS(Huang,2005)	3 个脉冲 50Hz,重复频率 5Hz	600	80%aMT	运动皮质,前额皮质
Nyffeler,et al. 2006[a]	3 个脉冲 30Hz,重复频率 10Hz	200	80%rMT	前额眶区
传统 iTBS(Huang,2005)	3 个脉冲 50Hz,重复频率 5Hz,串时程 2s	600	80%aMT	运动皮质,前额皮质

[a] 在第 5、15、60、75min 重复进行了 TBS

　　基于安全性的考虑,即使在正常受试者中,TBS 还有几个需要注意的问题:

　　1) 总脉冲数:常规的 TBS 方案总脉冲数是 600 个,但目前已有报道认为刺激 900 个脉冲也是安全的。

　　2) 两次治疗的时间间隔:6 名健康受试者在间隔 15min 安全重复地进行了 TBS。

　　3) 刺激强度:多数文献使用的强度为 80% aMT,现在也有使用 80% rMT 的强度刺激前额叶的报道,未发现出现安全问题,但需要进一步验证。

　　4) 累积性副作用:如每日或每周应用 TBS 进行治疗,其安全的频次需要进一步验证。

　　(四) 操作方法(ER8-1)

　　1. 治疗前,取下患者身上任何可能接触线圈的铁磁物品,包括手表、银行卡、钥匙、手机、义齿等。

　　2. 患者取坐位或半卧位,最好使用专门的定位椅,可以固定头部。

　　3. 患者需戴耳塞以降低噪声。

　　4. 治疗前首先进行 MEP 检测,以确定每个人的 rMT 或 aMT。

　　5. 根据治疗需要,确定刺激的脑区,线圈与患者颅骨表面相切,将线圈磁场强度最强的部分置于刺激部位,8 字形线圈需注意手柄的角度。

　　6. 设置好刺激参数后,点击磁刺激"开始"按键,开始治疗。

　　7. 刺激结束,关闭仪器,检查患者有无不适反应。

ER8-1　经颅磁刺激治疗

（五）注意事项

1. 治疗过程中给患者戴耳塞，预防听觉受损。

2. 如出现头痛、恶心等副作用，可减少刺激量和治疗时间。

3. 万一诱发癫痫，立即停止治疗，及时处理。一般不用抗癫痫药物，可自行恢复。

4. 有些患者由于脑部疾病、服用药物、解剖生理等因素，测不出 MEP，无法确定 MT，可以参照该设备和线圈所测得的正常受试者或患者的平均 MT。

5. MT 是以所用磁刺激器最大磁场强度的百分比表示的，且刺激波形和电流方向对 MT 也有重要影响。因此，如使用不同的设备或使用不同的刺激线圈，需要重新测量 MT。

五、经颅磁刺激疗法的临床应用及适应证

2014 年国际临床神经生理学联盟颁布了《基于循证医学的 rTMS 治疗指南》，基于目前的一些临床疗效证据对 TMS 的应用做了总结归纳。指南分三个等级进行了推荐：①明确有效（A 级推荐）：神经病理性疼痛（高频 rTMS、疼痛侧对侧 M1 区）、抑郁症（高频 rTMS、左侧 DLPFC）；②很可能有效（B 级推荐）：帕金森病抑郁症状（高频 rTMS，左侧 DLPFC）、脑卒中慢性期运动功能障碍（低频 rTMS，对侧 M1 区）、抑郁症（低频 rTMS，右侧 DLPFC）、抑郁症药物治疗的补充治疗（高频 rTMS，左侧 DLPFC 或低频 rTMS，右侧 DLPFC）、精神分裂症的阴性症状（高频 rTMS，左侧 DLPFC）；③可能有效（C 级推荐）：复杂性区域性疼痛综合征 I 型（高频 rTMS，疼痛侧对侧 M1 区）、帕金森病（高频 rTMS，双侧 M1 区）、脑卒中亚急性期运动功能障碍（低频 rTMS，对侧 M1 区）、脑卒中亚急性或慢性期运动功能功能障碍（高频 rTMS，患侧 M1 区）、偏侧忽略（cTBS，左侧后顶叶）、癫痫（低频 rTMS，癫痫灶）、耳鸣（单列 TBS 或低频 rTMS，对侧听觉皮质；多列低频 rTMS，左侧或对侧颞顶皮质）、增加抗抑郁药的疗效（高频 rTMS，左侧 DLPFC 或低频 rTMS，右侧 DLPFC）、创伤后应激障碍（高频 rTMS，右侧 DLPFC）、幻听（低频 rTMS，左侧颞顶皮质）、对香烟的渴求和消耗量（高频 rTMS，左侧 DLPFC）。

当然，TMS 临床应用远不止这些，比如治疗脑卒中后失语症、吞咽功能障碍、阿尔茨海默病、意识障碍等，之所以有很多临床应用还没有被推荐，并不是已经证明这些疾病使用 rTMS 治疗是无效的，而是因为目前为止的研究较少，还没有足够的证据证明其有效性，将来需要进一步的大样本随机对照研究。下面将对一些康复科常见疾病的临床应用作一简单介绍。

（一）抑郁症

神经影像学研究显示 DLPFC 与边缘结构脑区高度相关，在抑郁症和情绪调节中起着重要的作用。抑郁症患者左右半球皮质呈不对称兴奋：左侧额叶（prefrontal cortex，PFC）糖代谢水平下降、局部血流灌注降低、左侧 DLPFC 的神经活动减少；而右侧 DLPFC 的脑血流和代谢增高、神经活动增加。研究发现病灶在左侧 PFC 前区包括左侧 DLPFC 和皮质下区域的脑卒中患者，抑郁症的发病率明显增高。而且左侧 DLPFC 与正性情绪的产生和调节相关，右侧 DLPFC 与负性情绪的产生和调节相关。因此抑郁症患者两侧 DLPFC 在情绪调节中发挥的功能存在不对称性，表现为左侧 DLPFC 的功能下降，右侧 DLPFC 的功能增强。基于这个机制，治疗时可通过高频 rTMS 作用于左侧 DLPFC 使局部的神经元活动增强，或低频 rTMS 作用于右侧 DLPFC 使局部的神经元活动减弱，来改善抑郁症状。当然，rTMS 也可能通过与抗抑郁药的协同作用，以及增加边缘系统和纹状体多巴胺的释放来治疗抑郁症。

美国食品药品管理局（Food and Drug Administration，FDA）批准了作用于 PFC 的 TMS 用于治疗对抗抑郁药应答不佳的成人重度抑郁症患者，推荐疗程为每天 1 次、连续治疗至少

4~6周(20~30次)。目前的指南认为高频rTMS作用于左侧DLPFC效果最好,低频rTMS作用于右侧DLPFC也可能有效。美国临床经颅刺激学会也发布了TMS治疗重度抑郁证的共识建议:①对于临床诊断符合《精神障碍诊断与统计手册》(第五版)定义的重度抑郁症患者,单次或反复发作;或抗抑郁药物治疗无效,或对药物不耐受的患者,推荐TMS治疗作为缓解抑郁症状的急性期治疗手段;②急性期使用TMS治疗有效的患者在抑郁症复发时,TMS可作为后续治疗的选择;③TMS治疗可单独使用或结合抗抑郁药或其他精神科药物治疗;④急性期使用TMS治疗应答良好的患者,可将TMS治疗作为继续或维持治疗的手段;⑤对于初次接受TMS治疗应答良好的患者,再次复发可考虑TMS治疗。

(二) 神经病理性疼痛

植入性的硬膜外运动皮层刺激(epidural motor cortex stimulation,EMCS)疗法在1990年被首次提出用于耐药性神经病理性疼痛的治疗,它可以直接接触靶点神经元,进行持续性治疗,对大约50%的患者有效,但其确切机制未明。但因为是侵入性治疗,价格高、应用受到限制,所以也促进了rTMS的发展。运动皮层的rTMS可以再现EMCS的镇痛特性,为后续的植入刺激选择候选对象,以便更好地了解EMCS镇痛作用的机制。

治疗指南认为高频rTMS作用于疼痛侧对侧M1区可以显著改善神经病理性疼痛。但不同类型的神经性病理性疼痛对rTMS是否有不同的应答尚不清楚,因为rTMS对中枢和外周的各种神经性疼痛症状均有阳性结果。其可能的镇痛机制包括:①提高M1区的皮质兴奋性,影响疼痛传递通路;②调节皮质内抑制性神经递质和兴奋性谷氨酸能神经递质的平衡;③改善与疼痛相关区域神经中枢的血流和代谢;④通过皮质-丘脑环路兴奋丘脑,抑制痛觉信号传递;⑤激活内源性阿片类物质相关的广泛大脑网络系统。

目前主要的问题是每日重复进行rTMS治疗可能是有效果的,但缺乏维持长期效应的疗程推荐。另一个问题是如何对M1区进行精准刺激,研究表明M1区受到一个与半球中线平行的8字形线圈的刺激(后前位或前后位)效果更好。这是基于刺激与中央前回表面相切的表面纤维可产生镇痛效应。然而,这就需要导航才能更精确定位。

当然,DLPFC也可作为另一个值得研究的刺激靶点,刺激DLPFC后慢性神经痛患者温度觉阈值增高。且DLPFC作为rTMS的刺激靶点用于治疗抑郁症的有效性已经被证实,而抑郁症和慢性疼痛之间亦存在密切关系。

(三) 脑卒中

1. 运动功能障碍

(1) 亚急性期:正常状态下大脑双侧半球皮质存在一种程度相似的经胼胝体的相互抑制,即半球间抑制(interhemispheric inhibition,IHI)。脑卒中后会出现IHI的失衡,表现为患侧M1区的兴奋性降低和对侧(非受累侧)M1区的兴奋性增高。但是也有研究表明,在亚急性期,虽然对侧M1区的兴奋性较患侧M1区的兴奋性高,但还是低于正常受试者的水平。且两侧半球的兴奋性从亚急性期进展到慢性期均呈上升趋势。因此,脑卒中亚急性期运动功能的恢复可能更倾向于代偿模型,即病灶周围残留脑区、对侧半球对功能的代偿。目前的研究结果认为低频rTMS作用于对侧M1区或高频rTMS作用于患侧M1区对脑卒中亚急性期运动功能障碍可能有效。而在亚急性期低频rTMS作用于对侧M1区不如在慢性期的推荐级别高,可能就是由于亚急性期对侧M1区的兴奋性是否增高是未知数,即在亚急性期到底是代偿模型还是IHI模型占优势并不明确。

(2) 慢性期:脑卒中慢性期运动功能恢复主要基于IHI理论,该理论认为脑卒中的患侧半球 M1 区兴奋性降低是因为受到"双重障碍"：①本身的损伤；②对侧半球过多的抑制。偏瘫侧肢体运动时，如果对侧 M1 区对患侧 M1 区的半球间抑制异常增高，将会影响偏瘫肢体运动功能的恢复。因此，脑卒中慢性期运动功能障碍推荐低频 rTMS 作用于对侧 M1 区来降低对侧 M1 区的兴奋性，或高频 rTMS 作用于患侧 M1 区来提高患侧 M1 区的兴奋性，进而调节脑卒中后双侧半球的兴奋性失衡。目前的研究支持低频 rTMS 作用于对侧 M1 区可能有效且效果更好。另外，低频 rTMS 作用于对侧 M1 区还有风险低、耐受性好的优势。患侧高频 rTMS 有一些不利因素：①患侧半球已经发生解剖功能学上的改变，如不结合 MRI 定位会导致定位不精确；②患侧高频 rTMS 治疗时使用的刺激强度一般是依据对侧半球的 MT，对于患侧半球来说可能强度过低，但加大强度会有一定的风险。

当然，在脑卒中运动功能障碍的治疗过程中，不仅仅要根据病程，还要参考患侧半球的结构保留度，即神经通路和连接所保留的程度。结构保留度高的患者倾向于 IHI 模型，采用低频 rTMS 作用于对侧 M1 区可能效果好；而结构保留度低的患者倾向于代偿模型，采用高频 rTMS 作用于患侧 M1 区可能效果好。

治疗时还需要注意 8 字形线圈和圆形线圈的作用深度问题，由于其作用深度有限，只能刺激到上肢的 M1 区，所以如果使用这两种线圈只能用于脑卒中患者上肢运动功能的康复；而如果需要促进脑卒中患者下肢运动功能的康复需要刺激下肢的 M1 区，而下肢体 M1 区在大脑纵裂的深部，需要使用深部刺激线圈才可以作用到。

2. 失语症　功能性影像学研究显示，右侧 Broca 镜像区的激活会增加其对左侧 Broca 区的经胼胝体抑制，与语言功能的恢复不佳有关；而左侧半球语言网络的重新激活与语言恢复的质量有关。因此，目前多数研究是将低频 rTMS 作用于右侧 Broca 镜像区，即位于额下回顶端的 Brodmann45 区。其作用机制是通过降低右侧 Broca 镜像区皮质的兴奋性，抑制右侧 Broca 镜像区的过度激活，从而减轻对左侧受损皮质区域的半球间抑制，提高左侧 Broca 区的激活状态，促进左侧语言优势半球的功能重建，促进失语症患者语言功能的恢复。且有研究表明 rTMS 和语言训练结合可能会有协同效应。

有少量研究报道高频 rTMS 作用于左侧 Broca 区能够提高失语症患者的语言功能。也有研究发现将 cTBS 作用于左侧 Broca 区和 iTBS 作用于右侧 Broca 镜像区结合也能取得较好的效果。高频 rTMS 作用于病灶侧半球以及双侧半球刺激的潜在累积或协同效应值得进一步研究。当然对于不同类型、不同病程的失语症，rTMS 的方案目前没有个体化设置，因此 rTMS 产生的效应是否不同也缺乏证据支持。比如流畅性 Wernicke 失语，其刺激目标理论上应该是颞上回。

3. 吞咽功能障碍　吞咽是一个复杂的过程，需要多个皮质区的参与。双侧半球吞咽运动皮质中枢形成一个广泛的神经网络，并发出下行纤维到延髓吞咽中枢，激活延髓的吞咽运动神经元。新近的研究发现，正常的吞咽不需要双侧皮质吞咽中枢支配脑干，而主要是取决于支配脑干吞咽中枢的皮质内支配咽部的神经元的数量。目前普遍认为吞咽肌是受双侧大脑支配的，且两侧大脑在吞咽活动中的调节作用是不对称的，存在优势半球，当吞咽的优势半球受到损伤，吞咽运动皮质的兴奋性降低时，支配脑干吞咽中枢的皮质内支配咽部的神经元数量减少，单侧脑卒中患者出现吞咽障碍。

脑卒中后吞咽障碍和脑重塑的研究发现，吞咽功能的恢复依赖于大脑皮质重组的补偿性策略，且主要是依赖于非受累侧半球吞咽运动皮质的功能重塑。有研究证明吞咽功能恢复良好的患者非受累侧半球吞咽运动皮质的兴奋性增加，吞咽运动皮质的代表区范围明显增大;而吞咽功能恢复不佳或本身吞咽功能正常的患者则没有明显改变;且无论患者吞咽功能是否恢复,其患侧半球吞咽运动皮质的兴奋性和代表区范围都无明显改变。但也有部分研究认为促进患侧半球周围未损伤运动皮质的可塑性也有利于吞咽功能的恢复。鉴于目前吞咽功能恢复的脑机制,多数研究是将高频 rTMS 作用于非受累侧或患侧吞咽运动皮质区,或高频 rTMS 作用于双侧吞咽运动皮质区来提高两侧吞咽运动皮质的兴奋性,从而改善吞咽功能。也有少部分研究将低频 rTMS 作用于非受累侧吞咽运动皮质区取得了肯定的效果,其原理的解释主要是基于 IHI 的理论,认为非受累侧吞咽运动皮质区兴奋性过高反而会增强对患侧吞咽运动皮质区的抑制。

关于 rTMS 对吞咽障碍的治疗之所以目前刺激方案差异较大,且研究结果不一致,可能是由于以下两点原因:①吞咽功能恢复的脑机制存在争议;②吞咽动作涉及的脑区众多,很多研究的刺激位点差异较大,包括下颌舌骨肌、咽肌、食管肌的运动皮质代表区等。

4. 偏侧忽略　右侧后顶叶和颞顶回发生损伤的脑卒中患者易出现偏侧忽略,右后顶叶皮质的破坏是偏侧忽略主要的发病机制。其原因可能是右侧半球有双侧的空间代表区,可以同时注意来自双侧空间的刺激;而左侧半球只有对侧的空间代表区,仅注意来自对侧(右侧)空间的刺激。因此,右侧半球被认为是空间注意控制的优势半球。当优势半球损伤后,本身就造成对左侧空间信息定向能力的降低;同时由于对左侧半球的抑制也降低,使左侧半球对右侧空间注意的趋势扩大,患者无法注意来自左侧空间的刺激。因此,rTMS 治疗偏侧忽略就是基于这一理论,指南推荐将 cTBS 作用于左侧后顶叶,抑制左侧后顶叶的过度激活,从而改善偏侧忽略。当然,也可以选择同样有抑制效应的低频 rTMS。目前应用兴奋性的高频 rTMS 直接作用于右侧后顶叶来改善偏侧忽略的研究相对较少。

综上所述,未来需要大样本的随机对照研究来验证 TMS 在脑卒中康复中的有效性。对于脑卒中康复的 TMS 治疗,急性期在损伤部位应用兴奋性刺激(高频 rTMS、iTBS)的安全问题应当引起注意,特别需要评估是否有癫痫发作的风险,当然对于慢性期患者也应考虑这一问题。然而,即使在非受累侧半球应用抑制性刺激(低频 rTMS、cTBS)也不能完全避免风险,因为它会间接地增加病变半球的兴奋性。而且使用抑制性刺激来减少非受累侧半球的过度活跃,也需要谨慎地应用,因为在某些情况下过度活跃也可能是适应性的,反而有利于功能的恢复。所以实际应用 TMS 技术时要综合病变类型、范围、病程等制定个体化方案,且在治疗前后要做好评估,注意观察,根据患者的情况及时调整方案。此外,在脑卒中患者中利用 MRI 导航系统对刺激靶点进行精准定位可能会更有益处。

六、经颅磁刺激疗法的禁忌证及慎用范围

(一) 禁忌证

1. 靠近线圈刺激部位有金属或电子仪器　如颅内有电子耳蜗、脉冲发生器、医疗泵等金属或电子仪器,则不能进行 TMS,因为在高强度的磁场作用下,这些设备有被损坏的风险。

2. 需要刺激的部位有颅骨缺损　颅骨缺损区脑组织没有有效的保护,容易出现血液循环、颅内压的改变,进行 TMS 风险较大,易引起疼痛、不适,且无法进行准确的脑区定位。

3. 植入心脏起搏器者　TMS 的磁场可能会干扰仪器的工作,造成危险。

(二) 慎用范围

1. 以下情况都有诱导癫痫发作的风险或不确定的风险,操作时应谨慎考虑:

(1) 与刺激方案相关:①任何新颖的未经安全检测的刺激模式(非常规的 rTMS 方案、非

8 字形、圆形等常规的线圈、非双向脉冲波);②刺激之前进行过预处理;③多个脑区的同时刺激;④延长 PAS 的刺激时间;⑤ rTMS 的刺激参数组合(强度、频率、串时程、串间歇)超过《安全指南》规定的范围。

(2) 与疾病或患者的情况相关:①有癫痫病史者(未接受过治疗或有过发作)或正在接受抗癫痫治疗者;②脑外伤、脑肿瘤、脑炎、脑血管病、脑代谢疾病,即使没有癫痫发作史,但未服用抗癫痫药物预防癫痫发作者;②服用的药物可降低癫痫发作阈值,且未服用抗癫痫药物以预防癫痫发作者;③睡眠不足、醉酒。

2. 其他不确定因素

(1) 妊娠:磁场衰减得很快,一般来说不会直接对胎儿造成影响,目前有孕妇接受 rTMS 成功治疗抑郁症的报道,而且没有对儿童造成副作用的报道。然而,保守的观念认为孕妇使用 rTMS 治疗需要权衡风险 / 利益比。且对于孕妇,应避免用 TMS 直接刺激腰椎。TMS 操作人员如果是孕妇,与刺激线圈至少需保持 0.7m 的距离。

(2) 儿童:目前的研究报道单脉冲和 ppTMS 对 2 岁及以上的儿童是安全的。对于 2 岁以下的儿童,是否会对听力造成影响尚无安全性的数据。新生儿外耳道的口径小、长度短,2 岁前较小的外耳道体积会导致更高的共振频率,理论上可能增加高振幅和高频噪声对听觉造成损伤的敏感性,因此需要特殊的听力安全保护。从出生到大约 18 个月,大多数孩子的囟门未闭合,放置线圈刺激时应避免机械损伤。此外,还应考虑开放的囟门对感应电场分布的潜在影响。新生儿大脑与大龄儿童相比,皮质的兴奋性明显增高,癫痫发作的风险更高,且在非常年幼的儿童中 MT 会更高,这可能等同于增加对未成熟大脑的磁刺激强度。因此,尤其在新生儿中,应考虑 TMS 诱发癫痫发作的风险和可能引起的兴奋性毒性损伤。儿童一般不应被作为 rTMS 的研究对象,除非对于难治性癫痫或特殊的精神疾病。

(3) 严重或近期心脏病患者:接受 rTMS 后可能会有心率增加和血压升高的自主神经反应,可能与受试者对刺激的不适程度密切相关或与非特异觉醒反应相关。

七、案例分析

病史:患者徐某,男性,65 岁。"右侧肢体活动不利 5 个月余"入院。5 个月前头颅 CT 示左侧额颞交界区、基底节区、小脑半球多发性脑梗死。

诊断:脑梗死。

评估:言语欠流利,听理解差,复述可,西部失语症成套测验(WAB)评分 53.2 分,经皮质运动性失语,坐位平衡 3 级,站立平衡 2 级,右侧 Brunnstrom 评分(上肢 - 手 - 下肢):Ⅱ-Ⅱ-Ⅲ级,ADL55 分。

目前主要康复问题:①右侧偏瘫;②言语障碍;③站立平衡障碍;④日常生活活动大部分障碍。

康复目标:①改善右侧肢体功能;②站立平衡 3 级;③改善语言功能障碍;④提高日常生活活动能力。

治疗方案:该患者属于脑卒中的慢性期,除进行常规的运动训练和 ADL 能力训练外,可以考虑用 rTMS 改善上肢功能和语言功能。在脑卒中的慢性期,非受累侧半球 M1 区和 Broca 镜像区的兴奋性可能会增高,而且根据 IHI 的理论,非受累侧半球 M1 区和语言镜像区激活的增高,反而不利于偏瘫侧上肢和语言功能的康复。①上肢功能康复 rTMS 处方:低频 rTMS(1Hz,90%MT,串时程 8s,串间歇 2s,脉冲总数 960 个)作用于该患者右侧 M1 区或高频

rTMS(10Hz,90%MT,串时程 1.5s,串间歇 10s,脉冲总数 1 560 个)作用于该患者左侧 M1 区。②语言功能康复 rTMS 处方:低频 rTMS(1Hz,90%MT,串时程 8s,串间歇 2s,脉冲总数 960 个)作用于该患者右侧和 Broca 镜像区或高频 rTMS(10Hz,90%MT,串时程 1.5s,串间歇 10s,脉冲总数 1 560 个)作用于该患者左侧和 Broca 区。1 次 /d,每周 5 天,连续治疗 4 周。治疗过程中注意观察患者的反应,如发生头痛等副作用,可以适当降低强度。

(沈 滢)

参 考 文 献

[1] 南登昆,黄晓琳.实用康复医学[M].北京:人民卫生出版社,2009.

[2] 乔志恒,范维铭.物理治疗学全书[M].北京:科学技术文献出版社,2001.

[3] 窦祖林,廖家华,宋为群.经颅磁刺激技术基础与临床应用[M].北京:人民卫生出版社,2012.

[4] George MS,Belmaker RH.经颅磁刺激在精神科的临床应用[M].王学义,陆林,译.北京:北京大学医学出版社,2011.

[5] 林锦欢,伍国维,何洁怡.磁疗联合音频透入高渗盐水防治烧伤瘢痕的临床观察[J].广东医学院学报,2013,31(5):573-574.

[6] 孙桂萍,叶昭幸.耳穴磁疗治疗不同中医证型之高血压病[J].辽宁中医杂志,2015,42(7):1325-1326.

[7] 吴雪兰,盛玉琴,程梅.耳穴埋豆联合磁疗治疗脑卒中患者便秘效果观察[J].中医护理,2015,30(1):28-29.

[8] 潘明金,郑灵,王宏伟,等.自制磁疗夹治疗耳廓假性囊肿的临床研究[J].西南军医,2013,15(3):249-251.

[9] 沈建国,陈维善,王昌兴,等.恒磁场对 SD 大鼠深创面愈合的影响[J].中国骨伤,2009,22(5):371-373.

[10] 李道明.耳穴疗法对肿瘤患者化疗后恶心呕吐的疗效观察[J].湖北中医药大学学报,2013,15(6):59.

[11] 汪大虹,王琴.耳穴磁疗治疗顽固性呃逆[J].新疆中医药,2011,29(6):21.

[12] 马玲,戈含笑,肖红雨,等.短波紫外线联合低能量激光照射促进结肠癌术后伤口窦道快速愈合 1 例[J].解放军医学院学报,2015,36(8):851-856.

[13] 王光安,袁晔,刘建民.足三里穴抗衰老研究进展[J].江苏中医药,2011,43(10):89.

[14] 王炳南,高小华,刘春英.穴位磁疗治疗心绞痛的疗效观察[J].医学理论与实践,2014,27(21):2830-2840.

[15] 韦淑贞,张闯,沙晓锋,等.旋转磁场联合 5-Fu 对 SP2/0 细胞周期及凋亡的影响肿瘤防治研究[J].2010,37,(12):1367-1368.

[16] 潘珊,陈丽琴,叶凤,等.晚期癌痛病人应用磁疗雪莲贴而舒的疗效观察[J].现代医院,2010,10(12):63-64.

[17] 王琳珏,郑昆仑,谷福顺.神效散联合交变脉冲磁疗仪治疗急性踝关节扭伤的临床研究[J].中国中西医结合外科杂志,2014,20(2):140-142.

[18] 宋成宪,范建中,吴红瑛,等.脉冲磁场对脑损伤患者脑脊液中胰岛素样生长因子 -1 含量的影响及 IGF-1 对功能康复的作用[J].南方医科大学学报,2010,30(10):2288-2294.

[19] 殷彦林,杨欣波,赵海军,等.康复新液贴敷配合磁疗护理对会阴侧切伤口情况的临床研究[J].华西医学,2015,30(11):2158-2159.

[20] 张华,李灵真,罗英姿,等.交变电磁场疗法对脑卒中后抑郁的临床效果[J].中国康复,2011,26(3):180-181.

[21] 邢庆昌.恒定弱磁场穴位刺激治疗失眠的疗效[J].武警医学,2015,26(5):463-465.

[22] Rotenberg A,Horvath JC,Pascual-Leone A. Transcranial Magnetic Stimulation [M]. New York:Humana Press,2014.

［23］Sert C,Aktı Z,Sırmatel O,et al. An investigation of the heart rate,heart rate variability,cardiac ions, troponin-I and CK-MB in men exposed to 1.5 T constant magnetic fields［J］. Gen Physiol Biophys,2010,29 (3):282-287.

［24］Song QH,Xu RM,Shen GQ,et al. Influence of Tai Chi exercise cycle on the senile respiratory and cardiovascular circulatory function［J］.Clin Exp Med,2014,7(3):770-774.

［25］Choi SS,Kim WY. Treatment pulse application for magnetic stimulation［J］. Biomed Biotechnol,2011, 2011:278062.

［26］Michou E,Raginis-Zborowska A,Watanabe M,et al. Repetitive Transcranial Magnetic Stimulation:a Novel Approach for Treating Oropharyngeal Dysphagia［J］. Curr Gastroenterol Rep,2016,18(2):10.

［27］Ahn YH,Sohn HJ,Park JS,et al. Effect of bihemispheric anodal transcranial direct current stimulation for dysphagia in chronic stroke patients:A randomized clinical trial［J］. J Rehabil Med,2017,49(1):30-35.

［28］Rossi S,Hallett M,Rossini PM,et al. Safety,ethical considerations,and application guidelines for the use of transcranial magnetic stimulation in clinical practice and research［J］. Clin Neurophysiol,2009,120(12): 2008-2039.

［29］Rothkegel H,Sommer M,Paulus W. Breaks during 5Hz rTMS are essential for facilitatory after effects［J］. Clin Neurophysiol,2010,121(3):426-430.

［30］Lang N,Siebner HR,Ernst D,et al. Preconditioning with transcranial direct current stimulation sensitizes the motor cortex to rapid-rate transcranial magnetic stimulation and controls the direction of after-effects［J］. Biol Psychiatry,2004,56(9):634-639.

［31］Gamboa OL,Antal A,Moliadze V,et al. Simply longer is not better:reversal of theta burst after-effect with prolonged stimulation［J］. Exp Brain Res,2010,204(2):181-187.

［32］Lefaucheur JP,André-Obadia N,Antal A,et al. Evidence-based guidelines on the therapeutic use of repetitive transcranial magnetic stimulation(rTMS)［J］. Clin Neurophysiol,2014,125(11):2150-2206.

［33］Perera T,George MS,Grammer G,et al.The Clinical TMS Society Consensus Review and Treatment Recommendations for TMS Therapy for Major Depressive Disorder［J］. Brain Stimul,2016,9(3):336-346.

［34］Di Pino G,Pellegrino G,Assenza G,et al. Modulation of brain plasticity in stroke:a novel model for neurorehabilitation［J］. Nat Rev Neurol,2014,10(10):597-608.

［35］Corti M,Patten C,Triggs W. Repetitive transcranial magnetic stimulation of motor cortex after stroke:a focused review［J］. Am J Phys Med Rehabil,2012,91(3):254-270.

［36］Smith MC,Stinear CM.Transcranial magnetic stimulation(TMS)in stroke:Ready for clinical practice? ［J］.J Clin Neurosci,2016,31:10-14.

［37］Lüdemann-Podubecká J,Nowak DA. Mapping cortical hand motor representation using TMS:A method to assess brain plasticity and a surrogate marker for recovery of function after stroke?［J］Neurosci Biobehav Rev,2016,69:239-251.

［38］Hamilton RH,Chrysikou EG,Coslett B.Mechanisms of aphasia recovery after stroke and the role of noninvasive brain stimulation［J］. Brain Lang,2011,118(1-2):40-50.

［39］Postman-Caucheteux WA,Birn RM,Pursley RH,et al.Single-trial fMRI shows contralesional activity linked to overt naming errors in chronic aphasic patients［J］. J Cogn Neurosci,2010,22(6):1299-1318.

［40］Sebastianelli L,Versace V,Martignago S,et al.Low-frequency rTMS of the unaffected hemisphere in stroke patients:A systematic review［J］. Acta Neurol Scand,2017,136(6):585-605.

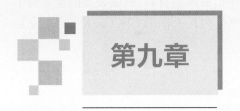

第九章

热疗与冷疗

第一节 热 疗

一、概述

热疗（hyperthermia）一词源于希腊语，原意指过热。是以各类热源作为媒介，将热传递到机体，以达到治疗疾病的方法。常用的热疗可分为：高频透热疗法、辐射热疗法和传导热疗法。

高频透热疗法主要是温热效应，高频电流通过机体时，体内的各种组织通过欧姆损耗、介质损耗产生热效应。高频透热疗法包括短波、超短波、微波等，作用深度可达 3~5cm。

辐射热是热能未经直接接触从温度较高的物质向温度较低的物质传递的方式，物体发热的能量以光的速度沿直线向周围传播。红外线疗法属于这种方式。

传导热疗法的热量通常穿透深度在 1cm 左右，只能作用到皮肤及浅层皮下组织，对深层组织的温度提高几乎无效。传导热疗法包括石蜡疗法、泥疗法、湿热敷疗法、中药熏蒸疗法等。临床上主要用于浅表关节，浅表肌肉、韧带和关节囊的加热。例如掌指关节、肩关节前侧关节囊等。

二、热疗的物理特性

热是分子、原子、电子等物质微粒的一种无规则的运动状态。

（一）基本概念

1. **热量** 表示物体吸热或放热多少的物理量，即在热传递过程中所转移的内能。

2. **热容量** 指物体温度每升高 1℃所吸收的热量。

3. **比热** 单位质量物质的热容量即为该物质的比热。不同物质的比热不同，人体中皮肤、肌肉的比热最高，其次是脂肪和骨头，水的比热比空气高很多。

4. **热传导性** 即物质传导热的能力，可以用传导热量的速度来衡量。金属的热传导性相对较强,所以,皮肤表面接触相同温度的热金属或木头,会觉得金属的温度高。石蜡的导热性比水小,所以人体接触相同温度的热水或石蜡,会觉得水的温热感更明显。热的传导性通常通过导热系数表示,指在稳定传热条件下,1m 厚的材料,两侧表面的温差为 1 度(K,℃),在 1s 内,通过 1 平方米面积传递的热量,单位为瓦 / 米·度[W/(m·K),此处为 K 可用℃代替]。

治疗中常用物质的导热系数见表 9-1。

表 9-1   治疗中常用物质的导热系数

名称	导热系数 /[W/(m·K)]	名称	导热系数 /[W/(m·K)]
泥	0.001 7	沙	0.000 65
水	0.001 4	石蜡	0.000 59
皮肤	0.000 9	空气	0.000 56

5. 热平衡   温度不同的物质相互接触时,会发生内能从高温物体向低温物体的传递,且内能的总和保持不变,即高温物体放出的热量等于低温物体吸收的能量,这种现象称为热平衡。

(二)热转移方式

1. 传导   不同温度的物体相互接触,通过分子的碰撞,热量由温度较高的物体传递给温度较低的物体。临床常用的方法有热敷和蜡疗。

2. 对流   依靠物体本身的流动传递热量的方式称为对流。特点是传热物体必须具有流动性,因此只有液体和气体才能通过对流传递热量。临床常用的方法有水疗法。

3. 辐射   热量直接向外界物质发散的过程称为辐射,特点是不需要介质的参与或接触。例如太阳传给地球的热量就是在宇宙空间通过红外线进行热辐射的方式进行的。临床常用的方法有红外线疗法。

4. 转换   采用特殊的方式或设备将本身的非热能量(机械能、电能)转变成热能的过程。临床常用的方法有超声波、高频等。

在热传递过程中,这四种方式往往是伴随出现的。

(三)热疗的分类

1. 浅层热疗和深层热疗   浅层热疗通常指通过贴敷、熏蒸、浸泡等方式提高体表温度来治疗疾病的方法,其热的影响仅使表层组织温度上升;深层热疗通常利用微波、短波、超短波等高频设备或超声波来产生热能,其热能可通过皮肤,影响到深部组织。

2. 干热疗和湿热疗   干热疗是指热量来源是由干燥物质热传导或是红外线热辐射,不含水蒸气等,干热可以提高皮肤表面较多的温度;湿热疗是指热的来源含水、湿热空气等的热疗法。湿热对较深层的组织影响较大,比干热能提高较多的温度。

3. 局部热疗和全身热疗   此两种方法的区别是身体被治疗范围的大小。

三、热疗的生物学作用

(一)对神经系统的影响

在皮肤组织内的各种神经末梢感受器基本都可以对热的刺激起反应。但专门感受热刺激的神经末梢感受器对热刺激更敏感。当皮肤局部感受到热刺激时,可影响局部自主神

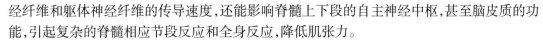

经纤维和躯体神经纤维的传导速度,还能影响脊髓上下段的自主神经中枢,甚至脑皮质的功能,引起复杂的脊髓相应节段反应和全身反应,降低肌张力。

热刺激可以提高疼痛的阈值,从而降低对疼痛的感觉。热疗因子可以在脊髓层级控制疼痛的传递,这可以用疼痛闸门控制学说解释,热刺激可以激活阈值低、直径大的非伤害感受性神经纤维,关闭脊髓内的疼痛闸门,从而抑制疼痛冲动的传导。

(二) 对组织代谢的影响

温热刺激可以使新陈代谢增加,新陈代谢增加可以引起巨噬细胞的活动增加和小动脉的扩张,有利于促进组织的愈合,促进组织受损后的出血和水肿的消散。一般来说,温度每增加 10℃,人体的新陈代谢的速率增加 2~3 倍,能量代谢也随之加快,能量消耗增加。在一定的温度范围内,温度对细胞代谢表现为正相关。当温度高出这一范围时,则呈现负相关表现。达到一定温度时,细胞代谢停止,细胞死亡。

(三) 对免疫系统的影响

温热刺激对化学介质有重要影响,对急性炎症反应有加速作用,而对慢性炎症有明显治疗作用。因为热刺激能增强组胺、缓激肽、前列腺素、白细胞趋化因子等化学介质对炎症反应的作用,并使周围血液中的白细胞总数增加,促进单核吞噬细胞系统的吞噬功能。另外,热刺激可使血管扩张、血管通透性增强,有利于组织代谢产物的排除和对营养物质的吸收,从而起到抑制炎症发展,促进愈合的作用。

(四) 对肌肉骨骼系统的影响

热刺激可以增加软组织的延展性,关节囊、瘢痕组织和胶原组织等软组织经过热疗后,延展性会变得更好,因此热疗可用于增加关节活动度和减少关节僵硬。在进行被动关节活动度训练或手法治疗前,先通过热疗增加软组织的延展性,可以使活动关节的训练更容易进行。当然,热疗要达到增加软组织延展性的目的,必须具备两个条件:首先,软组织的温度要达到 40~45℃,且至少维持 5~10min;其次,要根据软组织的深度选择适当的热疗因子。浅层的热疗因子比如蜡疗、湿热敷等,只能作用到皮肤、浅层肌肉、表浅的肌腱。而对于深层的结构,比如关节囊和深层肌腱只能使用深层的热疗因子(超声波、高频)。

(五) 对心血管系统的影响

一般情况下,组织温度上升,就会导致血管扩张,使热疗部位血液循环增加。在热刺激作用下,通过局部皮肤感受器中的轴突反射,释放前列腺素、血管舒缓素,使毛细血管血流加快,促进局部血液循环及淋巴循环,进而改善组织营养。

机体受热时心率会加快,心肌收缩力增强,血压升高。当温度过高或时间过长地作用于人体时,则会导致心肌收缩力减弱,甚至发生心力衰竭。

(张伟明)

第二节 石 蜡 疗 法

一、概述

利用加热熔解的石蜡作为导热体将热量传递到人体,以缓解和治疗疾病的方法称为石蜡疗法,简称蜡疗。

二、石蜡的理化性质

石蜡是一种白色或淡黄色半透明的无水、无臭、无味的固体,由高分子碳氢化合物构成,是石油的蒸馏产物。医用石蜡为白色半透明固体,不溶于水,微溶于乙醇,易溶于汽油、乙醚、氯仿等有机溶剂。医用石蜡的熔点为 50~60℃。

石蜡热容量大,不含水分和其他液体,气体不能通过,几乎无对流现象,因此具有良好的蓄热性能。石蜡经过加热后,能吸收大量的热能并缓慢释放。导热系数小,石蜡与皮肤之间的温差可迅速形成一层隔热蜡膜,阻止热的迅速传递,使热缓慢由体表向较深组织传递。

石蜡具有良好的可塑性、延展性和黏滞性,常温下为固体,加热至熔点时变成液体,冷却到一定温度时变成半固体,凝固后的石蜡能在 60~80min 内保持在 40~48℃,特别适合关节、骨突等体表不平整的治疗部位。

三、石蜡疗法的治疗作用

(一) 温热作用

蜡疗的热作用较深,可达皮下 0.2~1cm,治疗后皮肤多呈桃红色,局部温度可升高 8~18℃。蜡疗热作用较强而持久,导热性小,由于其不含水分及其他液体,不呈对流现象,可使局部皮肤耐受较高温度(60~70℃)。

治疗时,局部皮肤血管扩张,局部血液循环和营养的改善,使细胞膜的通透性增高,有利于组织内淋巴液和血液渗出物的吸收,减轻组织水肿。适用于炎症慢性期或外伤、挫伤急性期后。

由于涂在皮肤表层的薄蜡,能迅速冷却凝固结成一层薄膜,阻止热量的迅速传递,因而可在其上部涂敷厚层的高温石蜡,保持长时间的温热作用。

蜡疗时能增强局部甚至全身汗腺分泌,治疗时局部会大量出汗。

(二) 机械作用

石蜡有良好的可塑性与黏滞性,能与皮肤紧密接触,且在冷却的过程中随着温度降低、冷却凝固、体积缩小,对皮肤及皮下组织产生柔和的机械压迫作用。这不仅能促进温热向深部组织传递,还能够有效抑制组织液的渗出、减轻肿胀、增加皮肤弹性和柔韧性、防止皮肤松弛和皱纹形成。

(三) 化学作用

向石蜡中加入化学物质或油类物质用于治疗时,能呈现化学作用。组成石蜡的碳氢化合物,能刺激上皮生长,防止细菌繁殖,促进创面愈合。

四、石蜡疗法的治疗技术

(一) 石蜡的制备维护

蜡疗使用的是医用高纯度石蜡,外观纯白,无杂质,pH 为中性,不含有水溶性酸碱,黏稠性良好,熔点在 50~56℃。需注意蜡疗应该选用单独的房间,因加热石蜡过程中会放出有毒气体,室内要有良好的通风设备且应做好防火措施。

加热熔解石蜡一般采用间接加热法,如水浴加热法,将石蜡加热熔化至 60~65℃。若温度过高会使石蜡氧化变性,可刺激皮肤产生皮炎,并影响石蜡的可塑性与黏滞性。同时应避免水分滴入石蜡,当同样温度的石蜡和水作用于皮肤时,会因水滴而形成烫伤。

石蜡可重复使用,但每次蜡疗都会造成部分石蜡损坏、污染,因此需每隔1~3个月加入15%~25%的新石蜡。应用在创面、溃疡面和体腔部的污染石蜡不可重复使用。石蜡重复使用后,会有汗液、皮屑等杂质混入石蜡中,从而影响蜡疗的治疗效果。需对使用后的石蜡进行定期清洁,以清除其中的杂质。一般一周清洁一次,视使用频率而定。石蜡的清洁是将石蜡加热到100℃,维持15min即可达到消毒目的。

（二）常见蜡疗机

1. 蜡疗浴设备 仪器体积较小,适合做手、足等远端肢体部位的治疗,根据温度设置对石蜡进行加热,完全熔解后即可开始治疗。熔蜡时间的长短取决于石蜡的量,量多则时间长,量少则时间短。

2. 半自动蜡疗机 在大型的金属槽内熔化石蜡,然后将液态的石蜡倒入小的容器中做浸蜡法,或倒入盘子中制成蜡块,制好的蜡块如不立即使用则放在保温箱内保温备用。

3. 全自动蜡疗机 有一个大型的熔蜡箱,可以进行自动熔化、过滤杂质、消毒等工作(图9-1)。可以设置蜡饼的数量和厚度,设置好后蜡液自动流到下面恒温室的盘子中,石蜡的厚度一般为1cm或1.5cm(图9-2)。

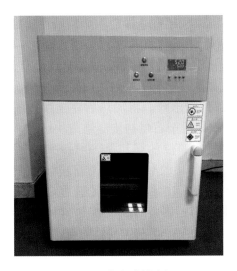
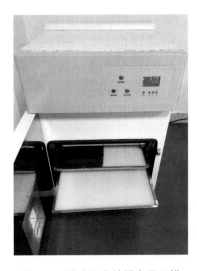

图9-1 全自动蜡疗机　　　　　图9-2 蜡疗机中的蜡盘及石蜡

（三）操作方法

治疗时需彻底暴露和清洁治疗部位,并保持治疗部位的干燥,减少对石蜡的污染。目前常用的治疗方法有:浸蜡法、刷蜡法和蜡饼法。

1. 浸蜡法(图9-3) 主要适用于手或足部的治疗。将加热后完全熔化的蜡液冷却到55~60℃时,患者将手足浸入蜡液后立即提出,待蜡液在手足浸入部位冷却形成一层蜡膜,变得不透明时,再次浸入蜡液,如此反复直到体表的蜡层形成0.5~1cm厚的手套或袜套样后,然后持续浸入蜡液中;也可以用塑料纸或蜡纸将手部或足部包好,外加毛巾或棉垫包裹固定。注意再次浸蜡时蜡的边缘不可超过第一层蜡膜边缘,以免烫伤。如果蜡液温度本身不高,45℃左右,则在首次浸蜡形成蜡膜后,将手或足部再次浸入蜡液中,不再提起。30~40min/次,每日一到两次。治疗完毕后,患者将手或足从蜡液中提出,将蜡膜层剥下清洗后放回蜡槽。其优点是保温时间长且覆盖全面。

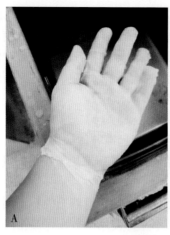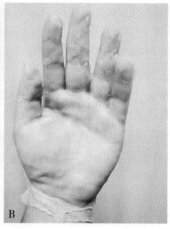

图9-3　浸蜡法

A:手部浸蜡法;B:蜡套

2. **刷蜡法**　主要适用于躯干凹凸不平部位或面部的治疗。将熔蜡槽内的蜡熔化并保持恒温在55~60℃,患者取舒适体位,暴露治疗部位,用排笔样毛刷蘸蜡后在病患部位迅速且均匀涂刷,使蜡液在皮肤表面冷却形成一薄层蜡液,如此反复直至蜡膜厚0.5~1cm时,外面再包一块蜡饼,用塑料布或棉垫包裹保温。每次治疗20~30min,每日或隔日治疗一次,10~20次为1个疗程。治疗完毕,将蜡块取下,蜡膜层剥下清洗后放回蜡槽。

3. **蜡饼法**　适用于躯干或肢体较平整部位的治疗。将加热后完全熔化的蜡液倒入搪瓷盘或不锈钢内,蜡液厚度为2~3cm,自然冷却后至石蜡初步凝结成块(表面45~50℃)。蜡饼大小根据治疗部位而定,一般大腿和脊柱部位的蜡饼为50cm×30cm,腰、腹部为40cm×20cm。患者取舒适体位,治疗时,用铲刀将蜡块取出,敷于治疗部位,外包塑料布或棉布保温。每次治疗20~30min。每日或隔日治疗一次,10~20次为1个疗程。

4. **蜡垫法**　本法是石蜡的综合治疗法,将浸有熔解蜡的纱布垫冷却到皮肤能够耐受的温度时,放于治疗部位上,然后再用较小的纱布垫浸有60~65℃高温的石蜡放在第一层纱布垫上,再放上油布棉垫保温。

（四）注意事项

1. 治疗前清洁治疗部位,以免污染石蜡,如有长毛发可涂凡士林,必要时可剃去。

2. 根据不同治疗部位,取卧位或坐位,治疗前应向患者宣教,告知可能出现的反应。

3. 面部用蜡应单独加热,伤口用蜡使用后应丢弃。

4. 在瘢痕、感觉障碍、血液循环障碍部位治疗时蜡温宜稍低,骨突部位可垫小块胶布,以防烫伤。

5. 使用蜡饼法治疗时,不能将蜡饼置于身体下方,以避免蜡膜或蜡饼破裂而致蜡液流出,蜡液直接接触皮肤发生烫伤。

6. 治疗过程中,如蜡膜破裂应及时将蜡膜取下,并用冷水冲洗浸泡部位,降温后重新进行治疗。

7. 在进行浸蜡法或刷蜡法时,每次的浸蜡高度或刷蜡面积都不能超过首次水平,以防蜡液从蜡膜和皮肤间的间隙流入蜡套。

8. 治疗时如果出现不适,应立即停止治疗,治疗后若出现皮疹、瘙痒等过敏反应,应立即停止蜡疗,休息观察,并对症处理。

9. 不得直接加热熔解石蜡,以免石蜡变质。

10. 反复加热的石蜡应定时清洁消毒,加新蜡,以保证蜡质。

11. 定期清洁或更换石蜡,面部用蜡应单独加温熔化。

12. 定期检查电热蜡槽的恒温器、电线和加热器,以免老化过热发生火灾。

13. 要保证治疗室内空气流通,防止空气污染。

五、石蜡疗法的临床应用及适应证

(一) 慢性骨关节炎

石蜡疗法的温热作用可使局部皮肤毛细血管扩张,血液循环加快,局部组织新陈代谢活跃,血管通透性增强,有利于防止组织内淋巴液和血液的渗出,减轻组织水肿,可以抑制炎症的发展。吕武斌等人采用中药蜡疗膝骨性关节炎 90 例,使用 60℃左右中药蜡饼,在膝关节外敷,1 次/d,30min/ 次,10 次 1 个疗程。结果显示 90 例中治愈 30 例,显效 20 例,有效 35 例,无效 5 例,总有效率 94.4%。

(二) 慢性疼痛

热刺激可以提高疼痛的阈值,从而降低对疼痛的感觉,所以适用于慢性疼痛的治疗。石蜡疗法可在皮肤表面特别是表面不平整的骨关节处提供均匀的温热刺激。

(三) 关节活动障碍

石蜡在冷却过程中体积逐渐减小,对皮下组织起局部机械压迫作用,可松弛关节韧带、肌肉、肌腱,有利于关节活动度的恢复。还有研究表明蜡疗可以活化 Golgi 腱器,使冲动传入增加。通过 b 类纤维抑制牵张反射;增加软组织及关节弹性,从而缓解痉挛状态。张子辉等将 62 例手外伤患者随机分为 32 例治疗组和 30 例观察组。治疗组做 20min 蜡疗后再进行 40min 常规康复训练;观察组仅进行 40min 常规康复训练。15 天后治疗组手外伤患者在关节活动度方面明显优于观察组患者。

(四) 组织愈合

蜡疗具有较强、较持久的温热作用,可减轻疼痛,加速组织的修复生长,松解粘连,软化瘢痕,促进炎症消散,消肿以及润滑皮肤。同时石蜡中的化学成分能刺激上皮组织生长,有利于皮肤表浅溃疡和创面的愈合。

(五) 慢性肝炎、慢性肠胃炎、盆腔炎

石蜡的温热作用可缓解慢性腹部脏器炎症。曹爱萍等采用蜡疗与中西药结合方法治疗慢性盆腔炎患者 104 例,其对照组 92 例采用传统药物治疗。治疗组坚持 3 个疗程治疗者,治愈 46 例,有效 7 例,无效 1 例;2 个疗程治疗者,治愈 25 例,有效 11 例,无效 2 例;1 个疗程治疗者,治愈 6 例,有效 4 例,无效 2 例。蜡疗与中西药结合治疗慢性盆腔炎总有效率 95.19%,而对照组总有效率 79.34%。

六、石蜡疗法的禁忌证及慎用范围

1. 局部有血管性疾病或是功能不全 循环功能不良会导致组织散热不好,增加烫伤的风险。

2. 局部有出血或出血倾向 热疗会增加其出血风险。

3. 恶性肿瘤局部 热疗可能会增加肿瘤细胞的转移。

4. 浅感觉减退或缺失　会增加烫伤风险。

5. 炎症或创伤急性期　热疗会引起水肿,疼痛加剧。

6. 血栓性静脉炎　温度升高会使血管扩张、循环加速,可能造成血栓移动,引起风险。

7. 孕妇　母体高温有可能会影响胎儿,不可在孕妇腹部和下背部进行蜡疗。

8. 感染和开放伤口、传染性皮肤病　未消毒的石蜡可能会加重感染,且温度升高也有可能加重病情。

另外,高热、1 岁以下婴儿、皮肤对石蜡过敏者也不能进行蜡疗。

七、案例分析

病史:患者李某,女性,55 岁。因"左肩关节疼痛活动受限 3 个月,加重 2 天"为主诉就诊。X 线检查无明显异常

诊断:肩关节周围炎。

评估:肩峰下压痛伴活动障碍;VAS:5 分;肩关节主被动活动:前屈:70°/100°,后伸 10°/25°,外展 70°/95°,内收 15°/30°,内旋 25°/50°,外旋 35°/60°。

目前主要康复问题:左肩疼痛伴关节活动障碍。

康复目标:改善左肩关节疼痛,提高关节活动度。

治疗方案:肩周炎是累及肩关节周围软组织(肌肉、肌腱、筋膜、滑囊、关节囊等)的一类疾病,临床上以肩痛和肩关节运动障碍为主要表现。临床上可给予药物、物理治疗(运动治疗和物理因子治疗),如 TENS、激光、超声波疗法、微波及中频电疗法等。除此之外,蜡疗也是一个很好的选择,不但能够缓解疼痛,还能够增加浅层软组织的延展性。蜡疗之后再进行主被动关节活动度牵伸和主动运动,由于疼痛减轻、关节周围软组织的延展性增加,相对更加容易,效果更好。在患者认知功能、温痛觉正常、皮肤无过敏情况下可选择蜡疗。可选择蜡饼法,治疗时,用铲刀将蜡块取出,敷于治疗部位,外包塑料布或棉布保温。每次治疗 20~30min。每日或隔日治疗一次,10~20 次为 1 个疗程。

(张伟明)

第三节　湿热敷疗法

一、概述

用帆布包裹硅胶缝制成不同形状的热敷袋,放置在热水中浸泡后,用它散出的热量和水蒸气治疗疾病的方法。

热敷袋内装有可塑性硅胶、皂黏土和亲水硅酸盐,且硅胶颗粒中含有许多微孔,具有较好的亲水效应。因此,在水箱中加热时,会吸收大量的热和水分,并且释放缓慢。治疗时,将布袋置于患部,不仅能缓慢释放出热量,还能释放出水蒸气,起到湿热敷的作用。因为含有水蒸气,所以相对于蜡疗容易造成烫伤。

二、湿热敷疗法的治疗作用

1. 改善局部组织代谢和促进血管扩张,改善血液循环。

2. 促进静脉和淋巴回流,提高毛细血管通透性,促进局部肿胀和炎症的消除,但不用于急性炎症的早期水肿。

3. 软化瘢痕,降低肌张力和缓解疼痛。

三、湿热敷疗法的治疗技术

(一)设备

1. **热敷袋**　根据治疗部位的形状和面积,将帆布包裹硅胶缝制成不同形状的布袋。将布袋纵向缝线,制成子弹带样以增加接触面积并在其两侧各缝制一个把手或吊环,便于悬挂于水箱加热和取出(图9-4)。热敷袋可通过清洗反复使用。

2. **恒温水箱**　恒温水箱外壳通常采用优质静电喷塑,内胆和上盖采用优质不锈钢制成,耐腐蚀,易清洗(图9-5)。初次使用的热敷袋须浸泡在80℃的水箱中至少24h,以吸收充足水分,再次使用时将其放回加热半小时左右即可再次使用。

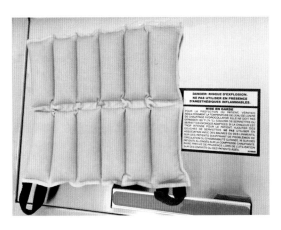

图9-4　热敷袋

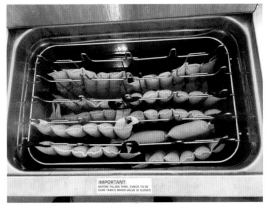

图9-5　恒温水箱

(二)操作方法

1. 取出浸泡过后的热敷袋,使用前须将其用毛巾套包好。根据患者的耐受度,在热敷袋和皮肤之间垫上干布或干毛巾,通常至少三层以防止烫伤,环境温度较低时可适当减少毛巾层数(图9-6)。

2. 将热敷袋放置于治疗部位并固定,使其充分贴合,外用毛巾或棉垫包裹保温。

3. 治疗过程中须密切观察患者的反应和治疗部位的皮肤情况,若患者感觉过烫或局部皮肤出现弥散性红斑,应立即停止治疗并及时处理。

4. 治疗结束,擦干治疗部位,检查该处皮肤颜色,确定有无烫伤,并将热敷袋放回恒温水箱中,以便再次使用。

5. 每日或隔日治疗1次,或每日2次,每次治疗时间为20~30min,15~20次为

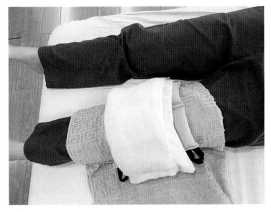

图9-6　膝关节热敷袋操作方法

1 个疗程。

（三）注意事项

1. 加热前先检查恒温水箱装置是否正常,并注意保持水箱内充足水量。

2. 确认热敷袋是否完好无损,避免加热后热敷袋出现裂口,内容物漏出引起烫伤。

3. 治疗过程中嘱患者不能睡着,不能随意移动身体,如感觉过热应及时告知治疗师,以免烫伤。

4. 热敷袋应与治疗部位紧密贴合,但不能固定太紧。

5. 不能将热敷袋放置于患者身体下方,以免内容物漏出烫伤皮肤。

6. 治疗师应每隔 5~10min 巡视患者,观察治疗部位的皮肤颜色,尤其是对于第一次治疗的患者。

四、湿热敷疗法的临床应用及适应证

同"石蜡疗法"。

五、湿热敷疗法的禁忌证及慎用范围

同"石蜡疗法"。

六、案例分析

病史:患者张某,男性,70 岁。左侧膝关节疼痛 1 年半。疼痛好发于髌骨下方及腘窝处,通常发生在长时间制动后或长时间站立或步行后,关节活动稍受限。

诊断:慢性膝骨性关节炎。

评估:VAS:3 分,左膝关节屈伸活动度:5°~90°（AROM）,0°~108°（PROM）。

目前主要康复问题:疼痛、肌力和活动度下降。

康复目标:改善膝关节疼痛,提高肌力及关节活动度。

治疗方案:膝骨性关节炎,又称为膝关节增生性关节炎、退行性关节炎及骨性关节病等,是指由于膝关节软骨变性、骨质增生而引起的一种慢性骨关节疾患。可选择热敷治疗辅助缓解疼痛改善功能。患者取坐位或仰卧位,暴露左侧膝关节,将加热好的热敷袋取出,然后根据环境的温度以及患者对热的忍受度,外加毛巾或保温棉垫,治疗 5min 后,治疗师要检查治疗部位的皮肤状况,如果皮肤太红,出现弥散性红斑,应及时停止治疗,及时处理。热敷过后,在适量范围内进行左侧膝关节主动、被动活动度训练。每日治疗 1 次,每次治疗时间为30min 左右,15~20 次为 1 个疗程。

（张伟明　单凌霄）

第四节　中药熏蒸疗法

一、概述

中药熏蒸疗法又名中药雾化透皮治疗,是利用加热煮沸后的中药产生的蒸汽熏蒸局部或全身以达到治疗疾病的方法。汽化的药物分子在一定的压力作用下喷射于治疗部位,通

过皮肤表面的毛孔、汗腺等透入人体。

二、中药熏蒸疗法的治疗作用

(一) 促进血液循环

中药熏蒸时，周身体表毛细血管网被充分扩张、开放，外周血容量迅速增多，导致体内储血和内脏血液重新分布，进而促进全身血液循环。这种因热能因子疏通腠理及产生的舒张血管、通达血脉、促进血液循环的结果，同时也促进了熏蒸时所加中药的渗透与吸收。如熏蒸时添加舒筋活血类中药：当归、白芍、丹参、益母草等，随着这些活血化瘀药物的吸收并发挥药效，会使因热效应产生的活血化瘀作用更加突出，更加持久。

(二) 促进发汗、祛风、除湿、驱寒、解毒

中药熏蒸时，低密度、易流动、热量高、传热效果好的中药蒸汽作用于人体产生"发汗"效应。发汗为中医治病基本方法之一，具有解表去邪、祛风除湿、利水消肿、排泄体内有毒有害物质的功能，可有效清洁机体内环境、维护机体健康。由于发汗可有效调节体液分布、运行和排泄，而机体组织的水分又高达65%，所以，发汗手段的灵活、辨证运用，对体液的调节作用具有重要的临床价值。特别是对肾功能不全或其他原因导致的水肿或尿潴留患者有一定的益处。

(三) 缓解疼痛

痛觉感受，对人的身心与健康是一种不良刺激。痛觉较重时，会对人的情绪、血压、饮食、睡眠乃至学习和工作造成严重干扰。熏蒸治疗作用于感觉神经，可降低其兴奋性，使主观上的痛觉感受减轻。这可能是因为感觉神经受到刺激产生的信号与痛觉信号同时传入脊髓神经再传至大脑中枢时，在传递的通路上对痛觉信号产生干扰，从而减弱其传至大脑中枢时的强度，使痛觉减轻。且熏蒸热环境加剧了体内神经传递介质或其他相关分子的无序运动，从而在分子或离子水平上阻碍或干扰了痛觉信号的传导过程，起到止痛作用。熏蒸治疗还可增加局部血液循环和营养供应，加快清除局部代谢产物、炎性渗出物及致痛物质，减轻局部肿胀，缓解或消除肌肉痉挛等，亦使疼痛得以缓解。此外，熏蒸中药雷公藤、马钱子、川芎、草乌等亦能发挥直接止痛或强化上述止痛过程的作用。

(四) 药物直接作用

中药熏蒸的药物直接治疗作用与皮肤相关，皮肤不但有保护机体免受外邪侵袭的屏障作用，而且具有分泌、排泄、呼吸、渗透和吸收的功能，所以也是与外界进行交换的器官。对皮肤体表的痈疽疮疡及各种皮肤病，熏蒸药物的有效成分可直接在接触的肌肤部位产生药效，或在向体内转运的透皮吸收过程中发挥抑菌、消炎、止痒、消肿止痛等作用。

三、中药熏蒸疗法的治疗技术

(一) 设备

需设立单独的治疗室，设备可分为全身蒸汽药浴设备和熏蒸设备，并配有洗浴室和休息室。

(二) 操作方法

1. 全身蒸汽药浴疗法　包括全身蒸汽药浴设备(图9-7)、洗浴室、休息室。将配制好的药物放入熏蒸仪的药槽中，加水煮沸30min，嘱患者着内衣进入设备内，有卧位和坐位两种，头部暴露在外，蒸汽温度从30~35℃开始，渐增至40~45℃，每次治疗时间20~40min。治疗

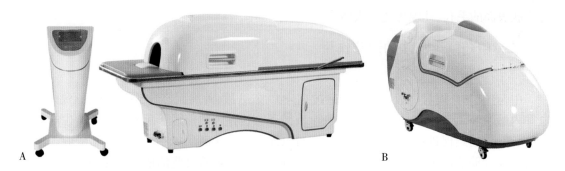

图 9-7 全身蒸汽药浴设备
A:卧位全身蒸汽药浴设备;B:坐位全身蒸汽药浴设备

结束进入洗浴室用温水进行淋浴,然后在休息室根据患者的情况休息 20~60min 不等,同时补充水分,以温度适中的淡盐水或果汁为宜。每日或隔日一次,10~15 次为 1 个疗程,休息 2 周以后可进入第 2 个疗程。全身蒸汽药浴疗法的特点是熏蒸气体柔和,且可以和身体各个部位接触。

2. 熏蒸法

(1) 卧位熏蒸法:将配好的药物倒入药槽中,加水煮沸 30min。将治疗部位下面对应的垫子抽掉,药槽离治疗部位的距离保持在 20~40cm,患者脱去外衣,暴露治疗部位,躺在熏蒸床上,这样熏蒸气体可以直接作用在需要治疗的局部,可以在患者身上盖毛巾保暖(图 9-8)。每次治疗 20~40min,每日一次,10~20 次为 1 个疗程。治疗结束后应擦干局部皮肤,注意不要受凉。

(2) 喷熏法:将配制的药物煎取为药液,放置在蒸汽发生器内,加热发生器,将喷出的药物蒸汽直接对准患者体表进行治疗,喷头与皮肤的距离保持在 20~40cm(图 9-9)。每次治疗 20~40min,每日一次,10~20 次为 1 个疗程。治疗结束后应擦干局部皮肤,注意不要受凉。

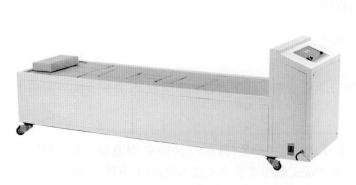

图 9-8 卧位熏蒸仪

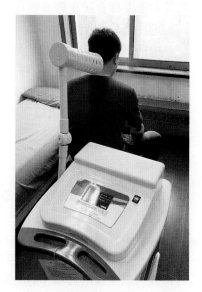

图 9-9 喷熏法

（三）注意事项

1. 治疗室要保持良好通风,治疗前调整好蒸汽的温度,以防止温度过热,造成烫伤。

2. 治疗室内应备有急救药品,以防出现休克、虚脱等不良事件。

3. 多巡视、多观察、多询问,注意保持熏蒸仪器和皮肤之间的距离,以防烫伤。

4. 治疗过程中若患者出现头晕、心悸、恶心、呕吐、大量出汗等现象时,应立即停止治疗,给予静卧并对症处理。

5. 治疗后应询问患者的治疗反应,并注意患者的保暖,以防感冒。

四、中药熏蒸疗法的临床应用及适应证

适应证基本同"石蜡疗法",但不同中药的治疗作用不同,临床中应该针对不同的病症选择合适的中药,在此不详述。

五、中药熏蒸疗法的禁忌证及慎用范围

基本同"石蜡疗法"。

六、案例分析

病史:患者王某,男性,65 岁。患腰椎间盘突出症 3 年,1 个月前出现急性症状,卧床休息一周后缓解。现仍存在疼痛现象,久坐或久站后加重,疼痛从腰经臀部放射至腘窝处。

诊断:腰椎间盘突出症(慢性期)。

评估:疼痛 VAS:3 分。

目前主要康复问题:疼痛。

康复目标:缓解疼痛,促进局部血液循环。

治疗方案:腰椎间盘突出症是临床常见疾患,在外力因素的作用下,椎间盘的纤维环破裂,髓核组织从破裂之处突出(或脱出)于后方或椎管内,导致相邻脊神经根遭受刺激或压迫,从而产生腰部疼痛,一侧下肢或双下肢麻木、疼痛等一系列临床症状。该患者在卧床一周后疼痛缓解,判断其炎症转入慢性期。考虑选择中药熏蒸疗法。患者年龄 65 岁,可能有温度感觉障碍,故熏蒸温度不宜过高。患者取侧卧位或俯卧位,暴露腰骶部,将将喷头对准治疗部位,设定温度 40℃,设置喷头与皮肤的距离为 30cm。20~30min/ 次,1 次 /d,10~20 次为 1 个疗程。

（张伟明　孙远丰）

第五节　冷　疗

一、概述

冷疗是将低于人体温度的物理因子作用于患处,使皮肤和内脏器官的血管收缩,改变人体局部或全身血液循环和新陈代谢状况,达到治疗目的一种治疗方法,可起到降温、止痛、止血、减轻炎性水肿和渗出的作用。

冷疗的历史最早可以追溯到公元前 2500 年,埃及人利用冷来治疗受伤和炎症。在拿破

仑时代,就有记载一名叫多米尼克·让拉雷的外科医生利用冷疗来协助截肢手术。在我国,马王堆汉墓出土的《五十二病方》中,就已有井底泥外敷疗法的记载。《后汉书》有华佗以冷水治热病之验案。从汉代至明代,诸如《肘后备急方》《本草拾遗》《儒门事亲》《本草纲目》等均对冷疗的应用有所记载。

二、冷疗的生物学作用

(一)冷刺激对组织温度的影响

冷刺激作用于躯体可使组织的温度下降,冷因子的降温作用是冷疗各种作用的基础,冷因子对各种组织的降温幅度取决于冷因子的温度、冷作用方式、作用面积、作用持续时间、组织深度等多种因素。

(二)冷刺激对于局部血流的影响

冷因子作用局部皮肤时会导致浅层组织血管收缩,从而使局部血流量减少。在撤出冷刺激后,一方面,周围环境、深部温度、周围较暖的浅层组织会迅速向较冷的浅层组织传递热量,使之升温;另一方面,机体也会通过神经反射作用迅速使浅层组织血管舒张,这些作用可使受冷浅层组织在撤出冷刺激后血流量明显增加。

(三)冷刺激对于神经传导速度的影响

冷刺激还会影响到运动神经和感觉神经的神经传导速度,有研究表明皮肤温度每降低 1℃,感觉神经的传导速度下降 1.4~2.6m/s,运动神经的传导速度下降 1.1~1.5m/s。当皮肤温度达到 13.6℃以下,痛觉传入神经的传导速度明显降低;达到 5℃以下,发生完全的神经肌肉传导阻滞,在停止冷疗后,神经的传导速度会恢复。因此冷疗不宜用于周围神经损伤的部位,以免影响周围神经的再生。

(四)减缓细胞代谢

细胞受到冷刺激时,需氧量显著降低,因此可大幅减缓受伤组织的新陈代谢速率,降低损伤组织对氧和其他营养物质的需要。Swenson 等指出,当温度降低约 10℃时,代谢酵母活性降低约 50%,因此,降低组织温度可以降低新陈代谢速度,以避免其他受伤的组织受到二次损伤。

三、冷疗的治疗作用

(一)止痛

冷疗的止痛机制大致可分为三个方面:①冷疗作用于机体,使局部温度降低,使得神经的反应输出变慢,降低了神经冲动的传导速度,以减少疼痛感觉,达到止痛的效果;②冷疗促使血管收缩,减少组织出血情况,进而减轻肿胀及肿胀带来的疼痛;③冷疗的冷刺激较疼痛感觉传递速度快,可提高痛觉的阈值,相对降低了对疼痛的感觉。

(二)控制肿胀

冷刺激可使血管收缩,减少血流量,并使血管通透性降低,使局部炎症渗出液减少,从而控制受伤后的组织肿胀和炎症反应,但对于血液循环不良引起的肿胀无明显效果,这种情况下,增加静脉和淋巴循环更有利于消肿。

(三)降低肌肉痉挛

冷疗可以在不同程度上缓解肌肉痉挛,冷刺激可以短时间内降低腱反射强度、阵挛频率和肌肉张力。冷疗缓解肌肉痉挛主要通过两个机制:①通过皮肤传入神经直接刺激 γ 运动神经元；②使肌肉温度降低从而减少肌梭放电。

四、冷疗的治疗技术

（一）冰块按摩

冰块按摩即利用冰块在皮肤表面进行按摩治疗，可以同时达到冰敷与按摩两种治疗效果。以画圆圈方式进行局部按摩，冰块按摩后皮肤变成红色或暗粉红色是正常的，一般需要5~10min，若损伤部位比较大，则需要延长治疗时间，约10~20min。冰块按摩的优点是经济实惠，冰块制备非常方便，患者也可以在家中使用。治疗过程中可以随时观察治疗部位的皮肤情况，适用于一些小范围病灶的治疗。

1. 设备　冰块按摩主要使用形状规则的冰块，但是最好应用较大块的冰。做冰块的一个简单方法就是将一个纸杯中装满水，插入小木棒，冷冻后，去掉冰块外面的纸杯。治疗时手持木棒，将冰块底部的平面部分对准治疗部位进行按摩（图9-10）。

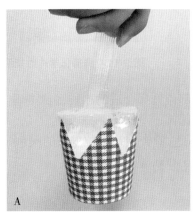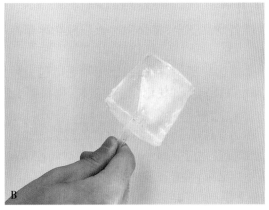

图9-10　冰块杯及冰块
A：冰块杯；B：冰块

2. 操作方法
（1）暴露治疗部位。
（2）轻柔地并以圆周运动来进行冰块按摩，冰块不要长时间停留在一个地方。
（3）及时用毛巾擦干融化产生的水。
（4）一次按摩限制在大约5~10min，或持续到患者感觉疼痛缓解。

3. 注意事项
（1）冰块不要长时间停留在一个地方，以免冻伤皮肤。
（2）冰块融化产生的水让患者感觉不舒服，治疗过程中需要及时擦掉。
（3）对冷刺激敏感的患者慎用。
（4）治疗过程中应注意观察治疗部位的皮肤，如发紫或变蓝，则应立即停止治疗。
（5）治疗师的手不要直接接触冰块，以免手部冻伤。
（6）在治疗过程中，若患者出现头晕、恶心、面色苍白、血压下降等反应，应立即停止治疗，使患者平卧，并让患者饮用温热饮料来提升体温。

(二)化学冷敷袋或冰敷袋

用化学冷敷袋或冰敷袋外敷作用于人体受伤部位,此方法不受受伤部位、场所和时间限制,有不同形状的冷敷袋,适用于不同治疗部位,包括肩关节、膝关节、手关节、踝关节等,其冷刺激效应没有冰块按摩法明显,相对较舒适,且操作方便,在临床已广泛使用。

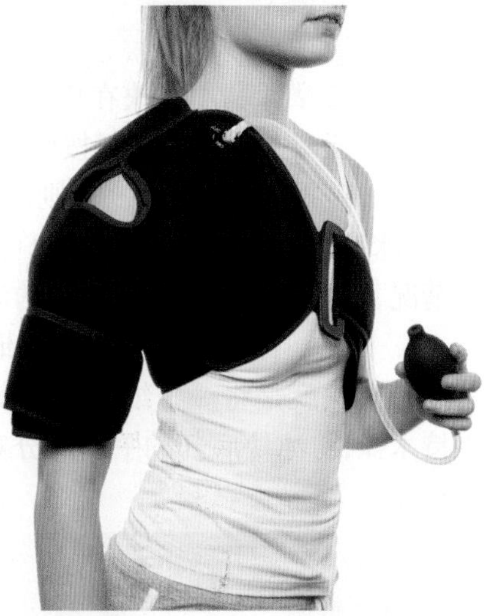

1. 设备　化学冷敷袋的外壳一般为乙烯基塑料,有不同的尺寸及形状(图 9-11)。内部填充硅胶或食盐水和明胶的混合物。有的化学冷敷袋可以分别做冷热治疗,做冷疗前放在冰箱里冷却备用,做热疗前可用微波炉加热备用,治疗时还可以同时进行加压治疗。患者在家中也可以自制冰敷袋,在装有水的袋子里装放入碎冰块,冰敷袋冷刺激相对较强。

2. 操作方法

(1)准备物品齐全,将化学冷敷袋放在冰箱冷却备用。

图 9-11　肩部化学冷敷袋治疗

(2)暴露治疗部位,自制冰袋用干毛巾包裹后置于治疗部位并固定。如使用化学冷敷袋,则根据治疗部位选择合适的冰袋,包裹固定在治疗部位。

(3)在治疗过程中注意询问患者的感觉。如有不适,检查治疗部位皮肤的颜色,如发现皮肤变紫或变蓝则应立即停止治疗。总时间控制在 15~20min/ 次。

(4)治疗结束,检查皮肤的情况。

3. 注意事项

(1)如使用自制冰袋,治疗时要垫毛巾,以防冻伤。

(2)如使用的化学冷敷袋有加压功能,进行加压冷疗时,应避开主要神经分布区域,以免损伤神经。对皮下脂肪较少的部位如手部、颈部等不宜加压过重。

(三)控制型冷压缩仪

控制型冷压缩仪是通过一个主机交替地抽吸冷水进入绑在身上的束套内,通过水循环提供温控下的连续冷却效果,冷水的温度可以控制(1~34℃),不易产生冻伤。束套的形状也很多,适用于不同治疗部位。束套比较柔软,可最大限度均匀地覆盖患肢,应用灵活方便。控制型冷压缩仪对于减轻患者疼痛、肿胀优于冰敷袋,因为其柔软,与皮肤贴合性好、温度可控,患者易于耐受。

1. 设备　控制型冷压缩仪由主机和束套组成,主机里有水箱,主机可以设置水的温度,水箱里的水经过降温后,通过抽吸管道,流入束套内,然后将束套固定在治疗部位,束套可隔着衣服或薄板完全贴在皮肤上(图 9-12)。

2. 操作方法　基本同化学冷敷袋,只是治疗时其主机必须和束套相连,以便通过水循环始终保持所需温度。

3. 注意事项　同化学冷敷袋。

(四)冷喷雾剂

冷喷雾剂是将氯乙烷和氟化甲烷喷射于治疗部位的冷疗方法。氯乙烷和氟化甲烷易于

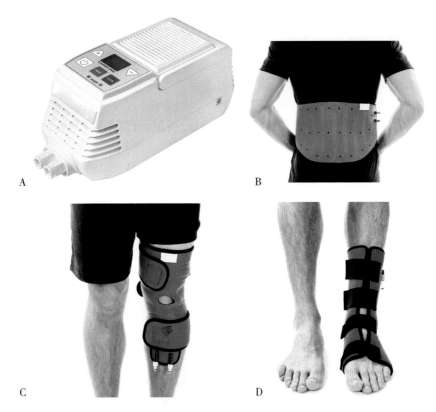

图 9-12　控制型冷压缩仪

A:控制型冷压缩仪主机;B:腰部束套;C:膝关节束套;D:踝关节束套

挥发,挥发时可以吸收大量的热,可以快速制冷,常用于运动损伤后的紧急处理,也可用于肌筋膜疼痛综合征、扳机点、动作限制、轻度运动损伤的治疗。

1. 设备　将氯乙烷和氟化甲烷用高压压缩于瓶中,使用时利用喷射器将氯乙烷或氟化甲烷以 30~40cm 的距离喷雾于患部,使患部迅速降温,达到冷疗的目的。

2. 操作方法

(1) 使患者处于舒适体位并暴露治疗部位。

(2) 检查治疗部位。若冷喷剂使用于靠近脸部位置,需覆盖患者的眼、鼻、口部。

(3) 使用喷雾前先摇晃喷雾剂,喷头对准部位,距离 30~40cm,打开保险片,按下喷头。

(4) 液体与治疗部位呈 30° 的夹角,以 10cm/s 的速度移动喷射。

(5) 每次喷射 8~10s,至皮肤出现一层"白霜",间隔 20s 后可重复喷射。

3. 注意事项　脸部治疗时注意防止喷入患者眼、鼻、口部,一个部位短时间内重复喷射一般不超过 3 次,以防冻伤。

(五) 冷空气疗法

冷空气治疗仪是通过重型压缩机产生的冷空气,作用于损伤部位的冷疗方法。冷空气疗法的舒适感较高,相同的温度,气体对人体的刺激要比液体或固体弱,所以人体对于冷空气可以耐受较低的温度。

1. 设备　冷空气治疗仪接受周围环境室温空气并将其冷却至 −32~−60℃,然后通过喷嘴将冷空气喷出。

2. 操作方法

(1) 将患者置于舒适体位,并充分暴露治疗部位。

(2) 开机,设置所需温度,预冷,时间约为 5min。

(3) 根据治疗部位的面积,选择相应大小的冷空气喷嘴。

(4) 使用空气量调节钮和时间调节钮调节空气量和时间。

(5) 以 10cm 左右的距离对需要治疗的关节进行喷射,可以来回喷射,或小范围短时间固定在治疗部位。

3. 注意事项　脸部治疗时注意防止冷空气喷入患者眼、鼻、口部。

(六) 高压二氧化碳冷冻疗法

高压二氧化碳冷冻疗法是将高压(50Bar)超低温(−78℃)CO_2(干冰)喷射于人体皮肤表面,通过 CO_2 升华时迅速带走体表皮肤热量,从而使体表温度迅速下降的冷疗方法。和传统的冷疗方法相比,其降温最为迅速,约 30s 内即可将皮肤温度冷却到 4℃以下,大大缩短了治疗时间。具有更好的消炎、止痛、肌肉放松、舒缩血管等效应,且 CO_2 本身具有消除、抑制细菌和真菌的作用,所以可以用于术后伤口或一些有急性炎症伤口的治疗。

1. 设备　使用治疗枪喷出高压超低温的 CO_2,CO_2 的温度是 −78℃,升华时会迅速带走体表皮肤热量,约 30s 内可将皮肤温度冷却到 4℃以下,达到快速降温的目的(图 9-13)。治疗枪上配有温度感应器,可以随时监测皮肤表面温度,一旦皮肤温度降到 0℃以下超过 1s 时,治疗枪就会自动停止治疗。

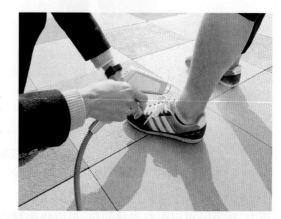

图 9-13　高压二氧化碳冷冻疗法

2. 操作方法

(1) 充分暴露治疗部位。

(2) 将气体喷射枪垂直于治疗区域进行来回喷射,与皮肤距离维持在 6~8cm,治疗时间约 30s(范围大的可适当延长),当治疗部位温度降到 4℃以下,皮肤表面起薄霜后即可停止治疗。

(3) 体表薄霜褪去后,可重复操作 3~5 次。

(4) 对于治疗区域内有外露金属内固定物的,需在金属内固定物旁开 1cm 斜 45°(喷头应背向金属物)进行治疗,避免金属物温度迅速下降,导致体内组织的冻伤。

3. 注意事项　禁止用于眼、耳、口部。

五、冷疗的临床应用及适应证

(一) 闭合性软组织损伤

闭合性软组织损伤是常见的临床症状之一,如肌肉拉伤、韧带损伤、挫伤等,在急性损伤的早期,现在推荐的处理方法是保护、适当的负荷,冷敷,加压,抬高患肢。在创伤初期,急性软组织损伤后,机体局部皮下软组织撕裂出血、渗出导致局部出现红、肿、热、痛等一系列临床症状,而冷疗则具备控制炎症、控制肿胀、镇痛的作用。

(二) 骨折术后

冷疗是骨科创伤或损伤后普遍采用的一种治疗方法,冰袋冷敷能明显减轻骨折及术后早期疼痛,减少出血量。宋连新等应用 Ankle-Cryo/Cuff 冷疗系统(20min/次,2次/d)对 22 例胫骨 Pilon 骨折行切开复位锁定钢板内固定术后患者进行早期康复治疗,治疗后评估 VAS、肿胀程度,发现冷疗组与对照组比较,缓解疼痛、辅助消肿作用效果显著。

(三) 关节置换术后

冷疗对于关节置换术后关节肿胀、疼痛的治疗学术界仍存在争议,国内研究对冷疗在减轻患肢术后肿胀方面的疗效均给予肯定,但也有一些研究显示在减轻术后患肢肿胀方面,冷疗并无显著优势。Adies 等通过对 793 例全膝关节置换术患者进行研究分析,得出冷疗对于术后早期减轻疼痛、消除水肿效果不显著。

(四) 烧伤、烫伤

烧伤或烫伤后,给予局部冷疗可减缓局部组织损伤、缩短恢复时间、改善局部血管的通透性、消除水肿。靳晓亮将 440 例烧伤患者分为冷疗组和非冷疗组,治疗 14 天后,冷疗组治愈率为 69.49%,非冷疗组治愈率为 43.83%,两组对比差别有统计学意义。

(五) 吞咽困难

用冰块刺激口周围、舌两侧及软腭等处,可促进吞咽困难患者的吞咽功能好转,有学者等将 77 例老年吞咽困难患者随机分为两组,冷疗组给予咽部冷刺激治疗和常规护理,非冷疗组采用单纯常规护理,结果显示冷疗组在提高患者吞咽能力方面优于非冷疗组($P<0.05$)。

六、冷疗的禁忌证及慎用范围

(一) 禁忌证

1. 对冷冻敏感或过敏者,对冷耐受度低下者　常规的冷疗温度容易产生冻伤。

2. 冷球蛋白血症　当血中含有冷球蛋白时便称为冷球蛋白血症。冷球蛋白是一种免疫球蛋白,在温度低于 30℃时易自发形成沉淀,加温后又可溶解。该病患者应着重注意保暖,禁止使用冷疗。

3. 雷诺综合征　雷诺综合征是指由寒冷或情绪激动引起的发作性手指或脚趾的麻木、刺痛,皮肤苍白、发紫。尤其是在受到寒冷刺激如冷水时,雷诺综合征的症状更加明显。

4. 再生的周围神经、皮肤感觉障碍　对存在感觉异常的患者使用冷疗时,容易因为感觉异常而导致冻伤。

(二) 慎用范围

局部或全身的冷刺激可以引起血压升高。对正常人来说,这种血压变化持续时间短且幅度不超过 10mmHg。但对于高血压患者,则可能致其病情加重,因此慎用冷疗。

枕后、耳廓、阴囊、心前区、腹部和足心等部位应慎用冷疗,避免诱发身体不良反应。

七、案例分析

病史:患者周某,男性,25 岁。在未充分进行热身运动情况下,争抢篮板球落地过程中踩到他人脚背,致右踝内翻扭伤,后至场边休息,2h 内出现踝关节明显肿胀、疼痛,且进行性加重。

诊断:右踝关节急性扭伤。

评估:疼痛 VAS:6 分,关节肿胀伴活动障碍。

目前康复主要问题:疼痛、肿胀伴活动障碍。

康复目标:镇痛、消肿。

治疗方案:该患者为右踝关节外侧副韧带损伤,表现为急性炎性症状,局部充血水肿,考虑使用冷疗。冷疗可使局部血流下降,且在冰敷 13.5min 后下降最多,因此认为在急性损伤时,为减少局部血液循环,冷疗是很好的选择。使用冰敷袋对右侧踝关节进行 10~15min 冷敷;或使用冷喷雾剂,液体与治疗部位呈 30°,距皮肤 45cm,以 10cm/s 的速度移动喷射,每次喷射 3~5s,间隔 1min 后可重复喷射。

(张伟明　沈　滢)

参 考 文 献

[1] 郭万学.理疗学[M].北京:人民卫生出版社,1984.

[2] 乔志恒,范维铭.物理治疗学全书[M].北京:科学技术文献出版社,2001.

[3] 燕铁斌.物理治疗学[M].2版.北京:人民卫生出版社,2013.

[4] 何成奇.物理因子治疗技术[M].北京:人民卫生出版社,2010.

[5] 王杰群.冷疗法在中西医临床中的运用[J].中医研究,2017,30(10):78-80.

[6] 丁海波,季爱玉,沈若武,等.急性软组织损伤亚急性期处理的实验研究[J].青岛大学医学院学报,2012,48(02):140-142.

[7] 宋连新,彭阿钦,吴春生,等.冷疗在胫骨 Pilon 骨折术后早期康复中的应用[J].中国康复医学杂志,2012,27(02):174-175.

[8] 夏玲,张兆波.冷疗法在骨科康复中临床应用进展[J].中国康复医学杂志,2014,29(06):591-594.

[9] 靳晓亮.冷疗在烧伤后应用情况的调查[J].中华保健医学杂志,2007,9(2):112-112.

[10] 王增英,吴惠平,焦月新,等.咽部冷刺激疗法对老年吞咽困难患者吞咽功能恢复的影响[J].护理管理杂志,2008,8(9):1-2.

[11] 王杰群.冷疗法在中西医临床中的运用[J].中医研究,2017,30(10):78-80.

[12] 丁海波,季爱玉,沈若武,等.急性软组织损伤亚急性期处理的实验研究[J].青岛大学医学院学报,2012,48(02):140-142.

[13] 宋连新,彭阿钦,吴春生,等.冷疗在胫骨 Pilon 骨折术后早期康复中的应用[J].中国康复医学杂志,2012,27(02):174-175.

[14] 夏玲,张兆波.冷疗法在骨科康复中临床应用进展[J].中国康复医学杂志,2014,29(06):591-594.

[15] 靳晓亮.冷疗在烧伤后应用情况的调查[J].解放军保健医学杂志,2007,9(2):112.

[16] Algafly AA,George KP. The effect of cryotherapy on nerve conduction velocity,pain threshold and pain tolerance [J]. British journal of sports medicine,2007,41(6):365-369.

[17] Dolan MG,Mychaskiw AM,Mattacola CG,et al. Effects of Cool-Water immersion and high-voltage electric stimulation for 3 continuous hours on acute edema in rats [J]. Journal of athletic training,2003,38(4):325.

[18] Adie S,Naylor JM,Harris IA. Cryotherapy after total knee arthroplasty:a systematic review and meta-analysis of randomized controlled trials [J]. The Journal of arthroplasty,2010,25(5):709-715.

[19] Chatap G,De Sousa A,Giraud K,et al. Pain in the elderly:Prospective study of hyperbaric CO_2 cryotherapy (neurocryostimulation) [J]. Joint Bone Spine,2007,74(6):617-621.

[20] Mourot L,Cluzeau C,Regnard J. Hyperbaric gaseous cryotherapy:effects on skin temperature and systemic vasoconstriction [J]. Arch Phys Med Rehabil,2007,88(10):1339-1343.

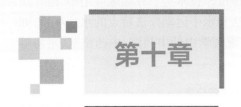

第十章

水　疗

第一节　概述及理论基础

一、概述

水疗（hydrotherapy）一词由希腊语的水（hydro）和治疗（therapeia）组合而成，按字面意思可以理解为"借助水来治疗"，具体包括一系列利用水的理化性质（如温度、比热、静水压、浮力、黏滞阻力、溶解度等）作用于人体来进行预防、保健、治疗及康复的医疗理念与方法，是物理治疗的重要组成部分。

水疗在消炎、消肿、镇痛、镇静、改善血液循环、缓解肌肉痉挛、软化瘢痕、松解粘连、增强运动功能、改善心理状态等方面具有独特的疗效，广泛应用于脊髓损伤、小儿脑瘫、脑卒中、脑外伤、骨折术后、骨关节病、烧伤等疾病的康复治疗中，是神经康复、骨科康复、儿童康复、老年康复、心肺康复、烧伤康复、压力管理及心理康复等领域的重要治疗手段。

水疗康复历史悠久，源远流长。在各大主流古文明的历史文献中，均可见到有关水疗的历史记载，中医典籍中很早就有利用温泉水疗等治病疗养的记载。近代以来，随着科学技术的发展和疾病谱的改变，水疗康复发展迅猛。目前，水疗已经成为现代化康复中心、疗养机构及运动员训练机构的标准配置之一。虽然我国现代水疗康复起步较晚，但近年来发展迅速。

二、水疗的分类

在临床实践中，水疗康复治疗项目多种多样。根据现代康复理念，按照治疗中患者主动运动的程度，可以将水疗康复技术分为两大类：以被动浸浴为主的"浴疗法"和以主动运动训练为主的"水中运动疗法"，详见表10-1。浴疗法主要通过水中浸浴过程中温度刺激、水流冲击、气泡击打、药物作用等方式进行康复治疗，具体包括气泡浴、涡流浴、温泉浴、矿物浴、芳香浴、硫磺浴、氧气浴、二氧化碳浴等治疗项目。水中运动疗法既包括在水疗池中进行的常规运动治疗，如水中肌力训练、水中耐力训练、水中关节活动度训练、水中平衡训练、水中步行功能训练、水中核心稳定性训练等,也包括一系列自成体系的现代水疗康复治疗理念和训练方法,如哈里维克理念、巴德拉格茨泳圈疗法、水中太极疗法、水中指压按摩技术等。在临床应用中,浴疗法与水中运动疗法并非泾渭分明,也存在一些兼具浴疗法和水中运动疗法特点的水疗项目,如哈巴德槽浴、步行浴、水中平板步行训练等。此外,传统医学中的中药浴、中药熏蒸、足浴等治疗项目也可纳入水疗康复治疗技术的范畴。

表 10-1　按照主动运动程度的水疗分类

浴疗法	水中运动疗法
气泡浴	哈里维克理念
涡流浴	巴德拉格茨泳圈疗法
温泉浴	水中太极疗法
矿物浴	水中指压按摩技术
硫磺浴	水中核心稳定性训练
芳香浴	常规水中运动训练(肌力训练、耐力训练、关节活动度训练、平
氧气浴	衡及协调性训练、步行训练等)
二氧化碳浴	水中运动器械训练
传统浴疗法:中药浴、中药熏蒸、足浴等	
步行浴	
哈巴德槽浴	
水中平板步行训练	
......	

此外,也可按照其他方式对水中治疗项目进行分类,比如:

1. 按照治疗温度分类　冷水浴(<20℃)、凉水浴(20~32℃)、不感温水浴(33~35℃)、温水浴(36~38℃)、热水浴(>39℃)、冷热水交替浴(15~25℃与 35~42℃交替)等。

2. 按照治疗方式分类　水中运动、浸浴、淋浴、擦浴、冲浴、湿布包裹等。

3. 按照溶于水中的物质分类　淡水浴、盐水浴、硫磺浴、松脂浴、中药浴、二氧化碳浴等。

4. 按照作用部位分类　全身浴、半身浴、上肢浴、下肢浴、手浴、足浴、坐浴等。

5. 按照治疗设备分类　电动浴缸治疗、气泡涡流浴、步行浴、哈巴德槽浴、水中平板步行训练等。

6. 按照应用领域分类　医用水疗、保健水疗、疗养水疗、养生水疗、娱乐水疗等。

此外,民间流行的一些浴疗法,如桑拿浴、芬兰浴、罗马浴、土耳其浴、俄罗斯浴、伊朗浴等,虽然也称为水疗项目,但临床上应用较少,本章不做详细介绍。

三、水的物理特性

水疗的治疗效应主要源于水的理化性质,例如,水疗的"减重效应"源于水的浮力,水疗的"冷热刺激效应"源于水的热力学效应,水疗的"消肿效应"源于水的静水压力,水中运动所受的阻力源于水的黏滞阻力及表面张力等。因此,要了解水疗的作用原理,必须首先理解水的物理特性。

（一）密度与比重

密度的定义为每单位体积物质的质量,用希腊字母 ρ 来表示。质量与体积的关系可用以下公式表示:$\rho=m/V$,其中,m 表示质量,V 表示体积。密度的国际标准单位是 kg/m^3,通常也用 g/cm^3 表示。

比重的定义为某种物质的密度与水的密度之比。人体的密度略低于水,平均比重约为 0.974,具体因人而异。一般来说,男性的平均密度比女性大,这是因为人体中各种组织的密度有所不同,男性体内骨骼、肌肉、结缔组织等含量较多,因此密度相对较大,而女性脂肪含量较高,密度相对较小。

（二）静水压

静水压是液体施加于浸于其中的物体上的压力。一般利用压强来表示静水压的大小。压强的定义为作用于单位面积上的压力,其计算公式为 $P=F/A$,其中 P 表示压强,F 表示压力,压力垂直于物体表面,A 表示面积,压强的国际标准单位为帕斯卡(Pa),也用 N/m^2 等来表示。

根据帕斯卡定律,液体作用于浸入其中的物体上的力在各个方向上均相等。静水压随着水的密度的增加及浸入水中的深度的增加而增大。水的静水压自下而上形成了一个从大到小的压力梯度,这种压力梯度有助于促进静脉及淋巴回流,促进周围血液向中心集中,同时有助于减少组织液渗出等(图 10-1)。

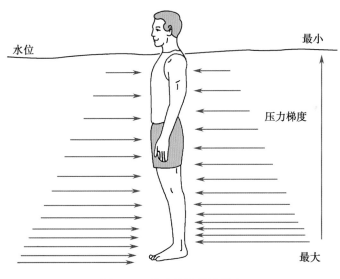

图 10-1　静水压的压力梯度

静水压会对胸腔产生压力,对胸廓施加一定的压力,有助于进行呼吸肌强化训练。当然,对于慢性阻塞性肺疾病等肺功能不全的患者,这种压力也可能造成患者呼吸困难,需要严密监控。

（三）浮力

浮力是指当物体浸入流体中时,所受到的与重力作用方向相反的竖直向上的力,它使得同一物体在水中比在陆上轻。根据阿基米德原理,浸于液体中的物体所受的浮力与其所排开的液体重量相等。因此,浮力的计算公式为:$F_{浮}=G_{排}=m_{排}g=\rho_{液}gV_{排}$,其中,$G_{排}$表示排开液体的重量,$m_{排}$表示排开液体的质量,$\rho_{液}$表示液体的密度,$V_{排}$表示排开液体的体积,g 表示重力加速度。通过公式可以看出，浮力的大小与水的密度有关，因此，水疗时如果在水中加入盐、矿物、中药等物质，水的密度会改变，患者受到的浮力大小也会随之改变。浮心是浮力的作用点，通常来说，人体浮心位于胸腔中部，而人体重心通常位于第二骶椎水平，因为浮心与重心在人体的不同位置，会使患者在水中产生旋转，直至两者大小相等、方向相反（图 10-2）。

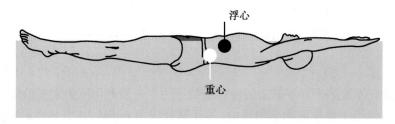

图 10-2　人体浮心与重心的相对位置

　　浮力部分抵消了重力作用，使患者有可能完成在空气中无法完成的三维运动，并可使一些在陆上无法完成的动作及减重活动提早在水中进行（图 10-3）。同时，在浮力及水的其他物理性质的共同作用下，水中康复锻炼更加容易、更为安全且相对舒适，这一特性使水疗在康复医学中占有很大优势，尤其有利于康复训练的早期介入（图 10-4）。浮力结合温热效应，使得水环境对于那些因为疼痛或者力弱无法耐受常规陆上康复训练的患者，如关节炎患者、

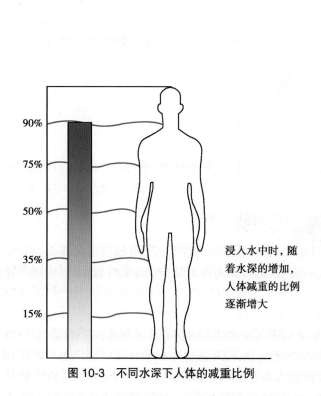

浸入水中时，随着水深的增加，人体减重的比例逐渐增大

图 10-3　不同水深下人体的减重比例

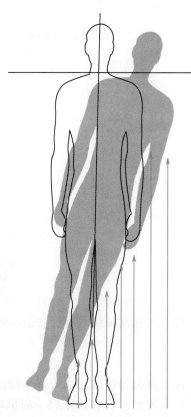

图 10-4　短暂侧向跌倒时，浮力有助于帮助患者恢复直立位

脊髓损伤患者、脑卒中患者等,可以在水中进行康复训练,也可使康复介入的时间提前。在浮力的支撑下,可针对疼痛部位或者力弱部位的肌肉进行新动作模式的再学习,以及肌力、耐力的增强训练。

(四)表面张力

液体与气体相接触时,会形成一个表面层,存在于这个表面层内的相互吸引力就是表面张力。表面张力带来的阻力与物体在水面移动的面积成正比。表面张力使得肢体在水面移动时的做功量要比完全处于水下时更多。

(五)黏滞性

黏滞性是流体分子间为阻碍流动而产生的摩擦力。当各层流体流动时,分子间吸引力产生的运动阻力称为摩擦力。黏滞性的大小因流体种类而异,常用黏滞系数或黏度来定量描述,黏度的国际标准单位为泊肃叶(简称泊)。黏度越大,黏滞性越大,促使流体内产生运动所需的力也就越大,这种力与运动的流体分子数及运动速度成比例。黏滞阻力在运动阻力增大时增大,但在外力停止后阻力几乎立即减小为零。

(六)比热和热量转移

比热是指将 1g 物质的温度升高 1℃所需的能量。地球上的所有物质都以热的形式存储能量。能量用卡路里来计量。水的治疗效应很大程度上取决于其保持和转移热量的能力。水保留热量的能力是空气的 1 000 倍,这是利用水来进行表浅热疗、冷疗的重要物理学依据。此外,水是优良的热导体。热能转移以三种形式进行:传导、对流和辐射。水传导热能的速度比空气快 25 倍。

(七)层流与湍流

流体流动时,如果流体质点的轨迹是有规则的光滑曲线(最简单的情形是直线),这种流动称为层流。湍流则是流体的不规则运动,即流场中各种量随时间和空间坐标发生紊乱的变化。水中治疗时,可以利用湍流增加对皮肤的刺激,增加平衡训练等运动训练的难度,易化核心肌肉的激活等。

第二节 水疗对人体的生理学效应

浸于水中时,水的物理特性会对人体产生一系列生理学效应,从而对循环、呼吸、肌肉骨骼、内分泌等系统产生了一定的影响,这是水疗康复治疗技术的生理学基础。

一、循环系统

人体浸于水中时,在静水压的作用下,静脉和淋巴系统受到挤压,体液从四周向胸腔转移,导致中心血容量增加,心脏的静脉回流增加,心房压、肺动脉压上升,心脏充盈量和每搏输出量增加,最终导致心排出量增加、心率下降(图 10-5)。心率下降的幅度与水温有关。研究显示 25℃时,心率平均下降 12~15 次/min。

除了静水压外,水的温度也会对循环系统造成影响。研究表明,心排出量随着水温的增高而逐渐增大。Weston 发现,水温 33℃时,心排出量增加 30%;水温 39℃时,心排出量增加 121%。也有研究发现,当对心脏部位施行冷敷时,心搏次数减少,但收缩力量增强,脉搏有力,血压下降。对心脏部位施行热敷时,心搏加快,在适当的热作用下也可增加心肌张力;但

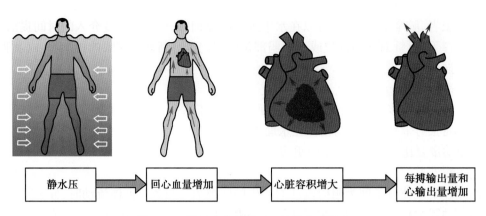

图 10-5　浸入水中时循环系统的生理效应

温度超过 39℃或作用时间延长时,心肌张力即行减低,甚至发生心脏扩张。

基于上述理念及大量临床研究,专家指出,水中运动对轻度的和稳定期的心力衰竭及常规心脏康复均有明显益处。然而,严重的充血性心力衰竭应该被列入水中运动的禁忌证。

近期研究发现,水疗对于脑的血流量也有影响,例如,水中浸浴能够显著提高大脑前动脉血流速度、大脑后动脉血流速度、平均动脉压以及呼气末二氧化碳分压,这对于解释水疗在神经康复中的作用原理有重要价值。

二、呼吸系统

水环境对呼吸系统影响巨大。人体进入水环境过程中,一方面血流向胸腔转移,另一方面水会压迫胸腔,这两种效应结合起来会对肺功能产生影响,导致呼吸功增大(一般约增加60%),呼吸动力学改变。具体来说,人体浸于水中时,在静水压的作用下中枢血容量增加,造成肺血管充盈、弥散量下降;同时,胸壁压力增加,胸腔周径减小,气道阻力上升,导致呼气流速下降;此外,腹部压力增强,造成膈高度上升、肺容量和肺活量下降,导致肺顺应性下降;在上述作用的综合影响下,呼吸功增加(图 10-6)。因此,水中浸浴会对补呼气量、残气量、功能残气量、肺气流阻力、静脉血氧分压、二氧化碳分压、肺活量等肺功能指标造成显著影响。水中治疗对呼吸器官的工作负荷是一个极大的挑战,可以同时有效地进行呼吸肌训练。随着胸部浸浴深度的增加,肺容量显著减少。

三、泌尿系统

水中浸浴能够对肾血流量、肾脏调节系统和内分泌系统造成影响(图 10-7)。浸浴时,肾血管阻力下降约三分之一,肾静脉压增加近两倍。同时,体液从外周向中心转移,大量体液流向肾脏和心脏。肾脏及心脏体液增加时,机体平衡反馈环路开始经肾脏排泄,产生"利尿作用",以获得体液平衡。水中浸浴时,除了增加尿量外,还可促进钠和钾的排出。

四、骨骼肌肉系统

浮力是影响骨骼肌肉系统的最重要因素。人体浸入水中时,浮力产生"减重"效应。水深齐颈时,人体减重约 90%;水深在剑突水平时,人体减重约 60%;水深平脐时,人体减重约50%;水深在耻骨联合高度时,人体减重约 40%。治疗中可通过调整水深以获得所需要的减重量。在水中运动时,作用于脊柱上的重力效应减弱,脊柱能够得到很好的保护,这使得相

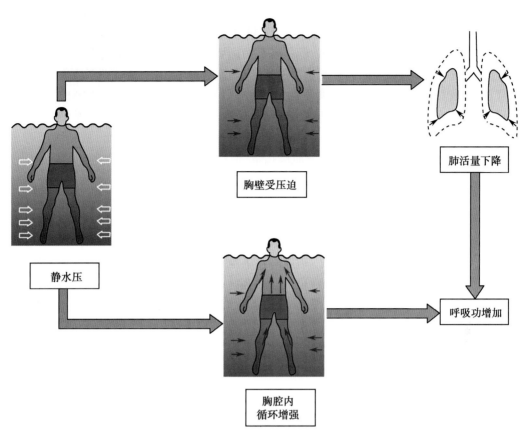

图 10-6　浸入水中时呼吸系统的生理效应

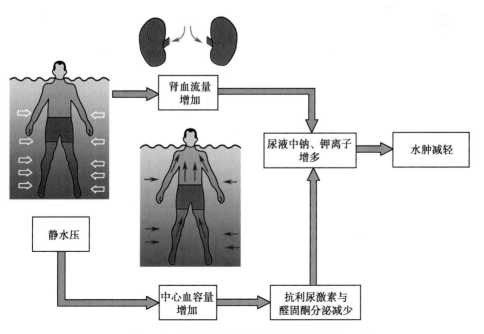

图 10-7　浸于水中时泌尿系统的生理效应

关疾病的康复训练可以早期介入。例如,在骨盆骨折的前几周内,无法稳定地进行全身负重,但若将身体浸于水中,浮力抵消部分重力作用,只有肌肉转矩作用在骨盆上,从而允许患者进行"主动 - 辅助"的关节活动度训练、低强度肌力训练,甚至早期步态训练。

此外,浸于水中时,在温热因素的作用下,肌肉内血液循环加速,这有助于肌肉组织进行新陈代谢,增加供氧量,同时加快代谢物的排出速度。此外,静水压自下而上形成的从大到小的压力梯度,有助于消除水肿、促进淋巴回流。而在热作用、浮力、自主神经系统效应等因素的共同影响下,肌肉本身的黏弹性发生改变,肌梭 γ 纤维的兴奋性降低,放松作用明显,因此,水疗可以很好地降低肌张力,缓解肌肉痉挛,促进身心放松。

五、神经系统

大多数情况下,水疗用水都是温热的。浸于温热水中时,自主神经系统的平衡受到影响,副交感神经兴奋性增强,产生放松效应,进而对患者的生理及心理产生积极的治疗效应,起到镇静、放松的作用,有助于患者康复。另外,温热、静水压、湍流等感觉信息,增加了传向大脑的信息数量,降低了大脑对疼痛的感知,从而产生一定的镇痛效应。有时也会利用冷水进行水疗刺激,冷刺激则会起到一定的兴奋神经的作用。

近期研究发现,浸浴对大脑皮层的兴奋性及可塑性也能产生一定的影响,比如,水中浸浴时,躯体感觉皮层兴奋性改变,感觉运动整合改变,同时,皮质脊髓束及皮层兴奋性改变,初级运动皮层及感觉运动皮层在动作准备和执行阶段的兴奋性提高。

六、其他

人体浸于水中时,皮肤状态、新陈代谢率、体液成分等也会产生一定的变化。由于篇幅限制,此处不再详细叙述。

第三节 水疗的治疗作用

水疗的治疗作用原理主要源自于温度刺激、机械刺激、化学刺激三个方面,详见表 10-2。

表 10-2 水疗的作用原理

温度刺激	机械刺激	化学刺激
水具有热容量大、导热性强、对流性好等物理特性,可以较好地传导和保持热量	人体浸于水中时,会受到浮力、静水压、黏滞阻力、表面张力、涡流冲击、气泡击打等的影响	水是良好的溶剂,水中可溶解多种化学成分,比如药物、盐类、松脂等,产生相应的化学刺激效应

基于上述作用原理,水疗的主要治疗效应包括促进运动及感觉功能恢复、调节肌张力、缓解疼痛、镇静催眠、改善血液循环、促进创面愈合等。

一、促进运动功能恢复

借助水介质的特殊环境,比如减重环境和温热效应,可以进行针对性的肌力训练、关节活动度训练、耐力训练、平衡训练、步态训练、敏捷性训练、游泳训练等,促进运动功能恢复,尤其是可以将水中训练的介入时间大大提前,有助于早期康复的开展。

二、促进感觉功能恢复

水环境特有的湍流、气泡、静水压等力学性质以及冷热等温度刺激,有助于增强感觉刺激,提高感觉皮层兴奋性,结合手法治疗与水中运动疗法等,能够促进痛温觉、触觉等浅感觉以及位置觉、运动觉等本体感觉的恢复。

三、调节肌张力

在温度刺激和机械刺激的作用下,水疗可以影响肌肉黏弹性及神经系统兴奋性,达到降低肌张力、缓解肌肉痉挛等作用,具有辅助调节肌张力的效果。

四、缓解疼痛

基于闸门控制学说等相关理论,在温热、静水压、湍流等因素的共同作用下,水疗可以影响大脑对疼痛的感知,产生一定的镇痛效应。因此,水环境可以易化因疼痛而在陆上无法进行的运动训练。

五、镇静催眠

通过温热效应、柔缓的大幅运动、气泡涡流刺激以及光线等因素的共同作用,水疗可以影响自主神经系统及大脑皮层的兴奋性,产生镇静、催眠及放松效应。

六、改善血液循环及消炎消肿

温热、机械刺激等因素作用于人体,有助于促进血液循环,促进淋巴回流,加快炎症消散,消除肿胀。

七、促进创面愈合

水的清洁、温热、机械刺激作用,有助于改善烧伤局部创面条件,减轻创面对机体的影响,软化焦痂及痂皮,促使坏死组织崩解,清除创面分泌物和坏死组织,控制局部感染,减轻创面疼痛,防止组织再损伤,可用于烧伤及创面的治疗。

第四节 水疗的康复评定

合理而有效的康复评定是进行康复治疗的基础,在水疗康复的实施过程中,需要针对患者的病情进行全面的康复评价,综合分析评价结果,制订合理的康复计划。通常来说,水中运动疗法的康复评定包括陆上评定和水中评定两部分,其中,陆上评定与常规陆上运动疗法基本一致。

一、陆上评定

陆上评定的主要内容与常规陆上物理治疗基本一致。需要强调的是,对于水疗进行过程中的危险因素,要进行全面仔细的专科评价,比如,心肺功能状况、压疮或烧伤的严重程度、下肢深静脉血栓以及血管内斑块的严重程度等。

二、水中评定

水中评定主要针对接受水中运动疗法的患者。目前国际上常用的水中康复评价量表包括:英国游泳疗法协会开发的基于 Halliwick "十点程序"的水中运动功能评定方法、水中独立性测试量表(aquatic independence measure,AIM)、Alyn 水中适应性测试量表(water orientation test of Alyn,WOTA)、基于 Halliwick 理念与 ICF 框架的水中运动功能评定、游泳独立性测试量表(swimming with independence measure,S.W.I.M)、Humphries 水中敏捷性评定(Humphries assesment of aquatic readiness,HAAR)等。

其中,WOTA 量表由以色列耶路撒冷 Alyn 医院的物理治疗师 Ruthy Tirosh 于 1999 年基于 Halliwick 理念开发而成,分为 2 个版本——WOTA1 和 WOTA2。其中,WOTA2 适用于能够理解并执行简单口令的患者,而 WOTA1 专为无法听从口头指令的儿童设计,适用于 4 岁以下及存在认知障碍或严重运动障碍的 8 岁以下儿童。利用该量表进行评价,可以有效地评价患者的水中运动能力,并能帮助制定康复目标及训练方案,是目前国际水疗康复领域最常用的水中运动评价量表。中国康复研究中心已经引进、汉化该量表,并进行了初步的信度和效度研究。

第五节 水中治疗技术

水中治疗技术主要包括各种浴疗法及水中运动疗法,前者一般在中小型浴槽中进行,后者一般在中型或大型水疗池中进行,但两者间并无严格界限。大多数治疗都兼具主动及被动的治疗成分,只是比例有所不同。鉴于本书属于物理因子治疗范畴,所以着重介绍各种浴疗法,对于水中运动疗法,仅做简要介绍,详见运动疗法相关著作。

一般而言,各种水疗的日常操作步骤可归纳为三步:准备阶段、治疗阶段、整理阶段,各阶段的工作内容详见表 10-3。

以下分别对各种常用的水疗方法做简要介绍。需要注意的是,水疗形式多样,此处仅对康复临床工作中最常用的治疗项目做简要介绍。

一、哈巴德槽浴(蝶形浴)

哈巴德槽(Hubbard tank),又译哈巴氏槽,由美国人 Leroy Hubbard 在 1920 年发明,最初是一种用以让瘫痪患者进行水中运动的水疗专用浴槽。因其形似蝴蝶或阿拉伯数字 8,也称"蝶形浴槽(butterfly shaped tank)"或"8 字槽(8 shaped tank)"。

哈巴德槽最具特色的部分在于"8 字形"的浴槽,槽体 8 字形的设计方案,使得治疗师能够站在槽边凹陷处进行手法操作,为患者进行被动运动或主动辅助运动治疗,这样,治疗师不用下水便可对患者进行水中运动训练。治疗时患者以仰卧、俯卧、侧卧或者坐位姿势浸于热水(水温 36~39℃,一般推荐 37~38℃)中,在治疗师的指导或协助下,进行上肢、下肢或躯干的运动功能训练。

一般来说,哈巴德槽配有气泵、涡流发生器等附加装置,能够产生气泡和涡流,兼具气泡浴与涡流浴的作用,能够起到微细按摩和机械刺激的作用。有些哈巴德槽还配有光疗系统,可以根据需求产生不同颜色的光,或者以不同组合方式变化,能够对患者的情绪产生一定影

表 10-3 水疗的操作步骤及工作内容

准备阶段	治疗阶段	整理阶段
1. 设备检查	1. 引导患者安全入水	1. 确保患者安全出水
设备是否安全	2. 询问水温是否合适	2. 排水
表面是否清洁	3. 确认治疗参数无误	3. 清洁消毒
消毒是否合格	4. 解释水疗治疗方案（首次治疗时）	4. 书写治疗记录
通电是否正常	5. 告知注意事项（首次治疗时）	日期
浴槽是否密闭	6. 告知应急预案（首次治疗时）	水温
阀门是否正常	7. 打开气泡、涡流、灯光等开关	水深
旋钮位置是否正确	8. 进行手法操作或指导患者进行水中训练时应该	运动训练内容
配套设备是否正常	重点关注：	患者对水疗的反应
2. 水质检查	浸浴深度	
颜色	姿势体位	
气味	运动方案	
浑浊度		
异物		
沉淀物		
定期进行水质化验		
3. 处方核对		
水温		
水深		
气泡大小		
涡流大小		
运动处方		
4. 物资及器械准备		
盐		
硫磺		
碳酸盐		
松脂		
中药材		
镊子		
剪子		

响，如兴奋或镇静作用，以辅助康复训练，增加水中康复训练的趣味性。

（一）设备

典型的哈巴德槽设备由以下几个部分组成：8字形槽体、底座、起降架及配套的起降装置、涡流发生器、气泵、光疗系统、操作台、循环消毒柜、管道及阀门系统等（图10-8）。其中，槽体、底座、操作台、循环消毒柜、管道及阀门为必备的部件，槽体及设备外壳多采用不锈钢

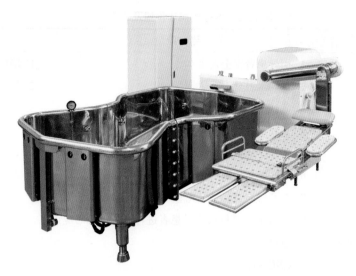

图 10-8　配有电动起降装置不锈钢材质哈巴德槽设备

或者亚克力材质。有些设备不配置电动或液压起降装置,需要借助移动式推车或者天轨系统协助患者入水。

（二）操作过程（ER10-1）

1. 检查　在开始每天的治疗之前,首先检查下水管排水阀是否已经关闭,循环过滤系统各个阀门是否处于正确的位置。正常情况下,开始日常治疗之前管道系统水的整体通路应该处于"过滤"状态——将水从治疗槽中抽出,进行循环过滤后,再送回治疗槽。同时,观察设备清洁状态是否合格,如水槽中是否有异物存在,水槽内壁是否干净,槽底篦子是否清洁且处于正确位置。

2. 注水　在确定排水阀关闭后,开始往槽内注水,一般情况下冷、热水独立供应,分别打开热水和冷水的进水阀,根据治疗温度（一般为 35~39℃）调好冷热水的配比,开始注水。注水过程中每隔 5~10min 监测水温及水质,及时调整冷热水配比,如出现水质浑浊、混入杂物、突发污染等情况,应及时停止加水,并做清洁、消毒、换水等补救措施。如遇水压不稳或前置过滤系统功能欠佳,应增加巡查次数。

3. 关水并打开循环过滤消毒系统　待水位达治疗所需水深时,一般为浴槽总容量的 2/3,确定水温是否符合治疗处方,如果符合,关闭冷、热水进水阀,停止注水。此时,打开循环过滤消毒系统,如有必要,打开之前要再次确认整个管道系统的阀门开闭组合均处于"过滤"状态。启动后,开始对治疗用水进行循环过滤。如果循环过滤口已经往水槽中持续进水,说明循环过滤系统已经开始正常工作。设置好消毒参数,打开消毒开关以在循环过滤的同时进行消毒操作,具体操作根据消毒方式的不同而有所差异,比如银离子消毒、臭氧消毒、氯消毒等。一些设备带有定时功能,可以根据需要对循环过滤消毒的时间进行设定。

4. 治疗前准备　待上述准备工作完成之后,即可开始治疗。治疗前首先要认真查阅治疗单,了解治疗处方,熟悉治疗参数,比如水温、涡流的部位及强度、气泡强度、水中运动处方等,同时,要重点关注治疗中存在的危险因素,比如患者近期是否存在体温调节异常、是否存在下肢深静脉血栓、是否有新近产生的开放伤口、是否存在频发癫痫等,如存在危险因素,要及时中止水疗或在治疗时密切观察患者状态。同时,准备好水疗所需的辅助用品,比如浮力手环、臂环、泳圈、颈圈、浮力哑铃、打水板等。由于哈巴德槽为大型水槽,容量较大,注水、放水、消毒、清洁需要较长时间,故推荐患者在开始治疗前先进行淋浴,待冲洗干净后再进入浴槽进行水中治疗。

5. **患者入水** 不同设备患者的入水方式有所不同。最常见的是电动起降架入水,这种情况下,首先由陪护人员协助患者平躺于起降架上,治疗师调整躺架到舒适的角度,对于共济失调、不自主运动以及认知功能障碍的患者,可使用绑带等将患者固定于搬运装置。随后由治疗师按下入水按钮,开启电机,起降架开始匀速上升,经弧形线路进入水中。如果治疗所需水位浅于起降机的终末位置,可以在起降机降到最低位置前按下停止按钮,关闭电机,使起降架停留在较高位置,此时治疗水位较浅。也有些设备通过移动式起降架或者天轨系统协助患者入水,需按相应的操作规范进行操作。起降过程中治疗师应全程跟随,以防出现坠落、夹伤、压坏物品等意外情况发生。患儿等体重较轻者进行此项治疗,可以直接由治疗师将其抱入水中。

6. **水中治疗** 根据康复处方对患者进行水中治疗。一般来说,在正式开始对一个患者进行治疗之前,要先根据处方打开气泡及涡流装置的开关,并调到合适的档位,有些设备的涡流可以单独开关,一般为肩部两组、上肢两组、腰部两组、下肢两组,可以根据需要选择性地打开涡流开关。水温、气泡、涡流、光疗、水深等治疗参数调好之后,一般不需要变动。治疗过程中最核心的部分是运动治疗,可在哈巴德槽中进行的运动训练包括:关节活动度训练(主动及被动)、肌力训练(手法抗阻或辅助、漂浮物抗阻或辅助、重物抗阻等)、耐力训练、桥式训练、坐位平衡训练、仰卧位核心稳定性训练、呼吸肌训练等。推荐"一对一"的治疗方式,由治疗师针对患者的功能状况进行一对一的手法治疗或康复指导。待治疗进行一段时间之后,还要对患者的功能情况进行康复评价,及时调整治疗方案,一般来说,至少需要进行初期评价、中期评价、末期评价三次康复评价。治疗时间一般 20min/ 次,20 次 1 个疗程。

7. **出水** 治疗完成后,嘱患者平躺于起降架上,做好固定,随后按下出水按钮,使起降架转出水面。出水时要特别注意起降架运行路线中有无物品阻挡,如轮椅、水杯、训练用品等,以防起降机出现卡顿等现象。出水过程中,治疗师要全程在场,一旦出现异常情况,可立即按下急停按钮使电机停止转动。使用移动式起降架或者天轨系统协助患者出水时,需按相应的操作规范进行操作,确保患者安全。患者出水后,由患者家属及陪护将其转移至水疗专用轮椅,及时为患者披上浴巾等进行保暖并协助或看护患者进行淋浴、穿衣等后续工作。患儿等体重较轻者可以由治疗师或者家属直接抱出水面。

8. **病历记录** 每治疗一名患者,应该及时填写治疗记录,需记录的治疗参数主要包括:次数、日期、时间、水温、气泡、涡流、运动项目、患者反应、治疗师签名等,重点记录训练动作。应定期进行疗效总结并修改康复方案。

9. **排水** 治疗结束后,关闭涡流发生器、气泵、灯光、消毒、循环及过滤系统的开关,打开下水管排水阀,将水排尽。为了保证设备的正常运转,延长其使用寿命,应定期在排水过程中进行反冲洗操作,对滤芯及砂罐等进行清洁,此时需将循环过滤系统的阀门调整至"反冲洗",将水从治疗槽中抽出,对循环过滤罐进行反向冲洗,最后通过地漏将水排出。设备使用一段时间后,还需进行"正冲洗"操作。

10. **清洁消毒** 治疗结束后,需要用提前配好的洗涤灵和消毒剂混合液对浴槽内壁、起落架躺椅、配套用轮椅表面等患者日常接触较多的部位进行清洁消毒操作。日常工作中

ER10-1

ER10-1　哈巴德槽浴

常用的消毒剂为三氯异氰脲酸钠速溶泡腾制剂(健之素),使用时,有效浓度配成250~500mg/L,采用擦拭的方式进行清洁消毒,混合液需滞留物体表面5min。如果发生大便失禁等意外污染情况,应以双倍浓度进行紧急消毒并深度清洁。

11. 日常维护　除了每日的清洁消毒外,还要定期清理篦子、喷嘴孔隙等处,以防头发、异物、水垢等杂物堆积,影响正常治疗。此外,要定期对设备进行检修。日常使用中要密切观察异常运行状况,如异响、开裂、漏水等,及时报修。滤芯、滤砂、银板等损耗品要及时检查,进行补充或者替代。

（三）注意事项

1. 患者出入水的过程为危险情况多发时段,此段时间内治疗师应密切监督,以防意外发生。

2. 治疗过程中因为调整水温等原因打开注水阀门后,一定要及时关闭,否则容易出现水温过热或者过冷的情况。

3. 治疗过程中如出现大便失禁等污染性事件,一定要立即中止当前治疗,关闭循环过滤消毒系统,将池水排空后,进行清洁消毒工作。

4. 治疗过程中要密切巡视患者对治疗的反应,以防癫痫发作、晕厥、呛水等不良事件发生。

5. 要熟知应急预案,在发生癫痫、晕厥、意识障碍、呛水等情况时,及时进行现场处理,并联系相关临床科室协助治疗。此外,也要做好停水、停电、水质浑浊等突发情况下的应急预案。

二、步行浴

步行浴(walking bath)治疗是通过特制的浴槽(一般为长方形或者 B 形)让患者在不同高度的水环境中进行以步行训练为主的下肢运动功能训练,以改善其步行能力。除了步行训练外,此项治疗也可进行坐位平衡训练、肌力训练、蹲起训练、站立位平衡训练、单侧或双侧下肢负重训练、体重转移训练、原地踏步训练等。在进行运动训练的同时,此项治疗还可附加气泡浴及涡流浴等被动治疗成分。大多数情况下,进行步行浴治疗时患者在水中独立训练,治疗师不需下水治疗,只需在旁指导监督便可。

（一）设备

典型的步行浴槽主要由以下几部分组成:浴槽(长方形或 B 形)及底座、起降架、控制器、观察窗、管道及阀门系统、循环过滤消毒系统。为了便于患者在其中进行步行训练,步行浴槽的长度一般较长,患者可在其中往返行走(图 10-9)。大多数设备同时配有涡流发生器,气泵、温度监控仪等配套设备。槽体及设备外壳多采用不锈钢或者亚克力等材质。

（二）操作过程

1. 检查　注意检查液压或电动起降架是否能够正常工作,最好在开始治疗之前完全操作一遍起降架,观察起落装置是否存在故障。

2. 注水　步行浴治疗的水位十分关键,有些设备浴槽内壁设有刻度尺,要按照减重比例放水至所需高度。

3. 关水并打开循环过滤消毒系统　基本同前。

4. 患者入水　由于步行浴设备起降架运行轨迹的顶点高度较高,因此入水时要尤其注

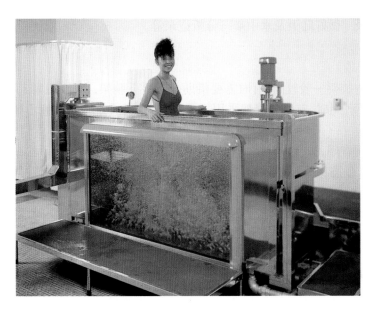

图 10-9 步行浴

意安全,防止坠落、磕碰、跌倒等意外发生。最常用的入水方式是电动或液压起降架入水。步行浴的起降架入水方式与哈巴德槽有所不同,躺架的运行轨迹是先直线上升至最高高度,旋转90°后再直线下降。刚开始时,躺椅处于最低位置,其长轴垂直于浴槽长轴,此时,锁定旋转部件,按下上升按钮,躺架直线上升,直至最高高度,此时,解锁旋转部件,将躺架旋转90°,随后按下下降按钮,躺架直线下降,直至浸入水中。一般而言,步行浴的躺架设计为可折叠的方式,在水中,躺架可以呈"床状",患者躺于其上进行仰卧位或俯卧位训练,也可以呈"椅状",患者坐于其上进行坐位训练,还可以将躺架移出水槽,给患者腾出空间,进行步行训练等功能训练。也有些设备通过移动式起降架或者天轨系统协助患者入水,需按相应的操作规范进行操作。起降过程中治疗师应全程跟随,以防出现坠落、夹伤、压坏物品等意外情况发生。

5. 水中治疗 根据康复处方对患者进行水中治疗。一般来说,在开始对一个患者进行治疗之前,要先根据治疗处方打开气泡及涡流装置的开关并调到合适的档位,如果想要观察患者在水中的步态,可以先将气泡及涡流关闭,并打开灯光(如果有)。水温、气泡、涡流、水深、光疗等治疗参数调好之后,一般不需要变动。治疗过程中最核心的部分是水中运动训练,可在步行浴槽中进行的运动训练包括:仰卧位训练,如仰卧位下肢交替屈伸训练、双桥训练、单桥训练、仰卧位核心控制训练等;坐位训练,如坐位平衡训练、坐位膝关节屈伸训练、坐起训练等;站立位训练,包括站位平衡训练、单侧负重训练、体重转移训练、蹲起训练、原地迈步训练、步行训练等。步行浴槽高度较高,空间有限,一般而言,治疗师难以下水对患者进行手法操作,主要任务是指导患者按照治疗计划,保质保量完成规定动作。待治疗进行一段时间之后,还要对患者的功能情况进行康复评价,根据评价结果及时调整治疗方案。

6. 出水 治疗完成后,如果治疗时已将起降架移出水中,需再次将起降架放入水中接患者出水。嘱患者平躺,以与入水过程相反的方向将患者转运出水槽,待降落到最低高度时放下躺椅的下半段,让患者独立或在陪护人员的帮扶下起身离开起降架。使用移动式起降架或者天轨系统协助患者出水时,需按相应的操作规范进行操作,确保患者安全。

7. 病历记录 做好陆上及水中步态分析记录等。

其余同前。

(三) 注意事项

1. 步行浴的躺架一般较高,有时需要借助台阶上下躺架,因此,患者上下躺架时需要注意保护,以防摔倒,同时,有些升降架采用折叠设计,在折叠过程中注意不要夹到患者,造成损伤。

2. 由于空间有限,进行步行浴训练时,治疗师通常不能下水进行手法指导,治疗师要在槽边对患者进行步态指导,必要时可以对患者的步行训练情况进行录像,并反馈给患者,以提高其配合度。

3. 由于步行浴槽水深较深,要做好患者跌倒溺水的预防措施,同时,做好应急预案,一旦发生危险,能够及时处置。最好能在患者开始此项治疗前,进行一定的水中呼吸控制训练及漂浮或站起训练。

4. 步行浴需要患者在水槽中进行步行训练,足底皮肤容易磨损的患者,如足下垂患者,可以穿袜子或购置专用的水中跑步鞋进行治疗,以减少对皮肤的刺激。

5. 循环过滤系统从浴槽内往外抽水时,会造成一定的吸力,要提醒患者避开此处,并做好防护措施。绷带、袜子、泳帽等患者的私人物品脱落时,容易吸附在抽水口处,需要注意并提前告知患者做好防护措施。

三、水中平板步行训练

水中平板步行训练(underwater treadmill training)通过让患者在水环境中进行运动平板训练,达到增强下肢肌力、提高下肢耐力、改善平衡功能、提高步行能力、改善步态功能的目的。此外,水中平板步行训练也可作为心肺训练、体能训练、保健健身的一种治疗手段。水中平板步行训练一般有两种实现方式,一种是独立的水中平板步行训练机,设备本身包括一个浴槽与底部的运动平板,另一种是将具有防水功能的运动平板置于大型水疗池中,两者各有特点,均可实现水中平板步行训练。

水中平板步行训练是水疗中较新的治疗项目,进行训练时,水的浮力使患者在水中产生减重效应,因此,可以将水中平板步行训练视为减重步行训练的一种特殊形式,兼具水疗和减重步行训练的效果,在水疗中起重要作用。水中平板治疗是陆上平板治疗的良好补充。无法在陆上进行步态训练的患者可以先在水中进行。研究表明,利用低速水中活动平板,术后患者步态训练的介入时间可大大提前。在浮力的作用下,步行时患腿支撑期时间增加(单腿站立稳定性增加),摆动期时间减短,有助于提高步行的质量。

一般认为,水中运动平板步行训练改善运动功能可能的机制是:①患者水中步行时身体重心的分布趋于对称,尤其是在低速步行时,患侧下肢站立相延长,利于健侧充分屈髋迈步,提高步长对称性。而水的浮力可部分弥补患侧下肢迈步相屈髋肌群肌力的不足,降低病理性髋外展外旋,提高步态对称性;②水中步行训练可早于地面站立及步行训练,下肢适当的负重训练有助于改善下肢及躯干的肌肉电活动,可增强肌力并使胫前肌的活动更加有规律,改善踝背屈;③水的温度及阻力可降低运动速度相关的高肌张力,减轻跖屈肌痉挛,缓解早期负重行走引发的足下垂、内翻等病理性步态;④在浮力及静水压的支持下,患者不易跌倒,恐惧感下降,躯干、四肢可自由活动,在姿势控制的同时训练了平衡、协调能力;⑤喷射水流可增加活动复杂性,使患者进行抗干扰平衡训练,同时增加皮肤感觉及本体感觉输入;⑥水环境还可增加中心血容量及肺活量,改善心肺功能,提高步行耐力。

（一）设备

1. 独立型水中平板步行训练机　此类设备一般由独立的水槽、储水箱、水下跑台、控制台、循环过滤消毒柜、显示器、管道及阀门系统等组成(图10-10)。大多数设备会在水槽一侧、两侧或者三侧安装透明玻璃窗,并配有照明,用以观察步态及下肢运动情况。控制面板上可以显示步行速度、步行距离、履带转动方向等治疗参数。部分设备会配置有水下摄像及步态分析系统。此外,该设备配有触摸式或按压式急停装置,以便在意外发生时紧急停止跑台转动,进行紧急制动,以防危险发生。

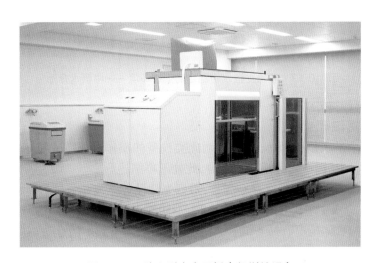

图10-10　独立型水中平板步行训练设备

2. 非独立型水中平板步行训练机　此类设备外形与陆上跑台大体一致,但做了严格的防水处理,可以安装于大中型水疗池中(图10-11、图10-12),进行水中平板步行训练,可以采用线控或者遥控的方式对跑台的运动进行控制。履带的转动速度、方向以及坡度等参数可以个性化调整。一般需要在跑台的两侧加装扶手,以使患者安全治疗,丰富训练内容。

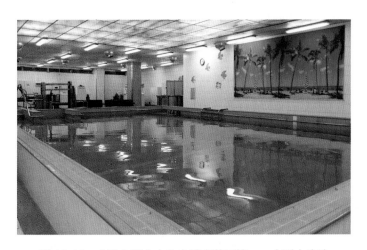

图10-11　非独立型水中跑台的安装环境——大型水疗池

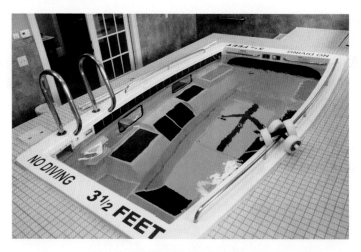

图 10-12　非独立型水中跑台的安装环境——中型水疗池

(二) 操作过程(ER10-2)

以独立型水中平板步行训练为例,说明此类设备的操作过程。安装于大型水疗池中的非独立型水中平板,其操作类似于陆上跑台,此处不再细述。

1. 检查　注意观察履带是否存在异常,最好先让设备空转几分钟。

2. 注水　进行水中平板步行训练治疗时,不同的水深意味着不同的减重效果,因此,所需的水深因患者的具体情况有所不同,水深是重要的治疗参数。治疗每一名患者前,都要核对治疗处方,确定水深,注水至所需深度。

3. 打开循环过滤消毒系统　水深接近合适时再次确定水温是否符合治疗处方,如果符合,关闭注水开关,停止注水,打开循环过滤消毒系统。

4. 入水　不同设备患者的入水方式不同,下面介绍一种典型的水中平板步行训练设备的入水方式。该水中平板步行浴槽的空间被一扇推拉门隔成两部分,面积较大的一部分为治疗区域,面积较小的一部分为等待区域,两者之间的推拉门称为内门。等待区域外侧设有一个推拉门,称为外门。治疗时先打开外门,患者经由阶梯进入等待区域,坐于椅子上。随后关闭外门,待外门完全密闭后通过水泵将治疗区域已经放好的水导入等待区域,直至两者水面相平。作用于内门两侧的压力相互抵消,此时,打开内门,嘱患者从等待区域起身进入治疗区域,站于水中跑台的中间,手扶两侧扶手。此时,关闭内门。待内门完全密闭后,再将水从等待区域导入治疗区域。

5. 水中治疗　根据康复处方对患者进行水中治疗。在控制面板处输入主要的治疗参数,包括时间、步行速度、履带转动方向等,点击开始按钮,启动水中跑台。嘱患者跟随跑台设定速度进行步行训练或者跑步训练,如果在治疗过程中患者感到速度、水温、水深等治疗参数不合适,可以向治疗师反映,不能自行调整。根据患者需求,可以打开涡流,以起到增加阻力及水流按摩的作用。定期进行陆上及水中步态分析,并根据步态评价结果找出患者所存在的问题,在治疗中进行步态指导。

6. 患者出水　治疗完成后,先关闭涡流开关,随后开始将水从治疗区域导出到等待区域,待两侧水位相平时,打开内门,嘱患者从治疗区域走向等待区域,坐下等待。患者坐好后,关闭内门,将水从等待区域导回到治疗区域。等待区域水完全导尽时,打开外门,让患者从水中平板步行训练机中走出。嘱患者家属及陪护及时为患者披上浴巾等进行保暖，并协助或看护患者进行淋浴、穿衣等后续工作。

7. 病历记录 需记录的治疗参数主要包括：次数、日期、时间、水温、涡流、步行速度、步行距离、履带转动方向、坡度、患者反应、治疗师签名等。

其余同前。

ER10-2 水中平板步行训练

(三) 注意事项

1. 开始训练前，要仔细评估患者的步行能力，设计好步行速度、步行方向、涡流大小等训练参数，对于独立型设备，由于空间较为有限，治疗师难以进入水中进行手法操作，需要对患者进行口头提示、动作示范、播放视频等指导，以达到最好的步行姿态。对于非独立型设备，治疗师可进入大型水疗池中对患者进行训练指导与手法操作。

2. 使用绑带等物品控制足下垂，或者使用其他容易脱落的物品时，要提醒患者注意附加物是否松动，一旦脱落，有可能卷入跑台履带，造成设备故障。

3. 开始治疗之前要叮嘱患者如果发生转速过快等意外情况时应该如何进行应急操作。一般设备配置有应急开关，比如浴槽两侧的感应条，一旦设备异常，患者可用手碰触应急开关，使履带停止转动。

4. 非独立型水中平板步行训练设备运行时会造成大池中的水产生流动，可能会对其他患者的训练产生影响，因此，要提前协调好各个患者训练的内容，最大限度地降低水中平板步行训练对其他患者的影响。

5. 设备长时间运行后，容易在履带下方等日常清洁不易到达的区域堆积一些污渍，建议每隔一段时间在无人状态下将跑步机开到高速转动状态，以将隐藏于履带缝隙等隐秘位置的污渍抛出，必要时进行拆机清洗。

四、气泡浴

气泡浴(bubble bath)是指在浸浴时利用气泡发生器生成不同大小的气泡混入水中，利用气泡与水组成的混合物的特殊物理性质进行水疗治疗。气泡浴的附加疗效主要来自三方面：①人体浸入水中时，气泡会吸附在皮肤表面，由于气泡与水的导热能力不同，因此会在附着有气泡的皮肤和直接接触水的皮肤之间形成温差，从而促进血液循环，增强局部代谢；②气泡打到皮肤表面，可能会发生破裂，气泡破裂时形成的机械刺激，具有一定的按摩作用；③气泡混于水中，会造成水的搅动及流动，这有助于加强水对人体的感觉输入，促进感觉恢复，同时，也可起到一定的机械刺激作用。气泡的组成，可以是空气气泡，也可以是氧气或者二氧化碳等其他气泡。气泡浴的水疗温度可以是热水浴、温水浴、不感温水浴或者是冷水浴，以热水浴居多，温度多在 38~40℃；也可进行冷热水交替气泡浴。临床上根据具体的需求选择不同类型的气泡与温度。

(一) 设备

典型的气泡浴设备包括浴槽及底座(浴槽可分为全身浴槽、半身浴槽、四肢浴槽、手浴、足浴等)、气泡发生器(空气压缩机)、管道及阀门系统(水管及气体管道)以及循环过滤消毒系统(图 10-13)。一般而言，集成气泡发生器的设备浴槽的底面及侧面刻有小孔，气泡经由这些小孔进入水中，与水混合，形成气水混合液。也可以在普通的浴槽底部增加一张气泡垫，通过外置气泡生成器生成气泡，经管道打入气泡垫，混入水中，进行气泡浴治疗。不同设备生成的气泡的直径大小不一，一般在 0.2~0.5mm。

（二）操作过程

1. 检查　对于气泡浴设备，要重点观察池底及四壁的气孔是否堵塞。

2. 注水　基本同前。

3. 入水　气泡浴一般为中小型设备，不配置电动或液压入浴装置，患者可以走进浴槽或者通过转移轮椅进入浴槽。对于躺椅与浴槽分离的设计，待患者入水后要确保密闭完全。一般的浴槽会配有扶手等辅助装置，患者可以借助其出入浴槽或者进行康复训练。患儿等体重较轻者进行此项治疗，可以由治疗师或者家属直接将其抱入水中。首次入水治疗前要向患者

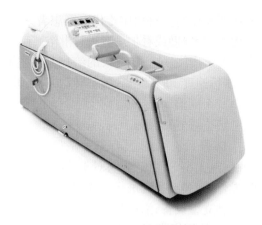

图 10-13　气泡浴槽（全身浴槽）

及其家属说明治疗目的、方法和注意事项，以充分取得患者的合作。

4. 水中治疗　对于气泡浴治疗，最核心的治疗参数是气泡的多少和大小、水温、水深等，治疗参数调好之后，一般不需要变动。根据治疗目的，患者可以静躺或静坐于水中，感受气泡冲击、温热、湍流、静水压等带来的促进血液循环、缓解肌肉痉挛、促进身心放松等治疗效应；也可以根据病情在水中进行运动治疗，比如牵张训练、关节活动度训练、肌力训练、耐力训练等。可以由治疗师对患者进行一对一的治疗，也可以进行自我训练。待治疗进行一段时间之后，还要对患者的功能情况进行康复评价，及时调整治疗方案。

5. 患者出水　治疗结束后，嘱患者家属及陪护协助患者出水并及时为患者披上浴巾等进行保暖并协助或看护患者进行淋浴、穿衣等后续工作。患儿等体重较轻者可以由治疗师或者家属直接抱出水面。

6. 病历记录　主要记录治疗次数、日期、时间、水温、气泡大小、气泡量级、运动项目、患者反应、治疗师签名等。

其余同前。

（三）注意事项

1. 气泡浴设备上气孔较小，容易堵塞，要定时清洁，同时，治疗前要保证水质清澈，如遇水质较为浑浊或者杂质较多，先对治疗用水进行循环过滤处理，再开始治疗。

2. 进行气泡浴治疗时，注水量一般在浴缸总容量的 2/3，具体再根据患者体型进行调整。

3. 不宜在饥饿时或饱餐后 1h 内进行气泡浴治疗。

4. 治疗过程中，要密切注意观察患者状况，如出现头晕、多汗、恶心、心慌等不良反应，应立即结束治疗，并协助患者出浴，保温休息并给予对症处理。尤其要重视年老体弱及幼儿，防止溺水、呛水或出现其他不良反应。

5. 除了日常消毒外，要定期对浴槽作细菌学检查，发现污染时应作严格消毒。

五、涡流浴

涡流浴（whirlpool bath）是指借助由电泵产生的气流通过水中时产生的混合着水和空气的喷射流来进行治疗的水疗项目。水的温热效应及喷流的冲击力会产生较强的抚慰作用并能促进血液循环、缓解肌肉痉挛，同时，气流通过水中时造成水的运动及振动，可产生一定的

机械按摩作用。此外,合理利用涡流,作用于肢体的不同位置,还可进行抗阻或辅助运动,在不对关节产生过大压力的情况下活动患肢,从而促进肢体运动功能的恢复。喷流的压力约为 2~3 个大气压,治疗时喷嘴应该远离身体部位 15~25cm。

一般而言,根据治疗温度,可以将涡流浴分为热水涡流浴、冷水涡流浴和冷热水交替涡流浴。涡流浴是极佳的表浅热疗形式,尤其适用于不规则的肢体表面,比如手、足等部位。冷水涡流浴属于冷疗的一种,适用于伤病的急性期和亚急性期。热水涡流浴属于热疗的一种,适用于伤病的恢复期,如扭伤 72h 后,热水涡流浴在临床上使用较多。治疗水温因治疗部位有所不同,例如,四肢浸浴时(上肢、双手、下肢),温度应该设在 37~45℃;全身浸浴时,温度应该设在 37~39℃,最常用的治疗温度为 38℃,治疗时间应该为 15~20min。同时,也可进行冷热交替浴(contrast bath)——一种交替应用热疗和冷疗的治疗技术,是通过血管收缩-舒张反应来治疗亚急性期肿胀以及促进疲劳恢复的治疗方法。实施冷热交替浴有两种途径:浸浴和淋浴。浸浴一般采取涡流浴的形式,局部浸浴时,一般需要两个涡流浴槽,一个盛有 10~15℃的冷水,另一个盛有 38~42℃的热水,交替进行冷水和热水浸浴,治疗时间应在 20min 以上。治疗一般包括五组"1min 冷水浸浴、3min 热水浸浴"。交替发生血管收缩和舒张可减轻局部水肿,促进疲劳恢复。全身浸浴时,一般的治疗步骤为冷水 10s、热水 15s、冷水 15s、热水 20s、冷水 20s、热水 25s、冷水 25s,最终以冷水浴结束治疗;主要用于运动训练后的疲劳恢复。淋浴时,交替利用冷热水进行淋浴,淋浴水温及时间参考浸浴疗法。

(一)设备

典型的涡流浴设备包括浴槽、涡流发生器、喷嘴、灯光系统、管道及阀门系统和循环过滤消毒系统(图 10-14、图 10-15)。简易的涡流浴设备可能没有独立的循环过滤消毒系统,每治疗一名患者就应换一次新水。涡流浴的浴槽可以是全身浴槽、半身浴槽、四肢浴槽或者坐浴槽。涡流喷嘴的方向一般可调,用于调节涡流冲击的方向,对于多个喷嘴可以组合形成一定形状。涡流浴设备一般安装于地面,如果设备较高,可能会配有阶梯等辅助设备,也有一些设备配置有移动式推车等辅助设备,便于瘫痪患者出入浴槽。

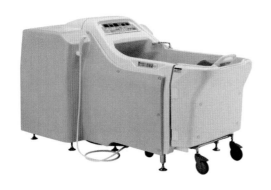

图 10-14 气泡涡流浴槽(全身浴槽)

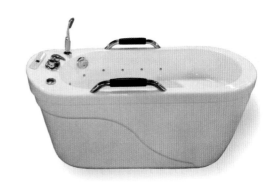

图 10-15 气泡涡流浴槽(下肢浴槽)

(二)操作过程(ER10-3)

1. 准备 基本同前。全身浸浴时水位一般为浴槽总容量的 2/3。

2. 治疗 对于涡流浴治疗,最核心的治疗参数是水温及涡流强度。治疗参数调好之后,一般不需要变动。根据治疗目的,患者可以静躺或静坐于水中,感受温热(或冷)、湍流、静水压等带来的促进血液循环、缓解肌肉痉挛、促进身心放松等治疗效应;也可以根据病情在水

ER10-3　气泡涡流浴

中进行运动治疗,比如牵张训练、关节活动度训练、肌力训练、耐力训练等。可以由治疗师对患者进行一对一的治疗,也可以进行自主训练。待治疗进行一段时间之后,还要对患者的功能情况进行再次评价,及时调整治疗方案。

其余同前。

（三）注意事项

1. 根据治疗处方合理调节涡流的大小和方向,严禁水流直接喷射头部、眼睛、耳部、生殖器官等薄弱部位。

2. 开始水疗前应适当进食,不宜在饥饿状态或饱餐后 1h 内进行浸浴治疗。不应在过度疲劳时进行水中治疗。

3. 治疗过程中,如需改变水温、水深、涡流等治疗参数,患者应向治疗师反映,不能自行操作,以防误操作导致安全事故的发生。

4. 治疗时患者可以静卧或静坐于水中,也可以根据治疗处方进行规定的运动训练。

5. 治疗过程中,密切注意观察患者反应,对于体弱、年老、年幼者更应注意观察,防止发生淹溺或出现其他不良反应。

6. 患者在治疗过程中出现头晕、多汗、恶心、心慌等不良反应时应立即搀扶患者出浴,检测生命体征,保温休息,并给予对症处理。

7. 治疗过程中要保持环境的安静整洁,患者及家属不得在水中擦澡,不得在浴槽及周边治疗区域进食或者闲谈。

8. 现代水疗康复设备,大都同时具有气泡浴和涡流浴的功能。可根据需要选择相应的治疗形式。

六、药物浴

在涡流浴和(或)气泡浴的基础上,以水作为溶剂,在治疗用水中加入各类药物(包括西药和中药)的水疗方法,称为药物浴(简称药浴)。进行药浴时将身体全部或局部浸入药液之中,水的机械刺激效应、温度刺激效应及药物的化学成分共同作用于人体,达到缓解痉挛、减轻疼痛、促进血液循环等作用。

具体加入何种药物或物质,应根据临床需求而定。药物浴的形式包括盐水浴、松脂浴、硫磺浴、硫化氢浴、中药浴等。进行中药浴时,可以先将中药煎制、过滤后混合至浴槽的治疗用水中,也可将中药提炼成可溶性的粉剂或液体制剂,直接与治疗用水相混合。药浴水温一般在 36~41℃,可选择性增加涡流或气泡的作用。

常用的药物处方有:①松脂浴:松脂油、海盐、松节油、氨水、碳酸氢钠、光素等;②苏打浴:碳酸氢钠等;③中药浴:处方所含的药物成分较多,如防风、甘草、当归、丹皮、黄柏、干姜、冬青、半夏等,均为常用的中药浴治疗药物。

（一）设备

可以利用气泡浴、涡流浴等小型浴疗设备进行药物浴治疗。进行药浴的浴槽可以是全身浴槽、半身浴槽、坐浴浴槽、手浴盆、足浴盆等,以坐浴和局部浸浴为主。进行药物浴时,需注意药物对浴槽及管道的腐蚀和堵塞等影响。

（二）操作过程

1. 准备　与气泡浴及涡流浴的操作类似,应注意的是,需要提前检查所需药品是否准备妥当,包括种类、剂量、预处理等。常规注水后按照治疗处方准备好药物,溶于水中,形成药物溶液。如果采取将中药制剂倒入热水中混合后进行药浴治疗,开始时的水温要求较高,需要等到水温下降至治疗温度后,再让患者入水治疗。

2. 水中治疗 与气泡浴及涡流浴的操作类似,因为加入药物,治疗过程中要密切观察患者的反应,严密观察皮肤等部位有无过敏等不良反应。根据治疗目的,患者可以静躺或静坐于水中,感受气泡冲击、温热、湍流、静水压等带来的改善血液循环、缓解肌肉痉挛、促进身心放松等治疗效应以及药物的治疗效应;也可以根据病情进行水中运动训练,比如牵张训练、关节活动度训练、肌力训练等。

3. 病历记录 主要记录次数、日期、时间、水温、药物成分、涡流大小及方向、气泡大小、运动项目、患者反应、治疗师签名等。

4. 排水 要注意彻底冲洗药物残渣。

5. 清洁消毒 对于特殊药物,如有遗留,应该进行深度清洁。

（三）注意事项

1. 加入药物时,容易对浴槽内壁造成腐蚀或损害,堵塞喷嘴、管道或气孔等处,因此,需要注意设备的清洁,每做完一名患者,就应对浴槽进行冲洗,尤其是开启涡流开关时,容易让药物成分滞留于管道内,造成管道堵塞等。

2. 熬制好中药或其他药物处方后,要先将药液中的大块残渣、漂浮物、纱布残留物等滤过,再将药液倒入治疗用水之中,进行药浴治疗。

3. 治疗用药为外用药,应防止患者误喝或溺水,尤其是儿童或认知障碍者。治疗过程中要严密监视患者反应,尤其是皮肤、眼睛、黏膜等薄弱部位。进行药浴治疗时,可与中医科等其他科室联合治疗,优化药物处方,提高治疗疗效。在尝试新的药浴处方之前,一定要严格做好临床试验,以防对患者的皮肤或其他系统产生不良反应。

4. 进行药物浴治疗时,要对头发等处做好防护措施。

5. 药物浴治疗气味较大,可对治疗环境造成一定的影响,因此,要在管理上合理安排治疗时间,最大限度地降低这种影响。治疗结束后,要先用清水冲洗掉浴槽表面的药物,再用消毒及清洁混合液进行深度的消毒清洁。

七、烧伤浸浴与淋浴

水疗是烧伤康复中的一种常用疗法,借助于水的理化性质及药物作用,能够起到软化瘢痕、促进局部循环、加快创面愈合等作用。由于烧伤的特殊性,进行烧伤水疗对设备、环境、器械的清洁消毒有着严格的要求。因此,在此对烧伤水疗做单独介绍。常用的烧伤水疗方法有烧伤浸浴与烧伤淋浴两种方式。

（一）设备及器械

烧伤水疗常用的设备及器械包括浴槽、治疗床、花洒、镊子、剪刀等。

（二）操作过程及注意事项

1. 烧伤浸浴 主要用于存在较大面积或难愈合创面的烧伤早期或恢复期患者。

具体操作方法如下:

（1）浸浴前首先用 2 000mg/L 的含氯消毒液或其他消毒液消毒浴池,等候 15~30min 后,用清水清洗干净。

（2）往水池中注入适量的 35~36℃ 温水,患者卧于池中浸泡 5~10min 后,去除创面上的敷料,用纱布或毛巾轻轻擦拭创面,以清除创面上的分泌物和痂下积存的脓液,放去污水,再反复冲洗创面使之清洁。

（3）根据创面情况，每日治疗或隔日治疗。不同类型的烧伤患者，操作方法稍有不同，具体如下：①大面积烧伤、浅度创面已愈合且大部分深度创面已植皮成活的患者，创面感染概率大，分泌物较多，应尽早开始浸浴治疗。首次浸浴时间不宜超过 10min，之后可酌情延长；浸浴过程中尽量让患者活动四肢关节，练习自行擦洗创面及死皮；②伴有严重全身性感染或重度营养不良者，慎用浸浴治疗；③对于难愈性烧伤创面，浸浴时可使用水温与体温接近的 0.025% 高锰酸钾溶液，首次浸浴由 10min 开始，逐渐增至 30min。

2. 烧伤淋浴　通常采用 35~36℃的温水进行烧伤患者的淋浴治疗。淋浴一般安排在早晨，准备活动 5~10min 后，进行温热水淋浴 3~5min。治疗前，首先要准备用具，包括可变式花洒头、手术镊子、手术剪刀等；其次要配制治疗用水，包括 0.05‰~0.1‰浓度的苯扎溴铵（新洁尔灭）溶液、生理盐水、0.1‰浓度的高锰酸钾溶液；并准备好治疗床。

具体操作方法如下：

（1）利用温水冲淋敷料，将敷料去除并置于污染物回收箱。

（2）通过温水冲淋 1~2min，软化创面周围组织，利用水流冲击或镊子，将易脱落的死皮和焦痂去除，难以去除的可用手术剪刀将其周边剪去，待下次冲浴去除，防止出现新创面，造成创面难愈或再次感染。

（3）擦拭创面及其分泌物，并用温水冲淋，去除毒素及细菌。

（4）治疗过程中，需密切注意观察患者的病情变化，若出现心慌、出汗、呼吸急促、脉搏加快、面色苍白等虚脱现象时，应立即终止治疗，并请专科医生作相应处理。

（5）治疗后要进行如下处理：①用已消毒的毛巾擦干患者身体，并做好保暖措施；②如有需要转运的患者，由治疗师辅助转移至患者病床或轮椅；③对患者创面进行换药、更换新敷料时，嘱患者适当补充水分、注意休息等，如果出现皮肤干燥、皲裂时，可涂皮肤润湿膏；④清理洗浴床中死皮及焦痂；⑤消毒治疗床及相关治疗物品。

八、其他浴疗法

浴疗法种类多样，其他浴疗法如湿布包裹、矿物浴、芳香浴、二氧化碳浴、中药熏蒸等技术也可用于水疗康复，此处不做详细说明。

九、水中运动疗法

水中运动疗法是一种通过在水疗池、步行浴槽、哈巴德槽等水环境中进行运动治疗，以促进患者功能恢复的物理治疗方法，包括水中牵张训练、肌力训练、耐力训练、平衡训练、步态训练等内容。大多数情况下，水中运动疗法是指在大型水疗池进行的运动治疗。

水疗池通常为建于地面下的温热泳池，少量泳池配有可移动的底面，也有一些水疗池采用地面上的设计。治疗时可采用针对水疗康复或泳池治疗的训练器械，比如颈圈、泳圈、带子、漂浮背心、水中哑铃、手蹼、鳍片、打水板、水中自行车、障碍训练器械及救生床。这些水疗附件及游泳辅具有助于丰富水中训练内容，同时有助于提高治疗的趣味性。

（一）常规水中运动疗法

常规水中运动疗法包括水中肌力训练、耐力训练、平衡训练、步态训练、敏捷性训练、任务导向性功能训练等，其训练原理和原则与陆上运动疗法大致相同，训练时需注意利用好水环境的物理特性，特别是力学性质，如浮力、黏滞阻力、表面张力等。

(二) 哈里维克理念

哈里维克理念(Halliwick concept)是一种用来教授所有人,尤其是那些有运动功能和(或)学习能力障碍的残疾人,学会参加水中活动,最终能够在水中独立运动及游泳的技术方法。主要由两大技术体系组成,即"十点程序"和"水中特异性治疗",前者主要用于教授患者游泳技能,后者由前者扩展而来,侧重于治疗身体结构损伤和功能障碍。哈里维克十点程序是:心理调适、矢状旋转控制、横向旋转控制、纵向旋转控制、联合旋转控制、上浮、静态平衡、湍流中滑行、简单前进、基本哈里维克动作。通过这一结构化学习进程,一个毫无水中运动经验的人也可达到在水中独立运动。

(三) 巴德拉格茨泳圈疗法

巴德拉格茨泳圈疗法(Bad Ragaz ring method,BRRM)是一种由患者主动参与的、一对一的水中物理治疗理念,有时也称水中本体感神经肌肉促进技术(PNF)。巴德拉格茨泳圈治疗技术由许多结构化运动模式构成,包括被动、主动、主动辅助和抗阻动作。巴德拉格茨泳圈治疗技术的治疗目标主要集中在《国际功能、残疾和健康分类》(ICF)的身体功能水平,主要应用于早期康复。

(四) 水中太极疗法

水中太极疗法(Ai Chi)是一种重视姿势控制和呼吸的主动放松技术。它由 Jun Konno 在 1933 年开发,由一系列缓慢而大幅度的动作组成,包括上肢、上肢及躯干、上下肢及躯干的模式,伴随着支撑面的逐渐缩小和深呼吸。水中太极技术在保健及临床领域均有应用,其主要作用是跌倒预防和结缔组织松动。

(五) 水中指压按摩技术及水中放松技术

水中指压按摩技术是一种在水面水平进行的结合了静态被动牵张和一系列被动的肢体、头部及颈部动作或模式的水疗技术,由加利福尼亚州 Harbin 温泉的 Harold Dull 在日式指压按摩的基础上发展而来。常用的水中放松技术还包括 Jahara 疗法,该疗法主要通过在温水中进行缓慢、连续、反复循环的主动锻炼来调节机体功能和心理状态,使人体进入身心放松的状态,常用于压力管理、创伤应激恢复等领域。

(六) 水中跑步

水中跑步是指通过在水中进行跑步训练的方式,促进患者功能的恢复;根据所需要的浮力不同,可分为浅水区跑步和深水区跑步训练,训练时可借助浮力腰围、浮力棒、浮力哑铃等辅具,或使用弹力绳、沙袋、脚蹼等调节阻力大小。

(七) 水中核心稳定性训练

基于浮力、比重、黏滞阻力、静水压等物理性质,水环境是一种良好的动态训练环境,在其中进行核心稳定性与核心力量训练具有诸多优势,例如,水的浮力既可减轻脊柱及关节负荷,又可辅助力弱肢体进行主动运动,有助于进行早期的康复训练。

(八) 适应性游泳

适应性游泳(adapted swimming)是一种针对功能障碍者的身体特征,对常用的泳姿进行改进,以达到特定的治疗目标的康复训练方法。

(九) 其他水中运动疗法

水中运动疗法形式多样,包括各类水中器械训练以及其他类型的水中运动训练,如利用安装于水疗池边或池底的小型训练器械(水中股四头肌训练机、水中踝关节训练器、水中手摇车式上下肢协同训练器、水中平衡板、水中障碍训练组合套件、水中上肢功能训练器等)进行针对性运动训练,此处不再进行详细说明。

十、案例分析

病史:患者华某,男性,32 岁,工程师。车祸致双下肢感觉运动障碍 2 年余,颈$_6$~颈$_7$骨折内固定术后。

诊断:胸$_4$脊髓损伤,美国脊髓损伤协会(ASIA)残损分级 B 级;双侧股骨头缺血性坏死。

评估:双下肢残存肌力弱,髂腰肌、股四头肌、大腿外展肌 L/R:3/4;股二头肌、小腿三头肌 L/R:2/4;胫前肌、踇长伸肌 L/R:2/4。

目前康复主要问题:肌力下降,运动障碍。

康复目标:增强双下肢肌力。

治疗方案:经综合分析,该患者适合进行水疗运动。康复项目为步行浴:①温度 36~38℃;②运动处方:水中蹲起训练:5 次 ×3 组;水中单腿站(交替):5 次 ×3 组;水中步行:5min/ 次 ×3 次;③时间:20min;次数:qd×25 次。

第六节 水疗的适应证与禁忌证

一、水疗的适应证

1. 骨骼肌肉系统疾病 骨折、类风湿关节炎、骨性关节炎、运动损伤、骨关节病、关节扭挫伤、强直性脊柱炎、关节置换术后、肌肉扭挫伤、腰痛、踝关节不稳、腱鞘炎等。

2. 神经系统疾病 脑卒中、脑外伤、小儿脑瘫、脊髓损伤、多发性硬化、雷诺综合征、吉兰 - 巴雷综合征、帕金森病、周围神经损伤、神经痛、周围神经炎、雷特综合征等。

3. 循环系统疾病 冠状动脉粥样硬化性心脏病、稳定型充血性心力衰竭、稳定型心绞痛、心肌梗死稳定期、开胸手术后功能恢复期(搭桥术及瓣膜成形术)、心脏移植术后恢复期、心血管成形术术后恢复期、先天性心脏病、心律失常、心肌病、风湿性心脏病、大血管疾病术后功能恢复期(主动脉瘤、夹层动脉瘤、大血管病术后)以及周围动脉血管疾病等。

4. 呼吸系统疾病 慢性阻塞性肺疾病(COPD)、哮喘、胸壁疾病、囊性纤维化、间质性肺病、支气管扩张症、胸廓畸形、尘肺病、肺癌术后功能恢复、围术期(胸部或腹部手术)、肺移植前后、肺减容术前后等。

5. 其他 烧伤(需要特殊无菌环境)、淋巴水肿、外周血液循环障碍,糖尿病、肥胖症,产后恢复、神经官能症,创伤后应激障碍、焦虑、抑郁等。

需要注意的是,虽然水疗的适应证非常广泛,但这并不等于水疗"包治百病",而是因为水疗包括的治疗技术非常多,面对具体患者时,要仔细分析其功能障碍,进行细致的临床推理与康复评价,选择最为合适的水疗方案。

二、水疗的禁忌证及慎用范围

(一) 禁忌证

一般来说,只要患者生命体征平稳,病情 48h 内无进展,水疗即可介入,但开始水疗前一定要排除以下禁忌证:

1. 皮肤破损、皮肤感染(尤其是耐药菌感染)、皮肤不完整或变薄、接触性皮炎、湿疹、银屑病、头虱、脚癣、开放性伤口等,以防加重病情、发生交叉感染或产生疼痛等。

2. 中耳炎、结膜炎、急性化脓性炎症等,以防加重病情或导致感染扩散。

3. 戴有气管插管者、呼吸机未脱机者、咳嗽反射消失者、患有呼吸道传染病者,以防出现误吸、窒息、切口感染或人工通道进水等意外事故的发生。

4. 鼻饲者、胃造瘘术、结肠造瘘术、回肠造瘘术等,以防水疗治疗用水通过切口进入体内或造成伤口感染。

5. 便失禁、尿失禁、腹泻或肠道传染病等,以防污染治疗用水,造成交叉感染。

6. 严重的心血管疾病或呼吸功能障碍,包括射血分数低、不稳定型心绞痛、不受控制的充血性心力衰竭、影响血流动力学的心律不齐、不受控制的高血压、急性心肌炎、严重的心脏瓣膜狭窄、肥厚型心肌病、肺活量低下等,以防水疗过程中发生心肺功能障碍而危及患者生命安全。

7. 急性肺栓塞、下肢深静脉血栓以及怀疑上述情况发生时,均应禁止水疗,以防栓子脱落,引发生命危险。

8. 免疫功能低下者,应禁止水疗,以防发生交叉感染。

9. 韧带或关节囊不稳定,如前交叉韧带撕裂、肩关节脱位史等,应禁止水疗,以防水环境中的不稳定运动环境造成病情恶化;或者水疗前需要征询专科医生意见。

10. 体温调节能力差,尤其要注意多发性硬化患者、儿童、孕妇等,以防加重体温调节障碍,危及生命安全。

11. 因水疗室环境容易诱发癫痫,且发作时抢救条件不佳,故频发癫痫患者不宜进行水中治疗,以防在水中癫痫发作,造成患者呛水、窒息等不良医疗事件的发生。

12. 运动时伴有心绞痛或胸痛者禁止水疗,以防心血管意外的发生。

13. 严重的自主神经反射异常或严重的直立性低血压患者,在神经血管调节功能改善前,应禁止水疗,以防出现晕厥。

14. 严重脱水、高热、肾病需要透析者,以及重症病毒感染等也不宜进行水中治疗,以防出现体力不支等状况。

15. 月经期等特殊时期禁止水疗。

(二) 慎用范围

1. 治疗过程中病情再度出现不稳定,继续水中治疗有可能加重原发病。

2. 水中治疗可能增加患者本人或者他人发生感染的风险。

3. 心肺功能障碍、难以耐受水疗者。

4. 消毒剂等水疗相关制剂过敏者。

5. 个人卫生状况不佳,容易造成水疗环境污染者。

6. 严重恐水等心理障碍者,应该在进行相关水中适应性训练后,再进行独自的水中治疗。

7. 溺水风险大者,如处于植物状态或低反应状态的患者。

需要注意的是,具有上述情况的患者并非完全不能进行水中治疗,需要根据具体情况进行具体分析。如果康复机构能够提供足够的技术、设备及人员支持,防控上述情况所带来的风险,也可以开展一定的水中治疗项目,如对于鼻饲患者,在严密监视下,也可进行哈巴德槽浴等水中治疗。基于风险管理,普通水疗康复机构不建议针对患者的上述情况进行常规的水中治疗。

第七节　水疗设备设施及水疗室的建设与管理

一、水疗设备设施

水疗常用的设备设施可以分为三大类,治疗设备、辅助治疗设备、水中运动训练器械,详见表 10-4。

表 10-4　水疗常用设备设施

治疗设备	辅助治疗设备	水中运动训练器械
水疗池	循环过滤装置	水中功率自行车
可升降地板	消毒装置	水中股四头肌训练机
哈巴德槽	自动投药装置	水中踝关节训练仪
水中平板步行训练机	蒸汽或电加热装置	水中平衡功能训练仪
步行浴槽	水质监测装置	水中手摇车式上下肢协同训练器
电动浴缸	流水发生器	浮板
气泡浴槽	电动或液压升降椅	漂浮哑铃
涡流浴槽	独立式转运设备	浮条
半身浴槽	天轨装置	打水板
四肢浴槽	救生与应急设备	阻力手套
电水浴槽	自动池底清洁装置	脚蹼
手浴盆	辅助照明设备	弹力绳
足浴盆	对讲设备	

辅助治疗设备中最核心的是加热及循环过滤消毒系统。其中,加热设备是维持治疗用水水温的关键,常用的加热设备有燃料锅炉、电加热、蒸汽加热、太阳能加热等。循环过滤设备通过水泵将水疗池或水槽中的水抽出,泵入过滤罐中,通过锰砂、滤芯、滤网等过滤装置对水进行过滤净化,再将治疗用水泵回治疗池或水槽,以保证水质的清洁度。常用的消毒方式包括氯剂消毒、臭氧消毒、紫外线消毒、金属离子消毒等,大型水疗池多采用含氯消毒剂消毒,小型设备多采用紫外线或金属离子进行消毒。

二、水疗室的建设与管理

鉴于国内康复机构水疗业务尚未广泛开展,许多康复医院或康复科正在筹建水疗室,在水疗室的建设和管理方面缺乏经验,因此有必要对水疗室建设与管理中存在的问题进行简要介绍。

(一) 水疗室整体规划

不同于其他康复治疗场所,水疗室在空间布局、水电配置、采光通风、防水防滑、地面承重、办公用品、救生用品、急救用品等方面有着独特的要求,因此,在规划建设水疗室时,一定要注意以下要点：

1. **功能区域全面**　水疗室的空间布局至少要包括治疗区、候诊区、更衣区、淋浴区、卫生间、设备间、污物间、办公区等，以满足患者及治疗人员的日常需求，诊疗环节中的各项事务应该分区域完成。具体可根据实际的场地面积及结构进行划分隔离，在规划功能区域时，要充分考虑科室主要的治疗对象及其特点，例如有关淋浴间的设计，要考虑到成人患者、儿童患者、需同性陪护或异性陪护等需求的不同。同时，治疗室的面积与每日最大治疗量有关，在前期规划设计时，需要估算科室预期日均治疗量。

2. **空间布局合理**　由于水疗室具有湿、滑、挤等特点，最好能够通过空间布局引导，使患者沿着特定路线依次进行候诊、更衣、水疗前冲洗、水疗、水疗后洗浴、穿衣等活动，这样一方面能避免治疗区域产生混乱，保证患者良好的就医体验，另一方面，也有助于保持治疗环境的整洁，避免感染等不良医疗事件的发生。此外，功能区域之间的距离和分布也会影响水疗室的整体便捷性与能耗水平，比如，设备机房紧邻水疗治疗池，可以减少水的输送距离；淋浴间紧邻卫生间，有利于残疾患者使用；设备间与办公室或治疗区之间的距离较短，有利于治疗师的高效操作。

3. **水电配置充足**　水疗设备对于水电配置要求较高，需要根据水疗室设备的总功率计算所需水电配置参数。为了保证安全，防止触电漏电，水疗室的配电柜、电闸、开关插座等电器设备一定要做好防潮防水工作，每台水疗设备最好都由单独的电闸来管控。同时，水疗设备的供水及排水系统也要设计合理，水管的管径要足够大，以满足治疗用水的流量，否则容易造成供水不足、排水不畅的情况。水管材料应经久耐用。热水供应可根据实际情况选择地热水、燃煤加热、燃气加热、电加热等方式，冷水供应通常采用自来水。对于供水不稳定的情况，建议设置储水箱，作为供水缓冲区。

4. **采光通风良好**　出于保暖保温、保护隐私、便于管理等方面的考虑，国内现有水疗室在设计时窗户普遍较少，这导致水疗室内空气流通较差，采光也较差，多采用人造光源进行补充，随着技术的进步和设计理念的更新，新的水疗室在规划设计时，应尽量采取自然光照射，合理设计空调、除湿系统，保证治疗室内空气流畅，以最大限度地保障工作人员及患者的身心健康。

5. **防滑措施到位**　鉴于水疗室的特殊环境，水疗室的地面、墙面要做好防水措施，同时，在铺设地板砖等地面材料时，一定要选择防滑性能好的产品，地面可用不同颜色的地砖隔开，以标示区间分隔。水疗室内建筑表面棱角处最好采用圆角处理，以防患者刮伤、划伤或者跌倒。局部区域可采用防滑毯等措施加强防滑效果。同时，墙壁等处应增加扶手等辅助设备，进一步降低跌倒概率，增加治疗环境的安全性。

6. **地面承重力强**　水疗设备多为大型设备，自重较大，注水后重量进一步增加，因此，水疗室地面需要具有一定的承重能力，在安装大型设备之前，一定要先请专业机构评估地面承重能力，对选址区域的土壤结构、水文环境、地质状况等进行综合分析，再结合建设成本对施工方案进行综合考虑。

7. **办公用品防锈**　水疗室长期处于闷热潮湿的状态，水疗室内的办公用品最好选用防锈材质，尽量少选用铁质、木质等容易生锈或腐朽的办公用品。

8. **设置急救区域**　由于水疗室的特殊环境，为了应对溺水、跌倒、癫痫发作等突发情况，水疗室要设有急救区域，配备急救床、急救箱、体外除颤器、氧气面罩、救生绳、救生圈等救生设备，尤其要预留一块干燥的区域进行急救处理。

（二）水疗室日常管理

水疗室的日常管理主要包括水质管理、环境管理、应急管理、人员管理、医患关系管理、物资管理、文件管理、医疗文书管理等。限于篇幅限制,此处只针对前三点进行介绍。

1. 水质管理　实施水疗康复的首要前提是水质合格,治疗用水一定要清洁安全。一方面,接受水疗康复的患者群体大多因残疾长期卧床,免疫力低下,卫生状况不佳,而且很有可能因坠积性肺炎、皮肤感染、泌尿系感染等长时间服用抗生素,一旦在水疗过程中发生院内感染等不良医疗事件,将对患者造成严重的损害,同时也可能造成水疗工作人员感染。上述情况一旦发生,将对水疗康复部门的声誉造成严重影响,不利于水疗康复工作的顺利开展。另一方面,水质不合格,如外观浑浊、沉积物超标、酸碱度不合格、微生物过多、漂浮物过多等,也会对水疗设备设施造成不必要的损害,如腐蚀、磨损、堵塞等,从而影响水疗设备设施的正常使用,缩短其使用寿命,也会增加运营维护的成本。因此,合格规范的水质管理是实施水疗康复的第一要务。

为了最大限度地降低水质污染及院内感染发生的风险,一般而言,良好的水质管理要做到以下几点:

（1）监测水温:对于大型水疗池或大型浴槽,每天至少测量两次水温,对于每次治疗均需独立换水的小型浴槽,每次注水时都要测量温度,保证水温在治疗温度范围内,一般为35~38℃,如有特殊情况,可降低或提高温度,原则上不超过30~40℃的范围。尤其是对温度变化敏感的患者,如神经系统疾病导致温度觉下降的患者,一定要注意温度适中,以防水温过高导致烫伤、晕厥、癫痫发作或者其他循环系统、呼吸系统、神经系统等不良事件,对于雷诺综合征、冻伤、手足发绀、红绀病等,水温不能过低。对于多发性硬化患者,水温不能过高,以防过度疲劳,加重病情进展。

（2）监测pH:pH是衡量水环境酸碱平衡的指标。如果pH过低,会对眼睛、皮肤、黏膜等部位造成刺激,导致疼痛、瘙痒、不适等,同时也会导致设备设施的腐蚀与破坏。如果pH过高,会降低消毒剂的消毒效果,使氯等消毒剂的消毒能力降低,也会造成水质浑浊。在开始阶段,大型浴槽最好在每天上班时就测量一次pH,然后每2h测量一次,直至一天的治疗结束。水疗用水的pH应该在7.2~7.8,水疗室平稳运行后,至少应该每周抽查一次。

（3）监测消毒剂含量:水疗最常用的消毒物质是氯制剂,次氯酸钠是最常用的消毒剂,具有一定的刺激性,因此,要优化消毒处理方法,避免皮肤过敏、皮炎或皮肤感染,尤其当患者存在开放性伤口时。用氯来消毒时,皮肤、汗水、尿素等可与消毒剂及水发生化学反应,形成二氯胺和三氯胺等物质,这些物质可引发皮炎。因此,在水疗治疗过程中,对于大型水疗池,每天至少应测量3次游离氯含量,正常情况下应使其保持在1.5~5mg/L。游离氯的杀菌作用与pH有关,碱性越强,其杀菌作用越弱。同时,要测量总氯含量,正常时不应大于10mg/L。结合氯等于总氯含量减去游离氯含量,其数值应该不超过游离氯的30%。此外,应每天监测氰尿酸和总溶解固体量的含量。氰尿酸含量应保持在30~50mg/L,最高不超过200mg/L。建议治疗用水的总溶解固体量不超过1 000mg/L,供应用水的总溶解固体量水平不超过1 500mg/L,如果总溶解固体量水平过高,会导致金属部件发生腐蚀。临床上也常采取银离子消毒、臭氧消毒等消毒方式,要监测有效消毒成分的含量。

（4）监测水质平衡:碱度是衡量治疗用水抵抗pH改变的能力的指标。治疗用水的碱度应保持在60~200mg/L的范围内。钙硬度应保持在50~400mg/L的范围内,如果钙硬度太低,水的腐蚀性增强。如果钙的硬度过高,则会导致水垢的形成,降低过滤效率,增加能源消耗。pH、碱度、钙硬度、温度和总溶解固体量,是水质管理的有效指标,可以反映腐蚀和结垢等风险。朗格利尔饱和指数是水质管理的一个重要指标,用以描述碳酸钙固体与含二氧化碳溶液之间的平衡关系,表达式为水样实测的 pH 减去饱和 pH(即 pHs)值的差值。根据表达式:Is(饱和指数)=pH−pHs,若 Is 为负值,即 pH<pHs 说明水中的碳酸钙处于未饱和状态,仍能继续溶解,水质具有产生腐蚀的趋势;当 Is 为正值时,碳酸钙处于过饱和状态,水质具有产生碳酸钙沉积的趋势;当 Is 等于零时,水质处于稳定状态,既不结垢,也无产生腐蚀的趋势。

(5) 监测微生物含量:微生物污染物可由存在感染的患者带入水疗池,也可由过滤系统以及水疗管道系统等处释放入池中,从而污染治疗用水。在英国及澳大利亚等国,已经制定了相关的监测标准,用以进行水疗环境的微生物监测,以确保水疗用水的微生物状况处于安全水平。国外指南建议,大型水疗池每周应进行两次微生物检测,以防微生物污染的发生,长期处于水疗环境的人员,可能会更容易受到感染,因此,一定要重视微生物监测。要定期检测菌落形成单位(colony forming units,CFU)值。根据澳大利亚的标准,需氧菌落计数(24h、37℃环境下)最大不超过 10CFU/ml,总大肠菌含量最大不超过 100CFU/ml,铜绿假单胞菌含量最大不超过 1CFU/100ml,一般而言,在 100ml 的水质样品中,不应检测出军团菌。

微生物检测必须由经过认证的实验室进行检测。一般而言,微生物检测应在患者入水治疗前进行。日常检测结果正常时,如果出现设备停机修理、水处理系统故障、发生污染事件等情况,则应重新检测,如果事件严重,要增加检测的频率。取样时,应该在水面下 20~40cm 处留取水样标本。监测 pH、游离氯含量、总氯含量等指标对微生物的影响时,要在同一时间点测量相关指标。

需氧菌落计数(aerobic colony count,ACC),也称总活菌数,菌落计数或异养菌平板计数高,可能是由于同时治疗的人数过多,余氯不足或者水处理系统存在缺陷。一旦 ACC 大于 10CFU/ml,即使余氯和 pH 在正常范围内,也应更换治疗用水。

水疗用水中检测出大肠菌群,提示粪便污染或水质不佳。大肠杆菌菌落计数应该小于 10CFU/ml。如果检测到大肠杆菌,则应重复取样检测,如果仍存在问题,应更换治疗用水,或进一步检测循环过滤消毒系统的安全状况。

铜绿假单胞菌大量出现时会引起皮肤、耳部和眼睛感染。如果样本中上述菌群的计数超过 10CFU/100ml,应进行重复测试,并检查过滤和消毒过程,以确定发生污染的原因,及时对症处理。

(6) 制定水质补救预案:一旦水质出现问题,要能及时发现原因并实施相应的补救措施。例如,如果出现 pH 过高,可能是因为自来水偏碱性或者碱性消毒剂使用过量,可以通过改用酸性消毒液来补救。如果出现 pH 过低,可能是因为自来水偏酸性或者酸性消毒剂使用过量,可以通过改用碱性消毒液来调整。如果 pH 不稳定,则说明治疗用水缓冲能力不佳,需要监测并分析产生原因,不断调控各个指标,以达到酸碱平衡。如果水质过于浑浊,则考虑同时下水治疗的人数是否过多、训练过滤系统是否出现故障、供水系统是否存在问题等,并根据具体问题采取相应的措施。如果水中出现异味,则需检查药物投放系统及气泡发生器等设备是否正常,所使用的化学品是否正常。

(7) 进行治疗区域消毒:除了水疗设备,池边区域也应该每天清洗,每周用氯片配制

200mg/L 有效氯浓度的消毒液进行消毒。如果发生污染事件,应立即进行清洗消毒。

(8) 接受第三方监管:除了日常水质监测外,有条件的话,应定期接受第三方机构的水质检查及微生物检查,以保证治疗安全。

2. 环境管理

(1) 室温:综合考虑人员舒适性、环境限制条件等因素,水疗室的室温应该保持在22~25℃,以23℃为宜。需借助空调、暖气等设备保证水疗室内的温度水平。

(2) 湿度:水疗室的相对湿度应保持在 75% 以下,建议维持在 50%~70%,必要时应安装除湿设备。

(3) 光线:水疗室应光线充足,自然光照不足时,利用人工照明,避免强光直射。如有必要,可在水下配置照明设备。

(4) 通风:水疗室应通风良好,空调或风机应持续运行,根据国外相关建议,水疗室的每小时通风量应为水疗室容积的 3 倍。在进行中药浴、二氧化碳浴、硫化氢浴等治疗时要尤其注意通风情况是否达标。

(5) 地面:为了防止跌倒、滑到、绊倒等意外发生,水疗室地面应没有积水,保持干燥,同时,地面应无杂物放置,保持通道通畅。

(6) 巡视:水疗室空间较大,密闭性较好,治疗人员要定期巡视更衣室、休息室、淋浴间等处,以防患者晕倒等意外事件发生。

3. 应急管理　水疗室要做好常见突发情况的应急预案,比如"停水应急预案""停电应急预案""突发癫痫应急预案""溺水应急预案""突发晕厥应急预案""突发心绞痛应急预案"等,并定时演练,以保证在危险情况发生时,能够及时作出反应,最大限度地降低突发事件对正常诊疗工作的影响,最大限度地降低对患者及工作人员造成的伤害与损失。水疗工作人员应具备水中救生能力,熟练掌握心肺复苏技术和基本急救能力,并熟悉相关急救设备的操作方法。

综上所述,本章对水疗康复的基本概念、发展简史、作用原理、治疗效应、常用方法、设备设施、建设运营、日常管理、应急预案等进行了综合介绍,可作为从事水疗相关工作的康复治疗师的临床工作指南。

(崔尧　丛芳)

参 考 文 献

[1] Walter R,Frontera Delisa. 康复医学理论与实践[M]. 励建安,黄晓琳,毕胜,译. 北京:人民卫生出版社,2013.

[2] Becker BE. 综合水疗学[M]. 黄东锋,李建新,王宁华,译. 北京:金盾出版社,2015.

[3] 乔志恒,华桂茹. 理疗学[M]. 2 版. 北京:华夏出版社,2013.

[4] 崔尧,丛芳,金龙. Halliwick 理念及其在水疗康复中的应用[J]. 中国康复理论与实践,2013,19(3):239-245.

[5] 崔尧,丛芳,金龙,等. 水中股四头肌训练机的研制及应用前景[J]. 世界康复工程与器械,2013,3(1):44-46.

[6] Kisner C,Colby LA. Therapeutic Exercise Foundations and Techniques [M]. 5th ed. Philadelphia:F A Davis Company,2007.

[7] Campion MR. Hydrotherapy:Principles and practice [M]. 2nd ed. Oxford:Woburn MA:Butterworth-

Heinemann,2001.

[8] Frontera WR. Delisa's physical medicine and rehabilitation:Principles and practice [M]. 5th ed. Philadelphia:
Lippincott Williams & Wilkins,2010.

[9] Becker BE,Cole AJ. Comprehensive aquatic therapy [M]. 3rd ed. Pullman WA:Washington State University
Publishing,2010.

[10] Tirosh R,Katz-Leurer M,Getz MD. Halliwick-based aquatic assessments:Reliability and validity [J].
International Journal of Aquatic Research and Education,2008,2(3):224-236.

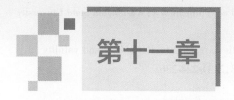

生物反馈疗法

第十一章

第一节　概述及理论基础

一、概述

生物反馈疗法(biofeedback therapy,BFT)是通过各种手段(通常是电子的、无创性的)将人体平时意识不到的肌电、皮温、心率、血压等生理活动信息进行收集和监测,然后将这些信息处理、量化和反馈显示,转换为可识别的光、声、图像、曲线等信号反馈给患者,患者再根据反馈信号的强弱,通过大脑 - 身体的自我调节达到控制生理反应技能的治疗方法。BFT 需要人的大脑意识参与,形成完整的反馈环。BFT 的目的是通过反复实践、强化和定型、不断的自我总结,让患者在不依赖仪器的情况下也具备对生理活动的自我控制能力。

无论应用哪种类型的 BFT 时,一般都经过以下步骤:①检测并放大已有的生理反应;②将反应结果转换为容易理解的数据;③即时将该数据反馈给患者。通过 BFT,患者可以察觉到生理反应与动作方式和目标之间的差异,获得控制特定身体部位活动的能力,学习控制自己以获得功能性的活动。

BFT 的形成不同于动物经训练形成的条件反射,它需要发挥人的主观意识来控制、调整生理及心理活动,改变不良的身心模式,因此属于一种借助于专门仪器的行为疗法。此疗法训练目的明确、直观有效、指标精确、无任何痛苦和副作用。

二、技术原理

(一) 生物反馈的作用原理

生物反馈常应用计算机来提供图表、影像和声音,以帮助人们达到自我调节的目的。通过生物反馈,我们能够对人体的某些生物信号进行监测和显示(反馈),包括肌肉活动、皮肤电活动、外周体温、呼吸模式、心率及脑电活动。生物反馈系统的原理如图 11-1 所示。

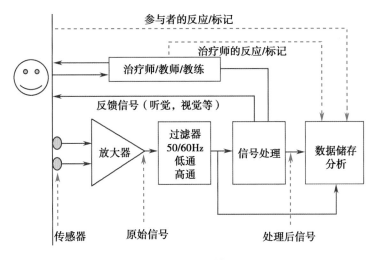

图 11-1　生物反馈原理

(二)肌电生物反馈的作用原理

肌电生物反馈(electromyographic biofeedback,EMGBF)是应用最早,且在康复科开展最为广泛的一种 BFT,因此下面将重点介绍 EMGBF 的作用原理:

1. 肌电生物反馈的控制原理　EMGBF 是用仪器将人体内控制肌肉收缩的肌电信号,收集后经过一连串电子信号的处理,最后转为声音、图像或数字等信息反馈给患者。患者再根据这些反馈信号的强弱来调整自己的神经肌肉控制模式(图 11-2)。

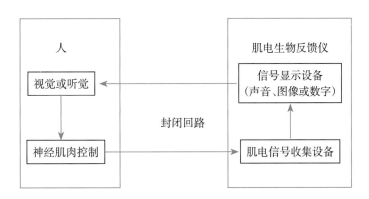

图 11-2　肌电生物反馈的控制原理

肌肉产生收缩是由其中无数个独立肌纤维大量的或少数的同步收缩引发的。这些肌纤维是由神经支配组成的一个个运动单位。乙酰胆碱经神经元的突触前膜释放,进入突触间隙,随后与骨骼肌细胞膜上特异性受体结合,导致细胞膜兴奋,钠离子内流,膜电位转变为外负内正,骨骼肌细胞发生兴奋而收缩。当这种神经递质与肌膜上的受体部位结合时,肌纤维去极化,沿着肌纤维的两个方向运动,分解出离子,肌纤维周围出现电化学梯度(图 11-3)。这种电位差或去极化相关的电压变化可被放置在附近的电极检测到。肌电信号经放大、滤波、双向整流、积分,驱动声、光、电、数码显示器,积分电压与肌紧张呈正比关系,可用来观察肌紧张和松弛,进行放松治疗和恢复肌力。

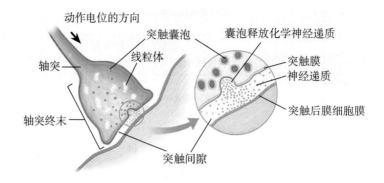

图 11-3   肌电生物反馈时肌肉发生的电化学变化

2. 肌电生物反馈的作用过程   肌电信号的采集与处理过程见图 11-4。

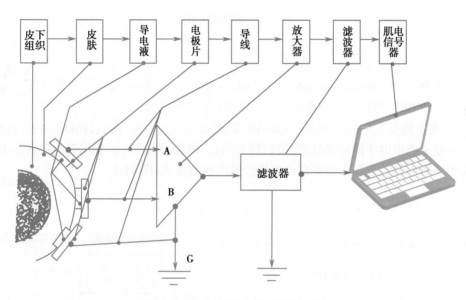

图 11-4   肌电信号的采集与处理过程

（1）募集运动单位：肌张力的大小是由活跃的运动单位数量决定的（图 11-5）。运动单位募集增多，放电频率增加，肌张力也随之增加。运动单位募集方式取决于特定运动神经元的本质特性、活动期间的力度和收缩时的速度。较大的运动单位因为能募集到更多的肌纤维，所以产生的肌张力也较大。较小的运动单位虽然会先被募集，但募集到的肌纤维较少，导致它们产生张力的能力受到一定限制。

（2）测量电活动：生物反馈不直接测量肌肉的收缩，而是在肌肉收缩的时候测量肌肉的电活动。离子的跨膜运动使细胞膜产生去极化，引起极性反转，然后复极化。细胞膜在活动的不同阶段产生三种不同时段的电信号。肌电活动的单位用伏特（V）或微伏（μV）表示，1V=1 000 000μV。

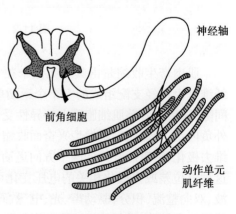

图 11-5   运动单位简图

（3）放大并过滤肌电信号：通常使用两个作用电极和一个参考电极完成对肌电活动的探测（图 11-6）。两个作用电极应该尽量靠近放置，参考电极可以放在身体的任何地方，通常放在两个作用电极之间。贴于肌肉上的表面电极探测到肌电活动后，仪器将外来的其他电活动或杂音消除，之后锁定并放大肌电活动。

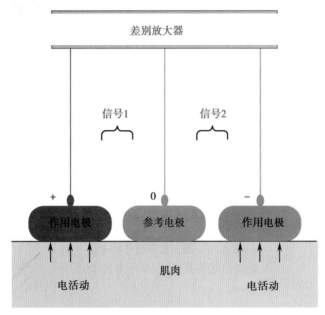

差别放大器用来监测两个来自作用电极的独立信号，并放大差值，削减多余噪声

图 11-6　放大并过滤肌电信号

由于记录到的电信号是电位的总和，包括产生于肌肉的生物电信号、来自电极和电线本身形成的环境电信号和任何其他邻近的生物信号。所以除了产生于肌肉的那些信号外，记录于电极之下（之间）的都被称为伪差。电极阻值过高、电极阻值不同、电极接触不良、电极距离不等、电极短路、电极导联夹断线、电极夹连接不良、导联线与输入插口接触不良、微音器效应等，都可能引起伪差。

为消除一些伪差，可以对信号进行过滤，去除特定范围之外的所有频率。

（4）反转信号与校正（图 11-7A、B）：经过放大和滤过，监测到的信号指示着肌肉内真实的电活动，这些电活动是原始活动。这些原始肌电图的电压不断变化，表明方向和极性在不断反转。振荡的幅度不断增加至最大，然后削弱。

生物反馈可以测量完整肌电活动的增减过程。为了测量，需要调整信号（负极端的偏离必须反转至正极侧）并处理连续的波峰，这个过程就是矫正，最后生成一个脉动直流电。

（5）平滑处理与整合（图 11-7C、D）：系统先对矫正的信号进行平滑处理，然后再进行整合。平滑处理指的是钝化所记录信号的峰值和谷值，过滤掉高频成分。

当信号被平滑处理后，通过对特定周期内曲线面积的测量，信号得到整合。整合是完成肌电图（electromyography，EMG）活动的量化基础。

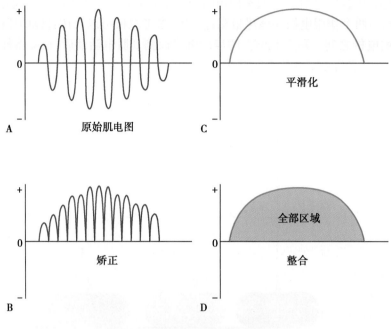

图 11-7　处理肌电信号的过程
A:原始肌电图;B:矫正;C:平滑化;D:整合

第二节　生物反馈治疗的分类

一、肌电生物反馈

EMGBF 仪可以通过检测和放大肌纤维产生的微小电信号来评估肌肉的活动,电极采集到的信号幅度大小能反映收缩力量的大小。EMGBF 测量的是肌肉产生的电活动而并非肌肉本身的收缩。在记录范围内的所有肌纤维收缩的频率不同,仪器记录到的信号也是连续变化的。肌纤维收缩的数量与完成运动所需要的力量有关,完成运动所需要的力量大,肌纤维收缩的数量多,电极采集到的信号幅度就大;完成运动所需要的力量小,肌纤维收缩的数量少,电极采集到的信号幅度就小。EMGBF 仪将采集到的肌电信号反馈给患者,患者可以亲身体验到什么情况下肌电升高了,什么情况下肌电下降了。经过反复的体验训练即能掌握调节肌肉紧张程度的方法。

EMGBF 主要用于肌肉的运动再学习、重获神经肌肉控制能力、通过等张等长练习增强肌力、放松痉挛的肌肉、降低肌肉防御性保护、还可用于止痛和心理放松。

就治疗目的而言,EMGBF 可分为以两类:

(一) 增强性(再训练性)肌电生物反馈疗法

属于正反馈训练,即将 EMG 输出信号显示给患者,使其有意识增强受训肌肉的收缩,以提高 EMG 输出信号,不断强化刺激,旨在使患者自主地提高病肌的肌张力,增强肌肉功能,预防肌肉萎缩,恢复肌肉收缩功能。进行这类增强性训练(肌力恢复训练)时电极安放在相应肌肉的肌腹上。

（二）放松性肌电生物反馈疗法

属于负反馈训练,与增强性 EMGBF 相反,通过让患者有意识地降低 EMG 输出信号,达到使肌肉放松的目的,可用于上运动神经元损伤所致的肌肉痉挛及各种原因造成的功能性肌紧张,做这类训练时电极的放置同增强型 EMGBF。而如果做心理放松训练时作用电极常安放在双侧额部眉弓上方 1~2cm,参考电极置于额部中间,即位于印堂穴处,电极之间的距离为 1cm 左右。

二、皮温生物反馈

皮温生物反馈(thermal biofeedback,TBF)仪使用温度传感器把局部皮肤温度信号的变化转变为电流的变化反馈给患者,让患者感知到自己皮肤温度的变化,学会控制改变自己身体某一部分的温度。

当交感神经被激活时,接近皮肤表面的血管壁的平滑肌就会收缩,致使血管管腔缩小,血流量减少,因此皮肤表面温度下降。相反,当交感神经的兴奋性下降时,血管壁的平滑肌松弛,血管管腔扩张,血流量增加,皮肤温度上升。因此皮温的高低能反映情绪的变化。在环境因素恒定的情况下,皮肤温度的变化与交感神经系统的兴奋性密切相关。而交感神经的活动又能特别地反映出与情感有关的高级神经活动。

TBF 多采用微变温度计作为传感器,一般为单个传感器,有的仪器同时带有多个传感器,温度单位使用摄氏度,也可以使用华氏度。反馈治疗时电极可根据需要安放在不同的位置:如糖尿病足部溃疡的治疗可将传感器置于溃疡附近的皮肤上;进行一般的放松训练时电极安放在利手手指的掌面;如为多个传感器的反馈仪,可将传感器置于不同的部位,仪器会将两个或多个点的皮温的平均数反映出来。患者的皮肤温度越低,训练所可能上升的温度越高,反之则低。患者心情平静、肌肉放松有助于使皮肤温度更快更稳定地上升。TBF 主要用来治疗与皮温有关联的病症,如偏头痛、焦虑等。训练患者升高其手指温度可用来治疗头痛特别是偏头痛,还可用来治疗因血管舒缩障碍而产生的疾患,如雷诺综合征。由于皮温升高受外界环境影响,因此,应严格控制反馈治疗室的温度,TBF 训练适宜的环境温度是 21~25℃。

三、呼吸生物反馈

呼吸生物反馈(respiratory biofeedback,RBF)是将呼吸情况反馈给患者,患者根据反馈的信息来调整呼吸的训练方法。呼吸传感器对拉伸很敏感,绑带随着患者胸腹部的扩展和收缩产生信号,再通过传感器传到主机显示在屏幕上。通过对原始信号的分析能计算出呼吸的频率和幅度。情绪紧张时速率增加,放松时速率降低。

RBF 可以把呼吸曲线或吸气量的大小反馈给患者。利用呼吸曲线进行反馈时,收集信号的方式有两种:一种是把热敏电阻安放在患者的鼻孔上,另一种是把传感器(可以是一根充满导电液的有弹性的管子)绑在胸或腹部,然后将呼吸信号加以放大,通过示波器或描记器呈现给患者,患者可根据曲线调整自己的呼吸。

RBF 被广泛应用于放松疗法,应对各种压力引起的焦虑、疼痛、失眠等疾病,还可辅助治疗和预防高血压、慢性心脏病等心血管疾病,并可用来治疗哮喘。RBF 还可以用来训练患者学习腹式或其他方式的呼吸。

四、血容量脉搏生物反馈

血容量脉搏生物反馈（blood volume pulse biofeedback，BVPBF）仪利用心脏收缩和舒张期间体表组织不同的透光情况，将反映末梢血管血液容量变化的脉搏曲线显示出来。BVPBF的传感器是由发光的电珠和光敏电阻组成的，电珠发出的光穿过体表组织，再作用于光敏电阻。

用 BVPBF 训练时，当心脏收缩时，体表的毛细血管便充盈起来，这时其透光率增加；当心脏舒张期间，体表毛细血管处于相对收缩状态，透光性能降低。由于 BVPBF 体现了体表毛细血管中血液充盈的情况，因此适合进行体表毛细血管舒缩相关的反馈训练，同时也可用于观测心率和心脏搏动力量的大小。血容脉搏曲线中的重搏波可能与主动脉弓部位弹性的大小有关，所以可作为观察动脉弹性变化情况的一种手段。

五、心率变异生物反馈

心率变异性（heart variability，HRV）是指每次心跳之间的微小差异或 R-R 间期长短（心电图两次相邻心跳中 R 波峰的距离时间）的变化情况。心率变异生物反馈（heart rate variability biofeedback，HRVBF）仪的传感器采集和放大心肌收缩产生的微小电信号，将患者心率变化的情况反馈给患者，以便据此改变自己心率的快慢。

HRV 的结构系统复杂，涉及各种叠加振荡频率，相互之间呈现非线性关系。有研究表明：心率加快时，HRV 指标降低；压力感受性反射被激活后会提高 HRV，β 受体阻滞药可以减慢心率，也会提高 HRV。通过 HRVBF 训练，患者可以通过对个体脏器活动的控制来达到深度放松的效果，从而改善机体的自主神经系统的活性。

HRVBF 对焦虑障碍及抑郁障碍有缓解作用。HRVBF 也应用于哮喘、慢性阻塞性肺疾病、肠易激综合征、周期性呕吐、周期性腹痛、纤维肌痛、心脏病、高血压、妊娠期高血压及失眠等疾病中。

六、脑电生物反馈

脑电生物反馈（electroencephalographic biofeedback，EEGBF）仪的传感器可以测量并记录不同部位的脑电活动（振幅和频率等），采集和放大由脑细胞产生的微弱电信号，转化为数字信号进行分析并能给出一个或多个反馈信号。

EEGBF 也被称为神经反馈，它能将大脑皮层各区，如感觉区、运动区的脑电活动节律反馈出来。不同位置的神经元细胞产生不同节律的波形，脑电活动节律及振幅与情绪、注意力等有密切的联系，EEGBF 根据这一原理对特定的脑电活动进行训练，让患者学会主动调控自身的脑电活动。EEGBF 的应用领域涵盖从癫痫、注意障碍、抑郁症、脑外伤的治疗到对疼痛控制方面的研究。

最常见的心理与生理学状态相关的脑电模式，见图 11-8。

在进行 EEGBF 训练时，应设定脑电通道和（或）其他所选的频带通道，常用的脑电训练频率为：α 波（8~13Hz）、β 波（14~30Hz）、θ 波（4~7Hz）、δ 波（1~3Hz）。应根据需要选择原始脑电信号和任何感兴趣频率的脑电信号进行训练，而控制 α 波的练习通常是脑电训练开始的第一步。具体做法有：①要求患者猜测自己头脑中是否出现了 α 波；②利用患者产生的脑电 α 波控制速示器呈现闪光或图片进行反馈；③利用患者脑中所产生的 α 波控制声音进行

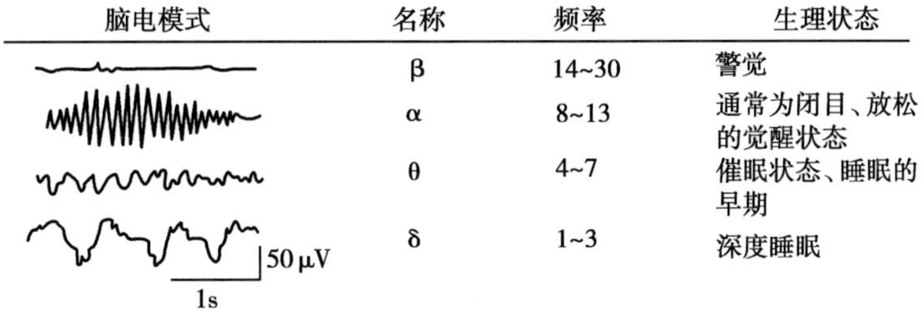

脑电模式	名称	频率	生理状态
	β	14~30	警觉
	α	8~13	通常为闭目、放松的觉醒状态
	θ	4~7	催眠状态、睡眠的早期
	δ	1~3	深度睡眠

图 11-8 常见的脑电模式

反馈。然后再用同样的方法学会控制任何所选的大脑频率或频率群。

七、皮电生物反馈

皮电生物反馈(galvanic skin response biofeedback,GSRBF)仪是测量并记录皮电并以皮电作为反馈信号的电子装置。人在情绪紧张、恐惧或焦虑的情况下,汗腺分泌会增加,皮肤表面汗液增多会引起导电性增加而致皮电升高;相反,人在情绪平静时汗腺分泌减少,引起皮电降低。现有的研究发现皮电是反映情绪变化最有意义的生理指标。

进行训练时,将两个电极分别安装在利手示指和无名指的掌面,即可记录皮电,皮电即为皮肤上两个选定点之间的电流通过量或电阻值。皮电调节的学习比肌电调节的学习要困难,但一旦学会后疗效更稳定。GSRBF 主要用于缓解紧张情绪,治疗与焦虑情绪有关的多种障碍。GSRBF 的测量还可以评测身心状态,用于测谎试验。

八、血压生物反馈

血压生物反馈(blood pressure biofeedback,BPBF)仪将血压的变化描记为曲线并转换为反馈信号,测量并监控脉搏、收缩压、舒张压的变化,将此转化为反馈信号呈现给患者,患者根据反馈信号进行训练。

进行 BPBF 治疗时,可使用专门的血压计测量血压,观察并描记血压曲线。使患者通过自我努力,学会掌握调节血压的能力。通过调节心理应激反应和中枢神经系统过度紧张来治疗原发性高血压,还可以治疗心动过速及心律不齐。

第三节 生物反馈疗法的治疗技术和方法

一、生物反馈设备

生物反馈设备的一般构造如图 11-9 所示。

(一)设备参数

1. 工作范围 是指输入信号的幅度和频率范围。不同的生物反馈仪工作范围是不同的,例如 EMGBF 仪的信号幅度约为 1~250μV。

2. 灵敏度 是指该仪器所能测得的最小信号变化。一般仪器均具有可调灵敏度和放大增益控制。灵敏度直接决定仪器的分辨率,灵敏度越高分辨率越好,能测得的最小信号变化值就越精确。但灵敏度太高,又可导致系统的非线性和不稳定性。一般生物反馈仪的灵

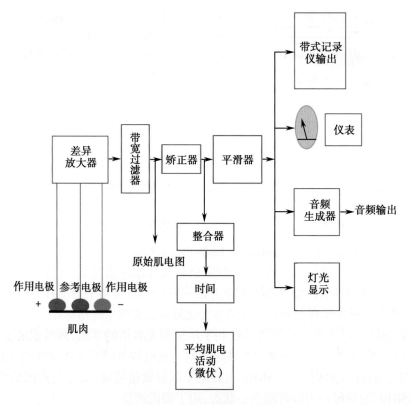

图 11-9 生物反馈设备的一般构造

敏度通常为 0~1 000μV。

3. 信噪比　简称音噪比,是指信号大小与各种噪声干扰总和的相对比值。信噪比越大,仪器性能越好。仪器会受到肌电以外其他信号的噪声干扰,包括来自仪器本身(包括电极)的信号,也有来自某些生理因素(运动、动脉搏动、出汗潮湿、脑电、心电等)的信号。因此,仪器本身的设计要考虑抗干扰的能力,而且在治疗操作时,也要尽量排除各种干扰因素。

4. 稳定性　是指生物反馈仪在干扰振动等不良的条件下,能维持仪器本身的稳定工作状态,使之不致失控而发生振荡的能力。仪器的稳定性与放大器、滤波器、增益及反馈量的大小等因素密切相关。

5. 线性度　是指仪器输出随输入呈正比例变化的一个技术指标。这个指标,用非线性百分数表示。线性系统的灵敏度都是相同的,即非线性灵敏度为零。一般来说,仪器总会存在非线性情况,只要是仪器主要的工作范围非线性比较小,就可称是线性的。

6. 频响与带宽

(1) 频响:即频率响应,它是描述仪器对被测信号的各个频率成分具有不同灵敏度响应的一个参数。因为生物信号是多种频率组合的复杂形式,仪器需要对生物信号所有频率成分都有较好的灵敏度响应,才能真实地复现生物波形。

(2) 带宽:是表示频率响应的一个重要参数,带宽应该覆盖被测信号的主要频率成分。虽然肌肉活动形成的电势,有效频率在 20~8 000Hz,但研究表明:影响肌电大小的频率成分,主要在 30~100Hz 的低频段;决定肌电信号波形的频率成分,主要在 100~1 000Hz;而

2 000Hz 以上的频率,对总电压大小的影响不大。所以一般选择 30~1 000Hz 的频率带宽。

7. 隔离度 是指仪器在使用过程中,被测部位仪器与交流电的隔离程度,是安全性指标。仪器在使用过程中要求人体、仪器地线与交流电源没有直接电联系,做到安全隔离。如果生物反馈仪采取电池供电,就没有这方面的问题,相对更安全。

8. 反馈方式

(1) 视觉反馈:在大多数生物反馈仪中,集成的电活动是以视觉形式呈现的,在示波器上可以直观地显示。视觉信息有图形、曲线、表式指针、数字、有色光标等。一般来说图形或曲线显示最优,但也要结合患者的个体情况及喜好。

(2) 音频反馈:这种反馈是将集成的电活动以音频形式呈现的,可以将电活动的变化转变为声音频率、节拍或音调的变化。根据不同的训练目的,可以使用不同类型的音乐,例如做放松训练可以选择柔美的钢琴曲,音调以柔和、动听为佳。一般的音频有"嗡嗡声""哔哔声"等各种声音表现形式。

(二) 生物反馈仪的基本结构

1. 传感器 传感器是一种检测装置,用来收集被测量的信息,并将信息按一定规律变换成为电信号或其他所需形式的信息输出,以满足信息的传输、处理、存储、显示、记录和控制等要求(图 11-10)。

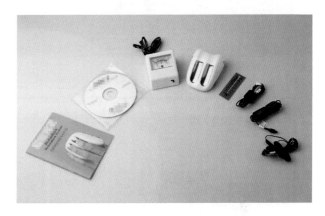

2. 电极 生物反馈的电极就是传感器,它能把生物体中离子电势转换成电子电势。电极是用来测量和记录生物体现象的,主要分为微电极、表面电极、针状电极。

EMGBF 多用表面电极,可测量经皮肤表面传导的生物电势,即两个电极间的电势差,一般由两个作用电极和一个参考电极组成,表面电极的大

图 11-10 传感器

小可以从直径 4mm 到 12.5mm 不等,可以记录小肌肉或较大的肌肉群的活动,电极表面一般是凝胶的或金属的,金属电极电极需要一些导电膏增加传导性。盆底肌肌电生物反馈使用的电极比较特殊,需能插入体腔(图 11-11)。

TBF 电极是由热敏原件制成,能迅速准确地反映温度的变化,其响应时间一般为 1s、2s 或 3s。

GSRBF 的电极应该选择对汗腺功能影响较小的电极。脑电、心率生物反馈的电极是银或金制成的,需配合导电膏使用。

3. 中央分析处理器 中央分析处理器主要是接受传感器转换后的生物信号,通过编码器等对其进行相应的分析,然后将分析的结果传出的装置。中央分析处理将经过矫正,平滑处理及整合过的信号和信息(相应的电活动数量)以某种形式(视觉或听觉等)表示出来。生物反馈仪通常以视觉或听觉

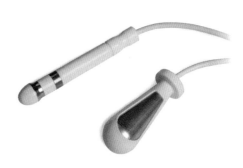

图 11-11 盆底肌肌电生物反馈电极

形式反馈出相应的电活动数量。

4. 传出显示器　传出显示器是将中央分析处理器分析完成的信息用简单直观的形式显示出来的装置(图 11-12)。

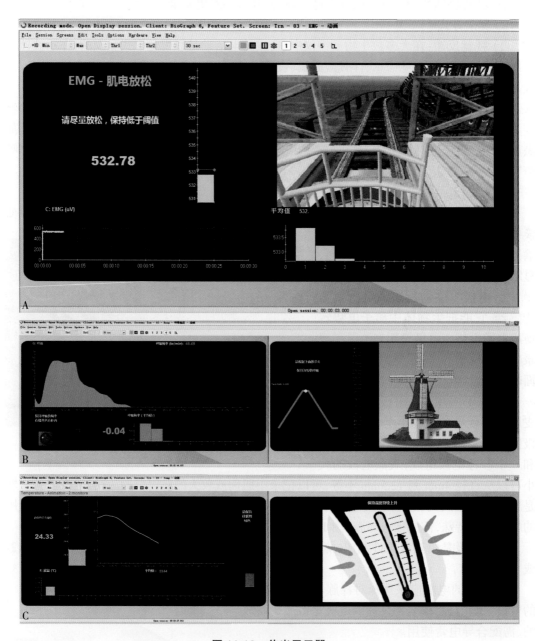

图 11-12　传出显示器
A:肌电反馈显示界面;B:呼吸反馈显示界面;C:皮温反馈显示界面

二、生物反馈疗法的操作步骤与方法

(一)治疗前对患者全面评估
包括患者病史、生理和心理状况、认知理解能力、视听能力、注意力、自我控制能力及自我暗示能力。

（二）治疗前对患者做好宣教

训练前治疗师必须让患者对这项技术有充分的了解，可将生物反馈仪在自己身上进行示范，向患者准确展示治疗流程。要告知患者如何使用生物反馈仪进行训练，在训练中会出现什么样的反馈信号，以及这些反馈信号的意义。教会患者怎样识别、配合以及利用这些反馈信号来控制自己的生理活动。

（三）肌电生物反馈的操作

生物反馈的形式很多，每种设备的操作会有一定的差异，这里主要介绍常用的 EMGBF 的操作方法。

1. 训练前皮肤准备　治疗部位的皮肤必须完好无损，没有外伤或者破溃。在贴表面电极之前，用酒精棉球擦拭皮肤，以减少皮肤的阻抗，如毛发过多需剔除。

2. 电极片的选择　应根据治疗部位肌肉的大小选择电极片。较大的肌肉选用较大尺寸的电极片，较小的肌肉则使用较小的电极片。

3. 电极的正确放置及注意事项　一个传感器通常有三个输入电极，其中两个为作用电极（一正一负），另一个为参考电极。在进行 EMGBF 训练时，电极应放在训练肌肉的肌腹上，以尽量减少对无关电活动的记录。电极需固定良好，避免治疗时肌肉收缩产生运动而改变电极的位置。电极应与肌纤维的走向平行，以减少多余的干扰信号。正极作用电极放在肌肉近端，负极作用电极放置肌肉远端。参考电极可放在与两个作用电极等距离的相邻组织上。

电极之间的距离直接影响收集到的肌电信号。距离越近，EMG 收集到的信号强度越弱，距离越远信号强度越强。因为如果电极之间的距离较大，收集到的信号就不仅是电极下肌肉的直接电活动，还有来自邻近肌肉的电活动。因此电极放置的位置差别会影响到反馈信息的强弱。

电极的放置需要注意以下问题：

（1）在要摆放电极的皮肤上做记号，以确保后续治疗的位置一致。

（2）在电极上均匀涂上导电胶以确保电极和皮肤接触良好。导电胶太少会减小肌肉动作信号的记录范围，导电胶太多会使电极和皮肤之间产生移动从而增加电极的记录范围。

（3）将电极和皮肤接合良好，不能有任何电极移动。可以使用黏合环、黏扣带、胶带等将电极固定。

（4）先将两个作用电极放在目标肌肉的肌腹上，再把参考电极放在与两个作用电极等距离位置的相邻组织上。

4. 环境与体位要求　训练环境应相对比较安静、舒适，应该根据治疗目标选择坐位、卧位，或者站位。尽量让患者用最舒适的体位进行治疗，以取得最佳治疗效果。

5. 选择反馈模式　肌电反馈模式分为视觉反馈、数字反馈、灯光反馈或是音频反馈等。可根据患者意愿或实际使用情况选择。

6. 设置训练信号灵敏度　信号灵敏度是当所采集到的肌电信号超过一定设定阈值时，就立即发生出反馈信号的特性。在正式训练之前，应对患者需训练的肌肉做一次肌力测试，例如做增强性 EMGBF 时，需记录其最大强度收缩时的肌电值，信号触发阈值一般设置为最大肌电值的 80% 左右。

灵敏度的设置以微伏（μV）为单位，$1\mu V$ 是可以检测到的最小的电活动值。在放松训练时应使用高灵敏度水平设置值。在肌肉再学习训练中应采用相对低的灵敏度水平，因为此类患者可能只产生几百微伏的肌电活动。

7. 治疗过程中向患者做好解读和指导工作 患者在进行 EMGBF 时,治疗师应解释训练中信号与动作控制之间的关系。一般来说,应该从简单的任务开始,逐步增加训练的难度。

(四)家庭训练

家庭训练是指在无反馈设备的情况下进行自我训练,是整个训练的重要组成部分。可以强化、巩固治疗效果。例如在 EMGBF 训练后,可在家里继续练习做 EMGBF 时的相同动作。

(五)疗效评估

不同的生物反馈,其客观评价标准不同:对于 EMGBF,应观察肌电图的波形;对于 BPBF,应测量血压等。

另外,患者的主观感受也是重要的评价依据。如询问焦虑患者在治疗后的感受;睡眠障碍患者治疗后的效果等。

(六)注意事项

1. 让患者专注于一项可以达成短期功能收获的特定训练任务。

2. 当患者有正确表现时应给予鼓励,错误时需要修正,以帮助患者提升治疗动机。

3. 逐渐提高训练难度,让患者稳步进步,产生成就感,不轻易放弃。不断重复直到患者不需要生物反馈仪器也可以产生相应功能。

4. 尽量采用易懂、准确,并且相对较固定的指导语,以帮助患者理解生理反馈信号,并进行正确的训练。

5. 治疗过程中及时给患者肯定及鼓励。

6. 做好观察及记录,注意患者治疗前后状态的变化。

7. 选择在安静的环境中进行训练。

8. 避免患者疲劳,根据情况让患者适当休息。

第四节　生物反馈疗法的临床应用

一、生物反馈疗法的临床应用及适应证

BFT 作为一种辅助治疗的手段,常与生物学治疗、心理治疗等其他行为技术疗法相结合来治疗各种疾病,目前 BFT 在精神科、康复科、泌尿科应用较多,在康复科可用于脑血管意外、不完全性脊髓损伤、脑性瘫痪引发的肢体运动功能障碍;周围神经损伤和中毒引起的神经疾患;癔症性瘫痪;原因不明的肌肉痉挛;义肢活动的功能训练等。

在精神科可用于焦虑症、抑郁症、注意缺陷多动障碍、睡眠障碍、抽动障碍、应激障碍、偏头痛、紧张性头痛、书写痉挛、失眠、磨牙、精神应激导致或加重的高血压、冠状动脉粥样硬化性心脏病、各种心律失常等。

在泌尿外科可用于大便失禁、便秘、肠易激综合征、尿失禁、盆腔痛等。

还可辅助治疗和预防高血压、慢性心脏病等心血管疾病、哮喘、慢性阻塞性肺疾病、周期性呕吐、周期性腹痛、溃疡、皮肤瘙痒症、痤疮、神经性皮炎、癫痫等。

(一)神经康复中的应用

1. 脑卒中后运动功能障碍 脑卒中后运动功能障碍的特征是肌无力、异常的肌肉张

力、异常协同运动以及自发运动时的协调性缺乏等。重建脑卒中患者的神经肌肉控制对进一步改善运动功能至关重要。EMGBF 是脑卒中康复中神经肌肉控制再学习的有效工具。EMGBF 在上肢康复中的应用可按肩关节、肘关节、腕关节、手的顺序进行。下肢目标肌肉的训练较上肢目标肌肉训练简单,不需要遵循由近端至远端的进展过程,最基本的功能目标是改善步行能力和建立步行中需要使用的相对固定模式。EMGBF 训练的一个重要方面是治疗由于踝背伸肌肌力下降或踝跖屈肌痉挛引起的足下垂。

对脑卒中患者的足下垂问题,如果是因为胫前肌及腓骨长短肌肌力不足引起的,可以用EMGBF 对这两块肌肉进行肌力增强训练;如果是由于小腿三头痉挛引起的,可以用 EMGBF对小腿三头肌进行放松训练。对脑卒中患者的肩关节半脱位问题,可以用 EMGBF 对冈上肌及三角肌进行肌力增强训练。当然,还可以对腕背伸肌、伸肘肌等肌肉进行增强性 EMGBF训练。

2. 周围神经损伤 EMGBF 在周围神经损伤的治疗中有很大的应用价值,当患者得到反馈,就可以逐渐学习控制失神经支配的肌肉。对不完全性周围神经损伤的患者,首先应检查出具有功能性运动的区域。对于完全性撕裂伤吻合术后的患者,在术后早期即使无法检查出功能受限的部位,也需在随后的康复过程中经常检查那些可能正在恢复的区域,及早采取 EMGBF 训练,这样也有利于增强患者的信心。平常应用比较多的损伤类型有臂丛神经根牵拉伤、肌腱转移术后等。

(二) 精神康复中的应用

目前此项技术已广泛用于精神疾病的治疗,在对焦虑、抑郁、注意缺陷多动障碍、睡眠障碍、抽动障碍、应激障碍等方面均显示了较好效果。

1. 焦虑症 研究表明,以顶叶 α 波为训练参数的 EEGBF 技术可能通过对广泛性焦虑患者的注意训练,改善广泛性焦虑患者的选择性注意偏倚,从而改善广泛性焦虑患者的焦虑症状。EEGBF 疗法作为一种行为疗法,要求患者学会进行精神和躯体的双重放松,其核心理论认为:患者的心理在放松状态下能够有效对抗其心理在应激状态下的改变,同时,放松还能够阻断产生焦虑及高敏感性反应神经的兴奋性(如交感神经),让患者用意识控制生理活动。通过 EEGBF,患者新的行为模式将会建立起来,通过对自身内脏活动进行有意识的控制,从而对机体正常的运行模式进行有效的调整并将其恢复过来,最终使患者的焦虑得到有效缓解。

此外,还可以通过 EMGBF 训练降低额部肌肉的肌电信号,减轻患者的紧张情绪。通过GSRBF 降低皮肤电阻,缓解精神紧张、交感神经兴奋引起的皮肤血管收缩,汗腺分泌增多。通过 TBF 升高手指的皮温,缓解某些焦虑症的患者手心、脚心出汗,手足发冷的症状。通过RBF 训练缓解情绪紧张时的呼吸速率增加。通过 BPBF 训练提高患者的抗应激及调节自身血压的能力。

2. 多动症 越来越多的证据表明多动症儿童与正常儿童相比,θ 波增多,α 波和 β 波减少。θ 波与白日梦和困倦状态有关,α 波与闲散的放松状态有关,β 波则与高度警觉、认知加工过程关系密切。EEGBF 训练可用于多动症的治疗,利用脑神经产生的电波,EEGBF训练能够找出每个人集中注意力时的波段 SMR 和低 β 波,通过实时训练,提高注意力区间有效波长。

(三) 盆底康复中的应用

EMGBF 在盆底康复中的应用比较广泛,可辅助进行盆底肌的收缩和放松训练,对急迫性、压力性尿失禁、前列腺手术后尿失禁、盆底肌痉挛、尿潴留、勃起功能障碍等有一定的治疗作用。

正常盆底肌功能包含了让盆底肌在运动前后都能维持低强度的收缩力;能够产生快速、有力、协调且独立的盆底肌收缩;收缩后肌电信号能够很快回到基准值;同时在没有使用辅助肌(如腹肌、臀大肌、髋内收肌、内外旋肌)的情况下也能持续收缩。

应用 EMGBF 训练前,先做一次盆底肌的表面肌电评估,要教导患者如何做出独立的盆底肌收缩或放松。评估时将体腔电极放于靠近盆底肌肉的位置,另一表面电极则放在辅助肌(通常为腹肌)上。盆底部位采用频率较大的肌电反馈滤波器,可以获取较大范围的肌肉活动,而辅助肌部位选择较小的频率以减少杂音。具体的训练模式要根据表面肌电评估的结果来设定,如盆底肌活动减弱则需要使用增强性 EMGBF 提高肌力;如盆底肌活动过度,则需要使用放松性 EMGBF 缓解盆底肌肉的痉挛。通过盆底 EMGBF,患者或治疗师都应轻易地指出需要训练的区域。经过一段时间的训练后,需要再次进行评估,以检测训练效果及制定新的训练处方。

二、生物反馈疗法的禁忌证及慎用范围

(一) 禁忌证

1. BFT 需要患者有良好认知能力及良好的依从性,能够配合治疗,所以有认知功能障碍的患者不能使用。

2. EMGBF 对于 1 型糖尿病及代谢系统疾病的患者不建议使用,因为可能会增加体内胰岛素及其他药物的使用剂量。

3. 严重心脏病,心肌梗死前期或发作期间、复杂的心律失常者使用 BFT 会加重病情。有心脏起搏器者禁用 EMGBF。

4. 阴道电极禁用于生殖泌尿道的急性炎症期、阴道出血、月经期、妊娠期、恶性肿瘤局部、重度子宫脱垂或松弛致阴道缩短者。肛门电极禁用于重度痔疮、肛裂者。

5. 小于 8Hz 的脑电训练禁用于无监护下的癫痫患者和近期脑创伤患者。对于有痫性发作风险或近期头部有创伤或脑震荡者,不推荐 $\delta \sim \theta$ 型脑电训练。

6. 在进行非升血压目的的反馈训练中,如出现血压异常升高应停止治疗。另外,如果在训练过程中出现眼压升高、头痛、头晕、恶心、呕吐、妄想等精神症状时应停止治疗。

(二) 慎用范围

1. 各脏器功能衰竭如心力衰竭、肾衰竭、呼吸衰竭等禁用或视其病情许可慎用。

2. 进行 BFT 时如需将电极放置在头部,颅内有金属或电子设备者需慎用。

3. 妊娠者禁用盆底肌生物反馈,其他类型的生物反馈使用时需综合考虑风险。

三、案例分析

病史:患者张某,男性,41 岁,"左侧肢体活动不利 21 天"入院,21 天前头颅 CT 示右侧基底节区脑梗死。

诊断:脑梗死。

评估:高级脑功能检查配合,认知、听理解功能正常,言语尚清,复述可,左上肢近端肌力 2 级、远端 0 级,肌张力稍低,前臂旋转及腕背伸不能,手指无抓握及伸展;左下肢近端肌力 2^+ 级,远端 1 级,肌张力稍低;坐位平衡 2 级,站立平衡 1 级,右侧 Brunnstrom 评分(上肢 - 手 -

下肢):Ⅱ-Ⅰ-Ⅲ,ADL 50 分。

目前主要康复问题:①左侧偏瘫;②感觉减退;③站立平衡障碍;④日常生活活动大部分障碍。

康复目标:①改善左侧下肢功能;②站立平衡 3 级;③提高日常生活活动能力;④改善感觉功能。

治疗方案:该患者处于脑卒中的亚急性期,除进行常规的运动训练和 ADL 能力训练外,可以考虑用 EMGBF 治疗仪改善下肢功能(主要针对踝背屈肌群)。选择方案进行治疗(电流频率:40Hz;脉冲宽度:200μs;脉冲上升时间:1s;脉冲下降时间:1s;电刺激电流:90~60mA,随着患者感觉功能的恢复刺激量逐渐减小;阈值:30~60μV,随着患者肌力的增加阈值逐渐增大;电刺激持续时间:0.5s;治疗时间 20~30min)。1 次 /d,每周 5 天,连续治疗 2 周左右。治疗过程中注意观察患者的反应,根据患者耐受程度调整电流强度。

(刘蓓蓓　沈滢　李晓芳)

参 考 文 献

[1] 郑延平,姚树桥,朱熊兆,等.生物反馈的临床实践[M].北京:高等教育出版社,2003.

[2] 乔志恒,华桂茹.理疗学[M].2 版.北京:华夏出版社,2015.

[3] Hecox B,Mehreteab TA,Weisberg J,等.物理因子治疗学[M].王淑芬,蔡美文,廖文炫,等译.台北:华腾文化,2008.

[4] Peper E.生物反馈教程:体验性教学和自我训练手册[M].宋鲁平,杜晓霞,译.北京:中国医药科技出版社,2013.

[5] O'Reilly M,Caulfield B,Ward T,et al. Wearable inertial sensor systems for lower lime exercise detection and evaluation:A systemic review [J]. Sports Medicine,2018,5(48):1221-1246

[6] Giggins OM,Sweeney KT,Caulfield B. Rehabilitation exercise assessment using inertial sensors:a cross-sectional analytical study [J]. Neuroeng Rehabil,2014,27(11):158.

[7] Giggins OM,Persson U,Caulfield B. Biofeedback in rehabilitation [J]. Neuroeng Rehabil,2013,18(10):60.

[8] MacIntosh A,Vignais N,Biddiss E. Biofeedback interventions for people with cerebral palsy:a systematic review protocol [J]. Syst Rev,2017,6(1):3.

[9] Schoenberg PLA,David AS. Biofeedback for Psychiatric Disorders:A Systematic Review [J]. Appl Psychophysiol Biofeedback,2014,39(2):109-135.

[10] Fitz FF,Resende APM,Stüpp L,et al. Biofeedback for the treatment of female pelvic floor muscle dysfunction:a systematic review and meta-analysis [J]. Int Urogynecol J,2012,23(11):1495-1516.

[11] Ilovar S,Zolger D,Castrillon E,et al. Biofeedback for treatment of awake and sleep bruxism in adults:systematic review protocol [J]. Syst Rev,2014,3:42.

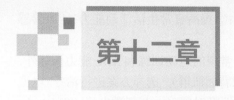

第十二章

体外冲击波疗法

第一节　概述及理论基础

一、概述

冲击波(shock wave,SW)是在介质中传播的具有声、光、力学特性的机械波。所有的爆炸情况都伴有 SW。当波的运动速度超过了波的传播速度时,即可称为 SW。SW 是一种通过振动、高速运动等导致介质极度压缩而聚集产生的不连续峰,可引起介质的压强、温度、密度等物理性质发生跳跃式改变。体外冲击波在极短的时间内(约 10ms)高峰压就能达到 500bar,具有周期短、频谱广($16\sim2\times10^8$Hz)的特性。近年来,体外冲击波疗法(extracorporeal shock wave therapy,ESWT)逐渐应用于临床治疗。

1979 年联邦德国 Dornier 公司开发出世界上第一台医用冲击波碎石机,1980 年体外冲击波首次被成功应用于粉碎患者体内的肾结石。1988 年,Graff 等人在做动物实验时无意中发现了体外冲击波的成骨作用,此后很多人开始研究冲击波对骨折愈合的促进作用。20 世纪 90 年代开始,体外冲击波治疗仪被用于骨不连、骨折延迟愈合及慢性软组织损伤性疾病,并取得了明显疗效,由此逐渐形成了治疗肌骨系统相关疾病的 ESWT。2000 年美国 FDA 批准用高能量的 OssaTron 体外冲击波治疗仪治疗足底筋膜炎,2002 年批准用 Dornier Epos 体外冲击波治疗仪治疗足底筋膜炎。2002 年又批准用低能量的 Siemens Sonocur 型冲击波治疗仪治疗肱骨外上髁炎,条件是患者必须是患病 6 个月以上,并经保守治疗无效者。现在在世界很多国家,ESWT 几乎已经成为足底筋膜炎、肱骨外上髁炎、跟腱病等非手术治疗的首选。1999 年在英国伦敦成立国际骨肌系统冲击波疗法联合会(International Society for Musculoskeletal Shockwave Therapy,ISMST),ISMST 专注于在全球范围内推广 ESWT,并致力于该疗法的临床治疗、科研交流与培训。中国也已经成立了相应的学会。

二、治疗用体外冲击波的基础知识

(一) 治疗用体外冲击波产生原理

体外冲击波是脉冲单向波,实际包括开始超过正常大气压的高(正)压部分和低于大气压的低(负)压部分(图 12-1)。

SW 单脉冲能量密度以 $0.1mJ/mm^2$ 计,分布时间大约 $10\mu s$,峰值压力 500Bar,能量密度和峰值压力均约为普通超声波疗法的 1 000 倍。能流密度(energy flux density,ED)是指垂直于冲击波传播方向的单位面积内通过的冲击波能量。ED 的计量单位用毫焦 / 平方毫米(mJ/mm^2)表示。ED 与治愈率和副作用发生率有关。

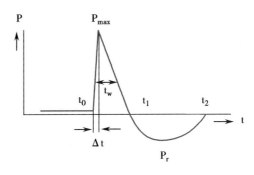

图 12-1　冲击波的波形

(二) 治疗用体外冲击波波源的种类

治疗用体外冲击波的波源有聚焦式和发散式两类(图 12-2)。

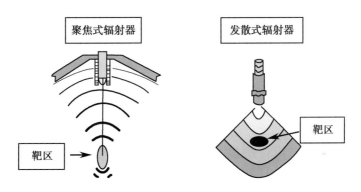

图 12-2　聚焦式和发散式体外冲击波的靶区

1. **聚焦式体外冲击波**　聚焦式体外冲击波包括液电式、电磁式和压电式,聚焦式冲击波的超过大气压力的高压(正压)部分波幅可达 80~120MPa(1MPa=10Bar)或更高,回归大气压以后继以低于大气压的负压部分,波幅约为高压的 10%,即 8~12MPa。低压波回到大气压后有长时间间歇,如此每 1/4~1s 重复一次。高压波上升段的波前(声压由最大值的 10% 上升到最大值的 90%)时间为 $10^{-9}s$,波宽(超过最大压力 50%)的时间约 $5\mu s$,随后的低于大气压力的低压部分约 $1~5\mu s$(图 12-3)。在人体组织中的冲击波波前区深度约 $1.5~6\mu m$,焦区长度约 60mm,有效治疗深度约 120mm。负压区空间长度约数毫米。聚焦式体外冲击波更适宜治疗骨组织疾病。

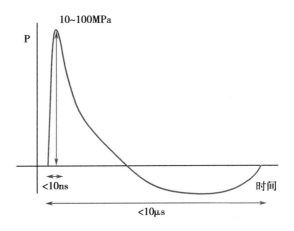

图 12-3　聚焦式体外冲击波的物理学特征

2. 发散式体外冲击波　发散式体外冲击波主要是气压弹道式,由于它不聚焦,所以衰减极快,在组织中有效治疗深度约 20~60mm。峰值压力仅有 0.10MPa,上升时间长达 5~300μs,波宽 200~2 000μs(图 12-4)。发散式体外冲击波较聚焦式冲击波作用面积大,不需要聚焦能量,治疗时探头可自由移动,不需要影像学的精确定位,不需要麻醉,费用也较低,更适合软组织慢性损伤性疾病。缺点是穿透深度较差,能量密度低。

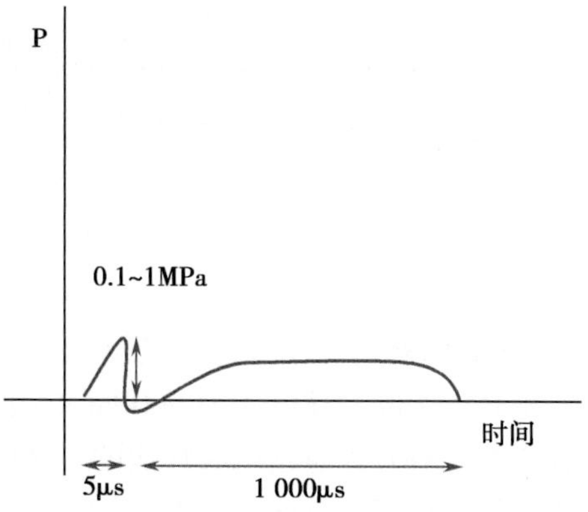

图 12-4　发散式体外冲击波的物理学特征

（三）治疗用体外冲击波波源产生的原理

1. 液电式　其原理是高压电容通过 2 个相对电极在水中放电,其热能使周围的水在瞬间蒸发成气泡,气泡的急骤膨胀和随后破裂即形成了冲击波。

2. 电磁式　其原理是高压线圈通电后发生脉冲磁场,推动金属膜在水中振动,产生冲击波,冲击波经过声透镜聚焦后,能量高度集中。

3. 压电式　在一个半球的内壁上安装很多压电陶瓷晶体,当有高频高压电源加载在压电晶体上时,压电晶体就会产生伸缩效应,产生冲击波。

4. 气压弹道式　它是利用压缩空气(类似气枪)加速抛射体,速度为 5~25m/s,然后抛射体撞击到碰撞体(探头),使碰撞体产生脉冲式冲击。治疗时将弹性碰撞体与患者体表直接接触,碰撞体的动能转移到接触点的组织上,产生了扩散传播的"发散式"压力波。其能量密度随着传播距离的加大而快速减小,所以碰撞体接触点处效应最强。

（四）治疗用体外冲击波的治疗剂量

治疗用体外冲击波的治疗剂量大致分为高、中、低三个能级,高能量范围为 $0.26~0.39mJ/mm^2$,中能量约为 $0.12~0.25mJ/mm^2$,低能量约为 $0.06~0.11mJ/mm^2$。以上参数只是一个数量级的概念,实际应用时不同治疗部位的能级划分会有所不同。

（五）治疗用体外冲击波的作用原理

1. 直接的撕裂作用　冲击波的峭化和反射作用,使得在短距离内形成巨大压力差,而仅仅几个分子层的细胞壁难以承受如此大的张力,突出表现为细胞膜的分子间联系松动,管道和裂隙增宽。各种离子和分子的通道过分开放,破坏了细胞的正常代谢活动。被撕裂的不仅有细胞膜,也可以是线粒体和细胞核等细胞器的膜。而在通过声阻抗没有很大差异的软组织时,冲击波的直接撕裂作用并不大。

2. 间接的空化作用　空化的结果如同爆炸,发出微细的射流,射程可以达数十微米,直接粉碎细胞结构如细胞质、肌动蛋白、波形纤维等,或者穿破血管壁而导致细微的针状出血。空化作用的高温产生的自由基也有重要的生物学意义,目前研究最关注的是一氧化氮(NO)和过氧化氢(H_2O_2)等,这些新形成的自由基往往引起组织损伤。不过空泡塌陷能否产生自由基仍然没有定论。可以肯定是在试管中的细胞内确实可以,但是在活体细胞内则存疑。

三、冲击波的生物物理学效应

（一）生物学效应

1. 机械应力效应　冲击波进入人体后,所接触的介质不同,如脂肪、肌腱、韧带等软组织以及骨骼组织、结石、钙化部位等,在不同组织的界面处由于声阻抗的不同而产生不同的机械应力效应,在物体内部产生剪切力,对细胞产生不同的拉应力和压应力。拉应力可以引起组织间的松解,促进微循环;压应力可以使细胞弹性变形,增加细胞摄氧,从而产生治疗效应。

2. 空化效应　冲击波波形在波谷时的负压可在介质中产生强的拉力,从而产生气泡,气泡中携带巨大的能量,当气泡破裂时这些能量就被释放出来,从而对结石或组织产生作用,被称为空化效应。冲击波治疗的空化指的是在流动的液体中,因为压力差而在短时间内气泡的产生与消减的物理现象,是不稳定的空化。液体介质中固有许多$100\mu m$下非常小的气泡核或裂隙,称为空化核,平时泡内外的压力相等。外部压力变小时,空泡核变大至一定大小,而后外部压力迅速增加,气泡收缩并吸收能量。此能量足够大时气泡向内爆炸而坍塌,储存的额外能量瞬间以十分猛烈的方式释放至周围的介质中,压力可达数百个大气压。冲击波在一侧压缩,特别是接近界面一侧的压缩,气泡不对称地坍塌,水流射向界面对侧。此种冲击波的射流速度可以达到$100\sim800m/s$或更高,足以穿透铝板和塑料,其破坏效果远强于原发峭化的声波。

3. 压电效应　骨生物电主要表现为机械性应力作用下产生的压电效应和电荷。骨基质中的胶原和蛋白多糖等非对称性物质在压力作用下发生形变,其表面的静止正、负电荷将会极化,从而在物质两端形成电位差,表现为压电效应。一般认为,在应力作用下产生的生物电,表现为压力侧的负电荷和张力侧的正电荷。负电荷可以激活成骨细胞、抑制破骨细胞从而促进骨形成;正电荷可以激活破骨细胞促进骨吸收。这种压电效应对骨组织的影响与冲击波的能量大小有关。动物实验发现高能量冲击波可以引起动物的骨骼骨折,低能量冲击波可以刺激骨的生成。

4. 代谢激活效应　冲击波的代谢激活作用有可能是直接的机械效应所引起的间接效应。冲击波可以促进局部血液循环,加快组织的新陈代谢,促进弹力纤维形成,引起组织局部细胞膜通透性的改变,从而促进软组织损伤的修复。

5. 累积效应　冲击波治疗的最重要物理特征是有极强的能量密度输出。在行进中,波的前沿压力逐渐增强峭化,锋面处介质的物理性质发生跃变,以致发生不稳定的空化和内爆,造成局部的微小破坏。冲击波的生物学效应具有时间依赖性和累积效应;使用冲击波治疗骨肌系统疾病,时间越长效果越好;而且即使对第一次治疗后无效的患者给予第2次治疗之后,仍然可以表现出一定的疗效,这是冲击波具有的累积效应。

6. 生物化学效应　冲击波疗法可以产生一系列化学变化,最普遍的是自由基导致细胞损伤。冲击波使兔子跟腱炎模型中的肌肉、肌腱和腱旁液体中转化生长因子 -β(TGF-β)和白细胞介素 -1(IL-1)表达增加。冲击波作用于不同的组织有不同的特异性生物化学产物。但是这些化学因子产生的具体原因不明,影响临床效应的机制不明。似乎它们是非特异性产生的,可能是生物膜通透性增高或整个细胞崩解的非特异性后果。更多的容易被接受的观点是新生血管增加,血液循环改善,因而调节了各种组织的不同功能。

(二)物理学效应

1. 传播　冲击波治疗仪辐射的声波必须由表及里,经过皮肤、脂肪、肌肉等各种介质逐层向深部推进。声波行进中遇到声阻抗不同的两种介质的界面时将发生反射、折射、透射、吸收等效应。这些过程的强弱决定于介质的参数,见表12-1。

表 12-1　若干生物与非生物介质的声波传播参数

介质	密度 $p/(g/cm^3)$	传播速度 c /(m/s)	声阻抗 Z/10^5rayls
空气	0.001 18	334.8	0.000 395
生理盐水(37℃)	1.002	1 534	1.537
血液	1.055	1 570	1.656
蓖麻油(20℃)	0.960	1 530	1.469
血液	1.055	1 570	1.656
脂肪	0.955	1 476	1.410
肌肉(平均值)	1.074	1 568	1.684
大脑	1.038	1 540	1.599
肝	1.050	1 570	1.648
颅骨	1.658	3 860	6.400
骨	1.38~1.81	2 700~4 100	4.3~7.38
皮质骨	1.8	4 100	7.38~10.5
石膏模型骨	1.1	2 400	2.6
肾石	1.9~2.4	4 000~6 000	5.6~14.4
皮肤		1 720±45	1.590
胎体	1.023	1 505	1.540

2. 吸收　冲击波经过组织时部分能量被吸收,包括黏滞吸收、热传导吸收、分子弛豫吸收。穿透中冲击波的能量衰减与距离的 3 次方成正比。各种组织吸收的半价层(cm)是:脑6.0、心 2.7、肾 3.5、肝 4.4、腱 0.63、睾丸 10.1。可见含水分少的肌腱吸收最甚,而含水分较多的软组织吸收则少得多。但是由于活组织的多层次结构,各结构的黏滞性和吸收性不同,加以各界面的反射,这些都是非线性参数,使得冲击波疗法的准确计量十分困难。

3. 反射　冲击波到达声阻抗不同的两种组织界面时发生反射,使第一介质的声压增加,吸收的能量倍增。两种介质的声阻抗差异不大时冲击波不发生明显反射,不同界面的声能反射和透射见表 12-2。

表 12-2　不同界面的声能反射和透射

界面	反射压力	反射的声能	透射的声能
水 - 脂肪	−5%	0.25%	99.75%
脂肪 - 肌肉	11%	1.2%	98.8%
肌肉 - 脂肪	−11%	1.2%	98.8%
肌肉 - 骨	44%~60%	19%~36%	81%~64%
肌肉 - 模型骨	22%	5%	95%
模型骨 - 肌肉	−22%	5%	95%
肌肉 - 空气	−99.9%	99.9%	0.1%

4. 折射　声波以不同入射角进入第二种介质时发生折射,可以利用于冲击波发生器聚焦声能。不同冲击波源的聚焦性能不同,不同位置的声强分布不同,电火花声源和压电声源的峭化程度也不同,所以不同仪器治疗效果的比较需要考虑这些因素。

5. 峭化　声波传播的速度与介质的密度有关。冲击波传播时局部的极高声压使介质密度增加,介质密度增加则传播速度加快,使得后面部分的声波赶上前面部分,形成典型的陡峭冲击波前沿(图 12-5)。此时在 1~5μm 的波前距离内产生 100MPa 的压力差,这是冲击波疗法最重要的作用因素。陡峭程度取决于声波的压力、聚焦和介质特性。在低衰减的介质如水中,冲击波发射的能量很低时即可发生峭化。但是在活组织中能量吸收较快,压力有相当的衰减,因此需要高压或经过较长的传输距离才能发生峭化。

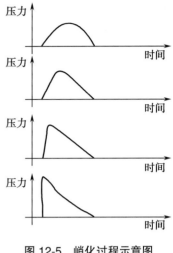

图 12-5　峭化过程示意图

四、体外冲击波疗法的治疗作用

冲击波治疗的基本因素是在细胞水平上的力学刺激。低剂量冲击波可增加细胞、线粒体、粗面内质网、细胞核膜的通透性,使胞质空化,肌动蛋白和波形蛋白丝损害。高剂量冲击波可以导致严重的细胞坏死或崩解。其后的所有病理生理现象都是继发的。作用于不同的部位,引起相应的组织反应各有其特异性。现将相关研究介绍如下:

(一) 对钙化灶的影响

肩关节周围炎等肌腱钙化时,高能量的冲击波可以直接作用于钙化灶的表面,由于液体和结石界面的声阻抗差异巨大[水为 $1.49 \times 10^5 g/cm$,肾石为 $(5.6~14.4) \times 10^5 g/cm$,相差大约 4~6 倍]而被反射,在界面造成大的能量吸收,使钙化灶与周围介质的界面受到压力和张力。钙化灶经过多次冲击波的反复冲击,产生对此冲击强度的不耐受而松动、分解或成片破碎,碎片最后被吸收。空化效应使破碎作用更加明显。

(二) 对骨组织的影响

1. 对于骨细胞的生长作用　Notarnicola 等将鼠成骨细胞分离培养增殖后用能流密度 $0.05mJ/mm^2$,500 个脉冲的发散式 ESWT 处理鼠成骨细胞,通过对此成骨细胞特异性转录因子、骨钙蛋白、I 型胶原、骨桥蛋白、骨唾液蛋白等的分析证明,如此条件的冲击波不宜于治疗骨折延迟愈合和假关节。

Wang 等将培养的人骨髓间质细胞用 $0.16mJ/mm^2$ 的冲击波分别进行 0、250、500、1 000、2 000、3 000 个脉冲的处理。证明 250 个和 500 个脉冲的冲击波能够在 5min 之内使骨髓间质细胞膜超极化,30min 内肾素 - 血管紧张素系统活跃,两天内细胞增殖,6 天内骨生成的碱性磷酸酶活性增加,12 天内骨钙素 mRNA 表达增加。但是 1 000 个以上的脉冲则对骨髓间质细胞增殖有抑制作用。

Martini 等将成骨细胞样细胞 MG63 用 500 个脉冲的冲击波处理,能流密度分别为 $0.15mJ/mm^2$、$0.18mJ/mm^2$ 和 $0.40mJ/mm^2$,证明能流密度 $0.15mJ/mm^2$、$0.18mJ/mm^2$ 的冲击波有轻微的破坏细胞的作用,有明显的促进骨基质沉积、刺激成骨细胞增殖与人成骨样细胞 MG63 合成的作用,有利于骨不连和假关节的愈合。而 1 500 个 $0.40mJ/mm^2$ 的冲击波脉冲可以由于空化而直接破坏细胞,或抑制其生长。

2. 对离体骨的作用　Sukul 用 0.6mJ/mm², 1 000~2 000 个脉冲的冲击波冲击甲醛溶液处理过的兔股骨和胫骨,肉眼可见皮质破坏,形成骨碎片和骨折,而使用 5 000 个脉冲的冲击波不产生更多的变化。说明损伤程度与能量密度相关而与脉冲次数无关。

3. 对在体骨的作用　Forriol 等在活体羊胫骨近端制造模拟截骨,15 天后予以冲击波处理,强度为高能量的 1.2mJ/mm² 和强度为低能量的 0.47mJ/mm²,均为 500 个脉冲。结论是如此能量的冲击波不能促进新鲜骨折愈合。

4. 对于迟连接和不连接骨折的作用　Johannes 等制作犬的骨不连模型,5 只用冲击波治疗,5 只作对照。冲击波能流密度 0.54mJ/mm², 4 000 个脉冲。术后第一周放射线观察显示无变化,但是 12 周以后治疗组均可见骨愈合。对照组则有 4 只仍然不连接,$P \leqslant 0.05$。

Zelle 对 1966—2008 年用 ESWT 治疗骨折后骨延迟愈合、骨不连的 924 名患者的文献进行系统回顾,得出结论为冲击波治疗增生性骨不连的愈合率明显高于萎缩性骨不连。

（三）对腱膜和肌腱的影响

Bosch 等将 6 只正常马的一侧前肢的屈伸肌腱和悬韧带的起点及屈指浅肌肌腱的中掌骨部用冲击波处理,6 周以后再在伸指总肌腱的远侧指骨插入部予以冲击波处理。3h 后使马安乐死,取腱组织行组织学和组织化学分析,以对侧肢体作为对照。这样可以一次获得冲击波的近期(3h)作用和远期(6周)效果。结果是冲击波处理 3h 后的腱组织正常胶原组织紊乱,6 周后仍有紊乱的残迹。冲击波处理后 3h 胶原降解增加,6 周后减少。冲击波处理 6 周后 I 型胶原和基质金属蛋白酶 MMP14 的基因表达均上调。说明冲击波对于正常的肌腱可以使基质结构紊乱,上调胶原降解水平。6 周后 I 型胶原表达上调,可能标志着肌腱修复,这就提示使用 ESWT 可以引起胶原紊乱,对于没有损伤的组织可能有害。

Chen 等用胶原酶制造鼠的跟腱炎,3 天后跟腱断裂,局部水肿,红细胞浸润,炎症细胞渗出。一次性用能流密度 0.16mJ/mm² 的 ESWT,脉冲数分别是 0、200、500、1 000 个。实验结果是进行 200 个脉冲 ESWT 的鼠跟腱在修复的极早期就表现出 TGF-β1 表达增强,胰岛素一号增长因子(IGF-I)增加,说明此条件下的 ESWT 能促进跟腱的修复。组织学检查发现 1 周后大量梭形成纤维细胞募集,变成肥大细胞;4 周后新的腱细胞向腱束聚集,产生大量腱纤维;6 周后胶原束纵向排列,血管增加;12 周跟腱的力学特性恢复。而 500 个和 1 000 个脉冲的 ESWT 则抑制跟腱的修复。

Chow 等将兔的髌骨部分切除,用乳胶片覆盖于髌骨与髌腱间断面间以延迟愈合,4 周后去除乳胶片,6 周时患处予以 ESWT 治疗一次。低强度用 0.06mJ/mm², 4Hz, 1 500 个脉冲;高强度用 0.43mJ/mm², 4Hz, 1 500 个脉冲;对照组不予以 ESWT 治疗。12 周时用大剂量麻醉剂杀死兔,结果是 12 周后低强度组新生骨量、骨密度、破坏载荷、极限强度各项指标均较对照组高,而高强度组与低强度组的效果无异。组织学上则见 ESWT 的新生骨中出现更多板层骨,骨 - 腱结合部出现更多纤维软骨。治疗机制可能是冲击波在患处造成纤维组织微损伤,通过上调细胞外细胞因子和生长因子(如血管内皮生长因子、骨形态蛋白、TGF-β)来促进愈合过程,导致纤维软骨再生和蛋白多糖沉积。

临床上有很多保守治疗能够缓解肌腱病的症状,最近的一项系统评价证明 ESWT 是肌腱病保守治疗的一个主要成功选择,治疗后临床症状有显著改善。ESWT 是一项非侵入性治疗,声波的能量能够选择性地集中在有疼痛和发生病理改变的地方。冲击波导致空化,形成气泡,随着压力的上升,气泡破裂,又形成了机械刺激,这种机械力的振荡可能是冲击波产

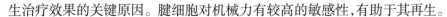

生治疗效果的关键原因。腱细胞对机械力有较高的敏感性,有助于其再生。

ESWT 已在离体培养的细胞中显示出能够促进血管的再生,增加腱细胞的增殖,促进胶原蛋白、黏多糖蛋白、生长因子的合成,这些都能够促进腱细胞的修复,还能够减少炎性因子。之后 Waugh 等人对这些研究做了补充,因为这些实验的条件忽视了人体内环境对这些参数的影响,不能够对其发生机制有充分的认识,他的研究表明在肌腱病中冲击波机械力学的刺激可能有助于腱细胞再生的启动,通过促进促炎因子分解过程来帮助消除基质成分。事实证明,生物体内环境对于 ESWT 的治疗效果也是会有影响的,还有待进一步研究。

(四) 对神经组织的影响

Shinnery J 等用冲击波处理独立的神经元,使神经元超极化,则极化程度随冲击波能量增加而正变,效果持续近 1h,极化愈甚,诱发活动电位所需的刺激强度愈强,作者的解释是冲击波作用于神经或神经细胞对压力敏感的离子通道,可以改变细胞膜的离子流,从而改变兴奋性和刺激阈。Schelling G 等的研究证明这种冲击波的诱发作用与空化作用直接相关。

通过对正常鼠的表皮研究,用强度 $0.08mJ/mm^2$ 的冲击波 1 000 个脉冲处理鼠的足底皮肤,治疗后第一周表皮神经纤维完全变性,神经纤维标记物 - 蛋白基因产物 9.5(PGP 9.5)或降钙素基因相关肽(CGRP)免疫反应消失。治疗后 2~3 周表皮再获神经支配,接近正常。因此认为冲击波疗法的镇痛效果可能与表皮内神经纤维快速变性有关。

Mense 等对豚鼠的受损胫神经做 $0.2mJ/mm^2$ 的 10 个脉冲冲击波处理。结果行为学和免疫组化学数据显示冲击波疗法可加速肌肉敏感性和功能的恢复,加速损伤神经的再生。

(五) 对血管组织的影响

对于缺血的软骨、肌腱或肌腱在骨的附着点,冲击波在组织与周围滑液之间存在巨大的阻抗差异,易因峭化后高能量波的吸收而破坏膜的结构,引起炎性反应的一系列自发性修复过程。冲击波作用于任何组织均会引起局部微血管扩张、通透性增强、血管生长因子增加、血管内皮增生、新的微血管形成,但是不会引起小动脉扩张。因此冲击波引起的血管生成和循环改善是其很多治疗作用的基础。

对于髌腱病患者,ESWT 可以改善疼痛和局部血液循环。但是是因为血液循环改善消除了致痛物质而改善疼痛;还是因为改善了疼痛,患者更愿意活动关节,从而使得血液循环改善,还未有定论。

(六) 镇痛作用

低强度的 ESWT 可以激活无髓鞘的 C 纤维产生超刺激,抑制痛觉传入。中等强度的 ESWT 可以直接阻断机械性压迫,从而减轻由于机械性压迫引起的疼痛,如跟腱止点的瘢痕、腱与筋膜的钙化造成的局部压迫;也可以间接减轻疼痛,如超刺激的镇痛和血管新生与巨噬细胞迁入致变性组织的细胞修复。

Maier M 等将 ESWT($0.9mJ/mm^2$,500 个脉冲)作用于兔股骨远端,可见 6h 和 24h 后骨膜释出 P 物质浓度增加,6 周后减少,与此同时骨膜前列腺素 E_2 无变化。P 物质的增加和消退时间和临床冲击波治疗腱病后疼痛出现和消退的时程一致,其解剖基础是 C 纤维和 A-δ 纤维的破坏。

至于冲击波的直接镇痛作用有以下一些考虑:有人用 $0.03~0.12mJ/mm^2$ 的冲击波治疗跟腱炎、肱骨外上髁炎和膝腱病等,有 2~3h 的立即镇痛效果,以及数天后延时性二次镇痛效果。立即镇痛效果的一种解释是冲击波抑制了释放内啡肽的疼痛感受器,破坏了末梢神经微管的致痛介质的上流;另外一种解释是通过门控理论的脊髓水平抑制。二次镇痛的效果可能是由于改善了局部血液循环,消除了炎症。另外,有些情况下 ESWT 不光直接发挥镇痛效应,还可以治疗原发病来达到镇痛效果。

（七）解痉作用

许多报道证明冲击波对于偏瘫和脑瘫患者的肢体痉挛有效。Sohn 等用冲击波治疗脑卒中踝跖屈痉挛患者,运动评估量表评分改善,但作用机制不明。普遍关注的是冲击波可以通过酶性或非酶性的途径产生 NO,而 NO 是周围的神经肌肉接头构成和信号传递的调节物,可能是冲击波解痉的机制之一。Tomonori Kenmoku 等研究了体外冲击波疗法能够选择性地毁坏神经肌肉接头终板,并且通过电子显微镜已经观察到运动终板上形态学上的改变,ESWT 可能在神经肌肉接头处发挥重要作用。Leoneja 等人的研究认为冲击波的压力可以作用于肌腱,用 H 反射证明冲击波可以降低脊髓 α 运动神经元池兴奋性,从而减轻痉挛。但是其实验中的影响是瞬态的,这并不能解释冲击波产生的长时程解痉效应,而 Gonkovaa 等的研究发现冲击波治疗儿童脑瘫下肢痉挛的疗效至少持续 4 周。

第二节　体外冲击波疗法的治疗技术

一、体外冲击波疗法的设备

体外冲击波治疗仪由冲击波发生源的设备、输出的治疗器(俗称治疗头或治疗手枪)以及配合不同直径的传导子构成(图 12-6)。

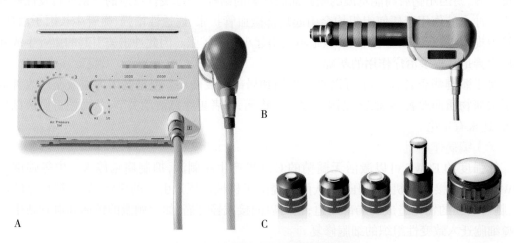

图 12-6　体外冲击波治疗的设备
A:主机;B:治疗手枪;C:不同直径的传导子

二、体外冲击波疗法的操作方法

（一）剂量的选择

冲击波的剂量最重要的参数是能流密度,一般冲击波治疗仪出厂时都标记有该仪器的焦柱深度、长度和宽度,焦区的能流密度。原始的概念是将剂量分为大、中、小 3 级。一般使用中、小剂量治疗软组织损伤性疾病,大剂量有明显的破坏作用,宜严格控制使用。大剂量治疗时疼痛明显,需要麻醉。小剂量用于心肌梗死治疗时需要特殊的治疗和监护设备。现以临床操作中常见用法举例说明。

1. 骨折延迟愈合和骨不连　推荐治疗参数:位置较深的骨不连多用聚焦式,能流密度为 0.25~0.39mJ/mm²;位置较浅的骨不连也可采用发散式,能流密度为 0.25~0.39mJ/mm²。一般选择 2~4 个冲击点,每个点冲击 1 000 次,共冲击 2 000~4 000 次,每次治疗间隔 1 天,5~10 次为 1 个疗程,治疗间隔 3~5 天。

2. 钙化性肌腱炎　推荐治疗参数:发散式冲击波能流密度 0.28~0.30mJ/mm²,脉冲数 1 500~2 000 次,治疗 3~5 次,每次治疗间隔 7 天。

3. 肱骨外上髁炎　推荐治疗参数:冲击能量由低到高微调,以患者能够忍受为宜,发散式冲击波能流密度 0.10~0.18mJ/mm²,脉冲数 1 500~2 000 次,治疗 3~5 次,每次治疗间隔 7 天。

4. 足底筋膜炎　推荐治疗参数:发散式冲击波能流密度为 0.12~0.20mJ/mm²,脉冲数 1 500~3 500 次,治疗 3~5 次,每次治疗间隔 7 天。

5. 肩峰下滑囊炎　推荐治疗参数:发散式冲击波能流密度 0.12~0.16mJ/mm²,每次脉冲数 2 000 次,治疗 3~5 次,每次治疗间隔 7 天。

6. 肱二头肌长头肌腱炎　推荐治疗参数:冲击能量由低到高微调,以患者能够忍受为宜,发散式冲击波能流密度 0.10~0.14mJ/mm²,脉冲数 1 000~2 000 次,治疗 3~5 次,每次治疗间隔 5 天。

7. 股骨头缺血性坏死　推荐治疗参数:治疗应由低能级开始,聚焦式冲击波能流密度为 0.20~0.35mJ/mm²,一般选 3 个冲击点,每个点冲击 1 000 次,治疗 3 次,每次治疗间隔 3 天。

有研究表明通过增加低强度冲击波的治疗次数,可能会达到与中高强度冲击波相同的疗效。实际使用的强度和次数应当根据循证依据及患者的感受。

(二) 治疗部位的选择

冲击波的治疗部位一般为结石钙化点、肌腱附着点、肌腱压痛点、治疗时异常感觉点(痛或酸)、新鲜骨折线上下、骨不连线端面。发散式冲击波则宜将患区置于波束的扇面之内。冲击波治疗首先要触诊定位痛点或不适部位,骨组织和钙化组织的定位用 X 线定位,软组织病变可以用 B 超或痛点定位。

(三) 操作手法

一般在病灶周围小范围停住冲击,放松痉挛肌肉用大冲击头来回移动。

(四) 操作方法

1. 治疗前,充分暴露患处。

2. 患者取利于操作的体位,治疗过程中放松,保持清醒。

3. 治疗者选择合适的治疗头和手法准备操作。

4. 治疗头用酒精消毒,在治疗部位涂上适量耦合剂。

5. 接通电源,定位好后将治疗头轻压接触身体,选择好治疗参数后,打开治疗头上开关,开始治疗(图 12-7)。

6. 治疗结束,擦拭患处和探头,关闭仪器。

三、体外冲击波疗法的注意事项

1. 治疗后有可能出现疼痛加重现象,一般 12h 后得到缓解,表明机体在修复过程中。

2. 一般治疗后不建议大量活动,治疗之后 8~12h 内禁止淋浴及运动。

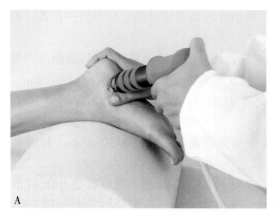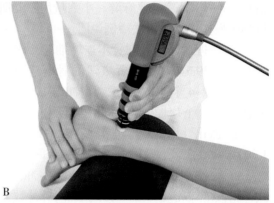

图 12-7　冲击波治疗示范

A:冲击波治疗足底筋膜炎操作示范;B:冲击波治疗跟腱炎操作示范

3. 冲击波治疗过程中严禁空载。

4. 冲击波治疗会产生微细损伤,其疗效有赖于后续的修复反应而不是立即的效果,因此一般每周治疗 1~2 次。总的治疗次数依病情而定,一般 3~5 次可以达到最大的效果。如果治疗效果不断进步,则可以增加次数到疗效不再进步为止。

第三节　体外冲击波疗法的临床应用

一、体外冲击波疗法的临床应用及适应证

冲击波治疗本质上是破坏缺血组织的微结构,启动或促进其生理性修复过程。冲击波本身没有直接的化学作用。美国 FDA 批准的适应证是足底筋膜炎、肱骨外上髁炎。在欧洲一些国家治疗的病种广泛一些,近年来有人用于治疗心肌缺血和痉挛性瘫痪。当然,冲击波的治疗目前没有标准化,因此不提倡广泛扩大适应证,而应仔细观察,严密判定,防止弊大于利的情况发生。

(一) 骨不连或迟连接

荟萃分析 1 737 例冲击波治疗骨不连或迟连接,包括长骨和腕骨。迟连接成功率 62%~83%,不连接的成功率为 41%~90%。肥厚性不连接的成功率优于萎缩性者,骨不连间隙小于 5mm 者优于大于 5mm 者。液电式发生器一次治疗生效,电磁式或压电式则需多次治疗。

Elster 等在 1998—2004 年间用冲击波治疗迟连接和不连接患者 192 例,使用 ESWT,能流密度 0.38~0.40mJ/mm^2,使用全身或局部麻醉。最多 12 000 个脉冲,中位数 4 000 个。治疗 1 次者 153 人,2 次者 29 人,3 次者 9 人,4 次者 1 人。随访者 138 人完全愈合。从骨折至冲击波治疗的时间平均为(16.8±27.9)个月,从最后一次手术至第一次冲击波治疗的时间平均为(10.1±14.0)个月,从最后一次冲击波治疗到骨不连完全愈合的时间是(4.8±4.0)个月。

West 等用液电式冲击波发生器治疗 28 例迟连接和不连接的距骨骨干和骨骺骨折,仅限于以前用过矫形器、石膏、踝足矫形器、保护性负重、手术中的两种以上治疗,没有神经、血管、胶原病者。平均病程 57.7(10~83)周。治疗前先用荧光透视定位,然后用液电式冲击波

治疗仪给予 2 000 个脉冲高强度的冲击波。结果治疗后 3 个月、6 个月、12 个月骨皮质愈合率显著增高。

（二）足底筋膜炎

Dizon 荟萃分析了 2002—2010 年世界 7 个国家的 368 篇报道，挑选 12 组慢性足底筋膜炎患者，766 例用冲击波治疗，702 例对照。使用低强度（<0.1mJ/cm²）、中强度（0.1~0.2mJ/cm²）和高强度（>0.2mJ/cm²）治疗。结果是总的疼痛、晨痛、活动时痛、功能结局均有显著性改善（$P<0.001$），且中高强度优于低强度。Younger 综述了 18 篇冲击波治疗足底筋膜炎的临床报告，结论是冲击波治疗足底筋膜炎疗效肯定，可以作为手术治疗的替代。

Aqil 荟萃分析了 1980—2013 年的 7 组保守治疗 3 个月以上未用过镇痛剂的慢性足底筋膜炎患者，包括 294 例冲击波治疗和 369 例对照。冲击波治疗（能流密度为 0.16mJ/mm²、0.12mJ/mm² 或 0.25mJ/mm²）后疼痛减轻率为 60%，日常生活活动能力显著改善，与治疗前比差异均有统计学意义。

（三）有钙化灶的肩关节周围炎

Raveendhara R 等对 EWST 治疗有钙化灶和无钙化灶的肩周炎患者的系统回顾，高能量体外冲击波对于钙化性肩周炎是有效的，而对于没有钙化的没有显著疗效。ESWT 治疗钙化性肩关节周围炎可能的机制是压力造成钙化灶的破碎，形成不规则形状的钙化灶，在局部被周围的软组织吸收。

（四）肱骨外上髁炎

肱骨外上髁炎又名网球肘，为一种肌腱病。Rampe 荟萃分析了 10 组 948 例难治的肱骨外上髁炎的治疗。两组 196 例疗效较好者的治疗方法是低能流密度（0.1mJ/mm²），1 500~2 000 个脉冲的 ESWT，治疗患者感觉最不适的部位，每周一次，不用麻醉，随访 3 个月。结论是冲击波对于网球肘的疗效需考虑不同病程、剂量、疗程。

Collins 报道一组 183 例慢性肱骨外上髁炎患者，93 例用冲击波治疗，90 例作为安慰治疗。结论是冲击波对于长期疼痛的患者有效，且高能量密度比低能量密度效果好。

（五）痉挛型瘫痪

已有系统评价和 meta 分析证实，ESWT 对卒中患者的上肢痉挛有缓解作用，ESWT 能有效地即刻缓解脑卒中后上肢的痉挛状态并改善上肢运动功能，且缓解痉挛这一治疗效果能在短期内维持。近年也有研究发现运用 ESWT 对卒中患者痉挛下肢进行治疗，治疗后改良 Ashworth 评分结果及被动关节活动度均有所改善。

El-Shamy 用 ESWT 治疗 15 例儿童脑性偏瘫患者，能流密度 0.03mJ/mm²，每周一次，每块肌肉 1 500 个脉冲/次，结果可以改善患者的痉挛状态和步态。类似的报道很多，但冲击波缓解脑卒中或儿童脑性瘫痪的肢体痉挛的机制不明。相关机制可能与冲击波治疗诱导酶性和非酶性 NO 的合成有关，冲击波可以调节 NO 合酶的活性，增加 NO 的产出。NO 与神经突触的形成有关，可阻碍神经肌肉接头神经递质的释放，参与周围神经肌肉突触的形成，从而干预反射介导机制，降低肌张力。

但是，冲击波治疗痉挛型瘫痪也存在一定的争议，Mori 在 2014 年的综述中认为迄今关于冲击波治疗肌肉张力过高的生物学效应的研究都不能明确排除安慰效应，因此需要新的研究证实。

（六）其他

如股骨头缺血性坏死、肱骨内上髁炎、弹响髋、胫骨结节骨骺骨软骨炎、髌腱炎、肩峰下滑囊炎、肱二头肌长头肌腱炎、距骨软骨损伤、肌腱末端病、烧伤后皮肤瘙痒等也是冲击波的适应证。

二、体外冲击波疗法的禁忌证及慎用范围

(一) 禁忌证

1. 凝血功能障碍　比如血友病。血友病为一组遗传性凝血功能障碍的出血性疾病,以反复自发性出血为主要表现,ESWT 的机械振动强度大,极易引起大出血或出血不止。长期服用抗凝血药物的患者禁忌采用 ESWT。

2. 血栓症　血栓形成的患者,最严重的后果是栓子脱落堵住血管,而冲击波是机械波,会产生振动,极易引起栓子脱落。

3. 严重认知障碍和精神疾病患者　在 ESWT 治疗过程中,在一定的治疗强度内,操作者会根据患者的主观感受来调节剂量和操作手法,所以有认知障碍和精神疾病患者因不能配合也是禁忌。

4. 活动性结核　活动性结核患者病灶属于活动期,ESWT 易造成结核杆菌转移。

5. 肿瘤、癌症　冲击波对人体组织作用较强,有加重病情的危险,容易造成癌细胞生长加快、扩散或转移。

6. 妊娠　冲击波对细胞膜的撕裂和细胞结构的扰动都会影响胎儿的生长与发育。

7. 成长中的儿童　有动物实验表明骨骺线没有闭合以前局部冲击波可以抑制骨的生长,但是没有很多实验支持。

8. 活动性感染　体温 38℃ 以上、C 反应蛋白 5mg/dl 以上、白细胞 12×10^9/L 以上,冲击波可使炎症扩散。

(二) 慎用范围

一般恶性肿瘤已多处转移的患者禁用高能量聚焦式冲击波治疗,但对于一些癌症术后,可以慎选低能量冲击波治疗,比如乳腺癌术后,有文献报道用 2 500 个脉冲,频率为 4Hz,低能量流密度的 ESWT 能够减少乳腺癌术后造成淋巴水肿的量,患者的功能状态和生活质量明显改善,并且能够长期保持治疗效果。也有文献报道足底纤维瘤病使用高能量聚焦ESWT,2 000 个脉冲,3Hz,1.24mJ/mm^2,能够使足底纤维瘤病结节软化,减少疼痛。

(三) 副作用

ESWT 的副作用不多见而且轻微,有局部发红、水肿、疼痛或麻木。不过这些都是历时数天自愈,不必处理,一般治疗后无长久的不适,可以立即恢复活动,不耽误工作。冲击波治疗之前使用可的松治疗的患者容易有皮肤感染,或者治疗后立即有疼痛、恶心、出汗、头晕、瘀斑、钝痛、麻木的症状。

三、案例分析

病史:患者李某,女性,53 岁,公司职员,严重足跟痛半年余。追问病史患者半年前因崴脚当时出现钝痛,2 天后疼痛加重,放射到比目鱼肌。上楼梯出现刺痛,脚跟至小腿出现肿胀和轻微的瘀斑。曾经做过低强度激光治疗、超声、TENS,治疗效果不明显。

诊断:跟腱部分撕裂伴钙化,Haglund 畸形,比目鱼肌肌筋膜疼痛综合征。

评估:日常生活活动(ADL)能力受限,疼痛视觉模拟评分(VAS)7 分。踝关节主动背屈、跖屈疼痛,挤压敲击跟腱出现疼痛。比目鱼肌到跟腱处有一条带状的牵涉痛,脚后跟周围软

组织有轻微肿胀。

目前康复主要问题:跟腱、比目鱼肌肌筋膜疼痛。

康复目标:缓解疼痛。

治疗方案:给予该患者 ESWT 治疗,每周一次,共 10 次。每一次在没有麻醉的情况下冲击 2 500 个脉冲。每一次前面 500 个脉冲用 30mm 的治疗探头作用于比目鱼肌,用于减轻肌筋膜疼痛和肌肉僵硬。后 2 000 个脉冲用 10mm 的探头作用于钙化灶、撕裂部位、跟腱止点。能量密度分别为 0.142mJ/mm^2 和 0.341mJ/mm^2,峰值压力分别是 16.9MPa 和 36.0MPa,冲击频率为 6Hz。

(周贤丽 管亚亚)

参 考 文 献

[1] 邢更彦. 肌骨疾病体外冲击波疗法[M]. 北京:人民军医出版社,2007.

[2] 励建安. 康复治疗新进展[M]. 北京:人民军医出版社,2015.

[3] 郭佳宝,朱毅,陈炳霖,等. 放散式体外冲击波治疗脑卒中后肢体痉挛的系统评价[J]. 中国康复医学杂志,2017,32(2):207-212.

[4] 王前源,刘水涛,卫小春,等. 骨肌疾病体外冲击波治疗进展——体外冲击波疗法治疗肩袖钙化性肌腱炎的荟萃分析[J]. 中国医学前沿杂志(电子版),2017,9(2):1-6.

[5] 陈捷,段小军,黄振俊,等. 骨肌疾病体外冲击波疗法中国专家共识[J]. 中国医学前沿杂志(电子版),2017,9(2):25-33.

[6] Aqil A,Siddiqui MR,Solan M,et al. Extracorporeal Shock Wave Therapy Is Effective In Treatingchronic plantar fasciitis:a meta-analysis of RCTs[J]. Clin Orthop Relat Res,2013,471(11):3645-3652.

[7] Bisset L,Paungmali A,Vicenzino B,et al. A systematic review and meta-analysis of clinical trials on physical interventions for lateral epicondylalgia[J]. Br J Sports Med,2005,39(7):411-422.

[8] Bosch G,Demos M,VanBinsbergen R,et al. The effect of focused extracorporeal shock wave therapy on collagen matrix and gene expression in normal tendons and ligaments[J].Equine Veterinary Journal,2009,41(4):335-341.

[9] Buchbinder R,Green SE,Youd JM,et al. Systematic review of the efficacy and safety of shock wave therapy for lateral elbow pain[J]. J Rheumatol,2006,33(7):1351-1363.

[10] Cacchio A,Paoloni M,Barile A,et al. Effectiveness of radial shock-wave therapy for calcific tendinitis of the shoulder:single-blind,randomized clinical study[J]. Physical Therapy,2006,86(5):672-682.

[11] Chen YJ,Wang CJ,Yang KD,et al. Extracorporeal shock waves promote healing of collagenase-induced achilles tendinitis and increase TGF-p1 and IGF-I expression[J]. Journal of Orthopaedic Research,2004,22(4):854-861.

[12] Chow DH,Suen PK,Fu LH,et al. Extracorporeal shockwave therapy for treatment of delayed tendon-bone insertion healing in a rabbit model:a dose-response study[J]. The American Journal of Sports Medicine,2012,40(12):2861-2871.

[13] Chung B,Wiley J,Preston MD,et al. Effectiveness of extracorporeal shock wave therapy in the treatment of previously untreated lateral epicondylitis:a randomized controlled trial[J]. American Journal of Sports Medicine,2004,32(7):1660-1667.

[14] Collins ED,Hildreth DH,Jafarnia KK,et al. A clinical study of extracorporeal shock waves(ESW)for treatment of chronic lateral epicondylitis[J]. Current Orthopaedic Practice,2011,22(2)185-192.

[15] Cook JL,Purdam CR. Is tendon pathology a continuum? A pathology model to explain the clinical presentation

of load-induced tendinopathy［J］. Br J Sports Med,2009,43(6):409-416.

［16］Dizon JNC,Conzalez-Suarez C,Zamora MTG,et al. Effectiveness of extracorporeal shockwave therapy in chronic plantar fasciitis［J］. American Journal of Phys Med & Rehabi,2013,92(7):606-620.

［17］Elster EA,Stojadinovic A,Forsberg J. Extracorporeal shock wave therapy for nonunion of the tibia［J］. Orthop trauma,2010,24(3):133-141.

［18］Gerdesmeyer L,Frey C,Vester J,et al. Radial extracorporeal shock wave therapy is safe and effective in the treatment of chronic recalcitrant plantar fasciitis:results of a confirmatory randomized placebo-controlled multicenter study［J］.Am J of Sports Med,2008,36(11):2100-2109.

［19］Gonkovaa MI,Ilievaa EM,Giorgio Ferrieroc G,et al. Effect of radial shock wave therapy on muscle spasticity in children with cerebral palsy［J］. International Journal of Rehabilitation Research,2013,36(3):284-290.

［20］Hayashi D,Kawakami K,Ito K,et al. Low-energy extracorporeal shock wave therapy enhances skin wound healing in diabetic mice:A critical role of endothelial nitric oxide synthase［J］.Wound Repair & Regeneration,2012,20(6):887-895.

［21］Ito Y,Shiroto T,T Shiroto,et al. Cardiac shock wave therapy ameliorates left ventricular modeling after myocardial ischemia-reperfusion injury in pigs in vivo［J］. Coronary Artery Disease,2010,21(5):304-311.

［22］Jean-Marc D,Guido C,Andrea T. Treatment for painful calcified chronic pancreatitis:extracorporeal shock wave lithotripsy versus endoscopic treatment:a randomised controlled trial［J］.Ann Rehabil Med,2014,38(4):523-533.

［23］Kim IG,Lee JY,Lee DS,et al. Extracorporeal Shock Wave Therapy Combined with Vascular Endothelial Growth Factor-C Hydrogel for Lymphangiogenesis［J］. Vasc Res,2013,50(2):124-133.

［24］Manganotti P,Amelio E. Long-term effect of shock wave therapy on upper limb hypertonia in patients affected by stroke［J］. Stroke,2005,36(9):1967-1971.

［25］Martini L,Giavaresi G,Fini M,et al. Shock wave therapy as an innovative technology in skeletal disorders:Study on transmembrane current in stimulated osteoblast-like cells［J］. International journal of artificial organs,2005,28(8):841-847.

［26］Martini L,Giavaresi G,Fini M,et al. Early effects of extracorporeal shock wave treatment on osteoblast-like cells:A comparative study between electromagnetic and electrohydraulic devices［J］. The journal of trauma,2006,61(5):1198-1206.

［27］Mense S,Hoheisel U. Shock wave treatment improves nerve regeneration in the rat［J］.Muscle & Nerve,2013,47(5):702-710.

［28］Mori L,Marinelli L,Pelosin E,et al. Shock waves in the treatment of muscle hypertonia and dystonia［J］. BioMed Research International,2014,2014:637450.

［29］Notarnicola A,Tamma R,Moretti L,et al. Effects of radial shock waves therapy on osteoblasts activities［J］. Musculoskelet Surg,2012,96(3):183-189.

［30］Rompe JD,Maffulli N. Repetitive shock wave therapy for lateral elbow tendinopathy (tennis elbow):a systematic and qualitative analysis［J］.British Medical Bulletin,2007,83(1):355-378.

［31］EI-Shamy SM,Eid MA,EI-Banna MF,et al. Effect of Extracorporeal Shock Wave Therapy on Gait Pattern in Hemiplegic Cerebral Palsy:A Randomized Controlled Trial［J］.Am J of Phys Med & Rehab ,2014,93(12):1065-1072.

［32］Sohn MK,Cho KH,Kim YJ,et al. Spasticity and electrophysiologic changes after extracorporeal shock wave therapy on gastrocnemius［J］. Ann Rehabil Med,2011(10),35(5):599-604.

［33］Uwatoku T,Ito K,Abe K,et al. Extracorporeal cardiac shock wave therapy improves left ventricular remodeling after acute myocardial infarction in pigs［J］.Coronary Artery Disease ,2007,18(5):397-404.

［34］West DL,Hawkins BJ,Langerman RJ. The use of extracorporeal shock waves in treatment of delayed unions and nonunions［J］Current orthopeadic practice，2008，19（2）：218-222.

［35］Fukumoto Y，Ito A，Uwatoku T，et al. Extracorporeal cardiac shock wave therapy ameliorates myocardial ischemia in patients with severe coronary artery disease［J］. Coronary Artery Disease，2006，17（1）：63-70.

［36］Younger A.Shock Wave Therapy for Treatment of Foot and Ankle Conditions［J］. Techniques in Foot and Ankle Surgery，2006，5（1）：60-65.

［37］Zelle BA，Gollwitzer H，Zlowodzki M，et al. Extracorporeal shock wave therapy：current evidence［J］. J Orthop Trauma，2010，24（1）：S66-70.

［38］Joo SY，Cho YS，Seo CH. ESWT is a non-invasive modality that significantly reduced burn-associated pruritus［J］. Burns，2017，43（3）：514-519.

［39］Man L，Li G. Low-Intensity Extracorporeal Shock Wave Therapy for Erectile Dysfunction：a systematic Review and Meta-Analysis［J］. Urology，2017，14（1）：27-35.

［40］Waugh CM，Morrissey D，Jones E，et al. In vivo biological response to extracorporeal shockwave therapy in human tendinopathy［J］. Eur Cell Mater，2015，29（1）：268-280.

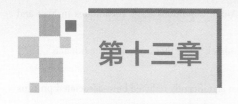

第十三章

静 电 疗 法

第一节　概述及理论基础

一、概述

静电疗法(static current therapy)是利用静电场作用于人体防治疾病的方法,也称富兰克林电疗法或电位治疗。包括交流电场和直流电场,交流电一般使用低频电及中频电。静电疗法分为高电位疗法和低电位疗法。高电位疗法在临床上最常用,所采用的电场电压可达 50~60kV,主要用阴电位进行治疗,又称高压直流静电疗法或高压直流阴电位疗法。低电位治疗时所应用的电场电压一般是500V 以下。

静电疗法是物理治疗中最古老的一种电疗法,欧美国家从 18 世纪中期就开始使用静电治疗疾病,后由于使用条件等诸多限制,一度几近于被淘汰。20 世纪20 年代后期,随着电子工业的发展,特别是半导体及高压绝缘技术的改进,电位治疗设备安全及输出性能有大幅度的提高,设备体积也趋向于小型化,静电疗法又重新受到了医师和患者的欢迎。故在现代电疗法中,静电疗法仍有一定地位。国内外的多项动物、人体试验以及临床实践表明,静电疗法对于人体的多种慢性疾病有效。

二、静电疗法的物理学特性

当物体处于高压静电场时常存在以下几种物理现象:

(一) 静电感应及极化现象

在静电场作用下,导体中的自由电荷重新分布,其表面不同部位出现正、负电荷的现象称为静电感应。

静电场中的电介质可分为两类:一类是无极分子,没有外电场作用时,分子的正、负电荷中心重合在一起,没有电偶极矩。在外电场的作用下,分子的正负电荷发生相对移动并顺序排列,这种现象即电极化。实验表明,无极分子所在的外电场强度越强,其极化程度越高(图13-1)。另一类电介质为有极分子,没有外电场作用时,分子的正、负电荷中心不重合,由于分子的热运动的影响,电矩的方向是混乱的,整个电介质呈现中性。在外电场作用时,其分子电矩有沿着外电场转动的倾向,按外电场方向整齐排列,排列的整齐程度与外电场强度呈正相关。由于液体中分子更易于转动,此类极化在液态比固态更显著(图13-2)。

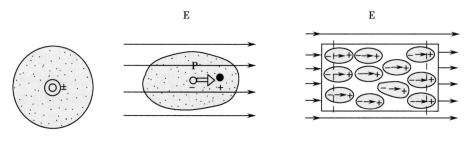

图 13-1　无极分子电介质极化

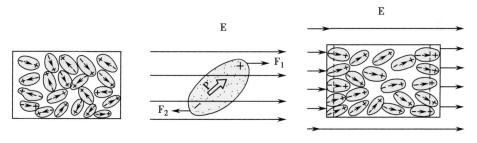

图 13-2　有极分子电介质极化

　　人体内既有导体又有电介质,因此在静电场作用下,体内发生静电感应现象和极化现象,继而引起一系列的生物学效应。

（二）无声放电及火花放电

　　空气在高压静电场的作用下,可以产生大量的空气离子,根据电学上同性相斥、异性相吸的原理,与作用电极极性不同的空气离子被吸附中和,与作用电极极性相同的空气离子向对侧电极移动。电压越高,这些离子越活跃,当离子浓度增大到一定程度时,可发生空气的导电,即无声放电。当电极电压增至数千伏时,两极间的自由电子和离子迅速增加,以极高速度向另一极冲去,这时两极间可听见"噼啪"声,同时,热量增加,产生相当大的压力,此种现象称为火花放电。当电压升到一定程度时,产生强大的离子流和无声放电,形成风吹一样的感觉,对皮肤感受器起到细微的安抚刺激作用,通过神经反射弧、大脑皮质和自主神经系统对相应的器官或组织起到调节作用,促进疾病的康复;而且这种强大的空气离子流还有利于将药物导入人体内。火花放电刺激皮肤时还可以通过轴突反射使末梢小动脉、毛细血管先发生短暂收缩,继而发生持续扩张、充血、血液循环加强,从而改善组织营养,加强组织再生。同时可引起少量蛋白质变性,产生组胺进入血液内,刺激组胺酶的产生,这种酶可以分解过敏状态时血液内过量的组胺而起脱敏作用。

（三）产生臭氧

　　在高压电场内进行无声放电时,空气中的氧可以氧化为臭氧。臭氧通过呼吸道的肺泡上皮吸收后进入血液循环,到达全身组织器官,可能通过臭氧的直接刺激、神经反射和体液的共同作用,起到治疗的效果。

三、静电疗法的作用机制

(一)静电场在人体生理生化方面产生的作用

由于人的结构组织非常复杂,既包括导电良好的组织,譬如各种体液,也包括绝缘性较好的组织,如脂肪、胶体组织等,两类组织在体内分布不均,因此,高压静电场对机体的作用机制也非常复杂。当人体处于高压静电场时,体内带正、负电荷的离子会根据周围电场方向重新做有规则的排列,由于体液偏碱性,大多数蛋白质带负电荷,蛋白质会在电场的作用下向阳极移动,从而发生一系列的生物学效应。静电场可以减少血液中的过氧化物含量,增强机体多种酶的活性。研究发现,电场强度 20~30kV/m 时,过氧化氢酶将会不同程度地被激活,促进了细胞有丝分裂,使 DNA-RNA- 蛋白质系统活性增强,核糖体合成蛋白质的作用加强;三羧酸循环酶和细胞色素氧化酶活性增强,提高了细胞用氧率,加快 ATP 合成,促进细胞新陈代谢。还有研究表明,高压静电场作用于 α- 淀粉酶后,其高级结构发生了明显改变。高压静电场作用下,人的细胞内外出现电位差,产生微弱的诱导电流,这一电流对细胞产生激活作用,细胞膜的通透性改变,嵌入膜中的大分子物质如蛋白质受到影响,细胞的吸收和排除作用增强,从而改变细胞的功能。研究表明,静电作用对急性耐力训练后产生的自由基具有积极的清除作用,有效保护细胞膜的完整性,提高机体抵抗自由基损伤的能力,加速疲劳机体的恢复。

(二)空气离子及臭氧的作用

做静电治疗时,电场内可产生大量的空气离子、臭氧和二氧化氮。这些具有生物活性的正、负离子极易被吸入进肺,可加速呼吸道纤毛细胞的纤毛运动;还可改善大脑皮质和自主神经的功能,从而调节全身生理功能。有研究证明,空气离子可通过调节体内 5- 羟色胺含量来影响体内多个系统功能。空气离子可双向调节大脑皮质的兴奋和抑制,负离子可以增强短暂性和长期性记忆,对过敏患者也有显著的脱敏作用。治疗时空气中的离子流作用于皮肤,对人体产生一种类似于按摩刺激的效应,即"电风"现象。实验研究表明,如果人体受到电风的作用,可以加快伤口愈合,对于溃疡等也具有良好的治疗效果。少量臭氧可以刺激人体的自主神经,提高其兴奋性。臭氧结合血红蛋白可加强组织代谢,增加冠脉血流量,改善心功能;臭氧有激活多种酶的作用,可加速糖类、脂肪和蛋白质的代谢,促进氧化还原反应;臭氧极不稳定,分解时会释放出活性氧,活性氧可杀菌,促进伤口愈合。

(三)火花放电的生物学效应

火花放电初期可引起局部血管痉挛性收缩,继而引起血管扩张,促进局部血液循环,达到消肿、止痛和改善代谢的作用。火花放电还可以降低局部皮肤感觉神经兴奋性,消除病理兴奋灶的异常冲动,具有镇痛、止痒的作用。

四、静电疗法的治疗作用

静电疗法的总体治疗特点:①不针对某一细胞、组织或器官,而是全身性整体调节作用;②通过电位治疗可改善细胞新陈代谢,恢复细胞正常功能并保持细胞内外环境的稳定;③静电疗法是自然疗法的一种,利用静电、极化、空气离子流、臭氧等物理特性,与药物比较没有毒副作用;④操作简便,易于掌握。

(一) 神经系统

在高压静电场作用下,患者治疗局部及全身有一种轻松的舒适感。

1. 高压静电场能降低大脑皮质的兴奋性,增强内抑制过程,有镇静安眠作用,适量的臭氧对自主神经系统有调整作用,可促进紊乱的功能恢复正常。

2. 可提高痛阈,有一定镇痛的效果。

3. 可以改善脑组织的营养状态,减轻和消除神经细胞因能量消耗而产生的功能紊乱。如把成年鼠置于 15min/d,连续 7 天的 1.75kV 高压静电场中,测试其清醒和睡眠状态的脑电波波形,结果发现在清醒状态下出现 δ 波、θ 波、α 波、$β_1$ 和 $β_2$ 波下降;在安静、慢波浅睡眠期和慢波深睡眠期状态下出现 δ 波、θ 波、α 波、$β_1$ 和 $β_2$ 波增加,说明高压静电场对神经系统有安定、放松作用。在治疗神经衰弱患者时发现经静电治疗后容易进入睡眠状态,睡眠时间延长,睡眠质量提高,部分患者减少了促眠药物剂量。

4. 自主神经系统对静电治疗比较敏感,吸入适量的空气负离子(包括负氧离子)、臭氧,对调整自主神经功能紊乱有较明显的效果。

(二) 循环系统

1. 对高血压患者可以使血压降低,对病理性低血压患者可以使之升高,原因是在高压交变电场作用下可以调节自主神经系统,且产生的空气负离子作用,与利血平药物作用相似,可以通过降低脑组织 5- 羟色胺发挥作用。

2. 改善心肌营养使冠状动脉和周围毛细血管扩张,加强心肌收缩力,使心率加快,从而改善全身血液循环。

3. 提高血液中红细胞和血红蛋白水平,故对贫血患者造血功能有改善作用。

4. 降低血脂(包括胆固醇及甘油三酯)。

5. 降低血沉。

(三) 呼吸系统

可增加氧的吸入量和二氧化碳的排出量,激发氧化还原过程,改善肺和组织的呼吸功能。吸入空气负离子有助于加强气管黏膜上皮纤毛运动,改善肺泡的分泌功能与肺泡通气、换气功能,促进氧化还原作用,调节免疫功能,改善呼吸功能,并缓解支气管痉挛,对支气管哮喘的改善有较好的效果。

(四) 其他方面

可促进机体代谢过程,治疗后增加患者食欲和体重,尿中代谢产物排除增多。实验证明:高压电场作用可促进年幼动物的生长,但过强的高压电场作用可致动物机体功能紊乱、结缔组织和淋巴组织发生强烈的反应,并引起脱毛及皮肤角化等。高压电场作用可引起短时间皮肤毛细血管收缩,皮温稍降低,继而毛细血管扩张、皮温稍升,可改善组织营养。

第二节　静电疗法的治疗技术

一、静电疗法的设备

(一) 高压静电治疗机

治疗设备一般包括两部分,即主机和治疗电极 (图 13-3)。主机产生高电压,治疗电极将主机输出的高压加在人体上。一般电位治疗机是将低压交流电升压为高压交流电,最高可达数十千伏的电压。治疗机有两组输出电极,有些家庭使用的治疗仪只有一个输出电极,另一电极为地面。可进行全身或局部治疗。机器有总开关,输出端、电源指示灯、电压、时间、输出方式调节旋钮或按键、输出电压显示、时间显示等。

（二）低压静电治疗机

多使用交流电源经半导体电子管全波整流的台式治疗机,输出电压为 320~420V,电流小于 1mA。

二、静电疗法的操作方法

（一）操作技术

1. 患者采取适当体位,根据治疗需求接好电极和电源。

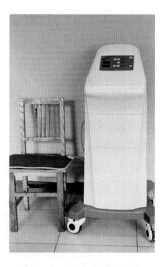

图 13-3　主机和治疗电极

2. 打开"电源"开关,此时电源指示灯亮。

3. 选择治疗方式、输出电压及治疗时间。

4. 启动"治疗"开关,此时患者即处在高压电场下。

5. 治疗结束后,操作人员务必等电极完全放电后再接触设备,移开电极后让患者离开。

（二）治疗方法

1. 全身疗法　患者坐在治疗垫上,双足踏于绝缘地板,治疗过程中患者全身处于静电场中,患者无任何特殊感觉。治疗时间 10~15min,每日一次,15~20 次为 1 个疗程（图 13-4）。

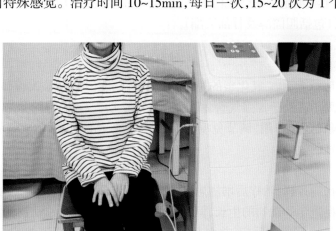

图 13-4　全身疗法

2. 局部疗法　患者取合适体位,治疗局部涂以导电胶,将局部电极置于患处上方 3~5cm 处,每次 1~3min,每日一次,15 次为 1 个疗程;若患处为伤口,电极距离创面 5~7cm 处上方,治疗时间 15min,间隔 2~3 天随换药一起进行,5~10 次为 1 个疗程。治疗时创面可涂上药物,借空气离子流的作用将药物导入病灶内,以增强疗效,此法称为"空气离子导入法"。

3. 电子笔刺激穴位疗法　进行穴位疗法时采用特制的电子笔,其治疗头有平头、梳理头、点状头及波浪头,可用于面部、头部、背部和敏感部位。平头输出面积大,刺激量小,可用于面部治疗;点状头面积小,对穴位刺激作用比较强,疗效更明显。治疗时用特制的电子笔放在穴位上,根据不同的部位调节电流强度及导电的时间。

三、静电疗法的注意事项

1. 患者身上所有的金属物品(如戒指、钥匙、项链、眼镜、表等)均需取下。

2. 治疗中患者要保持安静,不得看书、入睡,也不要和周围任何人或物体(如病友或工作人员、铁床、推车等)接触。未关闭机器,禁止随意起来离开。

3. 操作者在开机后不得再碰触电极及患者。关闭机器后如必须触摸电极时(如换电极等),亦必须等 0.5~1min 后才可进行,以免因电极上的余电放电而遭电击。

4. 患者头部、身上或衣服潮湿时不能进行治疗。

5. 雷电天气不做静电治疗。

6. 安装心脏起搏器者不能做此治疗,也不能接近强大的静电场。

第三节 静电疗法的临床应用

一、静电疗法的临床应用及适应证

(一) 失眠

高电位作用于机体时,细胞的生物电活动增强,可有效促进机体的新陈代谢,改善全身血液循环,调节体内的酸碱平衡,加强大脑皮质的抑制过程,降低感觉神经的兴奋性,进而改善中枢神经和自主神经功能,缩短睡眠潜伏期,延长睡眠时间,改善睡眠质量,是一种治疗失眠的有效方法。在高电位治疗的病种中以治疗失眠的报道最多,是值得推广的一种方法。有学者将失眠患者分组后分别给予常规药物和常规药物辅助高电位疗法,结果显示常规药物辅助高电位疗法组明显优于常规药物治疗组。还有学者采用中低频高电位治疗仪治疗失眠患者取得了良好效果。相对于镇静安眠类药物,静电疗法安全有效,不产生耐药性,如配合心理行为疗法,能够取得更加显著的疗效。

(二) 风湿病

有研究报道,采用静电(电位)治疗仪对 30 例风湿病患者进行治疗,这些患者还分别伴有退行性骨关节病、颈椎病、类风湿关节炎、腰椎间盘突出症、肩周炎、骨坏死、强直性脊柱炎等。其中 10 例风湿病患者采用中频电治疗作为对照,结果在症状的改善上,与对照组无明显差异,但对失眠、便秘、乏力的改善则比对照组效果好。特别是对于风湿病患者,用电位治疗后其增高的血沉、IgG、IgA、IgM 等项指标均有显著下降,与对照组比较有显著性差异,说明静电治疗对免疫功能有一定的调节作用。静电治疗对于多关节病变,如类风湿关节炎、强直性脊柱炎等的相关症状亦有良好效果。

(三) 疼痛

静电疗法可以降低大脑皮质兴奋性,降低周围感觉神经末梢兴奋性,从而提高痛阈,起到止痛效果;此外,静电疗法作用于机体可促进血液循环和组织代谢,加速炎性物质排泄,缓解疼痛。有文献报道,对伴有疼痛症状的软组织损伤,如神经痛,颈、腰椎病,关节炎的患者采用全身加局部高电位疗法,在治疗中不加用任何药物和其他物理治疗,仅 1 个疗程后即获得明显的临床效果。有学者用静电治疗患者时发现,静电局部治疗在火花放电时,可引起肌肉收缩,并改善局部血液循环,从而产生消肿、止痛,改善代谢的作用。

(四) 功能性便秘

对于便秘的治疗临床通常采用导泻剂,但长期使用导泻剂副作用明显,还易造成药物依赖性。静电治疗有效、安全、无药物依赖,有独到的优势,是近年来常推荐的治疗功能性便秘的方法。如研究报道,用高电位治疗仪治疗功能性便秘 49 例,采用自身前后对照法,对照组用常规导泻剂,如牛黄解毒片、番泻叶、酚酞片、比沙可啶、新清宁、开塞露等。而治疗组则采用高电位治疗仪,两组疗效有显著性差异,治疗组疗效优于对照组。且高电位治疗功能性便秘稳定安全,无痛苦,操作简便,患者易于接受,且停止治疗期间仍能维持满意的效果,在临床上有一定的应用价值。

(五) 高血压

自主神经系统对高压交变电场比较敏感,有助于使紊乱的血管调节功能正常化,改善血液循环,调整血压。有研究结果表明,应用电位治疗伴有血管紧张肽酶数值高的交感神经紧张型高血压患者效果良好,而且血压越高,降压越明显。有学者用电位治疗高血压患者 58 例,均为原发性高血压,平均治疗 8 周,每天 1 次,每次 1h,结果 58 例中 28 例好转,22 例有效,8 例无效,总有效率达到 86%。在安全性方面,除 1 例患者治疗后即刻血压上升较明显,休息片刻即恢复,其余患者治疗均非常安全,安全系数较高。

(六) 自主神经功能紊乱综合征

由于自主神经与全身多个器官组织,以及与糖、盐、水、脂肪、体温、睡眠、血压等调节均有关系,所以自主神经发生障碍后,可以出现局部或全身症状。由于高电位交变场治疗可以减轻自主神经的紧张状况,调节自主神经的功能,并有镇静作用,使其恢复正常功能,对自主神经系统功能紊乱者有明显的治疗作用。

二、静电疗法的禁忌证及慎用范围

(一) 禁忌证

1. 体内或体外有电子设备   以免电波干扰电子设备的工作。
2. 严重脑血管病、恶性肿瘤患者   使用静电设备后血液循环加速,或可加重病情。

(二) 慎用范围

有出血倾向患者、妊娠期及月经期妇女慎用静电设备,有可能引起出血增多。

三、案例分析

病史:患者李某,女性,46 岁。失眠 5 年余,加重 1 个月。每晚睡 2~3h,易醒,易烦躁,口服地西泮每日 2 片,可安睡 3~4h。有高血压病史数年。

诊断:失眠症。

评估:匹兹堡睡眠质量指数量表得分 15 分。

目前主要康复问题:睡眠质量低。

康复目标:①延长睡眠时间;②减少觉醒次数。

治疗方案:对该患者进行睡眠心理卫生教育、放松疗法、行为疗法和高电位疗法,其中高电位疗法治疗如下:采用全身疗法,每日一次,每次 30min,14 天为 1 个疗程。

(刘朝晖　刘锦芮)

参 考 文 献

［1］陈景藻.现代物理治疗学［M］.北京：人民军医出版社，2001.

［2］朱平，贾月超，陈秋红.常见病高电位疗法［M］.北京：人民军医出版社，2004.

［3］乔志恒，范维铭.物理治疗学全书［M］.北京：科学技术文献出版社，2001：513-527.

［4］曾雪爱，黄俊山，张娅，等.多功能导眠仪治疗单纯性失眠 30 例临床观察［J］.福建中医药大学学报，2013，23（4）：4-6.

［5］谢湘华，陈文华，田小波，等.高电位治疗仪改善血液透析患者植物神经功能紊乱的效果及安全性［J］.中国临床康复，2003，7（27）：3696.

［6］郭伟霞，李徽丽，陈荣，等.电位治疗器治疗慢性软组织疼痛［J］.中国临床康复，2003，7（11）：1724.

［7］雷振辉，林瑞芬，杨颖，等.高电位治疗器治疗慢性病 409 例临床应用体会［J］.武警医学，2001，12（2）：103-104.

［8］刘娟，潘玮，俞梦孙.高压电场对 Wistar 大鼠血液学若干生理指标影响的初步研究［J］.北京生物医学工程，2007，26（1）：71-74.

［9］唐强，陈慧杰，李雪静.头针结合高电位治疗脑卒中后肩痛的临床观察［J］.针灸临床杂志，2009，25（1）：19-20.

［10］潘玮，刘娟，张信民.两种高压静电场对大鼠血细胞及血清生物化学指标的影响［J］.中国组织工程研究与临床康复，2008，12（4）：651-654.

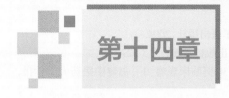

第十四章

间歇性气压疗法

第一节　概述及理论基础

一、概述

间歇性气压（intermittent pneumatic compression，IPC）疗法是压力疗法之一，压力疗法是将机械力施加于躯体或肢体外部以治疗疾病的方法。如果我们把正常环境下大气压力定为"零"，则高于环境大气压的压力称为正压，低于环境大气压的压力称为负压。故压力疗法可分为正压疗法和负压疗法，以及两种压力交替的正负压疗法。IPC属于正压疗法，是采用气袋式加压装置，间歇地输出随时间改变的机械压力，压力可以从肢体远端顺序施加于近端，也可以在一段时间完全施加于整个肢体上。IPC能促进肢体组织间隙的过量积液由远端向近端挤压，模仿肢体的静脉和淋巴系统，促进静脉血和淋巴液按正常生理方向回流，其促进肢体循环比固定式加压更有效，能提供顺向式加压，压力作用均匀，可以量化，且操作简单、方便，安全性好，治疗后患者感觉舒适，依从性高。该技术主要应用于外周循环障碍引起的水肿，对深静脉血栓（deep venous thrombosis，DVT）有一定的预防作用，临床上常用于肢体创伤、神经系统及骨科手术后等疾患的治疗。

二、间歇性气压疗法的治疗作用及原理

（一）提高组织液的静水压，促进静脉血和淋巴液回流

人体组织液的静水压正常为1.33kPa，肢体加压时，压力经过组织传导，组织液静水压可达到6.67kPa以上，此时就可以克服毛细血管内压及组织间胶体渗透压的作用，促进组织间液向静脉及淋巴管内回流。

IPC通过对肢体周期性机械加压，增加了动静脉的梯度压力，引起血管内血流动力学变化，有利于血管的扩张和再通，侧支循环开放增加。加压气囊随着压力的上升对肢体产生大面积的挤压、按摩，其压力可达深部肌肉、血管、淋巴管。IPC变化的压力可以更好地由远端向近端挤送液体。研究表明，当静脉受

到挤压时血流速度可达无挤压时的 175%~366%,静脉血流量增加 175%。IPC 治疗后下肢静脉排血量增加 23%,血流速度增加(77±35)%,股静脉血流量显著增加。当外加压力达到 50mmHg(1mmHg=0.133kPa)时,血管顺应性膨胀能使内皮细胞产生牵拉,如此显著增加了静脉血流速度,防止血液淤滞,减少了血栓形成的概率。

由于血流速度增加,局部的血流量增大,增加了局部组织的供血供氧,增强了网状内皮细胞的吞噬功能,促进新陈代谢,促进渗出液的吸收,加速病理产物的代谢和排出,有利于消肿止痛及损伤组织的修复。

IPC 疗法通过对肢体反复加压和减压,产生如同肌肉收缩和舒张作用,发挥肌肉泵对静脉血的回流作用,提高组织液的静水压,促使静脉血和淋巴液回流,减轻瓣膜和静脉壁的压力,有利于肢体水肿的消退。

(二) 增加纤溶系统活性,刺激内源性纤维蛋白溶解活性

手术后即刻纤维蛋白溶解活性降低,会加速深静脉血栓的形成。IPC 疗法能增加纤溶系统活性,提高内源性纤维蛋白溶解活性,其机制可能与减少纤维蛋白溶酶原活化素抑制因子 -1,使组织型纤维蛋白溶酶原活化素的活性增加有关。

有研究显示,IPC 治疗后,血中纤维蛋白降解产物和纤维蛋白原降解产物显著增加,复合物也显著增加,优球蛋白溶解时间明显缩短,纤维蛋白溶酶原活化素抑制因子 -1 减少,停用后可以迅速恢复到原有水平。在预防术后静脉血栓形成方面与低分子肝素的预防效果相近。

(三) 促进血管内皮细胞释放一氧化氮,舒张血管

IPC 治疗时可引起血管内皮细胞牵拉和剪切应变,调节一氧化氮等因子的释放,一氧化氮为一种潜在的血管舒张剂,可刺激神经、血管的再生,但确切机制尚不明。

第二节　间歇性气压疗法的治疗技术

一、间歇性气压疗法的设备

IPC 治疗设备由主机(气泵和控制系统)、导气软管(图 14-1)、环绕上肢的空腔套筒(图 14-2)或环绕下肢的空腔套筒(图 14-3)三部分组成,是一种可以提供间歇性机械力的充放气系统。不同类型的设备应用方法稍有不同,可以参照仪器使用说明。临床常用的间歇性气压治疗设备上、下肢套筒常分隔为 4 个小腔室,每腔室压力为 0~200mmHg 可调,采用梯度加压的工作方式作用于上、下肢。可完成由远端向近心端顺序循环加压治疗,必要时亦可完成由近心端向远端反向顺序循环加压治疗。控制主机对套筒充气后,各腔室形成一定的压力,当第一个小

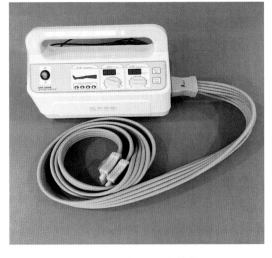

图 14-1　主机、导气软管

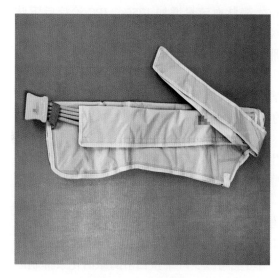

图 14-2　上肢套筒

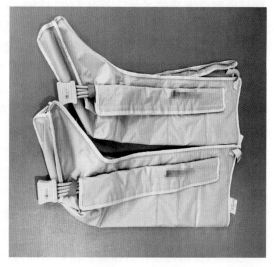

图 14-3　下肢套筒

腔室充气到预置压力时,第二个小腔室充气,继而第三个、第四个。各腔室逐级依次完成充气、保持、放气过程,通过周期性加压和减压的机械作用,可促进肢体血液和组织液循环,达到缓解肢体水肿、疼痛、酸胀、沉重感等临床症状的目的。

二、间歇性气压疗法的操作方法

（一）需要的工具

间歇性气压治疗仪、血压计。

（二）操作方法

1. 将治疗仪放置妥当,接好电源,打开电源开关。

2. 检查治疗部位皮肤,去除饰物,衣物厚薄适当,有伤口的部位用纱布隔离后穿一次性无纺布腿套。

3. 患者取舒适坐位或仰卧位。

4. 测量并记录血压。

5. 选择合适的气囊套筒套于上肢和(或)下肢,拉好拉链(图 14-4)。

6. 将导气管按顺序连接在气囊套筒的接口上。

7. 设定治疗压力和时间,开始治疗。末端压力可设定在 100~130mmHg,其他各节段压力由主机自动控制相应递减,或根据患者反应手动调节。治疗过程中也可根据患者耐受量适当增减压力。有认知或感觉障碍的患者适当减小压力。

8. 每次治疗 20~30min,治疗中如有不适,及时处理,并查明原因。

9. 每日 1~2 次,10~14 次为 1 个疗程。

10. 治疗结束,关闭治疗仪输出开关,取下肢体套筒。

11. 检查肢体情况,再次测量并记录患者血压。

12. 关闭仪器电源,整理气囊套筒及导气管,注意导气管不要弯折。

（三）参数设定

1. 充气与排气时间　充气时间是指肢体套筒充到预先设定的最大充气压所用的时间,

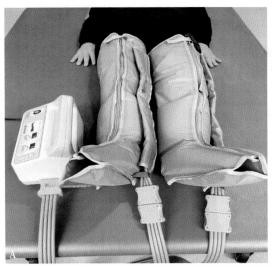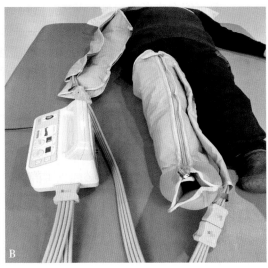

图 14-4　气压治疗操作
A：双下肢气压治疗；B：上、下肢气压治疗

排气时间是指肢体套筒完全排出气体所用的时间。对水肿、静脉血栓性溃疡的治疗，或对深静脉血栓的预防，一般充气时间 80~100s，排气时间 25~50s；对于截肢后残肢消肿，一般充气时间为 40~60s，排气时间为 10~15s。

2. 治疗时间　一般建议每日 1 次或 2 次，每次 20~30min，特殊情况可适当调整治疗时间，但以小于 60min 为宜。

3. 充气压　充气压是指充气时间内最大的压力。大多数仪器可以提供充气压在 0~200mmHg。多腔室套筒顺向式加压时，远端部分腔室先充气到最大，紧接着排气时，邻近部分的腔室顺向充气，充气压力稍低于远端。通常情况下，充气压力建议不要超过人体的舒张压，以免较高的压力影响动脉循环。一般压力控制在 30~80mmHg，上肢 30~60mmHg，下肢 40~80mmHg，末端压力 100~130mmHg。当压力低于 30mmHg 时，对局部组织的形态及循环基本没有影响。参数设定见表 14-1。

表 14-1　间歇性气压治疗建议设定的参数

	充气 / 排气 /s	充气压力 /mmHg	治疗时间 /min
肢体水肿、预防 DVT	80~100/25~35（3∶1）	上肢 30~60、下肢 40~80	20~30
截肢残端消肿	40~60/10~15（4∶1）	上肢 30~60、下肢 40~80	20~30

IPC 治疗的压力设置并无统一定论，且因为仪器、套筒体积、肢体围度、治疗体位的不同会有较大差异，治疗参数仅供参考，实际应用中应根据患者病情及治疗中的反应灵活把握。

三、间歇性气压疗法的注意事项

1. 治疗前检查设备是否完好。
2. 每次治疗前应检查治疗部位皮肤情况，如有未结痂的溃疡或压疮应加以隔离保护再行治疗，新鲜伤口则暂缓治疗。

3. 尽可能在患者清醒状态下进行治疗。

4. 治疗前向患者说明治疗作用和治疗时的感觉,让患者配合治疗。

5. 治疗中注意询问患者感觉,有认知、感觉功能障碍者尤其要注意。

6. 对年老、血管弹性差、长期卧床的患者,治疗压力应从较低的压力值开始,治疗几次后根据情况逐渐调整至所需压力。

7. 对于有缺血性症状如疼痛、麻木与针刺感的患者,穿脱肢体套筒时应避免对肢体造成损伤。

8. 治疗时体位会影响加压治疗的效果,特别是下肢,站立时会增加静脉内的静水压。为了达到治疗效果,外加压力必须大于静脉内的静水压。一项研究发现,仰卧位时加压治疗至少需要 20~25mmHg,站立位时则需要将近 70mmHg 的压力。

第三节　间歇性气压疗法的临床应用

一、间歇性气压疗法的临床应用及适应证

(一) 预防深静脉血栓形成

DVT 是血液凝集在深层静脉里,导致局部静脉回流受阻。常见危险因素包括年老、骨科手术后、外伤、长期制动、癌症、中心静脉置管等。临床表现为血栓形成的区域出现肿胀、疼痛或皮肤状态的改变,如果血栓脱落随血流到达肺部可引起肺栓塞,出现呼吸急促、呼吸衰竭,甚至死亡。

IPC 治疗能减少老年髋部手术后 DVT 的发生率。有研究显示,关节置换术后患者应用 IPC 治疗能有效预防 DVT 的形成。另有研究表明 IPC 在颅脑和脊柱创伤、妇科手术后 DVT 发生的预防中效果显著。综合文献报道,用 IPC 治疗预防 DVT 的发生是目前最安全、有效的方法之一,与抗凝剂组合应用比单独抗凝效果更好。

(二) 预防深静脉血栓复发

研究报道孤立深静脉血栓复发率约为 17.9%。有作者曾对 224 例有 DVT 病史的患者进行了 3 年观察,没有任何预防措施的一组 3 年中 DVT 的复发率为 46%,而 IPC 干预组 DVT 的复发率下降至 9.43%,如结合药物治疗,DVT 发生率仅为 2.08%。

(三) 肢体水肿

水肿是由于身体组织间隙中的液体增加所引起。组织中的正常液体平衡状态是由血管内外的静水压与渗透压的平衡而维持。静水压是由血管和重力的影响所决定的,渗透压是由管腔内外蛋白质的浓度所决定的。正常人体中,将液体推向管腔外的静水压和将液体保留在管腔内的渗透压几乎是平衡的。

引起水肿的常见原因有:静脉或淋巴阻塞或回流不畅、微血管通透性增加、水钠潴留引起的循环血量增加;外伤、手术、感染情况下血管通透性增加;长时间坐姿、怀孕期等静脉回流不足引起下肢水肿;充血性心力衰竭、肝硬化、肾病、营养不良等。

当组织发生水肿时,其局部氧合能力降低,感染的风险就可能增加。水肿可引起肢体疼痛、关节活动受限、组织结构和功能受损。持续性慢性水肿,尤其是淋巴水肿,可引起胶原蛋白停留在水肿区域,导致皮下组织纤维化,最终可能造成局部组织形态改变或肢体挛缩变形

而失去功能。

使用 IPC 治疗肢体水肿,可以使组织间隙的静水压大于静脉或淋巴管的静水压,减少了液体的渗出,并可促进体液从远端向近端流动,从而促进血液和淋巴循环,达到改善水肿、减轻疼痛、利于肢体功能恢复等目的。

(四) 静脉淤滞性溃疡

静脉淤滞性溃疡是静脉循环区域发生组织分解与坏死的一种疾病,引起溃疡的机制仍不明确,可能因为静脉受损后静脉压增高,局部血管内发生炎症反应,提供了溃疡形成的环境。IPC 用于治疗静脉淤滞性溃疡,其机制为改善静脉循环、降低静脉血液淤滞与逆流、提高组织的氧合能力及白细胞的附着能力、促进局部组织的代谢,从而促进溃疡的修复。

(五) 截肢后残端肿胀

截肢后残端肿胀直接影响伤口愈合和临时假肢的安装。利用 IPC 治疗截肢后残存肢体的肿胀,有利于消肿与塑形,为患者装配假肢做准备。用于残端塑形时结合弹力绷带包扎,联合控制术后的水肿及预防过多的液体积聚而造成软组织过度延展。

(六) 肢体创伤及骨科疾病

肢体创伤、手术后的肿胀疼痛是影响功能恢复的重要因素。IPC 治疗可加快术后炎性致痛物质的代谢,促进渗出液的吸收,减少炎性物质对外周感受器的刺激,减轻疼痛。通过循环往复的加压和减压,使肌肉被动收缩,可起到预防肌肉萎缩的作用。同时加压的机械应力对成骨细胞有刺激效应,也是促进骨痂形成的重要因素之一。

(七) 糖尿病周围神经病变

糖尿病周围神经病变可导致血管内微血栓形成,管腔狭窄或阻塞,血流减少或中断。IPC 可改善微循环,促进局部组织代谢,预防或治疗糖尿病周围神经病变引起的并发症。有研究表明使用 IPC 治疗糖尿病足,其溃疡愈合时间明显缩短,踝肱指数(ankle brachial index,ABI)改善。

(八) 其他

IPC 治疗还可用于复杂性区域性疼痛综合征(如神经反射性水肿、脑卒中后偏瘫肢体水肿)、某些手术后淋巴水肿(如乳腺癌根治术后上肢淋巴水肿)、下肢静脉曲张、肌肉萎缩、久坐或久站工作的人群。

二、间歇性气压疗法的禁忌证及慎用范围

(一) 禁忌证

1. 充血性心力衰竭或肺水肿　充血性心力衰竭是心肌收缩能力或收缩效率降低,导致心排出量减少,静脉压增加,钠离子与水分潴留,产生水肿。加压会增加静脉内的液体量而加重心脏负担,甚至引起更严重的并发症——肺水肿。慢性或严重的充血性心力衰竭常伴随肺水肿,肺水肿是由于肺部毛细血管压力增加,毛细血管壁通透性增高,液体通过毛细血管壁渗出至肺组织中而形成。IPC 治疗可增加肢体血液循环和肺部微循环的压力,可能会加重肺水肿的程度。

2. 急性深静脉血栓、血栓性静脉炎　IPC 治疗时的机械刺激或循环增加会导致血栓松动或脱落,随血流到达其他部位,引起重要器官损伤,特别是血栓脱落可造成肺栓塞,导致患者死亡。治疗前检查患者小腿肌肉有无疼痛,有无血栓形成。如果考虑腿部有深静脉血栓的可能,应进一步进行下肢静脉血管彩超检查,避免盲目治疗导致严重不良后果的发生。

3. 淋巴或静脉回流完全受阻　淋巴或静脉回流受阻可能由于血栓、肿瘤压迫、淋巴受到放射治疗的损伤等。当淋巴或静脉回流完全阻塞时,IPC 治疗是禁忌的,因为此时的压力治疗并不能改善水肿,还有可能因加压导致栓子脱落引起严重的并发症,建议患者临床处理后再根据情况而定。如果只是部分阻塞或少量管腔受阻,使用 IPC 治疗可以提高其他未受损伤并行管腔的功能。治疗前需常规评估患者肢体有无肿胀及肿胀程度。治疗时注意观察询问患者的反应,了解患者治疗的感觉,并确定治疗有助于水肿的消除才可以使用。

4. 周围动脉疾病或溃疡　严重动脉血流不足可引起下肢疼痛或溃疡,该类溃疡多为小圆形,疼痛剧烈,常发生于脚趾间或外踝处。当发现下肢有溃疡时,应明确是否为动脉血流不足而引起。可评估 ABI,即下肢收缩压 / 上肢收缩压的比值。如果 ABI<0.8,说明脚踝的血压低于上肢血压的 80%,下肢 IPC 治疗禁止使用。此时的加压治疗会进一步损害该区域的血液循环而加重病情。

5. 急性局部皮肤感染　因 IPC 治疗时肢体套筒的包裹会增加治疗部位皮肤的温度和湿度,有利于微生物生长,可能会加重感染。如果存在慢性皮肤感染,治疗时肢体套筒内可先使用一次性防护用品,避免交叉感染。

6. 严重的低蛋白血症　低蛋白血症可导致周围性水肿,当血清中蛋白质浓度 <2mg/dl,不能用 IPC 治疗,此时将体液挤压进管腔中,血清蛋白质浓度会更低,可能造成严重不良后果,甚至出现心脏与免疫功能问题。

7. 急性外伤或骨折　使用 IPC 治疗会造成出血增加、骨折移位、局部炎症反应加重等情况。在急性炎症控制后、出血停止、骨折稳定的情况下酌情考虑是否使用。

8. 动脉血管重建术后　IPC 治疗有压迫动脉管腔、阻塞动脉血流导致肢体缺血的风险。

9. 未控制的高血压　IPC 治疗会增加血管内的循环血量而使血压增高,如果血压超过正常范围应暂停治疗。

(二)慎用范围

1. 肿瘤　IPC 治疗可促进循环,推挤组织,可能会使肿瘤转移,或增加组织营养而促进肿瘤生长。目前为止未见因 IPC 治疗引起肿瘤转移或加速生长的报道。IPC 治疗常用于乳腺癌术后放射治疗引起的淋巴水肿,但是其安全性存在争议。

2. 脑卒中或严重脑供血不足　IPC 治疗引起的血流动力学变化会影响脑部血液循环,治疗时注意观察。

3. 表浅的周围神经　对于分布表浅的周围神经,其周围脂肪和肌肉组织较少时,IPC 治疗可能会导致这些神经受压迫,出现神经麻痹的症状。

(三)不良反应

过大的压力可阻断动脉循环并引起缺血和水肿。为了使加压治疗的不良反应降至最低,治疗期间应严密监测患者血压或水肿的变化,特别是第一次治疗或治疗参数有变动时。

三、案例分析

病史:患者张某,女性,88 岁。"左股骨粗隆间粉碎性骨折复位内固定术后 1 个月余"入院。患者 1 个月余前不慎摔倒,左髋部疼痛,X 线及 CT 显示左股骨粗隆间粉碎性骨折。

诊断:左股骨粗隆间粉碎性骨折。

评估:左髋部疼痛,左下肢肿胀,VAS6~7/10;左髋关节主动活动度:屈曲 40°,伸展 5°,外展 30°;MMT 徒手肌力测试:髂腰肌 3 级,臀大肌 2 级,臀中肌 2 级;坐位平衡Ⅰ级;改良

Barthel 指数评定 40 分。

　　目前主要康复问题：左髋关节活动时疼痛，左下肢肿胀，髋周肌力减弱，髋关节主动活动受限，平衡功能障碍，ADL 严重功能缺陷，不能起床站立和步行。

　　康复目标：减轻疼痛，肿胀，促进骨折愈合，促进左髋关节及整体运动功能恢复，站立平衡 3 级，提高日常生活活动能力。

　　治疗方案：运动疗法、作业疗法、平衡功能训练等，结合低中频电疗达到减轻疼痛、锻炼肌力的目的。因患者高龄，暂时不能起床站立和步行，活动量少，为帮助患者尽快恢复，需要辅助 IPC 疗法，以促进双下肢静脉和淋巴回流，消除肿胀，减轻疼痛，同时预防下肢深静脉血栓的发生。治疗参数：压力 40~50mmHg 开始，1~2 次 /d，20~30min / 次，每周 6 天，连续治疗 2 周为 1 个疗程。

（吴玉玲）

<h1 align="center">参 考 文 献</h1>

［1］Michelle Cameron. 物理因子治疗学［M］. 曹昭懿，杨雅如，徐璋励，译 . 台北：台湾爱思唯尔，2009.

［2］曾国庆，马建国，崔振华，等 . 老年髋部骨折围手术期深静脉血栓的预防［J］. 海南医学，2006，17（09）：31-32.

［3］夏洪芬，田华菊，贺文英 . 空气波压力治疗仪对下肢深静脉血栓取栓术后肢体肿胀和血栓复发的干预效应［J］. 中国组织工程研究与临床康复，2007，11（05）：972-973.

［4］郑光新，张利峰，赵晓鸥，等 . 不同模式间歇性充气治疗对下肢创伤性水肿的影响［J］. 中华物理医学与康复杂志，2003，25（01）：41-42.

［5］王秀慧，刘淑艳，单巍 . 联合气压治疗对糖尿病足的治疗效果［J］. 实用糖尿病杂志，2008，4（04）：38-39.

［6］Juliessa M. Pavon MD，Soheir S，et al. Effectiveness of Intermittent Pneumatic Compression Devices for Venous Thromboembolism Prophylaxis in High-Risk Surgical Patients：A Systematic Review ［J］. The Journal of Arthroplasty，2016，31（2）：524-532.

［7］Sadaghianloo N，Dardik A. The efficacy of intermittent pneumatic compression in the prevention of lower extremity deep venous thrombosis ［J］. Journal of Vascular Surgery：Venous and Lymphatic Disorders，2016，4（2）：251-255.

［8］Kunimoto B，Cooling M，Gulliver W，et al. Best practices for the prevention and treatment of venous leg ulcers ［J］. Ostomy Wound Management，2001，47（2）：34-51.

［9］Kurtoglu M，Guloglu R，Ertekin C，et al. Intermittent pneumatic compression in the prevention of venous thromboembolism in high-risk trauma and surgical ICU patients ［J］. Ulus Travma Acil Cerrahi Derg，2005，11（1）：38-42.

［10］Spencer FA，Gore JM，Lessard D，et al. Patient outcomes after deep vein thrombosis and pulmonary embolism：the Worcester Venous Thromboembolism Study ［J］. Archives of internal medicine，2008，168（4）：425-430.

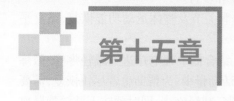

第十五章

振 动 疗 法

第一节 概述及理论基础

一、概述

振动是一种特殊的物质运动形式,它是指围绕平衡位置附近微小或有限的振荡。振动疗法(vibration therapy)是一种将振动直接作用于人体,使人体整体或部分组织的空间位置发生周期性或非周期性往复变化以治疗疾病的方法。振动治疗疾病有着悠久的历史,古希腊时代,医疗人员用棉花将钢锯包裹起来,通过手动训练器将刺激传递至全身或身体局部,达到治疗疾病的目的。19世纪,德国已经能够使用蒸汽机来制造大频率的振动设备,这些设备可以做垂直振动或环形振动,在神经痛、肌肉萎缩、便秘的治疗中有一定的疗效。随着科技进步,人们对振动的了解也越来越深入,振动训练作为一种全新的神经肌肉系统训练方法,逐步在运动员训练中得到广泛应用并扩展到康复治疗领域。前苏联教练员Nasarov第一个将振动刺激运用到体操运动员训练中,他利用自制的振动器对运动员进行训练,发现附加振动刺激的训练可以显著提高运动员的肌肉力量、爆发力、柔韧性等,还能够增强骨密度,减少运动员在训练中受伤的概率。随后前苏联还将振动应用于宇航员训练中,以帮助他们在返航后快速恢复肌肉力量和骨密度。从此关于振动治疗的研究逐渐成为热点。

二、振动疗法的基本原理

(一)振动基本概念

振动问题研究涉及三个基本概念:振动系统、激励和响应。振动系统简称"振系",是研究者所选定的研究对象。激励又称为输入,是表示对振动系统的初始干扰和激振力等相对系统而言的外界因素对系统的作用。响应又称为输出,是指系统在激励作用下产生的动态变化。人体是一个由细胞、组织、器官构成的生物系统,也可以认为是一个振动系统,各种外界的刺激因素均可成为激励,包括声音、电刺激、视觉刺激、机械振动等。振动疗法中应用较广的是机械振动。振动器作用于人体时，人体可看作一个振动系统，振动器为激励，人体神经肌肉系统的变化是系统对激励的响应。响应取决于振动系统自身的性质和激励的特性。由于人体的完整性，振动作用于人体的响应主要决定于激励的特点。因此，本节中所论述的各种参数均为振动器的振动参数。

　　振动可分为周期性振动和非周期性振动，用于振动治疗和振动训练的主要是周期性振动中的简谐振动。简谐振动是最基本也是最简单的机械振动，当某物体进行简谐振动时，物体所受的力与位移成正比，并且总是指向平衡位置，它是一种由自身系统性质决定的周期性运动。任何复杂的振动形式均可以看作不同简谐振动的组合。

(二) 简谐振动的基本参数

　　简谐振动的主要参数是：频率、振幅。数学表达式为：
$$x = A\cos(\omega t + a) \qquad\qquad 式15\text{-}1$$
振幅(A)：距平衡位置的最大垂直距离。

周期(t)：振动器完成一次振动的时间，即相邻波峰与波谷之间的距离。

频率(f)：单位时间内振动的次数，等于周期的倒数 1/t。

加速度(a)：位移对时间的二阶导数。
$$a = X(t)'' = \omega^2 A\cos(\omega t + \pi) \qquad\qquad 式15\text{-}2$$

　　频率是影响振动作用效果的主要参数。车辆船舶工程领域中将 50Hz 以下称为低频振动，50Hz 以上称为高频振动。低频振动主要产生共振现象，目前用于振动训练，康复治疗振动频率多在此范围内。人体组织对高频振动的阻尼很大，其振幅会急剧衰减，振动产生的能量大部分都以热能的形式散发出去。90Hz 左右的全身振动会引起眼球的共振，人体会产生"失调感"。再高的频率，人体就会产生一系列不适的现象，如神经紊乱、内分泌失调等症状。除频率外，振动强弱也是影响振动作用效果的指标，这里的振动强弱实际上是指振动系统的能量大小。振动中，能量由振动源传递到身体局部或全身，不同的振动产生的效果不同。做简谐振动的振动系统，其能量可用振动的加速度和振动器的质量来衡量，振动的加速度越大、振动器的质量越高，则振动的能量越大。对于一个确定的振动系统，系统的能量与振幅的平方成正比。如果振动系统产生的能量很大，肯定会对人体组织造成损害。如各种外力造成的软组织的挫伤、骨折等，也可以看作一个大能量、瞬时的振动造成。另外，振动刺激时间的长短也可能是影响因素之一。

三、振动疗法的分类

　　根据振动的方式可分为全身振动和局部振动。

(一) 全身振动

　　全身振动(whole body vibration，WBV)是指人体足部或臀部接触振动平台，振动刺激通过下肢或躯干作用于全身，使人体整体发生振动，引起肌肉振荡及中枢神经系统适应而改善神经肌肉功能的治疗方法(图 15-1)。根据平

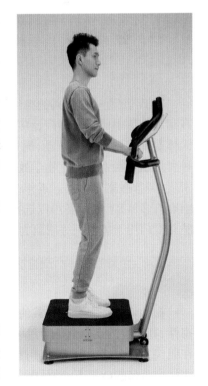

图 15-1 全身振动治疗仪

台振动方式的不同,全身振动又可分为垂直振动和旋转振动(图 15-2)。

　　(二)局部振动

　　局部振动(local vibration)是将振动器放置在身体局部,刺激局部肌肉或肌群,包括四肢肌肉的肌腱、肌腹、手指、颈部和足底等(图 15-3)。

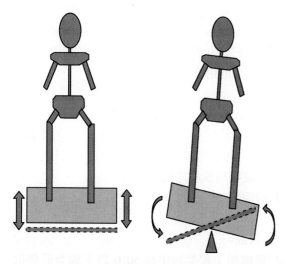

图 15-2　垂直振动与旋转振动

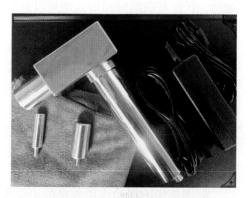

图 15-3　局部振动治疗仪

(张文通)

第二节　全身振动疗法

一、概述

　　WBV 作为一种新兴的神经肌肉训练方法,可以改善神经肌肉系统之间的协调性发展,在运动训练中已经得到广泛应用,近年来在康复治疗中也备受重视。WBV 利用振动平台使人体足部或臀部接触振动,通过下肢或躯干作用于全身,使人体整体发生振动,从而训练各种骨骼肌并触发其他生物学效应。这些生物学效应包括:提高肌肉力量与平衡能力、改善骨密度、调节激素分泌等。近年来关于 WBV 作用的研究成为热点,并呈逐年递增的趋势。目前有许多 WBV 的设备可以选择使用,这些设备在质量、设计规格和制造材料上各不相同,有些是专门用于体能训练或肌力训练,而有些则应用于康复领域。

二、全身振动疗法的治疗作用

(一)提高肌肉力量

　　振动刺激作为一种附载的外界刺激,能刺激肌肉的本体感受器,提高肌梭传入纤维的兴奋性,其产生的动作电位经过单突触和多突触途径影响位于脊髓前角的 α 运动神经元活动。在肌肉主动收缩的前提下,附加振动刺激能使潜在的运动单位进一步激活,从而使肌肉在克服特定负荷的前提下,动员更多甚至全部运动单位参加活动,增大肌肉的力量。

　　文献结果均表明了 WBV 在提高肌肉力量方面的积极作用,但训练效果各有差异。

Russoet 对 29 例绝经后妇女(平均年龄 61 岁)进行了 6 个月的随机对照研究。受试者分为两组,实验组接受每周 2 次的 WBV 治疗,对照组无干预。WBV 频率为 28Hz,2min 为一组,每次 3 组,每周 2 次。通过测力计评估试者下肢肌力,结果显示 WBV 组肌力上升 5%,对照组无明显变化。Trans T 等研究了 WBV 在女性膝关节骨关节炎患者下肢肌力和本体感觉方面的作用,将 52 名女性患者(平均年龄 60.4 岁)分为三组:稳定平台 WBV 组、平衡板 WBV 组和对照组。WBV 治疗一周 2 次,一共 8 周,振动频率由 25Hz 逐渐增加到 30Hz,训练时间由 6 组,每组 30s 增加到 7 组,每组 90s。实验终点检查受试者膝关节屈伸肌力及膝关节本体感觉,结果稳定平台 WBV 组的肌力显著优于与对照组,平衡板 WBV 组膝关节本体感觉优于对照组。

然而也有一些研究表明 WBV 治疗在改善肌肉力量或爆发力方面并没有效果。de Ruiter 进行了 11 周的研究,受试者为 10 名健康年轻人,WBV 训练方案为:频率 30Hz、振幅为 8mm,每组 1min,5~8 组 / 次,3 次 / 周。结果表明静态的股四头肌收缩力和垂直跳起高度均无显著改变,即 11 周的振动刺激不会改善健康成人的膝关节伸肌功能。Rees 的研究有类似的结果,8 周的每周三次的 WBV(频率 26Hz)训练并未引起髋、膝关节屈伸肌的肌力增强,但踝跖屈肌肌力较对照组提高。尽管部分研究显示 WBV 对改善肌肉力量和爆发力无效,但肯定的结果较多,无效可能与振动刺激时间较长引起肌肉疲劳有关。

(二) 改善平衡预防跌倒

WBV 治疗中几乎全身的本体感受器都能够接受到振动刺激,从而激活更多的运动单位,通过改善下肢肌肉力量和增强中枢神经系统之间的协调能力,有效地提高人体的平衡和协调能力。关于 WBV 对肌肉协调及平衡能力改善的相关研究结果令人振奋,尤其是合并神经肌肉系统病变(如:帕金森病、多发性硬化、脑卒中等)的老年人。对于久坐不动及虚弱的老年人,WBV 可能是运动训练可行的替代方案,在改善平衡及灵活性方面具有巨大的作用。

Runge 等人研究了旋转 WBV 对社区老年人(平均年龄 67 岁)平衡功能的影响,WBV 治疗每组 2min,每次 3 组,每周 3 次,振动频率 27Hz。结果发现 WBV 组 5 次坐站测试较对照组提高了 18%。Bruyere 等将 42 个平均年龄为 82 岁的疗养院老年人分为单纯运动治疗组与 WBV 组(运动疗法联合 WBV 治疗)。运动治疗包括步态和平衡练习、转移训练和下肢抗阻训练。WBV 治疗频率为 10Hz 和 26Hz 组合,每组 1min,每次 4 组,每周 3 次。6 周后 WBV 组 Tinetti 步态量表、Berg 平衡测试与起立步行测试结果均较对照组显著提高。van Nes 研究了旋转 WBV(频率 30Hz)在脑卒中恢复期康复的作用。该研究选择了 Berg 平衡量表得分低于 40 分的中度到重度功能障碍的受试者,分为以音乐为基础的运动组和 WBV 组(频率 30Hz,每组 45s,每次 4 组,每周 5 次,共训练 6 周)。研究结束后评定指标包括 Berg 平衡量表、躯干控制测试和 Rivermead 运动指数。两组各指标较其基础值均有显著性改善,但两组之间比较无统计学差异。

(三) 调节心肺及内分泌系统的功能

WBV 治疗可以提高肌肉的募集能力,在相同负荷下动员更多的肌纤维参与收缩,这就要求心肺系统提供更多的氧气。

Cochrane DJ 等人研究了 WBV 对人体内分泌系统的急性生理效应。受试者为 12 例健康年轻人(6 例男性,平均年龄为 21.5 岁),12 例健康老年人(6 例男性,平均年龄为 69.2 岁)。训练时均处于静态半蹲体位,分为无振动和三种不同负重的 WBV 训练(0%、20% 与 40% 体重),振动频率为 30Hz。研究观察了摄氧量、血压、心率、自感用力度分级等人体相关代谢指标。结果显示各代谢指标均提高,且与振动及振动负荷呈正相关。其中 WBV 所引起的摄氧量的增加相当于 0.35 个代谢当量(METs),20% 和 40% 体重的振动负荷对应的摄氧量的增加分别为 0.8METs 和 1.2METs,而年轻人和老年人之间并未显示统计学差异。在局部代谢方面,Yamada 等对 18 例男性受试者(平均年龄 21.3 岁,平均身高 171.8cm,平均体重 64.4kg)进行 WBV 治疗(频率 15Hz,振幅 2.5mm),受试者接受振动刺激时同时做下蹲动作(从膝关节伸直位到膝关节屈曲约 60°),对照组只进行下蹲动作。振动组肌肉氧合作用在训练开始后 90~180s 时明显低于无振动组,总的血红蛋白和肌红蛋白水平在训练开始后 90~540s 时明显高于无振动组。在内分泌反应方面,有研究证明 WBV 可以使脂肪分解和蛋白质合成的相关激素(如:生长激素和睾酮)产生,利用这种生理效应 WBV 可用于肥胖症的治疗。而 Roelants 的研究表明 24 周的频率为 35~40Hz 的 WBV 并不足以改变体重及皮下脂肪含量。Di Loreto C 对 10 名健康男性进行的随机对照研究表明 WBV(频率 30Hz,时间 25min)减少了血浆葡萄糖水平,增加了血浆去甲肾上腺素浓度,但是没有改变其他激素浓度。Erskine J 等人通过对 7 例健康男性进行 10 组半蹲等长收缩,每组包括 2min 训练和 1min 的休息。实验组同时进行 WBV(频率 30Hz)治疗,对照组无振动训练。在实验前、练后即刻、1h、2h 和 24h 后分别测唾液中睾酮和皮质醇含量。研究结果表明只有皮质醇的含量在振动训练后有增加的趋势,但无统计学意义,提示低强度的 WBV 并不能够有效刺激神经内分泌系统。

(四) 改善骨密度

根据 Wolf 定律,对一个成形的骨骼来讲,其本身成分的定形与变形随功能性压力的方向而定,其增加或减少的质量可以反映出压力的大小。WBV 治疗中由于加速度所产生的反复“超重”和“失重”,在骨骼中形成应力,刺激成骨细胞活动,减少破骨细胞的活动,促进骨密度提高。另外,WBV 还能改善循环和相关的骨灌注,给骨骼组织更好的营养供应,促成骨矿物质密度增加。

三、全身振动疗法的治疗技术

治疗参数

WBV 主要治疗参数有振动特性和训练安排两类,振动特性指振动台本身的物理参数,包括振动频率、振幅和刺激方法等;训练安排则包括训练类型、训练强度、持续时间、训练间隔等因素。

1. 振动类型　振动类型是指振动平台的振动模式。主要种类有:①高效直线型振动,即垂直振动,多用于肌力训练,振动方向是垂直上下,此种振动可引出较强的牵张反射性肌肉收缩。②旋转振动,振动台中间轴为转轴,左右两侧上下往复摆动,人体类似于站在跷跷板的中间位置,左右脚不同时受力,若增加双脚间距即可加大振幅。有些振动平台还可以同时进行前后或左右方向的水平振动,由于振动模式复杂,组合过多,其结果缺乏一致性,可用于骨质疏松预防,加快血液循环和改善平衡。

2. 振动频率　振动频率是 WBV 的重要影响因素之一。人体的各组织器官有其固有的振动频率,当外界振动作用于人体时,外界的振动频率与人体组织器官的固有频率相当时,则发生共振现象,此时会对人体产生危害。航空机械振动学相关研究发现:垂直于人体轴线的振动在 4~8Hz 的频率上有一个最大的共振峰,主要是由胸腔共振产生,对内脏的影响最大。在 10~12Hz 时,腹腔内脏产生共振;频率为 20~30Hz 时,可引起“头 - 颈 - 肩”系统共振;频率为 60~90Hz 时,可引起眼球共振。有研究采用肌电图证实 30~50Hz 的振动频率使神经冲动发放频率加快,同步性增强,肌肉响应程度最强,一般 WBV 频率多在此范围内。治疗中为了避免引起内脏或其他身体器官共振,可采用屈膝半蹲的姿势减少对身体上部结构的刺激。

3. 振幅　振幅的差异将产生不同的重力加速度,目前尚缺乏有关不同振幅的直接研究,甚至部分研究中没有注明所采用的振幅。大多数全身振动中使用振幅均小于或等于10mm,2.5~5mm 是常用的振幅范围。

4. 振动加速度　振动加速度是振动平台位移对时间的二阶导数,可以通过振幅和频率来进行计算,并随振幅和频率的变化而变化。振动平台所产生的上下运动是刺激肌肉收缩的最主要因素。平台向上运动时身体所抵抗的重力增加称为"超重",此时通过牵张反射引起抗重力肌肌肉收缩,增加肌肉的募集程度。振动平台通过调节振幅和频率而产生不同的加速度,目前很多研究把加速度也看作振动的另一个影响因素。

四、全身振动疗法的临床应用及适应证

(一) 脑卒中后运动功能障碍

目前 WBV 用于脑卒中偏瘫患者的基础和临床研究仍十分有限,但现有研究的结果已经初步证实了 WBV 用于脑卒中偏瘫患者肢体运动功能康复的可行性和有效性。van NE 等发现 WBV 训练(每次 3 组,每组 3min,共 6 周,振动频率由 15Hz 逐渐增加至 30Hz)结合平衡功训练能够显著改善亚急性脑卒中患者的姿势控制能力和本体感觉,并能在一段时间内(12 周)维持这种效果。WBV 治疗过程中患者的耐受性好,没有发生跌倒及心血管不适等不良反应,很容易被患者所接受。这个小样本的临床干预研究初步表明 WBV 训练是安全、方便、有效的,能够在一定程度上改善脑卒中后患者的运动功能。通过评估脑卒中患者患侧下肢伸膝肌肌力和表面肌电,Tihanyi 等发现 WBV 治疗(频率 20Hz)后,股四头肌等长和等张收缩的肌力分别增加 36.6% 和 22.2%,表面肌电幅度增加 44.9%,而在对照组则改变不明显。李沐阳等观察 WBV 治疗对脑卒中偏瘫患者上肢肌力的影响,他们采用自制的振动台,振动频率 80Hz,振幅 3mm,治疗时患者双上肢支撑在平台上,结果发现患者上肢伸肌和屈肌力量得到提高。然而,针对 WBV 在脑卒中的治疗效果尚存在争议,例如 Lau RW 等报道 6 周的WBV 治疗(频率 20~30Hz,振幅 0.4~0.6mm)虽然对慢性脑卒中患者的平衡功能和转移能力均有改善作用,但与对照组的差异无统计学意义。而且到目前为止,还没有 WBV 治疗的临床指南,因此不同的研究者所用的训练方案不尽相同。2012 年 del Pozo-Cruz B 等对 WBV 在常见神经系统疾病的应用进行荟萃分析发现,中等级别的证据支持 WBV 对肌力改善的正性作用,而对于是否改善本体感觉、日常生活活动能力、平衡、步态的支持证据不足。2015 年的两篇荟萃分析认为 WBV 对脑卒中功能恢复并没有显著的益处,因此关于 WBV 在脑卒中治疗中的应用,进一步的基础和临床研究均亟待加强。

(二) 骨质疏松症

WBV 可以有效预防和治疗骨质疏松症。Gusi 等对 28 例社区绝经后妇女(平均年龄 66岁)进行了一项随机对照研究。受试者分为 WBV 组与步行对照组,训练 3 次/周,共 8 个月。WBV 组训练开始前经过 10min 热身运动(骑自行车和牵张运动),然后进行 6 次 1min 的旋转 WBV 治疗(频率 12.6Hz);对照组进行室外步行训练。8 个月后,WBV 组股骨颈骨密度较对照组增加 4.3%,但两组受试者腰椎骨密度则无显著性差异。Iwamoto 采用频率为 20Hz 的旋转 WBV 对 50 名患有骨质疏松的绝经后妇女(平均年龄 71 岁)进行随机对照试验。所有研究对象每日口服 5mg 抑制骨吸收的药物阿仑膦酸钠。WBV 治疗每次 4min,频率为 20Hz,

1 次 / 周，共 12 个月。研究发现第 6 个月和 12 个月时，相对于基线水平，WBV 组和对照组的腰椎骨密度均增加，尿型胶原交联氨基末端肽（一种衡量骨破坏的标志）和血清碱性磷酸酶（一种骨形成的标志）均下降，血清钙、磷水平没有明显改变。该研究的作者认为，出现组间骨密度无差异的结果可能是因为 WBV 治疗时间只有每次 4min。但 WBV 组慢性背痛程度（视觉模拟评分）明显降低，同时腰椎 X 线检查证实，12 个月治疗结束时 WBV 组未发生胸椎或腰椎椎体骨折，表明了该振动参数用于骨质疏松患者治疗的安全性。Verschueren 在一个随机双盲安慰剂对照研究中，将 70 名绝经后妇女（58~74 岁）分为 WBV 组、抗阻训练组和对照组。对照组不进行任何训练，WBV 组进行频率为 35~40Hz 的垂直 WBV 训练，并同时进行静态和动态膝伸肌锻炼，每周 3 次，共 24 周。结果显示 WBV 组髋关节双能 X 线吸收法测定的骨密度值较其余两组高 1.5%，脊柱骨密度并无显著差异。除此以外，血清骨转换标志物（骨钙素、I 型胶原交联 C 端多肽）三组均无显著变化，表明 WBV 可能只起局部而非全身作用。

（三）膝关节骨性关节炎

WBV 对膝关节骨性关节炎有一定的辅助治疗作用。国内有人对 116 例绝经后患膝关节骨性关节炎的妇女进行 WBV 治疗。频率 30Hz，振幅 5mm，每周 5 次，每次 10min，共 3 个月，对照组不予任何干预或治疗。治疗后膝关节功能 Lysholm 评分、下肢最大肌力、膝关节活动范围均得到明显改善。但该研究对照组较少仅有 13 例，证据仍不充分。

（四）慢性腰痛

WBV 能够诱发腰部神经肌肉反射促进肌肉收缩，改善腰痛患者神经、肌肉 - 骨骼系统结构和功能。Fontana 等在研究中观察 WBV 是否改善慢性腰痛患者腰部的本体感觉，将 25 名年轻受试者随机分为 WBV 组和常规训练组，WBV 组接受 5min 半蹲位的 WBV 治疗（频率 18Hz），常规训练组同样在振动台上进行 5min 的半蹲训练但没有振动干预，结果发现一次 WBV 治疗后 WBV 组腰部本体感觉功能平均提高了 39%。Maddalozzo 等采用 WBV 治疗（频率 40~50Hz，振幅 20~30mm）结合腰部牵伸、姿势控制训练等功能训练治疗慢性腰痛，结果 WBV 组在改善腰痛患者的功能障碍方面显著优于常规训练。WBV 能改善腰痛患者的疼痛程度和功能障碍，但对于 WBV 治疗腰痛的参数仍未统一，需要进一步研究。

（五）脑瘫后运动功能障碍

WBV 治疗可改善脑瘫患儿运动功能，但同样存在最佳治疗参数不统一的问题，相关研究中振动频率 5~30Hz，振幅 2~7mm。相关荟萃分析认为对脑瘫患儿步速和平衡功能，WBV 可以作为传统康复治疗手段的补充，但目前仍需要更多的随机对照试验验证其疗效。

五、全身振动疗法的禁忌证及慎用范围

（一）禁忌证

1. 孕妇　孕妇可能不能耐受一般强度的 WBV 治疗，另外，严重情况下可能导致孕妇流产。

2. 装有心脏起搏器的患者　WBV 治疗中反复的"超重"和"失重"可能影响心脏起搏器功能。

3. 癌症或良性肿瘤患者　此类患者可能不能耐受 WBV 治疗，WBV 还可能造成肿瘤转移，若患者出现骨转移还可能引起骨折。

4. 新鲜骨折未愈合或关节脱位　WBV 可能引起骨折端移位或关节脱位加重。

5. 急性血栓(包括下肢深静脉血栓、心肌梗死等) WBV 治疗可能引起下肢深静脉血栓脱落,心肌梗死患者可能增加心肌耗氧量加重病情。

6. 治疗中出现前庭功能障碍 WBV 治疗中还可能产生一些不良反应,临床表现为前庭自主神经功能障碍,如:面色苍白、眩晕、平衡失调等,出现上述症状应立即停止治疗。

(二)慎用范围

慢性心血管系统疾病,WBV 治疗时产生反复的超重和失重感刺激自主神经系统有可能诱发心肌缺血,临床医师应当综合评估患者的生理状态决定是否采用 WBV 治疗。

六、案例分析

病史:患者徐某,女性,22 岁。腰痛 1 年余,加重 1 个月。疼痛发作时腰部疼痛并伴有臀部放射痛,久坐、久站、负重后加重,卧床休息明显缓解,劳累后加重。腰椎 MRI 检查示:未见明显异常。

诊断:慢性非特异性腰痛。

评估:侧面观,颞骨、肩峰、股骨大转子、膝关节外侧没有在一条直线上,骨盆前移。神经系统检查无异常,直腿抬高试验阴性;腰椎的屈曲、伸展和旋转的主动关节范围基本正常;腰椎屈曲、伸展肌群的肌力基本正常;两侧 L_4 和 L_5 位置、臀部有压痛。

目前康复主要问题:肌肉紧张,疼痛。

康复目标:姿势教育,肌肉力量训练。

治疗方案:①姿势教育,培养正确的坐姿和站姿。②持续久坐时间尽可能不要超过 1h,并从各个方向活动腰椎。③对腰椎紧张的肌群进行牵伸训练或手法治疗放松。④对腰椎松弛的肌群进行力量训练。⑤患者存在腰部肌肉失衡,建议选择 WBV 治疗。膝微屈式(图 15-4):受试者站立,双脚置于 WBV 仪器平台上,双手握住 WBV 仪器安全扶手,膝关节屈曲 30°~45°,保持肩部与骨盆在一条直线上,维持该姿势 90s,再回到起始部位,休息 30s,重复 2 次。跪位式(图 15-5):受试者四肢跪位,双上肢放于 WBV 平台上,髋膝关节均屈曲 90°,保持肩部与骨盆在一条直线上,维持该姿势 60s,再回到起始部位,休息 30s,重复 2 次。平卧

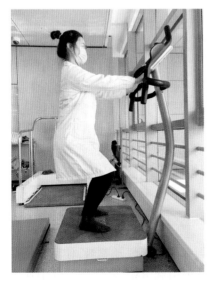

图 15-4 膝微屈式

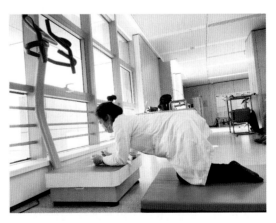

图 15-5 跪位式

式(图 15-6):受试者仰卧,双上肢放于身体两侧,双小腿放于 WBV 平台上,抬起骨盆,并保持肩部、骨盆、膝关节与双足在一条直线上,维持该姿势 60s,再回到起始部位,休息 30s,重复 2次。双腿交互式(图 15-7):受试者仰卧,双上肢放于身体两侧,双小腿放于 WBV 平台上,抬起骨盆,并保持肩部、骨盆、膝关节与足在一条直线上,抬起一侧下肢,维持该姿势 60s,再回到起始部位,休息 30s,重复 2 次。

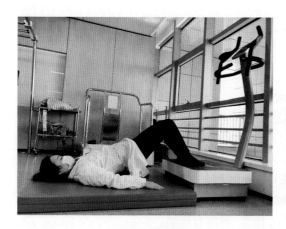

图 15-6　平卧式

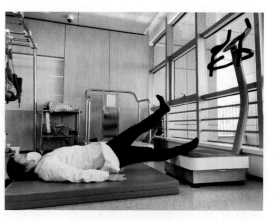

图 15-7　双腿交互式

(张文通　王雪强　王一祖)

第三节　局部振动疗法

一、概述

局部振动是将振动刺激直接作用在身体局部,包括四肢肌肉的肌腱、肌腹、手指、颈部、足底等。局部振动与 WBV 的作用方式各有利弊。WBV 一般是脚部或臀部接受振动刺激,能够充分激活双下肢及躯干的肌肉,但对上肢肌肉的刺激作用较弱,需要一些特殊姿势来刺激上肢肌肉;振动强度通常较大,年老体弱或软瘫期的患者无法使用或耐受;且振动台价格昂贵、体积较大;为了预防产生共振对建筑物造成损害,一些建筑物中无法使用这种设备。局部振动能够针对身体的某一块肌肉或某一肌群施加刺激,目标明确;激振设备体积小、重量轻;振动强度通常较小,年老体弱的患者也能够使用;振动时可以选择多种姿势或辅以其他运动增强治疗效果。与 WBV 训练类似,局部振动同样有增强肌肉力量、提高平衡能力、预防或治疗骨质疏松症等作用,但这方面的研究相对全身振动来说较少,目前对于局部振动的应用主要集中在上运动神经元综合征疾病康复和软组织疼痛中。

二、局部振动疗法的治疗作用

(一) 对脊髓运动神经元的影响

国内许光旭等对正常人体胫前肌远端施加不同频率的局部振动刺激,使用表面肌电均方根(root mean square,RMS)和 F 波作为研究指标,发现引起 RMS 值增加的峰值频率主要集中在 30~50Hz,在 30Hz 时 F 波的波幅最高,60Hz 时 F 波的波幅受到抑制。RMS 是衡量肌肉募集程度的重要指标,F 波则反映脊髓前角运动神经元兴奋性。上述研究说明,中低频率(30Hz 左右)的局部振动刺激能够兴奋脊髓运动神经元,使高阈值的运动单位(Ⅱ型肌纤维)几乎与低阈值的运动单位(Ⅰ型肌纤维)同时激活。60Hz 时 F 波的波幅受到抑制,提示高频(如 60Hz)振动刺激则可以抑制脊髓运动神经元活动。

通常低水平运动员的肌肉中只有 60% 的肌纤维参加活动,而高水平运动员可以达到90%。即使是最优秀的举重运动员,在其肌肉收缩过程中,也不可能动员所有的运动单位。这是由机体的自身保护机制和肌肉的动态收缩特点所决定的。振动刺激作为一种附载的外界刺激,能刺激肌肉的本体感受器,激活大量肌梭Ⅰα 传入纤维使其兴奋,产生的动作电位经过单突触和多突触途径影响位于脊髓前角的 α 运动神经元活动。在肌肉主动收缩的前提下,附加振动刺激能使潜在的运动单位进一步激活,从而使肌肉在克服特定负荷的前提下,动员更多甚至全部运动单位参加活动,增大肌肉的力量。

将高频振动刺激施加在脑卒中痉挛患者小腿三头肌肌腹,同样以 F 波作为研究手段,可以观察到患者在高频振动刺激后 F 波波幅出现明显下降,这可能与振动波兴奋高尔基腱器官有关。日本有研究者自制了一个手 - 前臂 - 上肢振动器,该振动器将一个 91Hz 振动施加于脑卒中患者的患侧肱二头肌、屈腕肌、屈指肌肌腹,时间为 5min,发现在振动结束时与振动后 30min 内,肱二头肌的 F 波振幅、F/M 比值均明显下降,手指敲击测试、腕关节活动范围、手功能测试等运动功能也有显著提高。Narda Murillo 将一个 50Hz 的振动施加于脊髓损伤患者股直肌肌腹上,10min 振动后患者比目鱼肌 T 波、H/M 比率较振动前明显下降,同时患者踝阵挛、被动关节活动度、改良 Ashworth 评分也有明显改善,该研究提示我们局部振动对于远隔肌肉也同样能够起到刺激作用。

(二)对脑高级中枢活动的影响

脊髓灰质前角的运动神经元通过对脑干、皮层等高级中枢下传信息和关节、皮肤等传入信息的整合作用,调节运动单位的放电水平和肌肉的收缩状态,是神经系统调节肌肉活动的"最后公路"。局部振动刺激能够影响脊髓运动神经元活动,从而能够影响高级神经中枢。局部振动刺激作为一种较强的躯体感觉刺激,能够引起多种感受器兴奋,包括尼氏体、环层小体、肌梭等。感觉冲动经传入纤维、后根进入脊髓后,在脊髓中上行,然后在楔束核或薄束核发生突触联系,其纤维再通过脑干上行至丘脑,与腹后外侧核发生突触联系,最后冲动经第三级神经元到达感觉皮层,通过感觉运动皮层间联系影响运动皮层的兴奋性。

Snyder 等在手指和手掌施加 2~40Hz 的振动刺激,并在头皮的躯体感觉代表区记录稳态体感诱发电位的变化,结果发现在 26Hz 时记录到的信号信噪比最大,Snyder 认为这种频率能够最大限度兴奋皮层初级感觉区。Tobimastu 等人同样在手掌施加振动刺激,发现在 21Hz 时稳态体感诱发电位的波幅最大;Müller 的研究则认为 27Hz 振动刺激时的稳态体感诱发电位最大。功能磁共振成像的研究发现,在健康人手施加 20min 振动刺激,刺激后受试者在执行对指任务时,初级运动皮层、初级感觉皮层、辅助运动皮层激活面积增加,且这种作用持续了 1h 以上。Lapole 等在健康人跟腱施加 50Hz 的局部振动刺激,利用经颅磁刺激测量运动诱发电位(motor evoked potential,MEP),发现振动组对侧脑区 MEP 的波幅增大,潜伏期缩短,且较非振动组有显著性差异,证实振动刺激可增加运动皮层的兴奋性。这些结果表明,低频率振动刺激可以诱导中枢神经系统可塑性,在神经康复中有一定的潜力。

(三)对激素水平的影响

力量训练结合局部振动会对人体血液激素水平产生正面影响。Couto B 等人自己设计了一款局部振动仪,在受试者进行上肢抗阻力量训练的同时对上肢给予频率20Hz、振幅12mm的振动刺激,结果相比单纯抗阻训练,结合局部振动刺激可以更加有效地刺激睾酮分泌,其效果优于单纯的抗阻训练。睾酮可以刺激组织摄取氨基酸,促进肌肉核酸与蛋白质合成,从而促进肌肉纤维和骨骼的生长。

（四）对软组织疼痛的影响

局部振动,尤其是深层肌肉振动(deep muscle stimulator, DMS)能够显著缓解软组织疼痛,这种治疗作用是通过多种途径达成的。Kerschan 等采用多普勒超声检测发现,振动训练(频率26Hz,振幅3mm)能显著增加受试者血流量和平均动脉血流速度,血流速度从6.5cm/s增加至13cm/s。他们认为这种效应主要是由于振动降低了血液黏滞性,从而增加血流速度。血流速度增加可以加快局部代谢速度,降低乳酸等刺激性代谢产物和各种炎症因子的浓度,进而改善疼痛。局部振动还能提高压力疼痛阈值,国外有研究在手腕屈肌施加局部振动刺激,发现在振动刺激后,手腕屈肌的压力疼痛阈值提高。振动刺激能够兴奋高尔基腱器官或通过兴奋主动肌抑制拮抗肌的方式降低过度兴奋肌肉的肌张力,使短缩的肌肉恢复正常的长度,有效促进肌肉力量的平衡,强化肌肉力量,从而缓解深层肌肉疼痛。局部振动作用于肌肉纤维,通过改善局部血液循环,能够破坏局部肌纤维触发点中的肌球蛋白 - 肌动蛋白横桥,帮助肌浆网重吸收钙离子,打破疼痛 - 缺血 - 疼痛的恶性循环。

（五）对偏侧忽略的影响

在偏侧忽略研究领域,已有研究表明振动刺激可使患者产生一种运动错觉,使患者的活动效能与空间上的姿态控制得到改善。Schindler 等对 12 名偏侧忽略患者进行了一项交叉研究。在他们患侧颈后肌施加振动刺激(频率80Hz,振幅0.4mm),发现不仅在训练动作的视觉搜寻方面,还是在未受训练活动项目中(比如文本阅读方面)都出现了显著的改善。Kamada 等人在偏侧忽略患者的对侧颈后肌给予 5min 振动刺激(频率91Hz,振幅1.0mm),并联合应用常规的作业治疗,在他们的注意力问题上发现了显著的改善。Johannse 等人认为,对侧颈后肌肉振动刺激是一种有效的治疗偏侧忽略的方法,甚至在脑卒中恢复早期阶段就有效。脑卒中皮质通过接收振动信号、前庭感觉、本体感觉的传递信息,建立身体的空间感。局部振动刺激作为一种较强的躯体感觉刺激,它不仅为中枢神经系统提高肢体感觉的相关信息,还提供了外部环境中定位信息。

三、局部振动疗法的治疗技术

振动源的选择

目前产生振动的最普遍方式是依靠偏心子的旋转产生方向改变的离心惯性力。电动机轴上安装一扇形凸轮,凸轮的重心并不在电动机的转轴上,电机转动时,凸轮做圆周运动。对于等速圆周运动,加速度不会改变速度的大小,而是改变其方向。这个加速度的方向指向圆形轨道中心,其大小等于圆形轨道的半径 r 和角速度 ω 平方的乘积:

$$a=r\omega^2 \qquad\qquad 式\ 15\text{-}3$$

根据牛顿第二定律,凸轮所受向心力的大小为:

$$F=ma=mr\omega^2 \qquad\qquad 式\ 15\text{-}4$$

根据牛顿第三定律,凸轮所受的离心力 Fu 大小与 F 相等方向相反为:

$$Fu=F \qquad\qquad 式\ 15\text{-}5$$

将频率 t 引入得出:

$$Fu = mr\left(\frac{2\pi T}{60}\right)^2 \qquad \text{式 15-6}$$

所以振动来源于偏心块做圆周运动所产生的离心力。这种振动装置结构简单，只需要一只装有凸轮的电机和一个电机调速装置就可调节振动频率。但如果需要调节振幅，则必须更换不同偏心度的凸轮才能改变 r 值。此外，还有一种振动电机，其凸轮由两部分组成：固定偏心块和可调偏心块。通过调节可调偏心块和固定偏心块之间的夹角可改变离心力的大小。但在实际使用仍然需要将机器拆开更换零件，这样做显然是不方便的。另外还有一种电磁振动器为振动源，电流通过 a b 线圈，由于电感应产生了磁场，使衔铁吸合，断电弹簧将衔铁弹起。电流越大则产生的磁场越强。用通 - 断的方式控制电流，衔铁重复吸合 - 弹起，周而复始便产生振动（图 15-8）。通过单片机控制电流的通断的时间与电流大小，便可以调节振动频率与振幅。

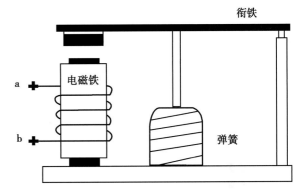

图 15-8 振动原理简图

振动治疗参数较多且机制复杂，不同的参数组合可产生不同的结果。关于局部振动各种治疗应用目前尚无最佳治疗方案，这将是今后的研究重点。

四、局部振动疗法的临床应用及适应证

（一）软组织疼痛治疗

肌肉骨骼系统疾病尤其是各种软组织疼痛，如颈肩腰背部肌筋膜炎、足底筋膜炎、触发点疼痛、梨状肌综合征、肱骨外上髁炎等，局部振动治疗可起到缓解疼痛的作用（图 15-9）。但对于由神经损伤引起的疼痛，如颈椎间盘突出、腰椎间盘突出所致的神经根病、周围神经嵌压类疾病等，局部振动的疗效不明。

治疗步骤：①首先对患者的局部肌肉进行放松并触诊，定位痛点、触发点或软组织中的硬结或条索状。②患者坐位或卧位于治疗床上，治疗部位铺毛巾，操作者持手柄，可使治疗头垂直固定在疼痛点或触发点上，持续振动 20~30s，然后沿肌肉纤维走行来回移动治疗，治疗目标区域需反复振动，施加的压力由小到大，以患者耐受为宜，注意避免停留在骨突和脊柱部位上，每块肌肉操作时间为 5min。使用者须对熟知每块肌肉的走行与体表投影。对于深层部位肌肉可选择

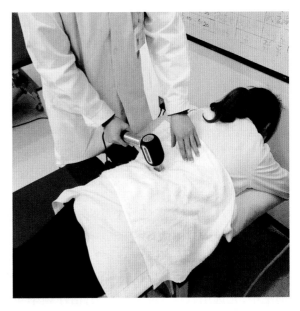

图 15-9 DMS 治疗腰部肌筋膜炎

60Hz 频率,表浅肌肉可适当将频率调低。

(二)脑卒中所致运动控制障碍的治疗

对于脑卒中后各种运动控制障碍的康复,局部振动在使用中有两种发展趋势:改善痉挛或作为一种本体感受促进器。对于改善痉挛目前的研究多集中于上肢,Noma 等人对牵伸状态下的肱二头肌、腕屈肌、指屈肌予以 91Hz 振动刺激,刺激结束后患者改良 Ashworth 评分、F 波及运动功能均有显著好转,且这种影响持续了 30min 之久。Caliandro 等人对脑卒中患者上肢痉挛肌肉应用局部振动,除了 Wolf 运动功能测试出现一些显著改善以外,并没有发现肌痉挛的改善。作者认为未能发现改善的原因是慢性病患者可能存在关节活动受限的情况。Brogardh 等人也认为局部振动对脑卒中患者并没有特别的治疗作用。其研究结果之间的差异性可能与其振动的类型、强度不同有关。

五、局部振动疗法的禁忌证及慎用范围

1. 眼睛、牙齿、隆胸、生殖器官、骨突部位、心脏起搏器等植入物 严禁在这些部位或周围使用局部振动,可能会导致器官损伤、影响植入物功能或造成植入物松动。

2. 肿瘤局部 局部振动可能加快血液循环促进肿瘤生长或转移。

3. 孕妇腰骶部、腹部、骨盆部位 局部振动对胎儿的影响目前未见报道,但传统上不在这些部位进行治疗。

4. 水中或湿润环境中 严禁使用局部振动,因在湿润环境或水中会使振动波传递快速衰减。

5. 16 岁以下人群骨骺部 16 岁以下如在生长连结面(骨骺)使用局部振动,可能导致骨骺损伤。

6. 振动病患者 振动病是在生产劳动中长期受外界振动的影响而引起的职业性疾病。是以末梢循环障碍为主的病变,亦可累及肢体神经及运动功能。发病部位多在上肢,典型表现为发作性手指发白(白指症),对这类患者进行局部振动可能会加重病情。

7. 局部出血、未愈合伤口或局部感染、炎症 局部振动可能导致伤口愈合缓慢,感染扩散等不良后果。

六、案例分析

(一)病例一

病史:患者王某,男性,29 岁。主诉"左侧臀部反复疼痛 1 年余,加重 1 个月"。发作时疼痛呈"刀割样"或"烧灼样"剧痛,并伴有左下肢放射痛,久坐、久站、负重后加重。影响患者工作、睡眠。腰椎 MRI 检查示未见明显异常。体格检查:臀部梨状肌部位压痛明显,并可触及条索状硬结,直腿抬高在 60° 以内疼痛明显,超过 60° 后疼痛减轻,梨状肌紧张试验阳性。

诊断:梨状肌综合征。

评估:双下肢感觉、肌力未见明显异常,腱反射对称。VAS6 分。

目前康复主要问题:疼痛。

康复目标:缓解疼痛,VAS≤2 分。

治疗方案:使用深层肌肉刺激仪进行治疗。①患者俯卧位,治疗师站于患侧,患侧臀部铺毛巾,先选用直径 35mm 治疗头,治疗频率 40Hz,治疗头保持垂直于治疗面,沿患侧髂嵴后下缘至骶髂关节外侧缘(臀大肌近端附着处)稍外方垂直臀大肌肌纤维方向缓慢移动至股

骨大转子和臀肌粗隆(臀大肌远端附着处)稍内侧,再沿臀大肌肌纤维方向缓慢水平移动,操作约 5min,以放松臀大肌;②调节治疗频率为 50Hz,治疗师轻力度下压治疗仪,治疗头沿梨状肌体表投影部位,先垂直肌纤维方向再沿肌纤维水平方向缓慢移动,操作约 5min;③更换直径 26mm 治疗头,治疗频率 60Hz,治疗师以稍重力度下压治疗仪,再次按第二步骤操作,并于环跳穴位置和痛点适当停留,操作约 5min。

(二)病例二

病史:患者李某,男性,59 岁,主诉"右侧肢体活动不利 2 个月余"。患者 2 个月余前无明显诱因出现右侧肢体乏力,送至当时医院行头颅 MRI 示"左侧基底节区急性脑梗死"。予对症处理后症状平稳,今来医院行康复治疗。

诊断:脑梗死。

评估:Brunnstrom 分期:上肢和手Ⅲ期,下肢Ⅲ期,肌张力(改良 Ashworth)评定:肘屈肌 3级,肘伸肌 2 级,踝跖屈肌 3 级。

主要康复问题:患侧肢体肌张力高。

康复目标:降低患侧肢体肌张力。

治疗方案:①下肢:患者俯卧位膝关节伸直,治疗师用大腿前侧抵住患者足底,牵伸小腿三头肌的同时沿小腿三头肌肌腹进行局部振动治疗,治疗频率 60Hz。②上肢:患者仰卧位,患侧上肢呈肘关节伸直、腕关节背伸、拇指外展的牵伸位,沿肱二头肌、屈腕肌、旋前圆肌、手内肌进行振动刺激,频率为 60Hz。

(张文通)

参 考 文 献

[1] 张文通,许光旭,王红星,等. 脊髓运动神经元谐振频率的电生理分析[J]. 中华物理医学与康复杂志,2013,35(5):348-350.

[2] 张园园,潘化平,许光旭,等. 不同振动条件下的正常人体下肢肌肉表面肌电分析[J]. 中国康复医学杂志,2013,28(12):1093-1096,1145.

[3] 张园园,许光旭,张文通,等. 人体肌肉振动激活频率的初步研究[J]. 中华物理医学与康复杂志,2012,34(4):241-244.

[4] Rabini A,De Sire A,Marzetti E,et al. Effects of focal muscle vibration on physical functioning in patients with knee osteoarthritis:a randomized controlled trial[J]. Eur J Phys Rehabil Med,2015,51(5):513-520.

[5] Verrel J,Cuisinier R,Lindenberger U,et al. Local and global effects of neck muscle vibration during stabilization of upright standing[J]. Exp Brain Res,2011,210(2):313-324.

[6] Celletti C,Fattorini L,Camerota F,et al. Focal muscle vibration as a possible intervention to prevent falls in elderly women:a pragmatic randomized controlled trial[J]. Aging ClinExp Res,2015,27(6):857-863.

[7] Tankisheva E,Bogaerts A,Boonen S,et al. Effects of a Six-Month Local Vibration Training on Bone Density,Muscle Strength,Muscle Mass,and Physical Performance in Postmenopausal Women[J]. J Strength Cond Res,2015,29(9):2613-2622.

[8] Celletti C,Sinibaldi E,Pierelli F,et al. Focal Muscle Vibration and Progressive Modular Rebalancing with neurokinetic facilitations in post-stroke recovery of upper limb[J]. ClinTer,2017,168(1):e33-e36.

[9] Caliandro P,Celletti C,Padua L,et al. Focal muscle vibration in the treatment of upper limb spasticity:a pilot randomized controlled trial in patients with chronic stroke[J]. Arch Phys Med Rehabil,2012,93(9):1656-1661.

［10］Pournot H,Tindel J,Testa R,et al. The Acute Effect of Local Vibration As a Recovery Modality from Exercise-Induced Increased Muscle Stiffness［J］. J Sports Sci Med,2016,15(1):142-147.

［11］Paoloni M,Tavernese E,Fini M,et al. Segmental muscle vibration modifies muscle activation during reaching in chronic stroke:A pilot study［J］. Neuro Rehabilitation,2014,35(3):405-414.

［12］Casale R,Damiani C,Maestri R,et al. Localized 100Hz vibration improves function and reduces upper limb spasticity:a double-blind controlled study［J］. Eur J Phys Rehabil Med,2014,50(5):495-504.

［13］Costantino C,Galuppo L,Romiti D. Short-term effect of local muscle vibration treatment versus sham therapy on upper limb in chronic post-stroke patients:a randomized controlled trial［J］. Eur J Phys Rehabil Med,2017,53(1):32-40.

［14］Yang X,Wang P,Liu C,et al. The effect of whole body vibration on balance,gait performance and mobility in people with stroke:a systematic review and meta-analysis［J］. Clin Rehabil,2015,29(7):627-638.

［15］Lu J,Xu G,Wang Y. Effects of whole body vibration training on people with chronic stroke:a systematic review and meta-analysis［J］. Top Stroke Rehabil,2015,22(3):161-168.

［16］Sucuoglu H,Tuzun S,Akbaba YA,et al. Effect of Whole-Body Vibration on Balance Using Posturography and Balance Tests in Postmenopausal Women［J］. Am J Phys Med Rehabil,2015,94(7):499-507.

［17］Xie P,Tang Z,Qing F,et al. Bone mineral density,microarchitectural and mechanical alterations of osteoporotic rat bone under long-term whole-body vibration therapy［J］. J Mech Behav Biomed Mater,2016,53:341-349.

［18］Tankisheva E,Bogaerts A,Boonen S,et al. Effects of intensive whole-body vibration training on muscle strength and balance in adults with chronic stroke:a randomized controlled pilot study［J］. Arch Phys Med Rehabil,2014,95(3):439-446.

［19］Lau RW,Yip SP,Pang MY. Whole-body vibration has no effect on neuromotor function and falls in chronic stroke［J］. Med Sci Sports Exerc,2012,44(8):1409-1418.

［20］Liao LR,Ng GY,Jones AY,et al. Whole-Body Vibration Intensities in Chronic Stroke:A Randomized Controlled Trial［J］. Med Sci Sports Exerc,2016,48(7):1227-1238.

［21］Pang MY,Lau RW,Yip SP. The effects of whole-body vibration therapy on bone turnover,muscle strength,motor function,and spasticity in chronic stroke:a randomized controlled trial［J］. Eur J Phys Rehabil Med,2013,49(4):439-450.

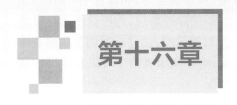

第十六章

物理因子治疗的临床应用

近年,随着不同物理因子研究的发展,越来越多的物理因子在临床治疗中发挥特色作用,逐渐成为人们关注的热点。下面将这些物理因子治疗在临床常见症状中的应用做简要介绍。

一、疼痛

绝大多数物理因子都具有一定的镇痛作用。其机制与疼痛传入神经通路受到物理因子干扰产生镇痛作用及改善局部微循环带走致痛因子有关。如低频电疗中的感应电疗法、间动电疗法,中频电疗中的干扰电疗法都有明显的镇痛作用。高频电疗法及石蜡疗法、温热水浴等均是以温热作用减轻神经及肌肉痉挛性疼痛为著。超声波疗法以其易在不同介质交界面处发生折返而产生能量损耗,因而在肌腱性疼痛(如网球肘)治疗方面有独特疗效。紫外线疗法在治疗带状疱疹时,可以在神经根部照射出红斑效应强烈干扰神经冲动传入,从而明显改善带状疱疹的神经痛。

二、炎症

各种物理因子改善炎症的机制一般包括:改善局部血液循环;增加炎性介质的传输;促进炎性渗出液的吸收;增强吞噬细胞及淋巴细胞的活性。不同物理因子抗炎的特点各不相同。一般认为无热量高频电疗针对急性及亚急性炎症效果好,而温热量高频电疗及蜡疗对于改善慢性炎症效果好;中、高频电疗可以作用到深在的组织炎症,光疗中的紫外线红斑量照射对于皮肤浅层组织的急性炎症效果显著。

三、水肿

在改善水肿的机制中,有改善局部血液循环,促进渗出液吸收,减轻肿胀;也有通过肢体外部逐级加压促进血液及淋巴液回流。因而,在改善炎性及缺血性组织损伤性肿胀上,无热量的高频电疗具有较好的效果。旋磁法治疗在改善创伤性组织肿胀上疗效显著。而对于整个肢体的肿胀,给予气压疗法可给予改善。

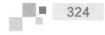

四、血液循环障碍

血液循环障碍包括肢体的微循环障碍(如动脉闭塞症、糖尿病足等)和器官循环障碍(如急性肾衰竭、脑微循环供血不足、耳蜗缺血缺氧改变等)。局部除外禁忌,均可给予无热量超短波改善微循环障碍,对于局部循环障碍严重的可以给予对侧治疗,通过反射调节病侧肢体血液循环。对于血液循环改善不明显或治疗受限的情况,给予高压氧治疗可以直接增加氧气弥散的距离和浓度,以代偿血运不能到达的组织供氧情况。

五、伤口感染及迁延不愈

普通伤口感染可以通过无热量、微热量的高频电疗或光疗改善,伤口表浅,可以配合局部紫外线照射治疗。对于慢性迁延不愈的伤口,局部可以给予冲击波疗法配合生肌药物局部喷涂治疗;或者给予直流电药物离子导入疗法。

六、中枢神经损伤引起的痉挛性瘫痪

中枢神经损伤易引起痉挛性瘫痪,对于中枢损伤引起的痉挛性瘫痪,临床上常使用温热疗法缓解肌张力的增高,包括蜡疗、微热量高频电疗、温水浴等。另外,被动牵伸、局部冲击波治疗均可以对痉挛产生即时性效应。对痉挛肌群的拮抗肌群使用恰当的物理因子刺激(如低中频电刺激、冷疗),可以诱发肢体的抗痉挛运动出现。近年也有使用经颅磁刺激、经颅直流电刺激、经颅超声波治疗改善中枢神经损伤后的肢体瘫痪状态,取得一定的效果。

七、周围神经损伤引起的弛缓性瘫痪

周围神经损伤引起的瘫痪属于弛缓性瘫痪,肌肉失神经营养及运动而发生萎缩、变性。为了减轻失神经(周围神经)肌肉损害的发生,临床可给予适量的低频电疗刺激神经、肌肉组织兴奋,同时给予促神经生长的物理因子治疗(如无热量超短波、直流电药物离子导入疗法等),尽可能防止肌萎缩的发生,以促进肌肉早日再次受神经支配而恢复正常功能。

八、关节挛缩

关节挛缩是指关节本身、关节周围肌肉和软组织病变引起关节的被动活动范围受限。关节挛缩预防重于治疗。在损伤早期局部注意适当牵伸治疗,并局部给予音频电疗法预防关节内组织粘连;在关节挛缩发生后,治疗比较困难,可以在局部给予蜡疗、冷疗、水疗、温热高频电疗、肌腱的冲击波疗法或超声波疗法等改善关节周围软组织的柔韧性,再行手法牵伸治疗。

九、尿失禁或尿潴留

干扰电疗法的双相调节作用对于改善尿失禁及尿潴留症状有一定疗效。近年临床开始使用腰骶髓的功能性磁刺激治疗,亦有一定的作用。

十、组织粘连与瘢痕

组织损伤愈合的早期,组织粘连形成过程中,局部给予音频电疗、直流电碘离子导入治疗可以缓解组织粘连,减轻瘢痕。如果干预过迟,组织粘连已形成,物理因子治疗干预效果

则不佳,但仍可以使用上述物理因子及蜡疗、水疗等改善。如果瘢痕形成晚期,组织增生严重的,可以应用激光疗法给予切除,或手术切除,术后早期给予物理因子治疗介入,减轻瘢痕增生。

十一、骨折愈合延迟及骨质疏松

骨折愈合延迟临床可以应用无热量超短波、局部小剂量超声波、磁疗或体外冲击波等改善局部组织代谢、氧供、促进损伤修复。身体不同部位红斑量紫外线照射、全身磁疗,对于预防和改善骨质疏松有一定的效果。

(张志强)

参 考 文 献

[1] 燕铁斌. 物理治疗学[M].2 版. 北京:人民卫生出版社,2013.

[2] 陈景藻. 现代物理治疗学[M]. 北京:人民军医出版社,2001.

[3] 乔志恒,范维铭. 物理治疗学全书[M]. 北京:科学技术文献出版社,2001.

[4] Prentice WE,Quillen WS,Underwood F. Therapeutic Modalities in Rehabilitation[M]. 4th ed. New York:McGraw-Hill Companies,2011.

获取图书配套增值内容步骤说明

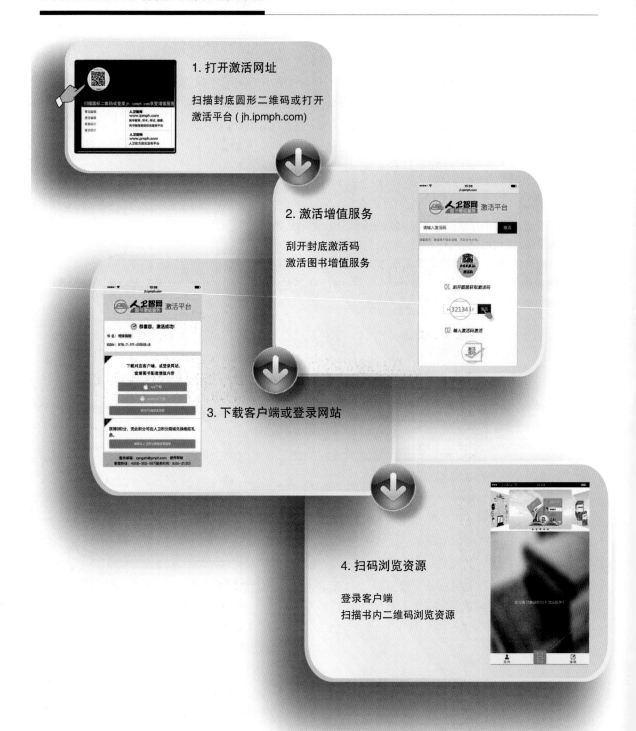

1. 打开激活网址

扫描封底圆形二维码或打开
激活平台 (jh.ipmph.com)

2. 激活增值服务

刮开封底激活码
激活图书增值服务

3. 下载客户端或登录网站

4. 扫码浏览资源

登录客户端
扫描书内二维码浏览资源